遺伝子医学MOOK別冊

シリーズ：最新遺伝医学研究と遺伝カウンセリング

シリーズ2

最新 精神・神経遺伝医学研究と遺伝カウンセリング

【編集】戸田達史（神戸大学大学院医学研究科 神経内科学分野/分子脳科学分野教授）

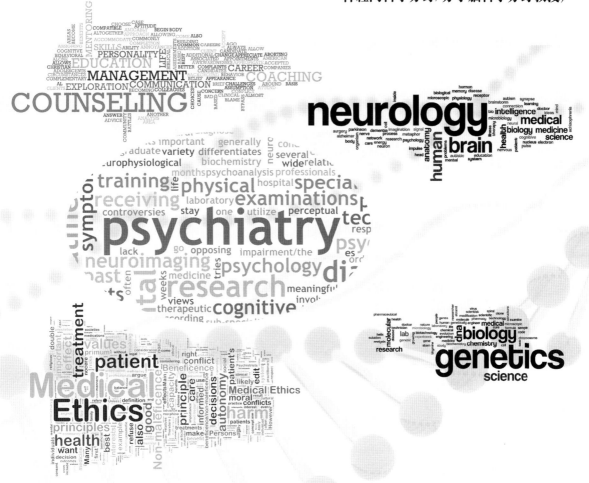

遺伝子医学MOOK別冊／シリーズ：最新遺伝医学研究と遺伝カウンセリング

シリーズ2 最新精神・神経遺伝医学研究と遺伝カウンセリング

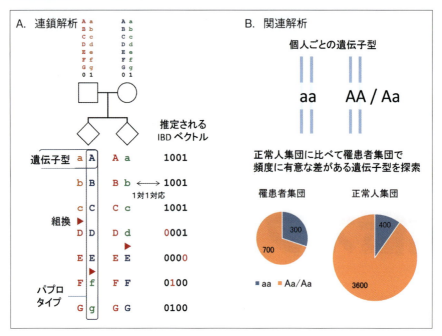

● 連鎖解析と関連解析　　　　　　　　　　　　　　　　　　　　　　（本文52頁参照）

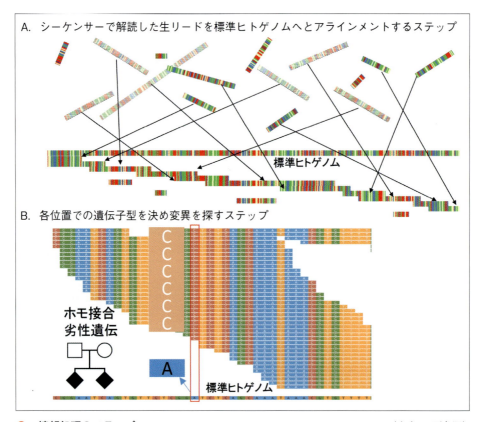

● 情報処理のステップ　　　　　　　　　　　　　　　　　　　　　　（本文55頁参照）

カラーグラビア

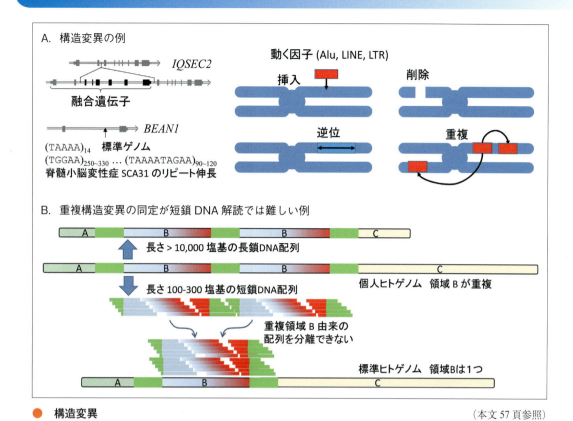

● 構造変異 　　　　　　　　　　　　　　　　　　　　　　　　　　　（本文57頁参照）

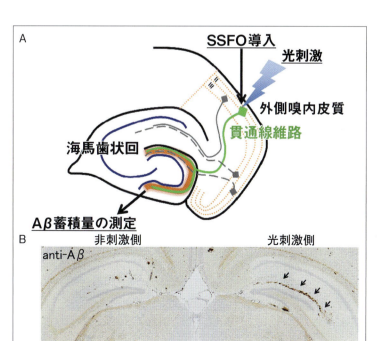

A. アルツハイマー病モデルマウスの外側嗅内皮質にSSFOを発現させ，1日1回5ヵ月間光刺激を行った。
B. 5ヵ月間光刺激を行ったアルツハイマー病モデルマウス脳を，抗Aβ抗体を用いて免疫染色を行った。その結果，非刺激側と比較して，光刺激側では帯状のAβ蓄積（矢印）の増加が認められた。

● アルツハイマー病モデルマウス脳における光刺激によるAβの蓄積
（文献24より改変）　　　　　　　　　　　　　　　　（本文78頁参照）

カラーグラビア

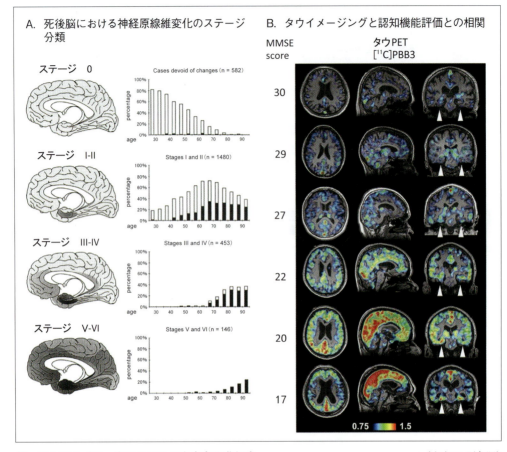

● アルツハイマー病におけるタウ病変の進行度 　　　　　　　　　　　　　　　（本文83頁参照）

A. 死後脳における神経原線維変化のステージ分類。全2661例のタウ病理を剖検時死亡年齢と比較した。最上段のグラフは各年齢で神経原線維変化の認められない個体群（ステージ0）の比率を表している。2，3，4段目のグラフは各ステージに分類された各年齢における個体群の比率であり，棒グラフの黒部分は老人斑をもつ個体群の比率を表している。（文献18より改変）

B. タウ画像と認知機能評価との相関。6例のPET画像をMMSE（Mini-Mental State Examinationと呼ばれる認知機能評価用の心理検査）スコアと比較した。（文献23より改変）

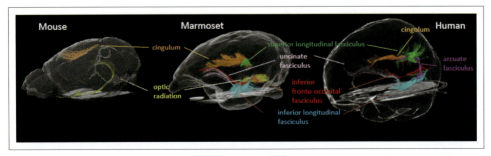

● マウス，マーモセット，ヒトの脳のMRIによる拡散テンソルトラクトグラフィの比較 　　　　　　　　　　　　　　　　　　　　　　　　　　　　　　　　　　　　　（本文94頁参照）

マーモセットは，マウスでは認められない鉤状束，下縦束，上縦束，下前頭後頭束の描出が可能で，よりヒトと脳構造が類似する。（実験動物中央研究所 小牧裕司博士ご提供）

カラーグラビア

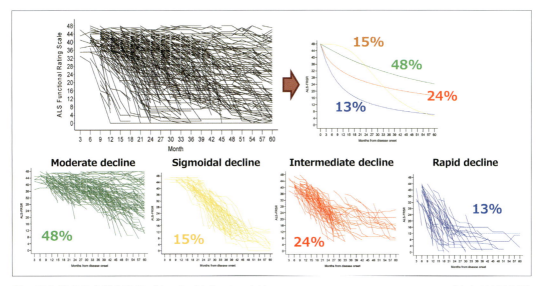

● ALS患者の多彩な進行パターン（文献9より改変） （本文101頁参照）

JaCALS登録の孤発性ALS患者におけるALSFRS-Rスコアの経時的変化をグラフに示すと，極めて多彩であることがわかる．それらのパターンを4種類に分類し，関連する遺伝子多型を探索した．

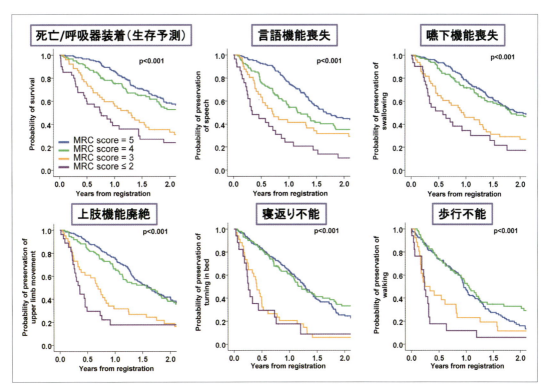

● 頸部筋力による孤発性ALS患者予後予測（文献10より改変） （本文102頁参照）

JaCALS登録孤発性ALS患者について，登録時における頸部屈筋の筋力（MRCスケール）ごとに，登録〜死亡もしくは永続的呼吸器装着までの期間，言語機能喪失までの期間，嚥下機能喪失までの期間，上肢機能廃絶までの期間，寝返り不能になるまでの期間，歩行不能になるまでの期間をそれぞれKaplan-Meier曲線で示した．

カラーグラビア

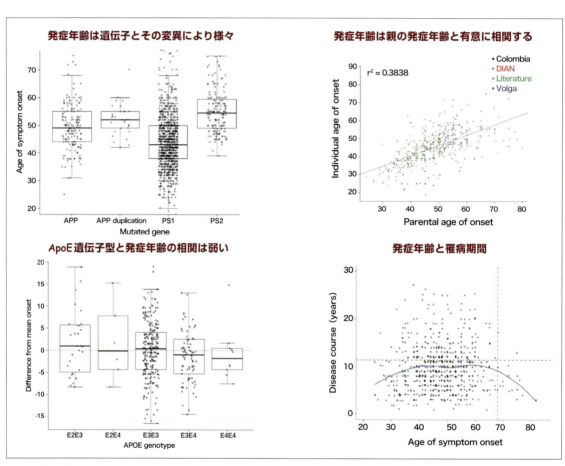

● **常染色体優性遺伝性 AD の症状発症：システムレビューとメタ解析**（文献 7 より改変） （本文 122 頁参照）

387 ADAD 患者，文献検索，DIAN データベース，コロンビア（*PSEN1* E280A）and ボルガジャーマン（*PSEN2* N141I）家系の 176 遺伝子変異，3275 例のうちの 1307 ADAD の発症年齢と 174 ADAD の経過．

カラーグラビア

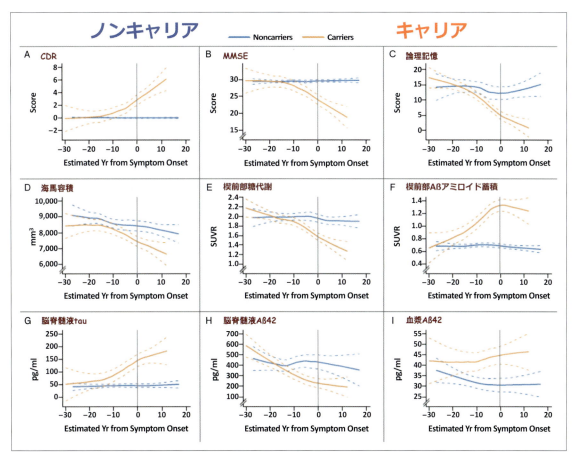

● DIAN研究による家族性ADの各種バイオマーカーの自然経過（文献13より改変） （本文123頁参照）
認知症発症時年齢を0と記載。

カラーグラビア

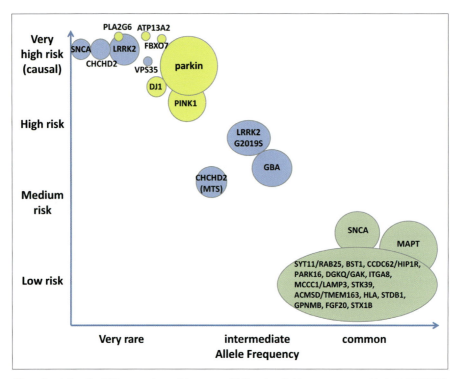

● パーキンソン病の genetic architecture（文献 1 より改変）　　　（本文 126 頁参照）
青：優性遺伝性，黄：劣性遺伝性，緑：リスク遺伝子，MTS：mitochondrial targeting sequence

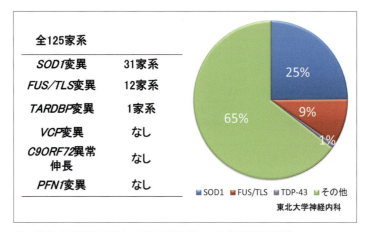

● 東北大学神経内科における家族性 ALS の遺伝子解析
（本文 150 頁参照）

常染色体優性遺伝形式が疑われる日本人の家族性 ALS 125 家系の解析を行い，31 家系において *SOD1* 遺伝子変異，12 家系に *FUS/TLS* 遺伝子変異を同定している。

カラーグラビア

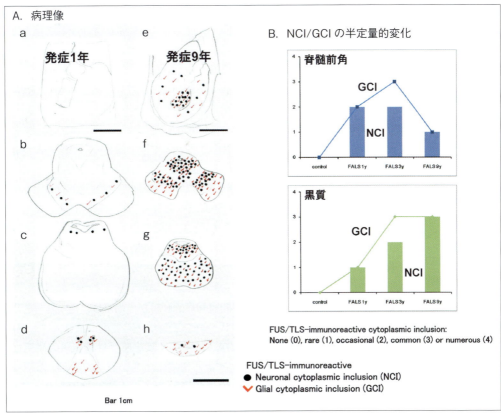

● FUS/TLS 染色陽性封入体の空間的・時間的分布（文献5より）　　（本文151頁参照）

A. 同一家系（図❷）内での1年，3年，9年と経過年数の異なる病理像を検討した。発症後1年後の剖検例では好塩基性封入体，神経細胞内封入体（NCI）およびグリア細胞内封入体（GCI）の分布は脊髄前角および黒質の一部に限局している。一方，発症9年後の剖検例では淡蒼球，黒質，中脳水道周囲，橋核などより広範に封入体が分布している。

B. 封入体数の定性的評価では，脊髄前角では神経細胞の脱落が顕著なため9年後の症例では3年後よりもむしろ封入体の数は減少している。その一方で黒質では直線的に封入体が増加していた。

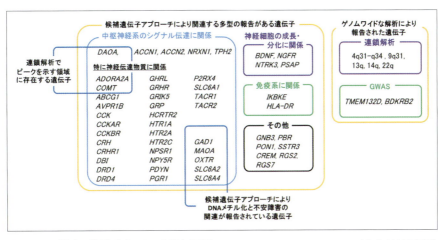

● PDで関連が報告されている遺伝要因　　（本文189頁参照）

序文

　本書は，遺伝子医学 MOOK 別冊，シリーズ「最新遺伝医学研究と遺伝カウンセリング」の中で，精神・神経疾患に焦点を当て，臨床家，研究者，カウンセラーなどのために書かれたものである。精神・神経疾患研究・診療および遺伝カウンセリングの分野でも，日々，新たな技術や情報が報告されていると言っても過言ではない。そこで，各担当者には解析技術の進歩やそれに伴う新規知見など，新しい情報に特に留意して総論，各論を詳述していただいた。

　21 世紀に入り，ゲノム科学の進展が医学・生物学研究にパラダイムシフトをもたらしている。2000 年にヒトゲノム塩基配列の概要版が，2003 年には完成版が公開され，それらを利用した種々の技術革新が起こった。dbSNP や HapMap 計画などの情報基盤や数十万種の SNP（一塩基多型）を解析できる技術基盤の整備により，SNP をマーカーとして利用し，ゲノムワイド関連解析（GWAS）が 2007 年頃より実用的な戦略となり，疾患感受性遺伝子の発見が相次いだ。さらに次世代シークエンス技術（next-generation sequencing：NGS）が実用化され，解析能力の進歩により個人のゲノム配列が早く決定できるようになった。

　遺伝性神経疾患の研究は先天代謝異常症の解析から始まり，連鎖解析とポジショナルクローニング法の確立，次世代シークエンサーの登場により大きく発展した。また孤発性神経疾患の研究は GWAS に基づく疾患感受性遺伝子の研究が精力的に行われているが，疾患発症に対する影響度の大きい遺伝的要因の解明は困難を極めており，missing heritability として研究上の大きな課題となっているが，common disease-multiple rare variant 仮説に基づいた遺伝子探索が行われ，成果が得られはじめている。

　一方，精神疾患に関しては，近年のゲノム解析技術の進展を背景に，精神疾患の発症に関与する遺伝要因が多数同定されつつある。その結果，精神疾患の遺伝的異質性が高いことに加え，精神疾患関連ゲノム変異が不完全浸透と多面発現的効果を示すこと，進化的に新しい稀な変異の重要性，ニューロンにおける体細胞変異の関与が明らかになりつつある。従来の症候学に基づいて定義される精神疾患を，ゲノム変異の観点から捉え直すことで臨床・基礎研究も影響を受けつつある。

　このような状況の中で，遺伝性疾患研究・診療にも変革の波が押し寄せている。次世代シークエンサーにより，エクソンをすべて解析する全エクソーム塩基配列解析により新たな遺伝性疾患の原因遺伝子が多数発見され，さらに原因不明である遺伝性疾患の患者を診療した際に，原因遺伝子探索を目的に全エクソームまたは全ゲノム塩基配列解析を臨床検査（クリニカルエクソーム）として行う動きも出てきている。一方で，これらの医学的進展に伴い，例えば 2 次的所見をどのように扱うのかなど，早急に対応が求められる問題が生じている。

　そこで本書は，精神・神経疾患研究・診療と遺伝カウンセリングについて，特に新しい知見に留意した。第 1 章では，総論として知っておいてほしいこと，歴史的背景，ゲノムワイド関連解析，次世代シークエンサーや次々世代シークエンサーとクリニカルシークエンシング，ゲノムインフォマティクス，ゲノム編集，iPS 細

胞を用いた疾患解析と創薬研究，光遺伝学，PET イメージング，エピジェネティクス，革新脳とマーモセット，レジストリーとリソースバンク，新規治療法との開発と関連制度など，遺伝医学のみに関わらず精神・神経疾患での最新テクノロジーまでを含み解説していただいた。第 2 章では脳血管障害，アルツハイマー病，パーキンソン病，気分障害，統合失調症などの他に，心理的形質の双生児研究まで含めて，代表的な精神・神経疾患の遺伝医学研究・診療の各論を詳述していただいた。

　遺伝カウンセリングの重要性は広く分野を超えて共通するが，さらに精神・神経疾患は進行性で治療が困難なものが多く，成人期の発症でクライエントの不安だけでなく，発症前診断など家族を巻き込んだ対応が必要になることも多いという特殊性がある。第 3 章では，精神神経遺伝カウンセリングの各論について，ケーススタディを駆使して詳述していただいた。さらに第 4 章で患者登録，患者会，難病支援制度，ELSI など倫理的・法的・社会的問題について解説いただいた。

　読者には本書が提供する新たな知見を含めた情報の全体を俯瞰していただくことを希望したい。本書が精神・神経疾患に関わる臨床家・研究者・カウンセラーの方々に手助けとなれば望外の喜びである。

神戸大学

戸田　達史

遺伝子医学 MOOK 別冊　シリーズ：最新遺伝医学研究と遺伝カウンセリング

シリーズ2

最新精神・神経遺伝医学研究と遺伝カウンセリング

目　次

編　集：戸田達史（神戸大学大学院医学研究科 神経内科学分野 / 分子脳科学分野 教授）

カラーグラビア ……………………………………………………………………………… 4
● 序文 …………………………………………………………………………………………… 12
戸田達史

第1章　総　論

1. 神経遺伝医学研究の歴史的背景と今後の課題 ………………………………… 22
辻　省次・三井　純・石浦浩之

2. 精神疾患研究の現状と展望 …………………………………………………………… 28
久島　周・尾崎紀夫

3. 精神神経疾患診療における臨床遺伝学，遺伝学的検査 ……………………… 33
後藤　順

4. 孤発性疾患のリスク遺伝子の発見
－ゲノムワイド関連解析の現状，進化と今後－ ………………………………… 39
佐竹　渉・戸田達史

5. 次世代シーケンサー，次々世代シーケンサーとクリニカルシーケンシング ………… 45
石浦浩之

6. 個人ゲノム解析のためのゲノムインフォマティクス ……………………………… 51
森下真一

7. 遺伝子治療とゲノム編集 －最近の進歩－ ………………………………………… 61
金田安史

8. iPS 細胞を用いた神経・精神疾患解析と創薬研究 ……………………………… 68
村上永尚・和泉唯信・梶　龍兒・井上治久

9. 光遺伝学 ………………………………………………………………………………… 75
橋本唯史・岩坪　威

10. 認知症診断ツールとしての PET イメージング ……………………………… 80
佐原成彦

11. エピジェネティクス－環境情報を包含した遺伝情報の生物学的基盤－ ……………… 87
久保田健夫

12. 革新脳とマーモセット …………………………………………………… 92
佐々木えりか

13. 神経変性疾患のレジストリと遺伝子リソースバンク ……………………… 98
熱田直樹・祖父江　元

14. 新規治療法の開発とその関連制度 …………………………………………… 105
鈴木麻衣子・中村治雅・武田伸一

第2章　精神・神経疾患の遺伝医学研究・診療各論

1. 脳血管障害における遺伝医学研究の進歩と現況 …………………………… 112
宮脇　哲・斉藤延人

2. アルツハイマー病 …………………………………………………………… 118
東海林幹夫

3. パーキンソン病の遺伝子研究 ……………………………………………… 125
大垣光太郎・西岡健弥・服部信孝

4. 多系統萎縮症 ………………………………………………………………… 132
三井　純

5. 脊髄小脳変性症 ……………………………………………………………… 138
石川欽也・吉田雅幸

6. 多発性硬化症 ………………………………………………………………… 143
松下拓也

7. 筋萎縮性側索硬化症 ………………………………………………………… 149
青木正志

8. 末梢神経疾患 ………………………………………………………………… 155
橋口昭大・髙嶋　博

9. 筋疾患の遺伝医学研究 ……………………………………………………… 164
濱中耕平・西野一三

10. ミトコンドリア病 …………………………………………………………… 169
後藤雄一

11. てんかん ……………………………………………………………………… 175
石井敦士・廣瀬伸一

12. 双極性障害の遺伝学 ……………………………………………………… 183
加藤忠史

13. パニック症の遺伝研究 …………………………………………………… 187
音羽健司・杉本美穂子・佐々木　司

14. 統合失調症 ………………………………………………………………… 192
橋本亮太

15. 自閉症スペクトラム障害 ………………………………………………… 198
安田由華

16. 神経内科疾患のファーマコゲノミクス ………………………………… 203
莚田泰誠

17. 心理的形質と双生児研究 ………………………………………………… 208
安藤寿康

第3章　精神神経遺伝カウンセリング各論

1. 精神・神経難病疾患の遺伝カウンセリングに参加するカウンセラー
（神経内科専門医，臨床遺伝専門医，認定遺伝カウンセラー）の役割と考え方 …… 216
千代豪昭

2. 精神・神経遺伝カウンセリングの実際 ………………………………… 222
千代豪昭

3. 出生前診断と発症前診断 ………………………………………………… 230
近藤恵里・浦野真理・斎藤加代子

4. 精神神経遺伝カウンセリングの実際（ケーススタディ）
1）ハンチントン病 …………………………………………………… 236
吉田邦広

2）ミトコンドリア病 ………………………………………………… 242
後藤雄一

3）筋強直性ジストロフィー ………………………………………… 250
酒井規夫

4）精神疾患の遺伝を患者家族とどう話し合うか ………………… 255
石塚佳奈子・尾崎紀夫

5. 認定遺伝カウンセラー制度と教育トレーニング※ …………………… 260
山内泰子

※遺伝子医学 MOOK 別冊／シリーズ：最新遺伝医学研究と遺伝カウンセリング
「シリーズ 1　最新遺伝性腫瘍・家族性腫瘍研究と遺伝カウンセリング」
（300 ～ 309 頁）より転載

第4章 倫理的・法的・社会的問題

1. 患者登録と情報 …………………………………………………………… 272
木村　円

2. ハンチントン病と患者会 ………………………………………………… 277
三原寛子

3. 難病支援制度 ……………………………………………………………… 282
渡辺保裕・原田孝弘・佐々木貴史・中島健二

4. 遺伝性神経難病の研究に関する倫理的諸問題 ……………………… 287
武藤香織

5. 社会とともに進めるゲノム医学研究のあり方
－ゲノムデータの共有と研究への患者参加を中心に ……………… 292
加藤和人

索引 …………………………………………………………………………… 298

執筆者一覧 (五十音順)

青木正志
東北大学大学院医学系研究科 神経内科学分野　教授

熱田直樹
名古屋大学医学部附属病院 神経内科　病院講師

安藤寿康
慶應義塾大学文学部 人間関係学系 教育学専攻　教授

石井敦士
福岡大学医学部 小児科学教室

石浦浩之
東京大学医学部附属病院 神経内科　助教

石川欽也
東京医科歯科大学医学部附属病院　教授　長寿・健康人生推進センター長

石塚佳奈子
名古屋大学大学院医学系研究科 精神医学分野

和泉唯信
徳島大学大学院医歯薬学研究部 医科学部門 内科系 臨床神経科学分野

井上治久
京都大学 iPS 細胞研究所 増殖分化機構研究部門 幹細胞医学分野　教授

岩坪　威
東京大学大学院医学系研究科 神経病理学分野　教授

浦野真理
東京女子医科大学附属遺伝子医療センター　臨床心理士

大垣光太郎
順天堂大学医学部附属順天堂医院 脳神経内科　助教

尾崎紀夫
名古屋大学大学院医学系研究科 精神医学・親と子どもの心療学分野　教授

音羽健司
帝京平成大学大学院臨床心理学研究科　教授

梶　龍兒
徳島大学大学院医歯薬学研究部 医科学部門 内科系 臨床神経科学分野　教授

加藤和人
大阪大学大学院医学系研究科 医の倫理と公共政策学　教授

加藤忠史
理化学研究所 脳科学総合研究センター 精神疾患動態研究チーム　チームリーダー

金田安史
大阪大学大学院医学系研究科 遺伝子治療学分野　教授

木村　円
国立精神・神経医療研究センター トランスレーショナル・メディカルセンター 臨床研究支援部 早期・探索的臨床試験室　室長

久島　周
名古屋大学高等研究院　特任助教
名古屋大学大学院医学系研究科 精神医学分野　特任助教

久保田健夫
山梨大学大学院総合研究部　前教授

後藤　順
国際医療福祉大学三田病院 神経内科　教授

後藤雄一
国立精神・神経医療研究センター メディカル・ゲノムセンター　センター長
国立精神・神経医療研究センター 神経研究所 疾病研究第二部　部長

近藤恵里
東京女子医科大学附属遺伝子医療センター　非常勤講師

斎藤加代子
東京女子医科大学附属遺伝子医療センター　所長，教授

斉藤延人
東京大学医学部附属病院 脳神経外科　教授

酒井規夫
大阪大学大学院医学系研究科 保健学専攻 生命育成看護科学講座 成育小児科学　教授

佐々木えりか
慶應義塾大学先導研究センター　特任教授
実験動物中央研究所 マーモセット研究部　部長

佐々木貴史
鳥取県難病相談・支援センター　難病相談員

佐々木　司
東京大学大学院教育学研究科 身体教育学コース 健康教育学分野　教授

佐竹　渉
神戸大学大学院医学研究科 神経内科学分野　助教

佐原成彦
量子科学技術研究開発機構 放射線医学総合研究所 脳機能イメージング研究部　サブリーダー

東海林幹夫
弘前大学大学院医学研究科 脳神経内科学講座　教授

杉本美穂子
東京大学大学院医学系研究科 人類遺伝学

鈴木麻衣子
国立精神・神経医療研究センター トランスレーショナル・メディカルセンター 臨床研究支援部 臨床研究支援室

祖父江 元
名古屋大学大学院医学系研究科　特任教授

髙嶋　博
鹿児島大学大学院医歯学総合研究科　神経病学講座　神経内科・老年病学　教授

武田伸一
国立精神・神経医療研究センター 神経研究所　所長

千代豪昭
クリフム夫律子マタニティクリニック

辻　省次
東京大学医学部附属病院 神経内科　教授
東京大学医学部附属病院ゲノム医学センター　教授

戸田達史
神戸大学大学院医学研究科 神経内科学分野 / 分子脳科学分野　教授

中島健二
鳥取大学医学部医学科 脳神経医科学講座 脳神経内科学分野　教授

中村治雅
国立精神・神経医療研究センター トランスレーショナル・メディカルセンター 臨床研究支援部 臨床研究支援室　室長
国立精神・神経医療研究センター病院 病院臨床研究推進部 臨床研究・治験推進室　室長

西岡健弥
順天堂大学医学部附属順天堂医院 脳神経内科　准教授

西野一三
国立精神・神経医療研究センター 神経研究所 疾病研究第一部　部長
国立精神・神経医療研究センター メディカル・ゲノムセンター ゲノム診療開発部　部長

橋口昭大
鹿児島大学大学院医歯学総合研究科 神経病学講座 神経内科・老年病学　助教

橋本唯史
東京大学大学院医学系研究科 神経病理学分野　特任准教授

橋本亮太
大阪大学大学院大阪大学・金沢大学・浜松医科大学・千葉大学・福井大学連合小児発達学研究科附属子どものこころの分子統御機構研究センター 疾患関連分子解析部門
大阪大学大学院医学系研究科 情報統合医学講座 精神医学教室　准教授

服部信孝
順天堂大学医学部附属順天堂医院 脳神経内科　教授

濱中耕平
国立精神・神経医療研究センター 神経研究所 疾病研究第一部
京都大学大学院医学研究科 臨床神経学

原田孝弘
鳥取県難病医療連絡協議会　難病医療専門員

廣瀬伸一
福岡大学医学部 小児科学教室　主任教授

松下拓也
九州大学病院 神経内科　診療准教授

三井　純
東京大学医学部附属病院 神経内科　助教

三原寛子
日本ハンチントン病ネットワーク（JHDN）

宮脇　哲
東京大学医学部附属病院 脳神経外科　助教

莚田泰誠
理化学研究所 統合生命医科学研究センター ファーマコゲノミクス研究グループ　グループディレクター

武藤香織
東京大学医科学研究所ヒトゲノム解析センター 公共政策研究分野　教授

村上永尚
徳島大学大学院医歯薬学研究部 医科学部門 内科系 臨床神経科学分野
京都大学 iPS 細胞研究所 増殖分化機構研究部門 幹細胞医学分野

森下真一
東京大学大学院新領域創成科学研究科 メディカル情報生命専攻　教授

安田由華
大阪大学医学部附属病院オンコロジーセンター
大阪大学大学院医学系研究科 情報統合医学講座 精神医学教室

山内泰子
川崎医療福祉大学医療福祉学部　准教授 / 大学院医療福祉学研究科 遺伝カウンセリングコース
川崎医科大学附属病院遺伝診療部　認定遺伝カウンセラー

吉田邦広
信州大学医学部 神経難病学講座　特任教授

吉田雅幸
東京医科歯科大学医学部附属病院 遺伝子診療科　科長

渡辺保裕
鳥取大学医学部医学科 脳神経医科学講座 脳神経内科学分野　講師

好評発売中

遺伝子医学 MOOK 別冊
シリーズ：最新遺伝医学研究と遺伝カウンセリング

[シリーズ1]

最新
遺伝性腫瘍・家族性腫瘍研究と
遺伝カウンセリング

編集：三木義男（東京医科歯科大学難治疾患研究所教授）
定価：本体 6,300円＋税、B5判、336頁

●第1章 総論
1. 遺伝性腫瘍の概念と分類
2. わが国の遺伝性（家族性）腫瘍診療の歴史と将来展望
3. 遺伝性腫瘍研究の歴史的背景と今後の課題
4. 遺伝性腫瘍にかかわる遺伝カウンセリングの現状
5. 遺伝性腫瘍の分子遺伝学
6. がん家系登録と情報管理
7. がん遺伝カウンセリング概論

●第2章 遺伝性腫瘍研究・診療各論
1. リンチ症候群
2. 家族性大腸腺腫症
3. 家族性多発性GIST
4. Peutz-Jeghers症候群, 若年性ポリポーシス症候群
5. Cowden症候群（*PTEN* 過誤腫症候群）
6. Li-Fraumeni症候群
7. 遺伝性乳がん卵巣がん症候群 −乳腺科の立場から−
8. 遺伝性乳がん卵巣がん症候群 −婦人科の立場から−
9. Fanconi貧血 −DNAクロスリンク損傷修復の分子機構から臨床まで−
10. 多発性内分泌腫瘍症1型（MEN1）
11. 多発性内分泌腫瘍症2型
12. 母斑基底細胞がん症候群
13. Bloom（ブルーム）症候群
14. 色素性乾皮症
15. 結節性硬化症
16. 遺伝性網膜芽細胞腫
17. 神経線維腫症1型（NF1）
18. 神経線維腫症2型（NF2）
19. von Hippel-Lindau（VHL）病
20. 遺伝性前立腺がん
21. 家族性胃がん
22. 家族性膵臓がん
23. 大腸癌研究会における家族性大腸がんへの取り組み
24. 日本乳癌学会および日本HBOCコンソーシアムにおける遺伝性乳がん・卵巣がん症候群への取り組み
25. 多発性内分泌腫瘍症研究コンソーシアムの使命と活動
26. 先端的ゲノム手法を駆使したヒト疾患の原因解明
27. 遺伝性腫瘍情報データベースとその活用

●第3章 がん遺伝カウンセリング各論
1. がん遺伝カウンセリングの役割, 考え方
2. がん遺伝カウンセリングの構成と実践
3. がん遺伝カウンセリングにおける他科連携
4. 家族歴・家系情報に基づく遺伝性腫瘍のアセスメント
5. がん遺伝カウンセリングの心理社会的側面への対応
6. がん遺伝カウンセリングのフォローアップ, マネジメント
7. がん遺伝カウンセリングの実際（ケーススタディ）
   1) 遺伝性大腸がん
   2) 遺伝性乳がん卵巣がん
   3) Li-Fraumeni症候群の遺伝カウンセリング
   4) 多発性内分泌腫瘍
8. 認定遺伝カウンセラー制度と教育トレーニング

●第4章 倫理的・法的・社会的諸問題
1. がん素因の遺伝子診断の倫理的・法的・社会的諸問題 −特にIncidental Findingsについて
2. 遺伝子解析を伴う家族性腫瘍の倫理的諸問題

お求めは医学書販売店、大学生協もしくは弊社購読係まで

発行／直接のご注文は

株式会社 メディカルドゥ

〒550-0004
大阪市西区靫本町 1-6-6　大阪華東ビル 5F
TEL.06-6441-2231　FAX.06-6441-3227
E-mail　home@medicaldo.co.jp
URL　http://www.medicaldo.co.jp

第1章
総　論

第1章　総　論

1. 神経遺伝医学研究の歴史的背景と今後の課題

辻　省次・三井　純・石浦浩之

　遺伝性神経疾患の研究は先天代謝異常症の解析から始まり，連鎖解析とポジショナルクローニング法の確立，次世代シーケンサーの登場により大きく発展した。孤発性神経疾患の研究はゲノムワイド関連解析に基づく疾患感受性遺伝子の研究が精力的に行われてきている。疾患発症に対する影響度の大きい遺伝的要因の解明は困難を極めており，missing heritability として研究上の大きな課題となっているが，common disease-multiple rare variant 仮説に基づいた遺伝子探索が行われ，成果が得られはじめている。臨床遺伝学の観点からは，孤発性疾患であっても家族集積性が観察される疾患は数多く知られており，遺伝学の観点を重視した研究パラダイムが重要である。

I. 遺伝性神経疾患の研究はどのように発展してきたのか

　遺伝性神経疾患の研究は，歴史を振り返ってみると，先天代謝異常症の考え方をプロトタイプとして発展してきた。例えば，Tay-Sachs 病などに代表されるスフィンゴリピドーシスでは，剖検脳の病理学的な観察から神経細胞内への脂質の異常蓄積が発見され，次いで中枢神経系に蓄積する脂質の生化学的分析により，その病態機序に関する手がかりが見出されてきた[1)2)]。そして，その蓄積物の化学構造から，その物質の分解に関わる酵素が見出された[3)]。その後，欠損酵素である hexosaminidase A の a subunit をコードする cDNA が単離され[4)]，発症の原因となっている変異が同定された[5)]。このように，生化学的な分析により代謝物の異常を明らかにし，そこから酵素異常を明らかにし，次いで cDNA クローニング，変異の同定という研究が飛躍的に発展した。

　しかしながら，このようなアプローチは脂質蓄積症などの疾患には有効であったものの，1970年代になって徐々に壁にぶつかるようになる。すなわち多くの遺伝性神経疾患で，病理学的観察・生化学的な分析から，疾患の発症原因につながるような手がかりを得ることが困難であることがわかった。代表的な疾患として，ハンチントン病，Duchenne 型筋ジストロフィーなどを挙げることができる。このような状況にあって突破口を開いたのは，1970年代から発展した分子生物学の研究であった。すなわち生化学的な手がかりが得られなくても，遺伝学に基づき直接遺伝子を発見できるというアプローチである。

　遺伝学に基づき疾患の遺伝子座を決めるという連鎖解析は，もともと血液型をはじめとするタンパク多型を利用して行われてきていたが，解析に用いることができるタンパク多型マーカーの数が限られていたために，十分な成果をあげることができなかった。ところが，1970年代後半か

■ Key Words

先天代謝異常症，遺伝性神経疾患，孤発性神経疾患，遺伝学，連鎖解析，次世代シーケンサー，ゲノムワイド関連解析，missing heritability，common disease-multiple rare variants 仮説

らDNA多型マーカーの開発が始まり，DNA多型が安定して次世代に伝えられ遺伝マーカーとして用いることができることが明らかになった。このようなDNA多型マーカーを神経疾患の連鎖解析に応用して初めて成功を収めたのが，Gusellaらによる，ハンチントン病の遺伝子座の決定であった[6]。この成功により，それまで困難を極めていた疾患研究に光が射しはじめ，多くの研究者がDNA多型マーカーを用いた連鎖解析の研究に殺到するようになった。最初に開発されたDNAマーカーは，制限酵素認識部位の配列が変化するような多型を調べるもので（restriction fragment length polymorphisms：RFLPs），解析はSouthern blot hybridizationを用いるという労力を要するものであった。その後，variable number of tandem repeat marker[7]，microsatellite marker[8]が開発され，連鎖解析のスピードは格段に速くなった。さらに2000年代に入ってからは，DNAマイクロアレイを用いて，一塩基多型（single nucleotide polymorphisms：SNPs）についてゲノム全域をカバーするように解析できるようになり，解析ソフトの充実[9]とともに，そのスピードは格段に速くなっている。

病因遺伝子の候補領域が決定されると次のステップとして，候補領域内に存在する遺伝子をくまなく解析して発症者に共通する変異を見出すことが必要である。このようなアプローチは，それまでの生化学的な手がかりを出発点として最終的に遺伝子を同定するというアプローチとはちょうど真逆のアプローチになることから，当初reverse geneticsという呼び方がされたが，このアプローチもまさに遺伝学によるアプローチであるので，ポジショナルクローニングという呼び方が定着するようになった[10]。ポジショナルクローニングを効率よく進めるためには，候補領域を十分に絞り込むことが求められ，大家系を用いた連鎖解析が必要であった。1980～1990年代はヒトゲノムの概要配列も決定されておらず，病因遺伝子の発見には膨大な労力を要し，ハンチントン病について言えば，遺伝子座の発見から病因遺伝子の同定までは10年もの期間を要した[11]。この時

期には，ゲノム上の欠失や転座を伴うような症例に着目して，効率よく病因遺伝子を見出そうとするような工夫も盛んに行われた[12)-14]。

2001年にヒトゲノムの概要配列が決定されたことにより[15) 16]，その後の病因遺伝子の探索が効率よく行われるようになった。さらに後述するように，次世代シーケンサーの実用化により[17]，候補領域の絞り込みが十分でなくても疾患遺伝子の探索が飛躍的にスピードアップされることとなった。

Ⅱ. 遺伝性神経疾患に対してどうやってアプローチしてきたか

神経疾患においては遺伝性の疾患は少なくなく，例えば脊髄小脳変性症の約1/3，遺伝性痙性対麻痺の約半数には家族歴が認められる。ヒト神経系に関する知見については，これらの家族性疾患の解析から得られたものが重要な位置を占めてきた経緯がある。

前述のように，1990年後半以降，核酸の放射性標識から蛍光標識への改良，ポリアクリルアミドゲル電気泳動からキャピラリー電気泳動への改良を経て，マイクロサテライトによる連鎖解析のスループットが向上した。一方，ヒトゲノムプロジェクトの進展もあり，ポジショナルクローニングにより，数多くの成功例を認めるようになった。特に神経疾患領域については，家族性アルツハイマー病の原因遺伝子である*APP*，*PSEN1*，*PSEN2*の同定とアミロイド仮説[18)-21]，ポリグルタミン病の一連の発見[22)-32]，家族性パーキンソン病の原因遺伝子*SNCA*と*PARK2*の同定[33) 34]，家族性筋萎縮性側索硬化症*SOD1*の発見[35]などは疾患の理解を進める際に大きなインパクトを与えた。一方，候補遺伝子アプローチも同時になされ，例えば筋萎縮性側索硬化症・前頭側頭型認知症の剖検脳から検出されたTDP43/*TARDBP*の変異が，家族性筋萎縮性側索硬化症で確認され[36) 37]，その重要性が再確認された例などがある。

2005年頃からはDNAマイクロアレイが実用化され，SNPアレイではハイスループットに，10万個～100万個程度のSNPを一度にタイピ

●第1章　総　論　●●●

ングすることが可能となるとともに[38]，高密度マイクロアレイを用いた comparative genomic hybridization の技術も開発され，感度よく copy number variation を検出することができるようになった[39]。SNP アレイは後述の孤発例を用いたゲノムワイド関連解析にも用いられたが，一方連鎖解析にも用いられるようになり，ハイスループット化と，それに伴い比較的小さな家系に対しても積極的にアプローチできるようになった。

　2009 年頃より，次世代シーケンサーと呼ばれる，キャピラリー型シーケンサーのスループットを格段に超えたシーケンサーが実用化された。年々コストも低減し，遺伝子のエクソン領域を効率よく解析を行うエクソーム解析や，全ゲノム配列解析までもが実際に行うことができるようになり，疾患遺伝子解析が爆発的に進んでいる。症例のもつ変異を網羅的に検出することができるため，効率よく変異を絞り込むことで病原性変異を検出できることも多く，従来のように必ずしも連鎖解析による候補領域の絞り込みを行うことすら必要ない状況も出現するようになった[40]。また，主に小児例に適応されることも多いが，トリオ解析（患児と健康な両親）を用いた網羅的な解析から de novo 変異を検出することも可能になり，孤発性疾患の中にも de novo 変異による単一遺伝子疾患が想像以上に多いことが判明した[41]。また，疾患罹患部位と非罹患部位の塩基配列解析より体細胞変異を同定することも可能になり，主にがん組織における解析が活発であるが，神経疾患においても Sturge-Weber 症候群で GNAQ の体細胞変異が認められたように[42]，いくつかの疾患で病因が明らかとなっている。

　疾患遺伝子同定については以上で述べたとおり，この 30 年で飛躍的に手法が改良され，容易かつハイスループット化された。疾患遺伝子同定が生物学に与えるインパクトとその後の研究の展開を考えると，その意義は従来から変わらないが，一方で現代ならではの困難もある。まず 1 つには，小家系，頻度の点で稀少性の高い疾患は，現代の技術を用いても病因遺伝子の同定は容易でない。稀少性疾患に関しては，積極的に世界的な

共同研究を行うことが大切である。このことに関して，GA4GH（the Global Alliance for Genomics and Health）のように，ゲノムデータ，臨床データの安全な共有方法について検討を始めている動きがある。もう 1 つには，片頭痛に代表されるように，明らかに家族性でありながら遺伝形式や浸透率が不明であるために手がついていない疾患が多数残っている。これらの疾患については，単一遺伝子疾患ではない可能性もあり，研究パラダイムを含めて検討していく必要がある。

Ⅲ．孤発性神経疾患に対してどうやってアプローチしてきたか

　孤発性の発症とは血縁者に同一疾患の発症がみられないことを指し，家族性の発症とは血縁者に同一疾患の発症がみられる場合を指す。一般に，アルツハイマー病，筋萎縮性側索硬化症，パーキンソン病などの神経変性疾患においては，およそ 90 ～ 95％が孤発性の発症と考えられている。孤発性の発症と家族性の発症では，臨床症状だけでなく病理学的特徴も共通しており，家族性神経変性疾患における病因遺伝子の解明は，孤発性における発症機序の理解にも大きな役割をはたしてきた。孤発性疾患においても遺伝因子の関与は比較的大きく，例えばパーキンソン病における罹患同胞相対危険率（患者の同胞が，一般集団と比べてどれくらい発症率が高いかの比率）は，4 ～ 5 倍と推定されている[43][44]。

　孤発性の多因子疾患へのアプローチとして，患者群と病気に罹患していない対照群で頻度の高い DNA 多型マーカーを解析し，その頻度に違いがあるか，つまり DNA 多型マーカーと疾患に関連があるかどうかを調べる関連解析という方法が主に行われてきた。これは，頻度の高い孤発性疾患と関連する頻度の高い変異が存在するという common disease-common variants が成立する集団では有効な方法である。つまり，疾患と関連する変異が突然生じた共通祖先がいて，その子孫が集団内に広がっていたとすれば，一見，血縁関係にない患者同士でも共通する変異をもっているという仮説である。疾患関連変異そのものを解析でき

なくても，DNA多型マーカーを高密度に解析することができれば，共通の疾患関連変異の近傍のハプロタイプは世代を経ても連鎖不平衡にあるため，疾患関連変異の遺伝子座を検出することができる。

かつては，疾患と関連すると予想される候補遺伝子などごく少数のDNAマーカーを用いて関連解析が行われてきたが，成功例に乏しかった。これは疾患の発症に直接つながる候補遺伝子を予想することが困難であったことによる。2000年代初頭にゲノム全域のSNPsを広範囲に解析できるようになったことから，候補遺伝子を仮定しなくても，疾患と関連するSNPsをゲノム全域に探索することが可能になった[45]。この手法をゲノムワイド関連解析（genome-wide association study：GWAS）と呼び，さらにDNAマイクロアレイを用いて50万から100万個におよぶSNPsを比較的容易に解析できるようになったことから，この分野の研究は孤発性神経疾患に限らず広く盛んに行われるようになった。

疾患や集団によって状況が異なるが，頻度の高い多因子疾患やヒトの形質において大規模なGWASが行われることで，様々な遺伝因子が同定され，孤発性疾患発症の病態理解が大きく進んだ。例えば孤発性パーキンソン病のGWASにおいては，αシヌクレイン遺伝子や*LRRK2*遺伝子といった優性遺伝形式をとる家族性パーキンソン病の病因遺伝子の遺伝子座がGWASにおいても検出されるなど，孤発性と単一遺伝子性の発症の病態が共通しているという興味深い発見があった[46)47]。ただGWASによって検出される変異はいずれも効果が小さく，全体を足し合わせても遺伝因子の一部しか説明できていないという指摘があり，"missing heritability"の問題として注目を集めている[48]。筋萎縮性側索硬化症を例に挙げると，英国のNational Health Service Central Registerを利用した調査では，筋萎縮性側索硬化症と診断された発端者のいる一卵性双生児と二卵性双生児の検討で遺伝率を38〜85%と推定している[49]。スウェーデンと英国の双生児レジストリーを利用した同様の調査で遺伝率を38〜78%

と推定している[50]。発端者とその両親の発症相関による推定を用いた米国の報告では，遺伝率をおよそ40〜60%と推定している[51]。それに対して，GWASによって検出された変異から計算される相加的遺伝率は10〜20%程度であり[52)53]，双生児研究から計算される遺伝率と大きく乖離しているという指摘がある[54]。

この"missing heritability"は，孤発性疾患の遺伝因子研究に関する今日的課題である。有力な説明の1つとして，効果の強い稀な変異が多様に存在しているという可能性（common disease-multiple rare variants仮説）が挙げられる。ゴーシェ病患者の血縁者にパーキンソン病が集積するという観察から発見された*GBA*遺伝子の多様で稀な変異が，孤発性パーキンソン病と強く関連する例[55)-57]，家族性多系統萎縮症の病因遺伝子である*COQ2*遺伝子の多様で稀な変異が，孤発性多系統萎縮症と強く関連する例[58]などが挙げられる。影響度の強い遺伝因子は家族内集積性をもたらす可能性が高いことから，家系例から候補を絞り込むアプローチが有用かもしれない。その他，現在のGWASのサンプル規模では統計学的に検出できない効果の弱い変異が膨大にあるという考えや，若年発症の疾患の場合では新生突然変異の関与が大きいのではないかという仮説，体細胞突然変異が関与しているのではないかという仮説などがある。またGWASでは，連鎖平衡にある個々の変異は，他の遺伝子座に影響されず独立して相加的に効果をもつという単純な仮定に基づくため，アレル間の相互作用や，異なる遺伝子座間の相互作用，遺伝因子と環境因子の相互作用の関与が相当程度あるのではないかという考えもある。

結語

これまでの項で，単一遺伝子疾患に対してはポジショナルクローニング，孤発性疾患については関連解析を中心に，神経遺伝学的解析によって神経疾患病態生理の解明が進んできた経緯をみてきた。それぞれ，メンデル遺伝学，集団遺伝学の知識は仮定するものの，その他の特定の分子と分子の相互作用といった仮定をおかず，統計学的な解

析を行って成果を見出すところが遺伝学の特色である。そのようにして見出された分子が，その後の神経疾患研究の発展に大きく寄与してきたことは揺るぎない。

一方，稀少疾患の解明，missing heritability 問題など解決せねばならない点はまだまだ多く，未踏峰の高い山がそびえ立っているのも事実である。単一遺伝子疾患研究にしても孤発性疾患研究にしても，遺伝統計学の基礎，ヒトゲノム計画によるヒトゲノムの解明などのゲノム科学の進展と，PCR や遺伝子組み換え法をはじめとする DNA 分析技術の開発，マイクロアレイ法の開発，大規模シーケンサーの開発，ゲノムインフォマティクスの勃興などの解析手法の進展により，有機的に発展を遂げてきた歴史がある。今後も，仮説検証を通した，疾患を理解するための新たなフレームワークの提唱とさらなる技術革新によって，研究が進捗することが期待される。ここ1〜2年をとってみても，単一細胞解析技術の進展[59]，超ロングリードシーケンサーの普及[60]などの技術については非常に期待のもてる状況であり，神経疾患の解明・克服に向けてさらに研究を進めていかねばならない。

参考文献

1) Svennerholm L : Biochem Biophys Res Commun 9, 436-441, 1962.
2) Ledeen R, Salsman K, et al : J Neuropathol Exp Neurol 24, 341-351, 1965.
3) Okada S, O'Brien JS : Science 165, 698-700, 1969.
4) Myerowitz R, Proia RL : Proc Natl Acad Sci USA 81, 5394-5398, 1984.
5) Myerowitz R, Hogikyan ND : Science 232, 1646-1648, 1986.
6) Gusella JF, Wexler NS, et al : Nature 306, 234-238, 1983.
7) Nakamura Y, Leppert M, et al : Science 235, 1616-1622, 1987.
8) Weissenbach J : Gene 135, 275-278, 1993.
9) Fukuda Y, Nakahara Y, et al : BMC Bioinformatics 10, 121, 2009.
10) Collins FS : Nat Genet 1, 3-6, 1992.
11) The Huntington's Disease Collaborative Research Group : Cell 72, 971-983, 1993.
12) Kunkel LM : Nature 322, 73-77, 1986.
13) Monaco AP, Neve RL, et al : Nature 323, 646-650, 1986.
14) Ray PN, Belfall B, et al : Nature 318, 672-675, 1985.
15) Lander ES, Linton LM, et al : Nature 409, 860-921, 2001.
16) Venter JC, Adams MD, et al : Science 291, 1304-1351, 2001.
17) Metzker ML : Nat Rev Genet 11, 31-46, 2010.
18) Goate A, Chartier-Harlin MC, et al : Nature 349, 704-706, 1991.
19) Sherrington R, Rogaev EI, et al : Nature 375, 754-760, 1995.
20) Levy-Lahad E, Wasco W, et al : Science 269, 973-977, 1995.
21) Naruse S, Igarashi S, et al : Lancet 337, 978-979, 1991.
22) Orr HT, Chung MY, et al : Nat Genet 4, 221-226, 1993.
23) Pulst SM, Nechiporuk A, et al : Nat Genet 14, 269-276, 1996.
24) Sanpei K, Takano H, et al : Nat Genet 14, 277-284, 1996.
25) Imbert G, Saudou F, et al : Nat Genet 14, 285-291, 1996.
26) Kawaguchi Y, Okamoto T, et al : Nat Genet 8, 221-228, 1994.
27) Zhuchenko O, Bailey J, et al : Nat Genet 15, 62-69, 1997.
28) David G, Abbas N, et al : Nat Genet 17, 65-70, 1997.
29) Koide R, Kobayashi S, et al : Hum Mol Genet 8, 2047-2053, 1999.
30) Koide R, Ikeuchi T, et al : Nat Genet 6, 9-13, 1994.
31) Nagafuchi S, Yanagisawa H, et al : Nat Genet 6, 14-18, 1994.
32) La Spada AR, Wilson EM, et al : Nature 352, 77-79, 1991.
33) Polymeropoulos MH, Lavedan C, et al : Science 276, 2045-2047, 1997.
34) Kitada T, Asakawa S, et al : Nature 392, 605-608, 1998.
35) Rosen DR, Siddique T, et al : Nature 362, 59-62, 1993.
36) Sreedharan J, Blair IP, et al : Science 319, 1668-1672, 2008.
37) Yokoseki A, Shiga A, et al : Ann Neurol 63, 538-542, 2008.
38) Hacia JG, Fan JB, et al : Nat Genet 22, 164-167, 1999.
39) Barrett MT, Scheffer A, et al : Proc Natl Acad Sci USA 101, 17765-17770, 2004.
40) Ng SB, Buckingham KJ, et al : Nat Genet 42, 30-35, 2010.
41) Ng SB, Bigham AW, et al : Nat Genet 42, 790-793, 2010.
42) Shirley MD, Tang H, et al : N Engl J Med 368, 1971-1979, 2013.
43) Shino MY, McGuire V, et al : Mov Disord 25, 2587-2594, 2010.
44) Thacker EL, Ascherio A : Mov Disord 23, 1174-1183, 2008.
45) Ozaki K, Ohnishi Y, et al : Nat Genet 32, 650-654, 2002.
46) Satake W, Nakabayashi Y, et al : Nat Genet 41, 1303-

1307, 2009.

47) Simón-Sánchez J, Schulte C, et al : Nat Genet 41, 1308-1312, 2009.

48) Manolio TA, Collins FS, et al : Nature 461, 747-753, 2009.

49) Graham AJ, Macdonald AM, et al : J Neurol Neurosurg Psychiatry 62, 562-569, 1997.

50) Al-Chalabi A, Fang F, et al : J Neurol Neurosurg Psychiatry 81, 1324-1326, 2010.

51) Wingo TS, Cutler DJ, et al : PLoS One 6, e27985, 2011.

52) Fogh I, Ratti A, et al : Hum Mol Genet 23, 2220-2231, 2014.

53) Keller MF, Ferrucci L, et al : JAMA Neurol 71, 1123-1134, 2014.

54) McLaughlin RL, Vajda A, et al : JAMA Neurol 72, 857-858, 2015.

55) Mitsui J, Mizuta I, et al : Arch Neurol 66, 571-576, 2009.

56) Goker-Alpan O, Schiffmann R, et al : J Med Genet 41, 937-940, 2004.

57) Sidransky E, Nalls MA, et al : N Engl J Med 361, 1651-1661, 2009.

58) The Multiple System Atrophy Research Collaboration : N Engl J Med 369, 233-244, 2013.

59) Zeisel A, Munoz-Manchado AB, et al : Science 347, 1138-1142, 2015.

60) Steinberg KM, Schneider VA, et al : Genome Res 24, 2066-2076, 2014

参考ホームページ

・GA4GH（the Global Alliance for Genomics and Health）
https://genomicsandhealth.org/

辻　省次

1976 年　東京大学医学部卒業
1981 年　自治医科大学
1984 年　米国 National Institutes of Health
2001 年　新潟大学脳研究所所長
2002 年　東京大学大学院医学系研究科神経内科教授
2007 年　同脳神経医学専攻長
2011 年　東京大学医学部附属病院ゲノム医学センター長
2015 年　東京大学ゲノム医科学研究機構長

専門は神経内科学，分子遺伝学。神経内科診療に従事するとともに，ゲノム解析を基盤として神経疾患の病因，病態機序の解明，治療法開発研究に取り組んでいる。2011 年より次世代シーケンサーを導入し，ゲノム医学センターを設立し，①遺伝性疾患の病因遺伝子の解明，②孤発性疾患の疾患感受性遺伝子の解明，③診断未確定の疾患の診断確定のためのクリニカルシーケンシング，④ゲノム解析から得られるシーズを基盤にした新規治療法開発，⑤ゲノム情報のデータベース化と公開などの課題について重点的に取り組んでいる。最近の成果としては，多系統萎縮症と呼ばれる孤発性神経疾患の発症に *COQ2* 遺伝子が関与することを解明し，この知見に基づいて医師主導治験を開始している。

第1章 総 論

2．精神疾患研究の現状と展望

久島　周・尾崎紀夫

　近年のゲノム解析技術の進展を背景に，精神疾患の発症に関与する遺伝要因が多数同定されつつある。その結果，①精神疾患の遺伝的異質性が高いことに加え，②精神疾患関連ゲノム変異が不完全浸透と多面発現的効果を示すこと，③進化的に新しい稀な変異の重要性，④ニューロンにおける体細胞変異の関与が明らかになりつつある。症候学に基づいて定義される精神疾患をゲノム変異の観点から捉え直すことで臨床・基礎研究も影響を受けつつある。ゲノムコホート研究，モデル動物研究，人工多能性幹細胞を用いた研究を例として述べる。

はじめに

　統合失調症，双極性障害，自閉スペクトラム症の発症には遺伝要因が強く関与しており[1]，各疾患の遺伝率（heritability）は各64％，59％，79％と報告されている[2)3)]。さらに統合失調症や双極性障害の家族歴がある場合，自閉スペクトラム症の発症リスクが高まるなど，複数の精神疾患に共通の遺伝要因の存在も示唆されている[4]。また父親の年齢が高いほど子の発症リスクが高くなることから，新生突然変異（de novo mutation）の関与も示唆されている[5]。

　近年のゲノム解析技術の進展とサンプルサイズの大規模化によって，発症に関与するゲノム変異の一部が明らかになりつつある。その結果，上述の疫学研究から示唆されていたゲノム変異の特性が明らかになった。すなわち，①精神疾患の高い遺伝的異質性，②精神疾患関連ゲノム変異の不完全浸透と多面発現的効果，③進化的に新しい稀な変異の重要性，④ニューロンにおける体細胞変異の関与である。

　本稿では，精神疾患のゲノム研究を特徴づける①～④について，ゲノムコピー数変異（CNV）を例に概説したうえで，今後の精神疾患の展望を述べる。

Ⅰ．精神疾患研究の現状

1．精神疾患の高い遺伝的異質性

　遺伝的異質性とは，複数の異なるゲノム変異が同一疾患の発症に関与することを指し，複数の遺伝子が関与する場合だけではなく，同一遺伝子内の複数のゲノム変異（遺伝子内の位置やゲノム変異の種類が異なる）が関与する場合も含む。自閉スペクトラム症，統合失調症は遺伝的異質性が高いことがゲノム解析から明確になっている。図❶は，最近の自閉スペクトラム症のCNV解析で同定されたゲノム変異である[6]。CNVは，染色体上の1kb以上にわたるゲノム領域が，通常2コピーのところ，1コピー以下（欠失），あるいは3コピー以上（重複）となる変異を指す。図の各変異の頻度は1％を大きく下回るが，すべて合わせると3.3％の患者で同定されている。

■ *Key Words*

統合失調症，双極性障害，自閉スペクトラム症，ゲノムコピー数変異，CNV，遺伝的異質性，人工多能性幹細胞，iPS 細胞，霊長類，モデル動物，ゲノムコホート研究

染色体異常
Unbalanced translocation (n=2, 1 dn, 1 inh)
Terminal 1q duplication syndrome (n=1, dn) CNV
disrupting ASD and/or ID genes
Ring chromosome 8 syndrome (n=1, dn)
Down syndrome (n=1, dn)
XYY syndrome (n=2, 2 dn)

大規模なde novo CNV (n=3, 1.6-4.5 Mb)

ASDと知的能力障害に関連した遺伝子のCNV
NRXN1 exonic deletion (n=8, 4 dn, 4 inh)
NRXN1 intragenic duplication (n=1, dn)
HDAC4 exonic deletion (n=1, inh)
SYNGAP1 exonic deletion (n=1, dn)
ARID1B exonic deletion (n=1, dn)
SHANK2 exonic deletion (n=3, 3 dn)
CHD2 exonic deletion (n=1, dn)
SHANK3 exonic deletion (n=1, dn)
PTCHD1 exonic deletion (n=1, XL mat)
IL1RAPL1 intragenic duplication (n=1, XL mat)
DMD exonic deletion (n=2, XL mat)
DMD exonic duplication (n=1, XL mat)
CASK partial duplication (n=1, XL mat)

反復性CNV
1q21.1 deletion syndrome (n=1, dn)
1q21.1 duplication syndrome (n=4, 3 dn, 1 inh)
Williams syndrome (7q11.23 deletion) (n=1, dn)
10q11.21-q11.23 deletion (n=2, 1 dn, 1 inh)
15q11-q13 duplication syndrome (n=7, 5 dn, 2 inh)
15q13.3 deletion syndrome (n=4, 1 dn, 3 inh)
Distal 15q25 deletion syndrome (n=1, inh)
16p13.11 deletion syndrome (n=3, 3 inh)
16p11.2 deletion syndrome (n=5, 4 dn, 1 inh)
16p11.2 duplication syndrome (n=4, 2 dn, 2 inh)
Smith-Magenis syndrome (17p11.2 deletion) (n=2, 2 dn)
17q12 duplication syndrome (n=1, inh)
22q11 deletion syndrome (DiGeorge syndrome) (n=2, 2 dn)
22q11 duplication syndrome (n=5, 2 dn, 3 inh)
Xq28 duplication including GDI1 (n=2, 1 dn, 1 XL mat)

非反復性のCNV
Kleefstra syndrome (9q34.3 deletion) (n=1, dn)
Jacobsen syndrome (11q deletion) (n=1, dn)
Phelan-McDermid syndrome (22q13 deletion) (n=3, 3 dn)
Terminal 9p deletion (n=1, dn)

図❶　自閉スペクトラム症（ASD）の発症に関与する CNV（文献 6 より改変）

2446 名の ASD を対象に CNV 解析を実施し，82 名（3.3 ％）に病的意義をもつゲノム変異が同定された。多数の異なるゲノム変異が発症に関与しており，ASD の遺伝的異質性が高いことは明白である。dn は *de novo* として同定された変異，inh は両親のいずれかから受け継いだ変異を意味する。

各々の変異は，神経発達に重要な役割を果たす遺伝子に機能的な影響を与え，神経発達に障害が加わり，最終的に発症に至ると考えられる。中枢神経系の発達には非常に多くの遺伝子が関わっているため，ゲノム変異のターゲット遺伝子も数が多くなる。特に統合失調症や自閉スペクトラム症では，シナプスの形成・機能に関与する遺伝子（*NRXN1*，*SHANK3*，*SYNGAP1* など）に影響を与える CNV が報告されている。シナプスは，神経細胞間で形成されるつなぎ目にあたる構造物で，中枢神経系では主に神経伝達物質を介して細胞間で情報がやり取りされる。シナプス伝達の効率は入力の強度により変化し（シナプス可塑性），学習・記憶の細胞メカニズムであると考えられているが，シナプスの形成・機能の障害は精神疾患の病態に深く関与する。

2. 精神疾患関連ゲノム変異の不完全浸透と多面発現的効果

精神疾患の発症に強い影響を与える稀な CNV は，いずれも浸透率（あるゲノム変異をもって

いる場合に実際に発症する率）は 100 ％には及ばないと報告されている（不完全浸透）[7]。**表❶**は，統合失調症の発症に関与する CNV の頻度・浸透率をまとめたものである。統合失調症に関する浸透率は最も高いもので 3q29 欠失の 18 ％で，低いものは 15q11.2 欠失の 2.0 ％である。実際，CNV を同定した患者の家系解析において，精神医学的に健常者といえる親に同じ変異が見つかることは稀ではない。さらに表に示すように，統合失調症の発症に関連する CNV は知的能力障害，自閉スペクトラム症などの発症にも関与し，同一ゲノム変異が複数の精神疾患や発達障害の発症に関与する例は多い（多面発現的効果）[7]。同一ゲノム変異から多様な表現型（精神疾患）が生じるメカニズムはいまだ明らかではないが，別のゲノム変異の存在や環境要因の影響などが可能性として考えられる。知的能力障害ではセカンドヒット変異によって表現型が修飾され，重症化することが報告されている[8]。

●第1章 総 論

表❶ 統合失調症の発症に関連する CNV の頻度と浸透率 (文献7より改変)

CNV	頻度%			浸透率% (95%信頼区間)					
	健常者	統合失調症	知的能力障害/自閉スペクトラム症/先天性奇形	統合失調症		知的能力障害/自閉スペクトラム症/先天性奇形		合計	
1q21.1 欠失	0.021	0.17	0.29	5.2	(2.5-11)	35	(18-67)	40	(20-78)
1q21.1 重複	0.038	0.13	0.2	2.9	(1.3-6.3)	18	(10-33)	21	(11-39)
NRXN1 欠失	0.02	0.18	0.18	6.4	(2.5-8.3)	26	(16-80)	33	(18-88)
3q29 欠失	0.0014	0.082	0.061	18	(4.7-67)	53	(15-100)	71	(20-100)
7q11.23 重複	0.0058	0.066	0.12	6.0	(1.4-20)	44	(13-100)	50	(14-100)
15q11.2 欠失	0.28	0.59	0.81	2.0	(1.4-2.7)	11	(8.2-14)	13	(9.6-17)
15q11.2-q13.1 重複	0.0083	0.079	0.25	4.2	(1.4-12)	54	(25-100)	58	(26-100)
15q13.3 欠失	0.019	0.14	0.26	4.7	(2.2-9.9)	35	(19-62)	40	(21-72)
16p13.11 重複	0.13	0.31	0.3	2.2	(1.3-3.7)	8.4	(5.7-13)	10.6	(7-17)
16p11.2 distal 欠失	0.018	0.063	0.14	2.6	(0.8-9.2)	23	(8.4-63)	26	(9.2-72)
16p11.2 重複	0.03	0.35	0.28	8.0	(4.3-14)	26	(18-43)	34	(22-57)
17q12 欠失	0.0054	0.036	0.087	4.0	(.8-18)	39	(13-100)	43	(14-100)
22q11.2 欠失	0	0.29	0.54	12	(6.5-18)	88	(53-100)	100	(60-100)

統合失調症の発症に関与する代表的な13のCNVについて，患者・健常者における頻度および浸透率を示した。これらCNVは知的能力障害・自閉スペクトラム症の発症にも関与し，浸透率は知的能力障害・自閉スペクトラム症のほうが高いことがわかる。22q11.2では100%近い頻度で何らかの表現型が認められる。

3. 進化的に新しい稀な変異の重要性

精神疾患の発症に強い影響を与えるゲノム変異は，進化的に新しく起こった頻度の稀な変異であり，その最たるものが新生突然変異である。多くの精神疾患は幼少時から若年成人の時期に発症して生活能力が障害されるため，結果的に結婚し子供をもうける確率は健常者に比べて低下することが報告されている（妊孕率の低下）[5]。したがって，発症に関与するゲノム変異も子孫に伝わらず，その疾患の有病率も次第に低下すると考えられるが，実際には有病率は多少の変動はあるものの一定の頻度で推移している。この矛盾は，mutation-selection balance で説明できる。すなわち，疾患関連ゲノム変異は精神疾患の発症によって淘汰される一方，新生突然変異によって集団中に一定の頻度で維持されるため，精神疾患の有病率も一定に保たれていると考えられる[9]（図❷）。事実，統合失調症，自閉スペクトラム症，双極性障害は，健常者に比べて新生突然変異の率が高く，発症にも関与することが明らかになっている。

4. ニューロンにおける体細胞変異の関与

従来，精神疾患のゲノム解析は，生殖細胞突然変異の解析を前提としていた。すなわち，患者のどの組織であっても同じ変異が存在するという前提のもと，神経細胞に存在するゲノム変異を血液由来のゲノムを用いて探索してきた。しかし近年，神経細胞に特異的なゲノム変異が高頻度に存在することが報告され，体細胞変異の重要性が認識されつつある[10]。この発見は，単一細胞由来のゲノムを解析する技術が開発されたことによる。さらに，体細胞変異が統合失調症の病態に関与するとの報告もされている。脳の発達過程において，神経細胞のゲノムの中で LINE-1 と呼ばれる転移因子が増え，シナプスに関連した遺伝子が壊されることが統合失調症の発症につながることが示された[11]。しかし，神経細胞の体細胞変異に関する検討は始まったばかりであり，今後，詳しい分子機序が明らかになるであろう。

II. 今後の精神医学研究

発症に強い影響を与えるゲノム変異の同定によって，遺伝的異質性の高い精神疾患をゲノム変異の観点から分類することが可能になり，精神疾患の臨床・基礎研究ともに大きな影響を受けつつ

2. 精神疾患研究の現状と展望

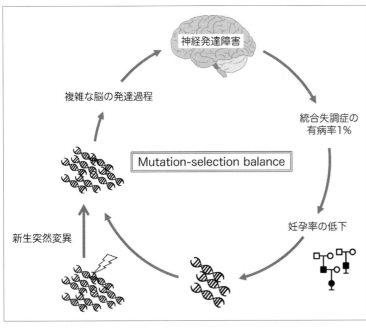

図❷ 統合失調症の進化論的遺伝モデル（文献9より改変）

ある。ここでは，①ゲノムコホート研究，②モデル動物研究，③患者由来の人工多能性幹細胞（iPS細胞）を用いた研究に焦点を当て，今後の精神医学研究の展望を述べる。

1. ゲノムコホート研究

発症に関与するゲノム変異に基づいて患者を分け，各群ごとに臨床的特徴を明らかにする研究が進められている。同一のゲノム変異をもつため，発症に至る脳病態も均質性が高いと想定される。精神疾患の表現型は経時的に変化することから，正確な情報を得るためには長期的にフォローアップする縦断研究が重要である。米国の複数の研究機関が参加して進められているSimonsVIP projectでは，特定のCNV（1q21.1や16p11.2のCNV）をもつ患者・健常者をフォローアップし，統一したプロトコールを用いて精神症状，認知機能特性，中間表現型の詳細なデータを収集し，CNVと表現型の関係性を検討している[1]。得られた臨床データや患者由来試料（iPS細胞も含む）は研究者に共有され，精神疾患研究の発展に貢献すると考えられる。

2. モデル動物研究

精神疾患の分子病態研究において，モデル動物，特に遺伝子改変動物を用いた検討は重要な役割を果たしてきた。患者と同じゲノム変異をもつモデルマウスを作製・解析し，発症に至る分子メカニズムを明らかにすることが可能である。近年は浸透率が比較的高い統合失調症や自閉スペクトラム症に関連した大規模CNV（22q11.2欠失，15q11.2-q13.3重複など）を模したモデル動物の作製が進められつつある[12)13)]。22q11.2欠失を模したマウスは，認知機能の1つであるワーキングメモリーを要するタスク中に海馬と前頭葉皮質の神経活動の同期性の低下を認め，統合失調症の中核症状である認知機能障害の機序の一端が明らかになった。15q11.2-q13.3重複を模したマウスでは，社会的相互反応の低下，行動面における柔軟性の低下など自閉スペクトラム症に類似した表現型が認められ，その分子病態としてセロトニンシグナルの異常が報告されている[10)]。従来，遺伝子改変マウスの作製は膨大な労力と時間がかかったが，CRISPR/Casなどのゲノム編集技術の進展で容易かつ安価となりつつある。

一方，ヒトとマウスの間には精神疾患の基盤となる脳の構造・機能に違いがあり，特に精神疾患との関連が深いとされる前頭前野はマウスには認められない。そこでヒトと社会行動や脳構造の点で類似性がより高い霊長類動物が注目を集めている。マーモセットでは近年，遺伝子を人為的に改変することが可能になり[14)]，マウスと同様に精神疾患の発症に関与するゲノム変異をもつ個体の作製・解析が開始されつつある。

3. 患者由来の人工多能性幹細胞（iPS細胞）を用いた研究

iPS細胞技術の開発によって，患者の血液から

iPS 細胞を樹立し，神経細胞に分化誘導することが可能となった。すなわち，これまで実施が困難であった患者の生きた神経細胞を直接調べることができるようになった。特定の変異をもつ患者から iPS 細胞を樹立・解析することで，複雑な精神疾患の病態をより単純化して検討できる。モデル動物の項目でも述べたように，特に発症に強い影響をもつ大規模 CNV をもつ患者からの iPS 細胞の樹立が国内外で進められており，神経細胞レベルの解析が進むことが期待される[15]。また患者由来神経細胞を用いた創薬スクリーニングによっ

て，より効率的に臨床的に有効な薬剤の探索が進むことも期待される。

おわりに

精神疾患研究の進展と今後の展望について，ゲノム解析の観点から述べた。発症に強い影響を与えるゲノム変異の同定は病態解明に向けた重要な一歩といえるが，有効性の高い治療薬や診断法の開発につなげるには基礎と臨床の連携強化によるさらなる研究の推進が必要である。

参考文献

1) The Simons VIP Consortium : Neuron 73, 1063-1067, 2012.
2) Lichtenstein P, Yip BH, et al : Lancet 373, 234-239, 2009.
3) Lichtenstein P, Carlstrom E, et al : Am J Psychiatry 167, 1357-1363, 2010.
4) Sullivan PF, Magnusson C, et al : Arch Gen Psychiatry 69, 1099-1103, 2012.
5) Uher R : Mol Psychiatry 14, 1072-1082, 2009.
6) Pinto D, Delaby E, et al : Am J Hum Genet 94, 677-694, 2014.
7) Kirov G, Rees E, et al : Biol Psychiatry 75, 378-385, 2014.
8) Girirajan S, Rosenfeld JA, et al : N Engl J Med 367,

1321-1331, 2012.
9) Rodriguez-Murillo L, Gogos JA, et al : Annu Rev Med 63, 63-80, 2012.
10) McConnell MJ, Lindberg MR, et al : Science 342, 632-637, 2013.
11) Bundo M, Toyoshima M, et al : Neuron 81, 306-313, 2014.
12) Sigurdsson T, Stark KL, et al : Nature 464, 763-767, 2010.
13) Nakatani J, Tamada K, et al : Cell 137, 1235-1246, 2009.
14) Sasaki E, Suemizu H, et al : Nature 459, 523-527, 2009.
15) Brennand KJ, Landek-Salgado MA, et al : Biol Psychiatry 75, 936-944, 2014.

参考ホームページ

・SimonsVIP project
　https://simonsvipconnect.org/

久島　周
2005 年　名古屋大学医学部医学科卒業
2011 年　同大学院医学系研究科精神医学分野博士課程修了
2014 年　同高等研究院特任助教

第1章 総論

3. 精神神経疾患診療における臨床遺伝学, 遺伝学的検査

後藤 順

一般診療は患者を対象とするが, 臨床遺伝学は患者の血縁者やこれから生まれてくる者をも対象としている。診療は疾患ごとに異なり, ①単一遺伝子疾患か多因子疾患か, ②病因遺伝子の同定の有無, ③有効な治療法・予防法の有無により類別される。診療において重要な遺伝学的検査は, 単一遺伝子疾患において臨床的有用性, 妥当性が認められる。次世代シークエンサーなどの出現により, 喫緊の課題となっている, 遺伝子診断のパラダイムシフト, 診療と研究との関係, 倫理的法的社会的問題などについても注意を払う必要がある。

はじめに

精神神経疾患の対象は広く, 年齢によっても対象とする疾患の範囲は異なる。また, 疾患によって遺伝学的機序ないし病態の解明レベルには, はなはだ大きな落差がある。原因遺伝子が突き止められている疾患から, 精力的に遺伝学的解明に向けての研究が世界規模でなされているにもかかわらず, ようとして遺伝学的機序・病態の解明にいたっていない疾患まで様々である。治療面からも様々で, 疾患の数は必ずしも多くはないが, 根本的な治療の可能となっているもの, 有効な対症療法の確立しているものもあれば, 原因遺伝子は明らかにされているが有効な治療法はほとんどないものまで, 状況は様々である。

概して言えば, 精神科領域の疾患では, 単一遺伝子疾患として遺伝学的原因が突き止められている疾患は限られており, 精神科領域における疾患の遺伝学は単純ではない。一方, 神経内科領域で

は, 多数の単一遺伝子疾患の病因遺伝子が明らかにされている。

上記のことから容易に想像されるように, 患者あるいは疾患によって臨床遺伝学の関わり方には大きな幅がある。また, ゲノム医学ないしヒト分子遺伝学などの成果とその進歩によって, 診療と研究との関係ないし境についての考え方が従来とは異なってきていることも踏まえておく必要がある。

I. ヒト遺伝学・ゲノム医学の基礎

臨床遺伝学の実践・プラクティスにあたっては, 基礎的な遺伝学ないし人類遺伝学, および分子遺伝学ないしゲノム医学の知識・知見を踏まえておく必要がある。必要に応じて, それぞれの分野の教科書などで復習ないしブラッシュアップされたい。キーワードのみであるが, 最低限理解しておくべき事項を以下に列挙しておく。

■ Key Words

臨床遺伝学, 遺伝学的検査, 単一遺伝子疾患, 多因子疾患, 遺伝形式, 家系図, 再発危険度（再発リスク）, 遺伝カウンセリング, 超並列シークエンサー（次世代シークエンサー）, 倫理的法的社会的問題

1. 遺伝学的事項（形式遺伝学および細胞遺伝学）
1）メンデルの法則：①分離の法則（第一法則），②独立の法則（第二法則），③優性の法則（第三法則）
2）遺伝形式：①常染色体優性遺伝，②常染色体劣性遺伝，③X連鎖劣性遺伝，④母性（母系）遺伝
3）細胞分裂：体細胞分裂および減数（還元）分裂
4）染色体と核型：46, XY

2. 分子遺伝学ないしゲノム医学的事項
1）デオキシリボ核酸（DNA）の二重螺旋模型（Watson-Crickモデル）
2）分子生物学のセントラルドグマ
3）エクソン（exon）とイントロン（intron）
4）コドン（codon）表

Ⅱ．臨床遺伝学

　一般の臨床のほとんどは，疾患を発症している患者を対象とした診療であるが，遺伝医学の臨床では，患者のみならず，その家族ないし血縁者，さらにこれから生まれてくる胎児を対象としていることに特徴があり，一般診療で主目標としている疾患ないし患者の治療とは異なる考え方，スキルが必要となる．図❶は，臨床遺伝学が対象とする代表的な単一遺伝子病を例として，他の診療領域も含め，診療の枠組みを模式的に示した．臨床遺伝学の対象には，これらに加え，染色体異常，先天性奇形，遺伝性の要因が示唆される多因子疾患なども含まれる．

1. 家族歴と家系図の作成

　臨床遺伝学の基本は，詳細かつ正確な臨床情報と家族歴の聴取，すなわち広範で詳細かつ正確な家系図の作成である．臨床遺伝学的診断を進めるにあたっての不可欠な情報であって，遺伝子検査などによって代替できるものでないことを忘れてはならない．

　従来，様々な家系図の形式があり，一般社会においてもまた医療関係者の間でもまちまちな書き方がされていることも少なくないが，臨床遺伝学ないし遺伝医学の分野では，統一的な家系図の記載法がアメリカ人類遺伝学会（American Society of Human Genetics：ASHG）とアメリカ遺伝カウンセラー協会（National Society of Genetic

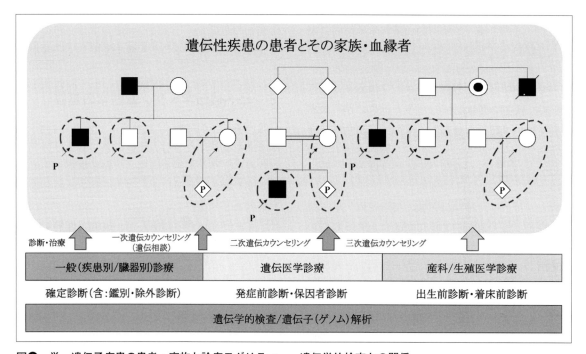

図❶　単一遺伝子疾患の患者・家族と診療モダリティー，遺伝学的検査との関係

Counselors：NSGC）により勧告されている[1][2]。記載法としては，本勧告に準拠することが推奨される。具体的な詳細は原著および日本語の引用文献[3][4]を参照されたいが，いくつかのポイントを以下に挙げておく。

①個人は個人線（縦線）の下に，男性は□，女性は○，性別不詳者などは◇を付け示す（ただし，親世代を記載しない場合は，個人線は記載しない）。

②物故者は上記記号にスラッシュ（斜め線）を上書きする（十字架をつけたり，黒塗りなどで塗りつぶすことはしない）。

③世代は上から下に示し，当該家系図で最も上の世代を第Ⅰ世代として，順次世代番号をつける。世代番号は家系図左端にローマ数字で示す。

④同胞は，出生順に左から右に配置し，個人線の上端を横線で結ぶ。同胞線と両親の婚姻線とを縦線で結ぶ。同一世代に記載されるすべての個人に対して，家系図の配置に従い，左端から順番に個人番号を1から順に付し，個人記号の下にアラビア数字で示す（世代番号との組み合わせで，当該家系図中のすべての構成員が同定される）。

⑤配偶者は①の記号間を横線で結ぶ。配偶者との間に血縁関係のあるとき（共通の祖先のある場合）には二重線で結ぶ。

2. 臨床遺伝学の実践・プラクティス

それぞれの疾患について，以下の3つの観点から臨床遺伝学の実践・プラクティスを考えるのが便宜的かと考えられる。また状況によって，産科・生殖医療の関わりが重要になる。臨床遺伝学のプラクティスにおいて重要な位置をしめる遺伝カウンセリングについては，本誌第3章を参照されたい。

(1) 単一遺伝子疾患か多因子疾患か

臨床遺伝学の実践・プラクティスに特徴的なのは，患者（発症者）の子や同胞など血縁者に，同じ疾患が発症するかどうか（再発危険度・リスク）を推定し，対応していくことである。再発危険度・リスクの推定の実際に関しては文献[5]などを参照されたい。

単一遺伝子疾患では，疾患の遺伝形式に従って，家系情報に基づく事後確率が理論的に算出できる。遺伝形式以外に，浸透率，突然変異率，生殖細胞モザイクなどを考慮に入れることが必要な場合もある。

多因子疾患では経験的なデータに基づいて，再発リスクを推定する。

一般に，人は自分が健康であるのか疾患を発症しているのかは実感できるが，危険性の確率（リスク）を実感することはできない。クライアント（相談者）の誤解を招かないよう注意する必要がある。

(2) 原因遺伝子が同定されているか未同定か

単一遺伝子疾患においては，原因遺伝子が同定されていれば，原則的に遺伝子診断により当該遺伝子座における遺伝子型が決定でき，リスクをもっているかどうかがわかる。すなわち，当該疾患の原因となる突然変異の有無を明らかにでき，発症前診断，保因者診断，出生前診断および着床前診断（受精卵診断）が可能である。疾患の発症リスクについては，浸透率やミトコンドリア病におけるヘテロプラスミーの影響など，単純に遺伝子型のみでは予測できない点もある。

多因子疾患において感受性遺伝子（易罹患性遺伝子）が同定されている疾患があるが，それらの具体的な遺伝子型に基づいて，包括的な正確なリスクを推定することは実現できていない。また，それらに基づく疾患の予防法・治療法の最適化も一般には確立しておらず，研究段階で，実臨床に応用できるわけでは必ずしもない。

(3) 根本的ないし有効な治療法が提供可能なのか否か

単一遺伝子疾患において，有効な治療法・予防法が確立している場合，発症リスクを有している血縁者を積極的に同定し，予防ないし早期の治療を導入することが望ましい。遺伝子診断が可能な疾患にあっては，積極的に発症前診断などにより発症リスクを有する家族構成員を同定し，効果的な予防・治療介入を進めるべきである。有効な予防法・治療法がなく遺伝子診断が可能な場合，発症者の遺伝子診断は確定診断という意味で重要で

●第1章　総　論 ●●●●●●●●●●●●●●●●●●●●●●●●●●●●●●●●●●●●●●●

あるが，その他の場合は慎重であるべきである．出生前診断，着床前診断（受精卵診断）などが可能で，産科・生殖医療と関わってくるが，倫理的法的社会的観点からの配慮するべき問題が多くある．

多因子疾患においては，単一遺伝子疾患におけるような臨床遺伝や産科・生殖医療などの関わる状況は想定されない．

Ⅲ．遺伝学的検査

ヒトの遺伝性疾患の診断のための，当該疾患の原因となっている遺伝学的異常を直接ないし間接的に同定する検査で，DNA（遺伝子）検査および染色体検査といったゲノムの直接的な検査のみならず，酵素活性や代謝産物の分析・測定なども含まれる．ゲノム解析技術の目覚ましい進歩によって，現行の遺伝学的検査は DNA（遺伝子）検査の占めるところが大きい．ただし，DNA（遺伝子）検査が疾患の診断において全能というわけ

ではない．例えば，先天性代謝異常では，代謝産物の分析や酵素活性の診断が確定診断を得るために必須である．また，従来の遺伝子診断は特定の遺伝子ないしは鑑別の対象となるグループの遺伝子を対象とした解析をもとに行われてきたが，超並列シークエンサー（次世代シークエンサー：NGS）の出現によって，ヒトのもつ全遺伝子を網羅的に解析することが可能となり，遺伝学的検査のパラダイムは変化しつつあり，新たに解決すべき倫理的法的社会的問題もある．

ゲノム解析技術の進歩は早く，今後も進歩し，検査法も新たなものが導入され，既存の検査法に置き換わっていくことが予想されるので，個々の検査の詳細にはここでは立ち入らず，ヒトの遺伝性疾患の遺伝学的検査の主だったものを**表❶**として示しておく．それぞれ検査については，原理，結果の解釈，適応と限界を理解して行うことが必要である．

遺伝学的検査で，今日最も繁用されるのは遺伝

表❶　主な遺伝学的検査

Ⅰ．ゲノムを対象とした検査
 1．染色体異常 / 細胞遺伝学的検査
  •染色体分析：核型，分染法（G バンドなど）
  •蛍光インサイチューハイブリダイゼーション（FISH）
  •比較ゲノムハイブリダイゼーション（CGH）：アレイ CGH など
 2．DNA 検査 / 遺伝子検査
  •ゲノミックサザン（Southern）ハイブリダイゼーション
  •ポリメラーゼ連鎖反応制限酵素断片長多型（PCR-RFLP）
  •断片長解析：ハンチントン病など
  •リピートプライムド PCR：脊髄小脳性運動失調症 31 型（SCA31）など
  •Multiplex ligation-dependent probe amplification（MLPA）
  •ジデオキシ塩基配列決定法〔鎖停止法，サンガー（Sanger）法〕
  •超並列シークエンサー（次世代シークエンサー：NGS）：疾患パネル，エクソーム，全ゲノム
Ⅱ．遺伝子産物，代謝産物などを対象とした検査（生化学的検査）
 1．代謝産物の分析
  •アミノ酸
  •有機酸
  •ポルフィリン
  •胆汁酸
  •スフィンゴ脂質
  •ムコ多糖
  •変異タンパク質
  •金属
 2．酵素活性

注：保険未収載の検査も少なくはない．

子検査/DNA 検査である。検査法は解析技術の進歩に従って変化している。しかしながら全能の解析技術は存在せず，明らかにしようとするゲノムの変異によって適切な検査法を選択する必要があり，またそれぞれの検査の限界を理解しておくことが肝要である。詳細はそれぞれの検査ごとに理解されたい。検査法ないし解析法の原理を突き詰めると，DNA ハイブリダイゼーション（分子雑種），鋳型依存性 DNA 合成，配列特異的切断（分解）の 3 つに集約されると考えられ，これらから個々の検査の概要は理解しうる。遺伝子検査/DNA 検査で明らかにされるのは，被検者の遺伝子型に関する情報であり，病的意味（表現型）をもつか否かの判断には注意が必要である。特定の変異の有無で判断のできる場合から，文献情報や様々なデータベースを基にした検討，専門家への問い合わせの必要な場合まで様々である。

遺伝子検査/DNA 検査に対して，代謝産物の分析や酵素活性による診断は病態そのものを反映している検査で，先天性代謝異常症の確定診断では必須である。ただし，正常との弁別が難しいレベルの結果や保因者の診断においては限界が存在する。

診療において適応があるのは単一遺伝子疾患と染色体異常である。多因子疾患に関しては臨床上の有用性が確立していない。体細胞変異の検査は悪性腫瘍がほとんどで，精神・神経系の疾患では適応となるものは極々少数である。疾患とは直接関係しないが，薬物治療との関係で薬理遺伝学的検査は適応となる。

単一遺伝子疾患の遺伝子検査/DNA 検査によって，発症者の確定診断（鑑別診断，除外診断を含む），at risk にある未発症者の発症前診断，保因者診断，出生前診断，着床前（受精卵）診断が可能である（図❶）。患者（発症者）の診療にあたっている診療医においては，適切に確定診断のための遺伝診断の適応を判断し，インフォームドコンセントを取得し，結果を説明できるようにすることが求められる[6]。その他のものについては，臨床遺伝専門医など専門家を紹介できるようにすることが不可欠である。

Ⅳ．診療と研究

遺伝性疾患はいずれも稀少性疾患で，臨床医個人あるいは各医療機関で多数を経験することは一般にない。また同一遺伝子の突然変異でも，その変異は一般に様々であり，また臨床像にも幅がある。このようなことから，発症者（患者）に関する臨床情報および病因となっている突然変異の情報をデータベースとして共有することが，診断の精度向上に欠かせない。また，よりよい診療・治療法の開発を進めるにあたって患者登録が有用であり，欠かせない。プライバシーの尊重と保護を確保・保障しつつ，悉皆的に上記を実現する仕組みの構築および社会全体の理解・賛同を得ることが喫緊の課題である。

従来，遺伝学的検査は特定の疾患ないし特定の遺伝子に関する検査であった。NGS の登場によって，状況は大きく変わりつつある。従来どおり，特定の遺伝子の検査のみにて診断の目的が達せられる場合は少なくないし，発症前診断，保因者診断，出生前診断，着床前（受精卵）診断においては，特定の遺伝子変異の有無を検査するのであるが，確定診断においては，NGS によって網羅的に全遺伝子を解析することによって，診断効率は確実に向上している。現在のところ研究的な位置づけで，臨床検査の位置づけにはなっていないが，近い将来には臨床検査として位置づけられると考えられる。クローズアップされてきた問題として，診療の観点からは，偶発的所見（IF：incidental findings）の問題が大きい。また，NGSによって得られるデータは，診断目的で必要とするデータ以外に莫大な量の情報を提供する。それらのデータは，ヒトのゲノムの基礎的な知見を得るためのリソースとしての意義が大きく，二次利用を可能とするルール，体制やコンセンサスが必須である。

おわりに

臨床遺伝学および遺伝学的検査の関わり方，役割は疾患によって大きな幅があり，基本は共通しているが，個々の疾患ごとに理解することが重要

●第1章 総 論 ●●

である。また，ゲノム解析における NGS の導入は，遺伝学的検査のパラダイムの変更を求めており，また診療と研究との関係や，臨床情報や遺伝

学的検査結果の共有の必要性などについて理解をしておく必要があることを最後に再度申し添えておく。

参考文献

1) Bennett RL, et al : Am J Hum Genet 56, 745-752, 1995.
2) Bennett RL, et al : J Genet Couns 17, 424-433, 2008.
3) 日本神経学会：神経疾患の遺伝子診断ガイドライン2009, 医学書院.
   http://www.neurology-jp.org/guidelinem/sinkei_gl.html
4) 新川詔夫（監修），福嶋義光（編集）：遺伝カウンセリ

ングマニュアル 改訂第 2 版, 南江堂, 2008.
5) Young ID : Introduction to Risk Calculation in Genetic Counseling 3rd ed, Oxford Univ Press, 2007.
6) 日本医学会：医療における遺伝医学的検査・診断に関するガイドライン（2011 年 2 月）
   http://jams.med.or.jp/guideline/genetics-diagnosis.pdf

後藤　順	
1980 年	東京大学医学部医学科卒業
1990 年	カナダ McGill 大学留学（Human Frontier Science Program Post-doctoral Fellowship）（〜 1992 年）
1994 年	東京大学医学部附属病院神経内科助手
2003 年	同講師
2012 年	東京大学大学院医学系研究科脳神経医学専攻准教授
2015 年	国際医療福祉大学教授，同三田病院神経内科部長

第1章　総　論

4．孤発性疾患のリスク遺伝子の発見
－ゲノムワイド関連解析の現状，進化と今後－

佐竹　渉・戸田達史

　ゲノムワイド関連解析（GWAS）は，数十〜数百万種の SNP 型をアレイなどにより判定し
SNP 型の頻度の違いを患者対照間で検定することにより，多遺伝性疾患の疾患リスク遺伝子座
を発見する手法であり，これまで多くのリスク遺伝子座を発見してきた。また，実験的には遺伝
子型判定されていない SNP の遺伝子型を推測する "imputation 法" や imputation 法をベースに
複数の GWAS を合算解析する "メタ GWAS"，複数人種のデータをメタ解析する "trans-ethnic
GWAS" などが行われており，今後の全ゲノム参照パネルの大規模化によって，より低頻度のリ
スク variant まで発見できるように，GWAS は進化を続けている。さらに，private mutation も
含めた超低頻度の variant に関しては，数千検体のエクソームデータによる遺伝子単位の関連解
析が，筆者らをはじめ世界の複数施設で行われている。

はじめに

　パーキンソン病やアルツハイマー病は，比較的
頻度の高い神経変性疾患である。これら疾患に
は，非常に稀ながら明確な疾患家系が存在し，そ
ういった家系の連鎖解析から単一遺伝性の疾患遺
伝子の同定が進み，孤発性にも共通する重要な疾
患病態が明らかとなった。しかし一方で，実際は
これら疾患の大多数は孤発性に発症し，一部は一
定の家族集積性（何らかの家族歴有・不規則遺伝）
を示す患者が存在する。このような発症様式の疾
患を遺伝学的に "多遺伝性疾患" といい，複数の
疾患リスク遺伝子が発症に関与する。ゲノム基盤
情報を応用し，一塩基多型（SNP）を用いたゲノ
ムワイド関連解析（GWAS）が可能となり，複数
の孤発性リスク遺伝子が発見されてきた。

　本稿では，孤発性疾患のリスク遺伝子探索に
関して，歴史的な流れと方法論を，GWAS を
中心に概説する。また進化した GWAS として，
"imputation 法" による高密度 GWAS や "メタ
GWAS"，さらにエクソームデータを用いた遺伝
子単位の関連解析など，今後の発展性について概
説する。さらに精神神経領域の多遺伝性疾患とし
て，パーキンソン病やアルツハイマー病の疾患リ
スク遺伝子について概説する。

Ⅰ．疾患リスク遺伝子の探索は，罹患同胞対法からゲノムワイド関連解析（初期 GWAS）へ

　疾患リスク遺伝子座は，かつては主にノンパラ
メトリック連鎖解析の1つである罹患同胞対法に
よって探索されていた。罹患同胞対法は，同じ疾

■ **Key Words**

多遺伝性疾患，GWAS，imputation 法，メタ GWAS，trans-ethnic GWAS，エクソーム，
missing heritability の解決，collapsing method

患をもつ多数の同胞対について，共有されている同祖遺伝子（IBD）の割合の偏りを検定することにより，疾患リスク遺伝子座を見出す手法であるが，有効な検出力を得るのに必要な同胞対数が多すぎて検体を集めきれず，有効な解析に至らなかったり，またゲノム上の領域を同定できたとしても，領域が広すぎて遺伝子へ到達するのが困難であるなどの問題点があった。

そういった中，2003年のヒトゲノム配列の解読とそれに続く国際HapMapプロジェクトからのデータによって，SNPの頻度やSNP間の連鎖不平衡の程度，連鎖不平衡ブロックやハプロタイプの構造が明らかとなった。これにより，すべてのSNPの遺伝子型を決定しなくても，代表となるSNP（タグSNP）の遺伝子型を決定すれば，ゲノムワイドな探索ができるようになった。またSNP型判定技術も向上し，1枚のアレイで数十〜数百万種のSNP型を高精度に判定できるようになり，スループットも向上した。

GWASは，これらのゲノム基盤情報と技術の進歩をベースに2007年頃から劇的に発展した[1]。GWASでは，全ゲノム30億塩基にゲノムワイドに分布するSNPのうち，タグSNPなどの数十〜数百万種のSNP型をアレイなどにより判定する。患者対照間で，それらの頻度の違いを統計学的に検定することによって，疾患リスクとなるSNPもしくは遺伝子座を見出すことができる。この方法（初期GWAS）により，ゲノムワイド有意水準をクリアする疾患リスク遺伝子が多数発見された。

Ⅱ．進化するGWASとその成果
－Imputation-GWAS・メタGWAS－

初期GWASは，SNPアレイで実際にSNP型を判定したデータのみを統計検定しており，解析に使用されるSNP数は数十万種であった。近年，1000 Genomes Projectなどのシークエンスデータを参照して，実際には遺伝子型判定をしていないSNPの遺伝子型を推測する"imputation法"が開発された。これにより，SNPアレイからの数十万種のSNP型データから，数百万種のSNP型データを推測し，推測SNP型データも含めた高密度SNP-GWASが実現され，疾患リスク遺伝子座の詳細な関連検定データを得ることができるようになった（**図❶**）。

また，imputation法をベースに，複数の研究チームのGWASデータを合算し解析した"メタGWAS"が，大規模国際共同研究として行われるようになった。主要疾患のメタGWAS研究では，サンプル総数が10万を超えることも多く，より大規模で検出力の高い関連解析が可能となり，GWASは進化した。これらにより，アレル頻度が1％以上あり，オッズ比1.2を超えるような疾患リスクは，主要疾患の，特にヨーロッパ起源の白人においては，おおよそ同定されたと考えられる。

GWASの成果は，GWAS catalogにまとめられている。孤発性疾患のリスク遺伝子座の探索法として，初期のGWASの実験解析系がおおよそ完成したのは2007年頃であるが，GWASはわずか10年足らずで疾患関連となる遺伝子座の多くを見出した。このことの疾患分子病態学上の意義は大きい。

Ⅲ．Missing heritabilityとは
－その解決法－

missing heritabilityとは，2009年頃提唱された概念で，GWASで同定されるSNPの疾患効果サイズ（オッズ比）が1.2程度と小さく，2009年当時に発見されていた疾患ゲノムリスクを加算しても，疫学研究で想定された疾患の遺伝率の一部しか説明できないことをいう[2]。

では，"missing heritabilityを解決する"ためにはどうすればよいか。

1．さらなる進化を遂げたGWASによる common → rare variantリスクの発見

1つには，GWASをさらに大規模に拡大し，common variantリスクをさらに同定することである。missing heritabilityが提唱された2009年前後は，まだ前述の初期GWASの時期であり，imputation法もメタGWASもなかった。当時と比べると，現在では報告された疾患リスク遺伝子

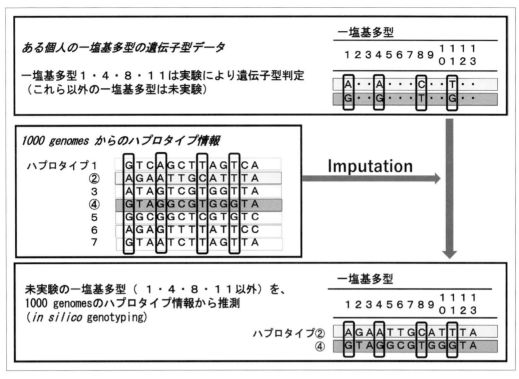

図❶ Imputation 法

1000 Genomes Project などのシークエンスデータを参照して，実際には遺伝子型判定をしていない SNP の遺伝子型を推測する．数百万種の variant による高密度な GWAS が可能．

座は格段に増加した．すべての多型を考慮すると，身長の遺伝率の 45% は説明できるとの報告もある[3]．このことは，効果サイズが小さく，ゲノムワイド有意水準を満たすことができない common なゲノムリスクが多数存在していることを示している．

また imputation 法では，参照配列として用いる全ゲノムシークエンスデータが大規模なほど，より低頻度なアレルに対しても高精度な遺伝子型推定が可能となる．ヨーロッパ起源の白人では，6 万以上のヒトハプロタイプからなる参照パネルが構築され，これにより約 0.1% の頻度の遺伝子型でも正確に推測されることが示された[4]．この方法を用いることにより GWAS はさらに進化し，1% よりも rare なアレル頻度の variant まで，今後疾患ゲノムリスクの同定が進むであろう．この方法は，missing heritability の解決のための 1 つの正しい方向性である．

2. 遺伝子単位の関連解析による rare variant リスクの発見

Exome Aggregation Consortium（ExAC）によると，6 万人分のエクソームデータから検出された variant のうち，約 90% の variant は頻度 0.01% 以下であり，54% の variant が singleton（6 万人中 1 人にしかみられない）であった[5]．超低頻度な variant はかつて思われていたよりも，とても多い．よって次に考えるべきは，GWAS では到達できない private mutation まで含めた超低頻度な rare アレルを同定することである．

rare variant は，その rare さゆえに，個々の variant の解析では統計学的に有意な疾患リスクを同定することは困難であったが，近年，遺伝子単位で variant 群をまとめて解析する collapsing method が開発された[6]．private mutation も含めた rare アレルを検出するためには，次世代シークエンサーによる直接の塩基解読が必要である．

次世代シークエンサーで、全エクソームもしくは全ゲノムを読み解き、遺伝子単位で関連解析することが、さらなる疾患遺伝子同定につながる。実際、筋萎縮性側索硬化症（ALS）において、患者2843人、対照4310人のゲノムを用いたエクソームシークエンスが行われ、そのデータを遺伝子単位で解析することにより、*TBK1* が新規の孤発性 ALS 遺伝子として発見された[7]。この方法は missing heritability を解明する第2の正しい方向性である。

3. 非白人における GWAS，trans-ethnic GWAS，家族性群と孤発性群の統合解析による疾患リスク遺伝子の発見

主要疾患で、ヨーロッパ起源の白人サンプルを用いた大規模解析が進んだが、アジア人・黒人など非白人に関してはいまだ十分とはいえない。人種によって variant のアレル頻度は異なり、また有する variant のリストも異なる。例えば、パーキンソン病における *tau* 遺伝子のように、ある人種ではアレル頻度が低いもしくは存在しないため検出できないが、他人種では頻度が高く発見しやすい疾患座位が存在する[8]。よって、まだ探索が不十分であるアジア人などの非白人集団において大規模 GWAS をさらに進める必要がある。

さらに、複数人種のデータをメタ解析する"trans-ethnic GWAS"により、サンプルサイズのさらなる大規模化が可能となる。また、連鎖不平衡構造の異なる集団を対象とすることにより、遺伝子座の絞り込みにも有用である。

家族性遺伝子と孤発性遺伝子の共通性は興味深い。パーキンソン病における *α-synuclein* や *LRRK2* のように、病原変異により単一遺伝性パーキンソン病の原因となる遺伝子が、その遺伝子内もしくは周辺の common variant によって孤発性のリスクとなるなど、単一遺伝性遺伝子と孤発性リスク遺伝子が、遺伝子としては同一であることがある[8]。このことは、家族性群と孤発性群を相互に比較し解析することが、さらなる家族性/孤発性の遺伝子発見に有効であることを示している（図❷）。

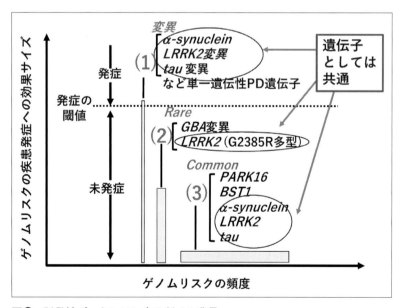

図❷　孤発性パーキンソン病のゲノム背景

パーキンソン病、アルツハイマー病、または生活習慣病を含むほとんどの疾患は、複数の遺伝子が発症に関与する多遺伝性疾患と考えられている。単一遺伝性変異以外に、common variant として *PARK16*, *BST1*, *α-synuclein*, *LRRK2*, rare variant として *GBA* 変異, *LRRK2*（G2385R 多型）が重要。

Ⅳ．精神神経領域の多遺伝性疾患の疾患リスク遺伝子

1．パーキンソン病

　孤発性のリスク遺伝子として，日本人の大規模GWAS（筆者ら）で，*PARK16*，*BST1*，*α-synuclein*，*LRRK2* が発見された[8]。その後の白人の大規模解析においてもその関連は再現されており，確固たる孤発性パーキンソン病遺伝子と認識されるに至っている（**表❶**）。*α-synuclein* タンパクは，パーキンソン病の病理的な特徴であるレビー小体の主要構成成分である。稀な多型として，ゴーシェ病遺伝子 *GBA* のヘテロ変異があり，この変異を2アレルもつとゴーシェ病を発症するが，1アレルではパーキンソン病の強いリスクとなる[9]。このように，一言に疾患遺伝子といってもその発症への強弱や頻度は多様であり，非常に稀ながら非常に強い疾患変異（この場合，単一遺伝性疾患となる）もあれば，疾患リスクとしては弱いが大多数の患者に関係するもの（リスク遺伝子）もあり，その中間のもの（rare variant）も存在する。これらにより疾患の遺伝背景が作られているわけである（**図❷**）。

　筆者らは現在，アレル頻度＞1％のリスクに対しては imputation 法を用いた GWAS，超低頻度（private mutation を含む）の variant に関しては数千検体のエクソーム解析による関連解析を行い，さらなる孤発性パーキンソン病遺伝子発見を行っている。

2．アルツハイマー病

　これまで3つの常染色体優性遺伝性の原因遺伝子（アミロイドβタンパク前駆体，プレセニリン1，プレセニリン2）が同定されている。アルツハイマー病の病理的特徴である老人斑の主要成分はアミロイドβであるが，これは前述のアミロイドβタンパク前駆体がβセクレターゼ（プレセニリン1）とγセクレターゼ（プレセニリン2）によって切り出されて生じたものである。孤発性アルツハイマー病のリスク遺伝子としては，アポリポタンパクE遺伝子（*APOE*）が重要である。*APOE* 遺伝子には3種類の多型（ε2，ε3，ε4）が存在するが，このうち ε4 が発症のリスク因子となる。*APOE* の病態への関わりは不明であるが，Aβ凝集，脂質代謝，抗酸化作用などへの関与が示唆されている。また最近の GWAS により，*BIN1*，*CLU*，*ABCA7*，*CR1*，*PICALM*，*MS4A6A*，*CD33*，*MS4A4E*，*CD2AP* などがリスク遺伝子として発見されており，その病態機序の解明が期待される。

表❶　日本人 GWAS で同定された4つの孤発性パーキンソン病遺伝子座の白人集団での主な再現研究の結果

PARK16
P = $7.29×10^{-8}$（Sanchez et al, Nat Genet 2009）
P = $1.00×10^{-12}$（IPDGC & WTCCC, PLoS Genet 2011）
P = $1.27×10^{-7}$（Do et al, PLoS Genet 2011）
P = $8.00×10^{-10}$（Lill et al, PLoS Genet 2012）

BST1
P = $1.79×10^{-6}$（Saad et al, Hum Mol Genet 2011）
P = $1.85×10^{-8}$，$2.43×10^{-9}$（IPDGC, Lancet 2011）
P = $2.3×10^{-5}$（Do et al, PLoS Genet 2011）
P = $1.87×10^{-10}$（Lill et al, PLoS Genet 2012）

α-synuclein
P = $2.24×10^{-16}$（Sanchez et al, Nat Genet 2009）
P = $7.90×10^{-26}$，$4.23×10^{-23}$（IPDGC, Lancet 2011）
P = $2.82×10^{-8}$（Saad et al, Hum Mol Genet 2011）
P = $2.29×10^{-19}$（Do et al, PLoS Genet 2011）
P = $6.06×10^{-65}$（Lill et al, PLoS Genet 2012）

LRRK2
P = $1.55×10^{-5}$（Sanchez et al, Nat Genet 2009）
P = $1×10^{-6}$（Saad et al, Hum Mol Genet 2011）
P = $3.23×10^{-8}$，$1.06×10^{-8}$（IPDGC, Lancet 2011）
P = $1.6×10^{-4}$（Do et al, PLoS Genet 2011）
P = $6.44×10^{-15}$（Lill et al, PLoS Genet 2012）

日本人 GWAS からの4つの孤発性パーキンソン病遺伝子座は，白人の研究でも繰り返し関連が再現された。東アジア人・白人共通の確実な孤発性パーキンソン病遺伝子であると考えられている。

参考文献

1）Wellcome Trust Case Control Consortium : Nature 447, 661-678, 2007.
2）Manolio TA, et al : Nature 461, 747-753, 2009.
3）Yang J, et al : Nat Genet 42, 565-569, 2010.
4）McCarthy S, et al : Nat Genet 48, 1279-1283, 2016.
5）Lek M, et al : Nature 536, 285-291, 2016.
6）Lee S, et al : Am J Hum Genet 93, 42-53, 2013.
7）Cirulli ET, et al : Science 347, 1436-1441, 2015.
8）Satake W, et al : Nat Genet 41, 1303-1307, 2009.
9）Sidransky E, et al : N Engl J Med 361, 1651-1661, 2009.

参考ホームページ

・1000 Genomes Project
　http://www.internationalgenome.org/home

・GWAS catalog
　https://www.ebi.ac.uk/gwas/

佐竹　渉	
2000 年	大阪大学医学部医学科卒業
	同医学部付属病院・関西労災病院勤務
2007 年	大阪大学大学院医学系研究科医学博士取得
	同研究員
2009 年	神戸大学神経内科 / 分子脳科学研究員
2011 年	同助教

第1章 総論

5．次世代シーケンサー，次々世代シーケンサーと クリニカルシーケンシング

石浦浩之

次世代シーケンサーの登場により全例のない規模でのシーケンシングが可能になり，エクソーム解析，全ゲノム配列解析も実用化の段階となっている。今後，いかに医療に応用していくかが課題となっている。次々世代シーケンサーと呼ばれる新規の手法も複数出現しており，今後の発展が期待される。これらの技術によりゲノム研究・ゲノム医療が発展していくことは間違いないが，それに伴った特有の問題も浮上しており，広く議論していくことが肝要である。

はじめに

本稿では，次世代シーケンサーについて概説するとともに，近年発展を遂げている次々世代シーケンサーについても紹介する。また，これらの技術を用いた，医療への応用（クリニカルシーケンシング）についても述べる。

Ⅰ．次世代シーケンサー

従来，塩基配列はジデオキシ法（サンガー法）と呼ばれる方法で解析が行われてきた。1回の解析で96サンプルを同時並行に解析可能な機器も出現し，1日あたり最大1.6Mb（$1.6×10^6$bp）の解析が可能であった。最大読み取り長は800塩基から1000塩基である。この技術を用いて並列化を進め，ヒトゲノム計画が2003年に完了できることとなった。

しかしながらサンプル調整に手間がかかること，並列度をこれ以上に上げることが容易ではないことから，さらに解析スピードを上げていくこ

とが求められていた。2005年よりスループットにおいてジデオキシ法を凌駕する異なった原理を用いたシーケンサーが登場し，次世代シーケンサーと呼ばれるようになった。

現在主に用いられている次世代シーケンサーとしては，sequencing-by-synthesis法によるもの（Illumina社），pyrosequence法によるもの（Roche社），半導体チップ上でシーケンスを行うもの（Ion Torrent社）などが挙げられる。Illumina社のシーケンサーは現在最もよく使用されているものであり，ここで基本的な原理を以下に述べる（**図❶**）。DNAは断片化したうえで，アダプターを両端に結合させる。アダプター付きのDNA分子はフローセルと呼ばれるスライドグラスに似た平面上に結合する。次に，表面上でブリッジ増幅という方法で1分子由来のDNAを増幅させ，クラスターと呼ばれる塊を作る。アダプターに特異的なプライマーを結合させ，ポリメラーゼ反応で塩基を取り込ませるが，この時に1塩基ずつしか伸長しないように工夫がなされている。取り込まれる4種

■ Key Words

次世代シーケンサー，次々世代シーケンサー，クリニカルシーケンシング，エクソーム解析，sequencing-by-synthesis法，SMRT技術，zero-mode waveguide，secondary findings，新型出生前診断（NIPT）

類の塩基（A，C，T，G）には4種類の蛍光色素が結合しており，クラスターごとに蛍光の波長から，そのクラスターにどの塩基が取り込まれたかがわかる．蛍光を検出した後は，次の1塩基の取り込み反応を行い，先と同様に塩基を検出してこれを繰り返す．読み取り長は100〜300塩基程度であるが，ポイントはフローセルの上のクラスターが1000万個/cm^{2}と非常に高密度であることで，すべてのクラスターで同時並行にシーケンスを行うことで，いまや1ランあたり最高で約80億リード，1Tb（$1×10^{12}$bp）とスループットが劇的に向上している．

sequencing-by-synthesis法による読み取り長に関しては，さほど長くはならないが，それでも発売当初の25〜36塩基から，現在HiSeqシリーズを用いることで100〜150塩基となり，実用上はさほど問題はない状況となっている．MiSeqと呼ばれる小型シーケンサーでは300塩基までの読み取り長が可能となっている．シーケンスコストについては，指数関数的に逓減しており，Illumina社の最新鋭のHiSeqX10という機器を用いることでランニングコストとして1000ドルゲノム（1000ドルで全ゲノム配列の解析を行う）が実現している．

Ⅱ．次々世代シーケンサー

前述のsequencing-by-synthesis法は非常に強力であり，様々な単一遺伝子疾患，多因子遺伝疾患の理解が発展するとともに，トランスクリプトーム解析，エピジェネティクス解析，ChIP

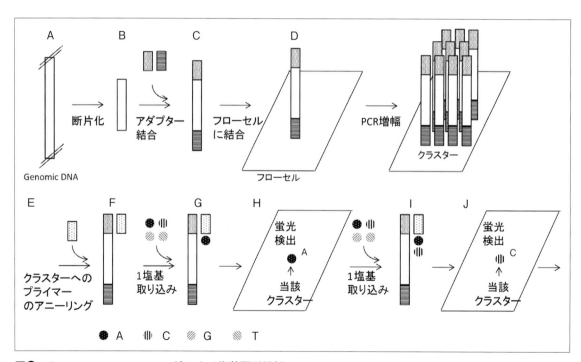

図❶　Sequencing-by-synthesis法による塩基配列解析

sequencing-by-synthesis法による塩基配列解析方法の概略を示す．
A-C．ゲノムDNAを断片化する．断片化されたDNAにアダプターを結合させる．
　D．アダプターを用いてDNA分子をフローセルの上に結合させ，PCR増幅によってクラスターを作成する．
　E．シーケンスに用いるプライマーのアニーリングを行う．
F-G．DNAポリメラーゼを用いて1塩基伸長反応を行う．
　H．蛍光を検出し，塩基を読み取る．実際にはクラスターの数だけ同時並行に読み取ることができる．
　I．再び1塩基伸長反応を行う．
　J．蛍光を検出し，塩基を読み取る．同様の操作を100〜300回繰り返し，短鎖長配列を得る．

(chromatin immunoprecipitation）解析などRNA，DNA修飾などについてもゲノムワイドに網羅的な解析が可能となった．ゲノム上のほとんどの領域については対応可能であるものの，本法は読み取り長が短いことが欠点で，その欠点を補うべく新たなシーケンサーの開発が進んでいる．

それらの次々世代シーケンサーのうち，現状で最も使用されているものがPacific Biosciences社のPacBio RS Ⅱである．ここでは，SMRT (single molecule, real-time) 技術が用いられ，1分子単位で，ポリメラーゼが塩基を取り込む際の情報を取得，シーケンスを行う．具体的には，zero-mode waveguide (ZMW) と呼ばれる非常に小さい穴の中に1分子のDNAとポリメラーゼの複合体を結合させる（図❷A）．ZMWでは底面からレーザーが照射される．ZMWの径が光の波長より短いことにより，DNAとポリメラーゼの複合体が結合した底面からのシグナルのみが外から観察できるように設計されている．ポリメラーゼが，蛍光色素が付加された塩基を重合させると，蛍光色素は速やかに塩基から切り離され，その際のシグナルをリアルタイムに取得することでシーケンスが行われる（図❷B）．色素は拡散していくと，そのシグナルはZMWの構造から，外からは検出できなくなるようになっている．最新のP6-C4 chemistryを用いることで，中央値14 kb，最大40 kb以上の配列を得ることができる．特徴としては，非常に長い配列を取得できること，1分子シーケンスでありPCRなどによる増幅が不要であること，理論的にDNAの修飾状況まで判定できること，また配列のGC含有量によるシーケンスバイアスが少ないことである．

PacBio RS Ⅱのデータについては，①配列長が長い（Illumina社のデータの数十倍〜数百倍），②エラー率は高いが欠失挿入エラーが多い（PacBioのデータは15%程度のエラーを含み，ほとんどが欠失挿入であるが，Illumina社のデータはエラー率は0.5〜2%程度と比較的低く，塩基置換に偏っている），③得られるデータ量は少ない（1 runで500 Mb〜1 Gb程度），④GC含有量にかかわらず解読できる（Illumina社のリードにおいてはGC含有量による影響を受ける），とIllumina社のシーケンサーのデータと比較すると相補的な特徴を備

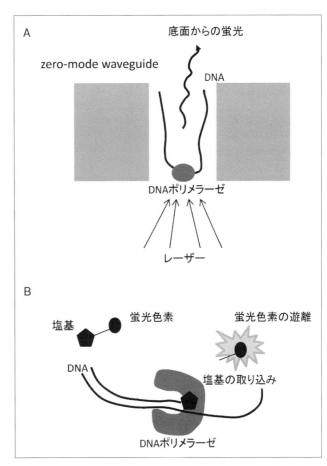

図❷　Zero-mode waveguideによる塩基配列解析

zero-mode waveguideによる塩基配列解析の概略を示す．
A. zero-mode waveguide (ZMW) を横から見たときの模式図を示す．ZMWには底面に，DNAと結合したDNAポリメラーゼを1分子ずつ結合させる．下面からレーザーを照射する．ZMWの構造のためDNAポリメラーゼ付近からの蛍光以外は外部から検出できないようになっている．
B. DNAポリメラーゼは，蛍光色素の結合した塩基を取り込み，その際に遊離した蛍光色素から蛍光が発せられる．リアルタイムにDNAポリメラーゼが塩基を取り込む様子を蛍光を検出することにより観察し，塩基配列解析を行う．

●第1章　総　論　●●●

えており，両者をともに用いたシーケンス解析（hybrid sequencing）を行うことで，反復配列のように解読が困難であった領域の解析，様々な生物のドラフトゲノム作成，参照ゲノムの精緻化に非常に有用となっている。スループットに関しては，最近 Sequel System が発売され，スループットが7倍となり，ヒトゲノムの解析を行うに十分なデータが得られやすくなっており，ヒト疾患研究への応用が期待される。

PacBio 以外には，Oxford Nanopore Technologies 社の Nanopore sequencer が有名である。ナノサイズの穴（ナノポアと呼ばれる）に DNA を通したときの電流の変化で塩基配列解析を行うものである。現状では少しずつ利用例が増えてきており，今後の普及が待たれる。

Ⅲ．次世代シーケンサーの医療への応用

次世代シーケンサーが実用化され，Gb（10^9bp）単位のデータを得ることができるようになり，またそのコストが下がったことにより，ターゲットシーケンス（注目する特定の遺伝子群の解析），エクソームシーケンス（ヒトエクソン領域を中心に解析する方法），全ゲノム配列解析（ヒトゲノムをそのまま解析する方法）などによる網羅的な遺伝子解析が可能になった。これを遺伝子診断に用いようという試みがクリニカルシーケンシングであり，特に遺伝学的に非常に異質性が高く，診断をつけるために非常に多くの遺伝子解析が必要であった疾患については次世代シーケンサーによる遺伝子診断は非常に強力である。神経内科分野では，遺伝性痙性対麻痺，常染色体劣性脊髄小脳変性症，白質脳症，筋疾患（先天性ミオパチー，筋ジストロフィー）などについては診断率も比較的高く，有用である[1)-3)]。実際に何十年と診断がつかなかった症例の診断がつくケースを多数経験している。また，原因未同定家系から新規の原因遺伝子の同定も進んでおり，遺伝子診断と臨床像についての解析および新規遺伝子同定は研究の両輪として発展している[4)-9)]。

コストと網羅性の兼ね合いで，現在では全エクソンを対象としたエクソーム解析や疾患遺伝子パ

ネルを用いたターゲットシーケンスが用いられることが多いが，将来的なコスト低下とともに，全ゲノム配列解析に移行していく流れと，特定の遺伝子のみを解析するターゲットシーケンスの2つに分かれていくものと思われる。

Ⅳ．医療における次世代シーケンスの課題

次世代シーケンサーを用いることで，従来では考えられなかったような数の候補の遺伝子について一気に解析が可能になる一方，前述のようにショートリードによる解析であるため，リピート伸長変異，構造変異，新規配列の挿入変異の解析は困難で，またエクソーム解析ではターゲットに含まれていないイントロン，調節領域，非翻訳領域の変異の検出はできず，注意を要する。特に，神経疾患に多いリピート伸長変異による常染色体優性脊髄小脳変性症，ハンチントン病，球脊髄性筋萎縮症，筋強直性ジストロフィーについてはフラグメント解析，サザンブロット法などリピート伸長変異を確認する古典的な手法のほうが明らかに有用である。また，デュシェンヌ型・ベッカー型筋ジストロフィー（*DMD*），シャルコーマリートゥース病1A・遺伝性圧脆弱性ニューロパチー（*PMP22*），常染色体劣性若年性パーキンソニズム（*PARK2*）などの疾患には構造変異が多く認められ，構造変異を検出する FISH（fluorescent *in situ* hybridization）法，MLPA（multiplex ligation probe amplification）法，アレイ CGH（comparative genomic hybridization）法，定量 PCR 法などの手法を優先して行うことが多い。神経疾患においては少ないが，染色体の転座などについては染色体分析が最も効率よい。このように，1つの解析法ですべての変異を検出できるわけではなく，各手法の原理・利点・欠点をよく理解して用いることが必要である。

もう1つの問題点としては，変異の解釈の問題がある。例えば新規ミスセンス変異が病的かどうかは配列をみただけでは判断できないことも多く，疾患変異データベース・健常者変異データベースとの突き合わせ，家系を用いた共分離の確認，

既報告症例との臨床像の比較検討などにより総合的な判断が必要になる。昨今では変異を同定しただけでは論文にならないことも多いが，その中で充実した疾患変異データベースを構築していくことは重要である。

倫理的な問題点としては，網羅的な解析によって，目的とする疾患の原因遺伝子のみならず，他の遺伝子の変異も同時にわかってしまうことが挙げられる。これは，incidental findings, secondary findings などと呼ばれるが，例えば家族性発がん（*BRCA1*，*BRCA2* など），不整脈，Marfan 症候群，心筋症，家族性高コレステロール血症などの疾患の原因遺伝子の変異をどのように扱うかという問題である。乳がんに対する予防的手術，不整脈に対する ICD 埋め込み術などのように，医学的に対応可能なもので（actionable findings），事前に知っておくことが有益なものについては知らせるべきとの意見もある一方で，必ずしも容易に受け止められる状況とも限らず，また変異の解釈も難しい状況もあり，十分な配慮が必要であるとして議論がなされている。利点と限界点について十分に明らかにしたうえで，さらに社会的な議論を行っていく必要があろう。secondary findings の中で対応不可能な疾患，メンデル遺伝疾患の原因以外にも *APOE* のようなリスク遺伝子の扱いをどうするか（リスク遺伝子といっても非常に強力なものから微々たる影響しか与えないと考えられるものまで多数存在する），またある疾患関連変異の保因状況（子の発症リスクに関係する）など，薬剤への反応性・副作用への感受性など，対象とする遺伝子の範囲についても議論していく必要がある。前述のような変異検出・変異解釈の問題も十分理解したうえで，secondary findings への対応をどのように行い，どのように説明していくか，慎重に検討を行っていく必要がある。

同様の次世代シーケンサーを臨床応用する試みは，がんについても行われる。古くから病原性が明らかである体細胞突然変異（染色体転座，*bcr-abl* 融合遺伝子など）については，染色体分析，FISH 法，PCR 法などを用いた解析がなされ，治療法の選択にも用いられてきた。広い意味で，

IgH 鎖や TCR（T cell receptor）のクローナリティー解析もここに含まれるが，これらの解析についても，次世代シーケンサーを用いる場面が増えてくると考えられる。体細胞突然変異を見出すことによって，予後推定や治療方針の選択肢にも関わるため，今後活発になされていくことが予想される。がん細胞の解析のみを行うこともあるが，網羅的に体細胞変異を見出すために，生殖細胞系列の細胞とがん細胞の両者のシーケンスを行い，比較することも行いうるため，生殖細胞系列については前述と同様の問題が生じうることには注意が必要である。

もう 1 つの医療への応用としては，感染症の診断がある。従来は培養不能な感染症や早急な診断が必要な疾患については PCR 法などによる解析がなされてきたが，疑われた特定の病原体の遺伝子を増幅することによる検査であるため，未知の病原体の探索を行うことはできなかった。次世代シーケンサーを用いることで，網羅的な探索が可能となり，場合によっては培養不能な病原体も検出ができる可能性がある。感染症医療については，素早い turnaround time が要求されるため，相応のシステムを構築する必要があるが，次世代シーケンサーの有力な応用分野である。

次世代シーケンサーのもたらしたもう 1 つの課題は，出生前診断への応用である。新型出生前診断（non-invasive prenatal genetic testing：NIPT）と呼ばれるもので，母体血中に胎盤に由来する DNA 断片が含まれており，次世代シーケンサーでこれらの配列を解析することにより，胎児の染色体検査（特に 21 トリソミーなど）を可能にするものである。非常に感度・特異度ともに良いこと，侵襲が少ないことから方法自体は安易だが，確定的な検査でないこと，結果が出たあとの方策など時間がない中で多数の判断に迫られる場合があり，事前の十分な遺伝カウンセリングが必須である。

V．まとめと今後の展望

10 年前にようやく出現した次世代シーケンサーが，5 年前にはヒト疾患研究に積極的に用い

●第1章　総　論 ●●●

られるようになり，近年では遺伝子診断にまで用いられるようになり，爆発的な進歩を遂げた。次々世代シーケンサーと呼ばれるものも徐々に実用化され，われわれの知りえなかったヒトゲノムの側面が，さらに明らかとなっていくだろう。目覚ましい技術革新から神経筋疾患の理解がより進むことが望まれる。

　技術が進み，便利になっていく一方で，secondary findings など別の問題が出現してきている。現状で次世代シーケンサーを用いた解析は保険の点では念頭に置かれていないといっても過言ではないが，今後本邦の医療におけるクリニカルシーケンシングの位置づけを決定し，secondary findings

への対応などにも多くの議論を尽くす必要がある。ここでは様々な課題ばかり述べることになってしまったが，非常に強力であることは疑問の余地がなく，むしろ一見容易であるが故に（時に，エクソーム解析から得られる variant のリストについて，いくつかの遺伝子名を検索するだけで診断がつくこともある！），その原理・利点・欠点を正確に理解し，臨床の現場で適切に使用することは大切であるということをご理解いただければ幸いである。これらの分野をきちんと患者に説明できる人材の育成も，今後必要となっていくだろう。

参考文献

1) Mitsui J, Matsukawa T, et al : Am J Med Genet B Neuropsychiatr Genet 159b, 951-957, 2012.
2) Ichikawa Y, Ishiura H, et al : J Neurol Sci 331, 158-160, 2013.
3) Koh K, Kobayashi F, et al : J Hum Genet 60, 217-220, 2015.
4) Ishiura H, Fukuda Y, et al : Neurogenetics 12, 117-121, 2011.
5) Ishiura H, Sako W, et al : Am J Hum Genet 91, 320-

329, 2012.
6) Multiple-System Atrophy Research Collaboration : N Engl J Med 369, 233-244, 2013.
7) Takahashi Y, Fukuda Y, et al : Am J Hum Genet 93, 900-905, 2013.
8) Ishii A, Saito Y, et al : PLoS One 8, e56120, 2013.
9) Isojima T, Doi K, et al : J Bone Miner Res 29, 992-998, 2014.

石浦浩之	
2002 年	東京大学医学部医学科卒業
	同医学部附属病院内科研修医
2003 年	関東中央病院内科レジデント
2004 年	東京大学医学部附属病院神経内科医員
2006 年	国立国際医療センター神経内科レジデント
2010 年	日本学術振興会特別研究員
2011 年	東京大学大学院医学系研究科脳神経医学専攻神経内科学修了
2012 年	同医学部附属病院神経内科助教

専門は神経遺伝学，神経内科学。

第1章 総論

6．個人ゲノム解析のためのゲノムインフォマティクス

森下真一

　個人ゲノムの変異はどの程度検出できるようになってきているか？　変異の有害性はどの程度判断できるようになってきているか？　個人ゲノム解析では重要なポイントであり，ゲノムインフォマティクスの果たしている役割は大きい。2007年頃から20～300塩基程度の短鎖DNA断片を解読する第2世代DNAシーケンサー（次世代シーケンサーとも呼ばれる）が普及した。その結果，個人ゲノム解読が大きく前進し，1塩基変異などの短い変異を検出できるようになり，これまでに数千人規模の個人ゲノム解読結果も報告されている。一方，2011年から市場化された第3世代DNAシーケンサー（1分子実時間シーケンサー）は，塩基長が2000～50000塩基の長鎖DNAを解読でき，これまで観測が困難であった構造変異を調べることを可能にしている。このような分析をする際に，どのようなゲノムインフォマティクスが必要になるかについて本稿では解説する。

I．連鎖解析による疾患関連候補領域の絞り込み

　疾患関連変異が存在するヒトゲノム上の候補領域を絞り込むために成功を収めたのは，メンデル遺伝病を対象とした連鎖解析（linkage analysis）である。連鎖解析では疾患が多発する家系に注目し，各個人の遺伝子型の情報をゲノムマーカーにより収集する。続いてゲノムマーカーを使って，ゲノム上の個々の位置での遺伝子型の2つのアレルが祖父もしくは祖母のどちら由来であるかを推定する（図❶A）。各位置での情報を総合すると，各ハプロタイプのどの領域が祖父母どちら由来かを知ることができ，領域が切り替わる場所から組換が起こった位置も推定できる。1987年，2

人の数学者LanderとGreenは，この分析を高精度かつ高速に実行することを可能にしたLander-Greenアルゴリズム[用解1]を提案し，連鎖解析ソフトウエアMAPMAKERを公開した[1]。罹患同胞対のデータからハプロタイプ情報を収集すれば，劣性遺伝（もしくは優性遺伝）に関わる変異が存在することを示唆する候補領域を絞り込むことができる。また両親と子供のデータ（トリオデータ）からは子供のハプロタイプを推定できる。一方，1個体からのハプロタイプ推定は長い間困難であったが，長いDNA断片の解読により今日は容易になった（後述）。

　家系情報を用いた連鎖解析により様々なメンデル遺伝病の疾患関連変異が同定された。これらの変異はOMIM（Online Mendelian Inheritance in

---

■ Key Words

第2世代DNAシーケンサー，第3世代DNAシーケンサー，1分子実時間シーケンサー，連鎖解析，Lander-Greenアルゴリズム，ゲノムマーカー，関連解析，GWAS，HapMap，エキソーム，全ゲノム解読，連鎖不平衡（LDブロック），FM-index，BWA，GATK，Samtools，有害な変異，PolyPhen2，PROVEAN，phyloP，構造変異，STR伸張，ゲノム重複，CADD，アレル特異的DNAメチル化

Man）に登録されている。メンデル遺伝病の罹患率は低く，そのため関連変異のアレル頻度も低くなり，多くは1％以下と考えられる。また変異をもった場合に罹患する頻度は，もたない場合に罹患する頻度より遥かに高い。2つの頻度の比をオッズ比と呼ぶが，通常は5以上になる。

Ⅱ．関連解析による疾患関連候補領域の絞り込み

一般にメンデル遺伝病は稀な疾患である。一方，罹患率の高い非メンデル遺伝病の場合，メンデル遺伝を想定して動作するLander-Greenアルゴリズムは使えない。新しく疾患関連変異を探索する方法を工夫しないといけない。連鎖解析同様，疾患関連変異を直接見つけるのは大変であり，ゲノムマーカーをヒントに絞り込むのが妥当である。罹患率の高い非メンデル遺伝病の場合，ある程度大きな罹患者集団を想定できる。そこでコントロール集団に比べて罹患者集団において出現が有意に異なるゲノムマーカーを探索できれば（**図❶** B），それらは疾患関連変異の近傍（いわゆる連鎖不平衡領域）に存在することが期待できる。なぜなら近い領域では相同染色体の交叉が起こりにくいからである（組換が頻発するホットスポットを除く）。このように中村らは着想し，2002年，全ゲノム関連解析（GWAS：genome-wide association study）を提案した[2]。

問題はゲノムマーカーの選択方法であった。当時，低コストでゲノム全体を解読する第2世代シーケンサーも登場しておらず，稠密なゲノムマーカーを収集するには未曾有の研究資金が必要であった。罹患率が高い疾患の原因変異の頻度は

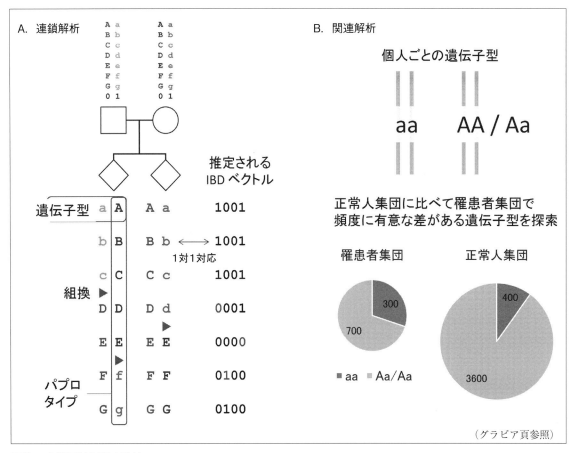

図❶　連鎖解析と関連解析

ある程度高く（例えば5%以上），有意に相関するゲノムマーカーも高頻度と考えることで，コストを抑えることが検討された。また当時収集されたマーカー（RFLP，マイクロサテライト）は数万個しかなく，ヒトゲノムを稠密に被覆してはいなかった。ヒトゲノム解読により1000塩基に約1個の1塩基変異が存在することがわかっていたため，集団内で高頻度になるまで固定した1塩基変異多型（SNP：single nucleotide polymorphism）は，ゲノムマーカーの有望な候補であった。2003年，中村らが中心になり国際プロジェクトHapMapを立ち上げ[3]，欧米人，アフリカ人，日本人，中国人，合計269人のゲノムからSNPマーカーを収集し，約310万個（ゲノム上1000塩基に約1個）のアレル頻度5%以上の高品質SNPマーカーを2007年に報告した[4]。高頻度SNPに注目したので269人の解析で十分であり，コストが抑えられた。さらにHapMapプロジェクトは，組換が起こりにくい連鎖不平衡領域，いわゆるLD（linkage disequilibrium）ブロックを推定しており，LDブロックを代表するSNPマーカーを選択し，冗長性を抑えている。この研究を元に，約50万個のSNPマーカーを使って遺伝子型を判定できるGeneChip Human Mapping 500K ArrayをAfymetrix社が販売しGWASで広く使われている。続いて，コントロール集団に比べて罹患者集団で頻度が有意に異なり，疾患に相関するアレルもしくは遺伝子型を検定し推定する（GWASの検定法は用語解説2を参照）。このように当時の技術水準を的確に捉え，コストを抑える工夫を凝らし，GWASが実現された。

GWASにより疾患と関連する有意なSNPマーカーが多数報告された。例えばHGMD（Human Gene Mutation Database）は，キュレーターが文献から疾患の関連を確かめたSNPを登録した有料のデータベースであり，OMIMに比べてデータ登録数が多く普及している。ところが，これらSNPマーカーのオッズ比は低く，1.1～1.5程度にとどまることもわかってきている[5]。有意なSNPはタンパク質をコードする領域に存在し，タンパク質の機能を変化させるのであろうとい

う期待もある。しかし現実には80%以上のSNPマーカーはコード領域以外のイントロンや遺伝子コード領域間に存在している[6]。これらの問題が示唆しているのは，GWASが利用してきた高頻度SNPマーカーが見落としている遺伝的要因（missing heritability）が存在する可能性である。例えば，頻度の高い疾患の1つであるパーキンソン病と関連し，オッズ比が5を超えアレル頻度が低い変異がゴーシェ病の原因遺伝子 *GBA* 上に複数個報告されている[7]。このように，頻度の高い疾患に複数の低頻度変異が関連するという仮説（common disease-multiple rare variant hypothesis）は近年多くの研究者により支持され，検証されてきている。またSNPマーカーの多くが遺伝子コード領域以外に見つかることから，大規模な構造変異にも注目すべきであるという立場もある（後述）。

Ⅲ．短鎖DNA解読と1塩基変異

2008年頃から，高出力の第2世代シーケンサー（次世代シーケンサーとも呼ばれた）が普及しはじめ，1塩基変異（SNV：single nucleotide variations）を網羅的に検出できるようになりつつある。SNVには，高頻度1塩基多型（SNP）だけでなく，低頻度のSNVもあり，集団内でいまだ固定されてないものも多い。第2世代シーケンサー（Roshe 454, Illumina GA 後にHiSeqシリーズ，ABI SOLiDなど）が解読できるDNA断片は20塩基程度であったが，年々長くなり，2015年現在100～300塩基程度にまでになっている。例えばIllumina HiSeqの最高機種X Tenは1日で5000億塩基を産出でき，それはヒトゲノム5人分（被覆率30倍）の全ゲノム解読可能量に相当する。1人の解読にかかるコストは下がり，10万円に近づいている。

第2世代シーケンサーは，個人ゲノム中の1塩基変異および短い挿入削除を網羅的に収集することを可能にした。しかし大規模な集団をシーケンシングするには依然としてコストへの配慮が欠かせない。解読コストは下がってきたとはいえ，普及しているIllumina HiSeq 2500でヒトゲノム1

人分（被覆率30倍）を解読するには，2015年現在，約100万円もかかる。そのため，エキソン上の変異だけを収集するエキソーム法が現在は標準的である。エキソーム法は，全ゲノムの約3%のエキソン上の塩基配列のプローブを使って，エキソン由来のDNA断片をキャプチャーして配列解読するため効率的である。ただしキャプチャーの効率がDNA断片の塩基組成に依存するため，どのエキソンも均等に変異情報が得られるわけではない。またヘテロな変異の判定に誤りが多いことも知られている。

個人ゲノムから1塩基変異情報が網羅的に収集できるようになり，低頻度アレル情報は充実しつつあり，関連解析および連鎖解析に活かされている。2012年に発表された1000人ゲノムプロジェクトでは，エキソームと低被覆度の全ゲノム解読をコストに配慮して使い分け，約3800万個のSNVを同定した。低頻度マーカーを使いHapMapプロジェクトより詳細なLDブロックを推定している[8]。現在，エキソームデータとして利用価値が高いのは，多様な民族から収集された60706人のエキソームをまとめたデータベースExAC（Exome Aggregation Consortium）である。エキソン上の低頻度アレルまで全データを公開しており，連鎖解析，関連解析，複数の低頻度変異の探索と解析などでの利用価値は極めて高い。日本人データは含まれていないが，日本人とアレル頻度が近い台湾人4327人のデータが登録されている。他にも民族別にアイスランド（2636人の全ゲノム解読）[9]，英国（5182人のエキソームと3781人の全ゲノム解読）[10]，日本（1070人の全ゲノム解読）の論文[11]が報告されている。

Ⅳ．短鎖DNA解読と情報処理

ゲノムはビッグデータであり，データ処理は大変で巨大な計算資源が必要であろうと思われるかもしれないが，実はそうでもない。例えば，1名の個人ゲノムを重複度40倍で全ゲノム解読する場合（エキソームではない）に必要な計算資源と処理時間はおおよそ以下のようになる。

• 計算CPU（2.4GHz，24CPUコア，主記憶64GB）で1名を約2日で処理。
　1台の価格は約100万円で，年間約180名の全ゲノム解読を処理可能。

• 1名のデータは400GB（内訳：生リード150GB，解析結果250GB）。
　180名のデータ格納領域は72TBで約300万円のデータサーバーが必要。

価格は2015年11月現在の時勢価格であり，180名をシーケンシングするための消耗品より1桁以上低い。情報処理は以下のステップに分かれる（図❷）。

1. シーケンサーで解読した生リードを標準ヒトゲノムへとアラインメントするステップ。FM-indexを実装したBWA MEM，Bowtie2などが標準的である（アラインメントの高速化アルゴリズムについては用語解説3を参照）。

2. アラインメントされたリードから，各位置での遺伝子型を決め変異を探すステップ。GATK（The Genome Analysis Toolkit）およびSamtoolsが標準的。

3. 検出した変異はOMIMやHGMDに登録されていないことが多い。そこで新しい変異が有害であるか否かを推定するソフトウエアがいくつか研究開発され普及した。以下に紹介する。

Ⅴ．有害な変異（deleterious mutation）を測るツール

疾患に関連する変異の全貌が明らかでない中で，有害な変異の候補を探すには，どのようにアプローチすればよいのか？ タンパク質のアミノ酸配列の中で，進化的に保存された位置は重要であり，そこで起こる変異はタンパク質の機能に影響を与えるという考え方が代表的である。この思想に沿って作成されたソフトウエアは多いが，変異の有害度を定量化するスコアは多様である。

• タンパク質配列をアラインメントし，各位置において保存されている残基の分布からスコアを計算。例：SIFT（Sorting Tolerant From Intolerant）[12]

• BLOSUMなどのアミノ酸残基の類似度をもと

6. 個人ゲノム解析のためのゲノムインフォマティクス

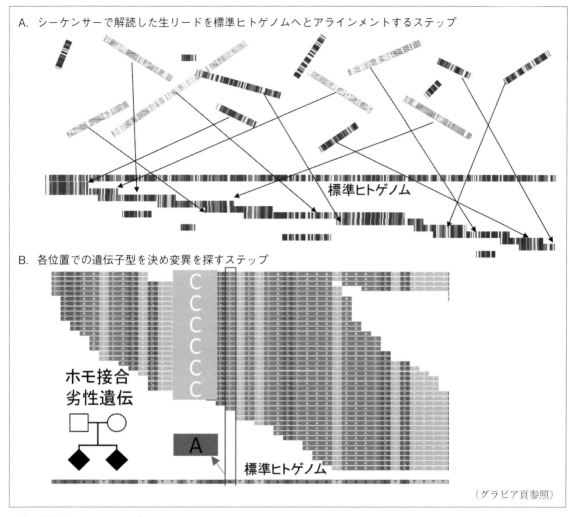

図❷　情報処理のステップ

に，フレームシフトを起こさないギャップも考慮してスコアを算出。例：PROVEAN（Protein Variation Effect Analyzer）[13]
- 各コドンが純化選択により排除されるか否か（コドンが中立的進化したという帰無仮説を棄却できるか否か）を検定して有害度を判断。例：LRT（Likelihood Ratio Test）[14]
- さらに霊長類などの進化系統樹の情報も取り入れ，進化系統別に丁寧に変異の保存度を測るSPH法[15]を採用。例：phyloP

アミノ酸残基の保存度だけでなくタンパク質の構造も考慮して有害度を測るアプローチもあり，PolyPhen2[16]はその代表例である。疾患に関連する変異の集合と，それ以外の変異の集合を訓練データとして，アミノ酸残基の保存と構造を特徴量として使い，ナイーブベイズ法で学習し予測している。メンデル遺伝疾患および一般の疾患から導かれた2つの訓練データHumDivとHumVarから学習した2つの予測ツールを用意しており，適用する疾患に応じて使い分けることが望ましい。他にも，高速性に重点を置き高い精度も達成できるMutationTaster[17]が普及している。

アミノ酸残基に基づく尺度はコード領域に限られており，その他の領域の変異には使えない。

●第1章　総　論　●●●

塩基保存度に基づく尺度はゲノム全域で定義可能だが，アレル特異的な変異を取り入れていないなどの限界がある。これらの問題点を解決することをめざし2014年に提案されたソフトウエアが CADD（Combined Annotation Dependent Depletion）である[18]。有害な突然変異は自然選択によりヒトゲノムから除かれてきたと考えられるから，現在のヒトゲノム内で探すのは難しい。そこで，シミュレーションにより生成した変異の集合に有害変異は残るであろうと着想したのが新しい。ただし，その集合に残った変異であれば有害と判断するのは軽率なので，有害性を判定できるような一般化したルールを学習することを模索している。CADD の採ったアプローチは，現在のヒトゲノムに存在する高頻度（>95%）アレル1470万個を集め有害でない集合と考え，一方，シミュレーションにより生成した同数の変異の集合を生成し，2つの集合を上手く分離する一般的なルールを導くことを試みている。特徴量として，従来のアミノ酸残基尺度，塩基保存度だけでなく，exon-intron 構造，プロモータ領域，DNase で支持されるエンハンサー領域，転写因子結合部位などゲノム上の機能領域も考慮し，未知で有効な特徴量を探している。これらの特徴量データから，機械学習の定番であるサポートベクトルマシンを使って高精度のルールを導いている。多様な特徴量を取り入れたものの，皮肉なことに予測精度に大きく貢献したのは従来から使われているアミノ酸残基尺度や塩基保存度であり，既存のアプローチの良さを再確認することにもなっている。

Ⅵ．短鎖 DNA 解読による構造変異同定

疾患を起こすのは1塩基変異だけではなく，短い挿入削除，構造変異（例えば大規模な挿入や欠損，ゲノム領域の重複，逆位，転座，短い単位配列の繰り返しなど）が関与している例が数多く報告されている（**図❸ A**）。また GWAS 研究から疾患に関連する高頻度の SNP マーカーの約80%は遺伝子コード領域外に存在する。これらマーカーの周辺には検出が困難な大規模構造変異が見落とされており，遺伝子制御領域に深刻な影響を与え

ているとも考えられている。短鎖 DNA を解読することで，構造変異した塩基配列を正確に決定することは難しいが，ある種の構造変異の存在を推測することができる[19]。標準ゲノムの大規模な領域が，ある個人ゲノムで欠損していると，その個人から収集したリードは欠損した領域にアラインメントされないことから検出できる。ある領域が個人ゲノムで2コピー存在すれば，その領域にアラインメントされるリード数は平均の約2倍になるであろう。この方法で，26人種2504人の構造変異が同定・分析され[20]，73%の高頻度（>1%）構造変異が近傍の高頻度 SNP マーカーと連鎖不平衡状態にあり，構造変異が疾患と相関することが裏づけられた。また両アレルの欠損により同時に除かれた遺伝子は，予想どおり必須遺伝子ではないことが報告されている。さらに125人種236人を分析した研究が報告され，欠損と重複では性質が異なることを示している[21]。例えば欠損は SNV と相関するのに対して重複は相関が低く，欠損は遺伝子領域に少なく遺伝子間領域に多いのに対して重複はどちらにもみられ，欠損の頻度は長さと逆相関するが重複には顕著な逆相関がみられなかった。ゲノム重複がもたらす効果を分析する際には注意が必要である。

このように短鎖 DNA 解読でも，欠損と重複の存在を予測できるが，重複した配列が近傍に存在するか，離れた領域に存在するかを判定することは難しい（**図❸ B**）。さらに他のタイプの構造変異である長い STR 伸張（short tandem repeat expansion），長い STR に挟まれた逆位，トランスポゾン挿入を短鎖 DNA 解読から存在を予測する研究はあるものの[22]，配列を決定することは難しい。STR 伸張の例としては，遺伝子 FMR1 の5'非翻訳領域において CGG が通常は50回以下に対して，750回繰り返す脆弱 X 症候群の症例が報告されている[23]。このような構造変異の配列を決定するには長鎖 DNA 解読技術の登場を待たねばならなかった。

Ⅶ．長鎖 DNA 解読と構造変異

1塩基変異から理解できる疾患は必ずしも多く

56

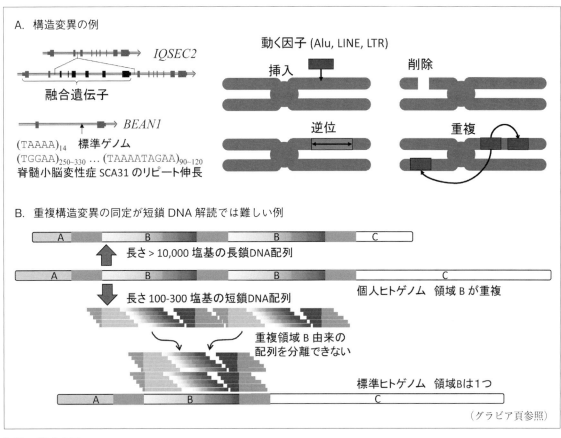

図❸ 構造変異

なく，大規模な構造変異やDNA修飾が原因となる例が，脳疾患では見出されはじめている。短鎖DNA解読では，大規模な構造変異を検出しにくい。1万塩基以上の長鎖DNAを解読できる1分子実時間シーケンシングが，大規模な構造変異を検出する手段として注目されている。ここではまず，短鎖DNA解読シーケンサーと1分子実時間シーケンサーとの違いを説明する。短鎖DNA解読シーケンサーは以下のような課題を抱えている。

- 高々1000塩基程度のDNA断片しか読めない
- 解読の速度が遅い（解読量を上げるため短い断片を超並列で読む）
- 解読が難しい塩基組成のDNA断片がある（例：GC率70〜100%）
- 塩基読み取りエラーがランダムではなく偏り，完全なエラー補正が困難

これらの課題を解決する方法が1990年代後半から模索されてきた。DNAポリメラーゼやタンパク質（ナノポア）を解読装置として使う1分子実時間シーケンシングの考え方が提案・検討・実現され，今日広がっている[24)25)]。1分子を観測するためノイズも多く苦労はあるものの，例えばPacBioの1分子実時間シーケンサーは，それ以前の技術が満たせなかった3つの理想的な数学的性質を満たす最初の解読技術となった[26)]。

- ポアソンサンプリング（一定量読むとゲノムの各位置を覆う解読配列数が定数以上になる）
- エラーのランダム性（解読配列中の塩基エラーがランダムな位置で発生）
- 繰り返し配列の被覆（ゲノム中の各繰り返し配列の全長を被覆する解読配列が存在）

理由は，偏った塩基組成のDNA領域を解読することを従来の技術が苦手としたのに対して，DNAポリメラーゼはどのようなDNAも複製可能，つまり解読可能なことが効いている。理想的性質のおかげで，塩基の読み取りミスを従来の0.01％から0.0005％まで2桁近く改善できている[27]。そして大規模な構造変異を検出でき，DNA修飾が難読な領域の解明に道が拓けた（図❸）。

Ⅷ. 構造変異とゲノムアセンブリの再認識

長鎖DNA解読による構造変異の検出は，2段階のステップを経て進展した。2014年，ワシントン大学のEichlerらは，2倍体のヒトゲノムの解析を避け，まず1倍体のヒトゲノムサンプルCHM1をPacBioの長鎖DNAシーケンサーで解読した[28]。理由は相同染色体間での違いに撹乱されずに，簡明に解析できる良さを選んだためである。また解読した長鎖DNA配列は標準ヒトゲノムへと確実にアラインメントした後に（標準ヒトゲノムをヒントにした），近傍にアラインメントされた配列をアセンブリする慎重な戦略を取った。この結果，標準ヒトゲノムのセントロメア以外の領域に存在する160個のギャップ配列のうち55％を埋めることに成功した。これらギャップの多くは，中心にAT率の高い繰り返し配列，両端にGC率の高い領域をもつことが明らかになった。

2015年，シナイ大学のBashirらは2倍体のヒトゲノムの構造変異解析結果を報告した。PacBioの長鎖DNA解読に加えて，18万塩基を超えるDNA断片上にある特定の6-8merの分布を1分子計測するBioNano社の技術を使い，標準ゲノムをヒントに使わずに，ゼロからゲノムアセンブリする方法を開発した[29]。その結果，N50スキャフォールド長を3千万塩基近くまで延ばすことに成功し，構造変異を網羅的に把握することに成功している。またヘテロなSNVの情報を使って各ハプロタイプの配列を生成することも容易になった。このアプローチは，今後ヒトゲノムの構造変異を理解するために主流になるであろう。

Ⅸ. アレル特異的DNAメチル化

これまでは，もっぱらDNA上の変異について述べてきたが，DNAメチル化の疾患との関連は重要である。2倍体を考えると，アレル特異的DNAメチル化の検出は難しい。理由はアレルを識別するSNVが疎らに分布しているためで，SNVを頼りにしてバイサルファイト変換した短鎖DNAリードをゲノム上にアラインメントしても，アレル特異的DNAメチル化情報は飛び飛びにしか得られない[30]。そこでバイサルファイト処理した長鎖DNA断片をリード解読するアイデアを試した研究もあるが[31]，バイサルファイト変換がDNAを1000塩基程度に細かく断片化するため，長鎖DNAの利点を活かせない。

PacBioのシーケンサーはDNAポリメラーゼを使って1本鎖DNAを複製しながら解読する。Flusbergらは，塩基の修飾状態に依存して複製時間が変化する傾向に気づいた[32]。例えば6mAは，修飾されていないAに比べて複製時間が有意に長くなる。この性質を利用して微生物の6mAサイトとその周辺の塩基パターンが数多く発見されている。線虫（*C. elegans*）でも6mAは広く存在することがPacBio RSを使って発見され，6mAが世代を超えて継承される変異体も見つかっている[33]。その後，ヒトゲノムで6mAがどの程度存在するか，注目されている。6mAは複製速度を顕著に遅らせるが，脊椎動物に特長的なCpGサイトの5mCはどうかというと，顕著ではない。筆者らは隣接するCpGのメチル化状態の相関が高いことに注目し，PacBioを使った5mCを高精度で検出するアルゴリズムを開発し，アレル特異的メチル化状態を推定するのに活用している[34]。

おわりに

ヒトゲノム上の変異を疾患の関係を見出すために研究開発されてきた方法論を紹介し，その中で使われる数学，統計学そしてアルゴリズムについて紹介してきた。このような研究分野はゲノムインフォマティクスと呼ばれ，特に個人ゲノムの解読が盛んになるにしたがって成熟しつつあるよう

に思う。今後研究計画を練りゲノムインフォマ
ティクス的考察が必要になった時，本稿が多少で
も助けになれば幸いである。

用語解説

1. **Lander-Green のアルゴリズム**：ハプロタイプの継承関係を表現するために，遺伝子型の各アレルを祖父由来（0）もしくは祖母由来（1）で分けて2ビットで表現する。すると継承関係は，個人の2つのアレルで2^2ビット，n人の個人で2^{2n}ビットのベクトル（IBDベクトル，identical-by-descent）で表現できる（図❶）。このIBDベクトルが染色体の端から端まで変化する様子を隠れマルコフモデルで推定するのがLander-Greenアルゴリズムであり，IBDベクトルの列からハプロタイプを決められる。ボトルネックは，個人数nの指数関数でIBDベクトルの大きさが増大することで，家系の大きさは$n<20$（$2^{2*20}≒10^{12}$）が望ましい。アルゴリズムが提案された1987年頃はRFLPマーカーが主流であり，マーカー数も数万個程度であった。しかし現在は数百万個の1塩基変異多型（SNP）をゲノムマーカーとして使える。2桁以上マーカー数が増え，計算時間がかかるように思われるかもしれない。幸いLander-Greenアルゴリズムはゲノムマーカーの数に線形比例した時間で計算できるため，マーカー数の増加は問題とならない。

2. **GWAS の検定方法**：GWASでは，帰無仮説①「すべてのSNPマーカーの位置におけるアレルもしくは遺伝子型が疾患と関連せず，罹患者およびコントロール集団で同じ頻度で出現する」を有意水準5%で棄却できるか否かを判定する。棄却できる場合，少なくとも1つのSNPマーカーが疾患と関連することに注意する。そこで帰無仮説①を棄却するには，n個のSNPマーカー各々について帰無仮説②「SNPマーカーの位置におけるアレルもしくは遺伝子型が疾患と関連しない」を有意水準5%/nで検定（例えばχ^2検定）し，少なくとも1つのSNPマーカーで棄却できるか否かを調べれば十分である。この根拠は各マーカーの検定が独立であれば，$a=5\%$と置くと帰無仮説①が棄却される確率は

$$1-(1-a/n)^n≒1-(1-n(a/n))=a=5\%$$

以下となる（$a/n≒0$を仮定してテーラー展開してい

る）。この論理の流れは，多数の仮説を一度に検定する多重検定を実施するときに有意水準を調整するBonferroni補正の考え方そのものである。HapMapプロジェクトで得られたSNPマーカーの個数$n=5×10^5$の場合，各SNPマーカーに対する帰無仮説②は5%/$n=10^{-7}$で検定する。

3. **アラインメントの高速化アルゴリズム**：2つの配列を比較して保存されている配列を見つけるアラインメント作業を高速化するために，2つの配列間で（ほぼ）完全マッチする配列（シード配列と呼ばれる）を見つけて，その周辺に一致する配列を延ばしてゆく戦略が愛用されている。どの程度の長さのマッチを想定するかは，2つの配列間の類似度からおおよそ推定できる。例えば類似度が低い場合（例えば70～90%）に頻用されるBLASTでは，長さ11の塩基配列のマッチをデフォルトで使う（長さは変更可能）。2つの配列のどちらかがゲノムのように長い配列の場合，長い配列を前処理してマッチする位置を記憶しておき，他方の配列をアラインメントする速度を高速化できる。記憶方法としては，定数長（例えば11の塩基配列）の配列を記憶するハッシュ表がBLAST，BLAT，BLAST-Zなどで長い間使われてきた。一方ヒトゲノム解析では，個人ゲノムから読まれたリードと標準ヒトゲノム類似度は非常に高く，長いマッチ（例えば100塩基）をもつ傾向にある。そこで任意の長さのマッチを小さなメモリで記憶できるデータ構造FM-index[35]が向いており，FM-indexを実装したソフトウエアBWA MEMやBowtie2が普及している。FM-indexはsuffix arrayとBurrows-Wheeler変換を使い線形時間で高速に構築できる（ノートPCで1億塩基を約100秒）。問い合わせの長さに線形比例した時間でマッチを枚挙でき，その計算時間をk倍にする代わりに記憶領域を1/kに間引くこともできる。そのため2GB程度の小さなメモリでもヒトゲノム解析が可能である。最後に200行程度のCコードで実装でき，学部学生の演習問題としても適している。

参考文献

1）Lander ES, Green P : Proc Natl Acad Sci USA 84, 2363-2367, 1987.
2）Ozaki K, et al : Nat Genet 32, 650-654, 2002.
3）The International HapMap Consortium : Nature 426, 789-796, 2003.
4）Frazer KA, et al : Nature 449, 851-861, 2007.
5）Manolio T, et al : Nature 461, 747-753, 2009.
6）Hindorff LA, et al : Proc Natl Acad Sci USA 106, 9362, 2009.
7）Sidransky E, et al : N Engl J Med 361, 1651-1661, 2009.
8）Abecasis GR, et al : Nature 491, 56-65, 2012.
9）Gudbjartsson DF, et al : Nat Genet 47, 435-444, 2015.
10）Walter K, et al : Nature 526, 82-90, 2015.
11）Nagasaki M, et al : Nat Commun 6, 1-13, 2015.
12）Kumar P, et al : Nat Protoc 4, 1073-1081, 2009.
13）Choi Y, et al : PloS One 7, e46688, 2012.
14）Chun S, Fay JC : Genome Res 19, 1553-1561, 2009.
15）Siepel A, et al : LNBI 3909, 190-205, 2006.
16）Adzhubei I, et al : Nat Methods 7, 248-249, 2010.
17）Schwarz JM, et al : Nat Methods 7, 575-576, 2010.
18）Kircher M, et al : Nat Genet 46, 310-315, 2014.
19）Alkan C, et al : Nat Rev Genet 12, 363-376, 2011.
20）Sudmant PH, et al : Nature 526, 75-81, 2015.
21）Sudmant PH, et al : Science 349, aab3761, 2015.
22）Doi K, et al : Bioinformatics 30, 815-822, 2014.
23）Loomis EW, et al : Genome Res 23, 121-128, 2013.
24）Levene MJ, et al : Science 299, 682-686, 2003.
25）Eid J, et al : Science 323, 133-138, 2009.

26) Myers G : Proc of WABI, 52-67. 2014.

27) Chin CS, et al : Nat Methods 10, 563-569, 2013.

28) Chaisson MJP, et al : Nature 517, 608-611, 2014.

29) Pendleton M, et al : Nat Methods 12, 780-786, 2015.

30) Kuleshov V, et al : Nat Biotechnol 32, 261-266, 2014.

31) Yang Y, et al : BMC Genomics 16, 350, 2015.

32) Flusberg B, et al : Nat Methods 7, 461-465, 2010.

33) Greer EL, et al : Cell 161, 868-878, 2015.

34) Suzuki Y, et al : Bioinformatics, btw360v2, 2016.

35) Ferragina P, Manzini G : Journal of ACM 52, 552-581, 2005.

森下真一

1985 年	東京大学理学部情報科学科卒業，理学博士
	IBM
1990 年	スタンフォード大学
1997 年	東京大学医科学研究所
2000 年	東京大学理学部情報科学科
2003 年	同大学院新領域創成科学研究科メディカル情報生命専攻および理学部生物情報科学科教授

専門は情報科学および生命科学。

第1章 総論

7．遺伝子治療とゲノム編集 −最近の進歩−

金田安史

　現在までの遺伝子治療の臨床試験は，そのほとんどが体細胞を標的とした遺伝子による機能補充療法である。しかし，従来より開発されてきた変異遺伝子の修復技術が，この数年は急速な進歩を遂げ，ゲノムを改変するゲノム編集の革新的技術を用いた遺伝子修復による治療が現実味を帯びはじめている。実際に zinc finger nuclease（ZFN）を利用して HIV 耐性のリンパ球を構築して AIDS 抵抗性を高める臨床試験が進んでいる。一方，技術的には非標的部位の切断（off-target effect）が起こる可能性が高いこと，遺伝子変異の修復についてはさらなる改善が必要であるなど，解決すべき課題は多い。しかし，この技術をヒトの生殖細胞に応用する動きがあり，大きな倫理的問題を世界中に投げかけつつある。

はじめに

　疾患の治療をめざした遺伝子治療は本来，単一遺伝子の異常による遺伝性疾患の究極の治療法と考えられ，1990 年から開始された。多くの障壁を乗り越えながら，最近は遺伝性疾患やがんにおいて遺伝子治療の有効性が確実に示されるようになってきている。一方で，ゲノム DNA の評定部位を認識して切断し，その後に起こる非相同末端結合や相同組換え修復機能を利用して，特異的に標的遺伝子を破壊，あるいは変異を修復するゲノム編集[用解1]技術が急速な発展を遂げ，zinc finger nuclease（ZFN），TALEN に加えて，CRISPR/Cas9[用解2]系が開発された。

I．遺伝子治療の概要

　現在までに行われている遺伝子治療は，後述する AIDS 遺伝子治療の 1 件（CCR5 の遺伝子破壊）を除き，体細胞を標的とし，変異遺伝子には

手を加えず正常遺伝子を強発現して機能を補充する方法である。遺伝子治療には，直接組織に遺伝子を導入する in vivo 遺伝子治療法と，体外に取り出した細胞に遺伝子を導入し再び体内に移植する ex vivo 遺伝子治療法の 2 つに大別できるが，in vivo，ex vivo 遺伝子治療とも補充療法として行われてきた。1990 年代には革新的治療法として，遺伝性疾患のみならずがんや循環器疾患，感染症などにも応用されたが，期待された成果は得られなかった。しかもアデノウイルスベクターの大量投与による死亡事故やプロトコール違反，利益相反の問題なども浮上して体制の見直しが求められた。フランスでは 1990 年代末に，レトロウイルスベクターで遺伝子導入した骨髄造血幹細胞を用いた ex vivo 遺伝子治療が免疫不全症 X-SCID に対して行われ，最初の報告では 11 例中 7 例で著明な免疫状態の改善が認められた。しかし，3 年後にレトロウイルスゲノムの染色体 DNA への挿入によって相次いで白血病

■ Key Words

ゲノム編集，非相同末端結合（NHEJ），相同組換え修復（HDR），zinc finger nuclease（ZFN），TALEN，CRISPR/Cas9，off-target effect

が起こり，世界的な問題となった。遺伝子治療への期待が一気にしぼんでしまった。一方，遺伝子導入技術の改良や安全性の検討，遺伝子挿入の解析法などの研究の継続的な推進と，審査の迅速化や非臨床試験のガイドラインの策定など規制面での見直しが欧米を中心として進められた結果，2010年前後から遺伝性疾患の遺伝子治療の成功例が相次いで報告され，現在も増加している状況である[1]。特に骨髄の造血幹細胞を対象とした *ex vivo* 遺伝子治療で，レンチウイルスベクターが安全性が高く高効率の遺伝子導入法として用いられ，adrenoleukodystrophy，β-thalassemia などの疾患で成功例をもたらしている。*in vivo* 遺伝子治療としてはアデノ随伴ウイルスベクターとその改良型が，網膜下への遺伝子導入による Leber's amaurosis の治療，静脈内への遺伝子導入による hemophilia B の治療，脳内への導入による Parkinson's disease の治療などに用いられ，高い成功率を示せるようになった。2012年11月には，lipoprotein lipase deficiency の治療薬として治療遺伝子を有するアデノ随伴ウイルスベクター（Glybera®）が欧米で初の遺伝子治療医薬品として承認された。また遺伝子治療臨床試験の約2/3を占めるがんの遺伝子治療においては，chimeric antigen receptor-T cell や腫瘍での選択的な増殖が可能な oncolytic virus および治療遺伝子を乗せた armed type oncolytic virus などが開発され，前者は B cell lymphoma などの血液腫瘍に，後者は固形がんに著明な効果を示せるようになり，GM-CSF 遺伝子を搭載した oncolytic herpes virus（T-Vec®）は欧米で薬事承認がなされた。

このように体細胞を用いた補充療法でも遺伝子治療の有効性が最近は次第に認められるようになってきている。しかし究極の治療法となりうる変異遺伝子の修復の遺伝子治療については，1990年代には技術的にまず不可能と考えられてきたが，2000年代以降，技術革新が次第に進み，特にこの数年はそれが加速され，遺伝子修復による治療が現実味を帯びはじめている。

II．ゲノム編集技術の進歩

1．ZFN

ゲノム編集の基本は，いかに選択的に標的ゲノム部位を切断し，引き続いて起こる非相同末端結合（non-homologous end-joining：NHEJ）や相同組換え修復（homology-directed repair：HDR）の機能を利用するかであり，ゲノム DNA の特異的な配列を認識させる技術が必要である。

最初に開発されたのが，転写因子に含まれる zinc-finger（ZF）domain（cystein や histidine を含み，亜鉛イオンを含む空間を作ることができる配列）を利用して特定のアミノ酸配列を認識する方法で，さらに ZF に制限酵素を結合させた zinc-finger nuclease（ZFN）が開発された。この方法では，通常1つの ZFN は 3〜6個の ZF domain を含み，1つの ZF domain は guanine を含む3つの塩基配列を認識できるので，9〜18の塩基配列に結合できる[2]。これによって特異的な遺伝子配列を ZFN が切断できる。nuclease には制限酵素の Fok1 が通常使われている。この ZFN は DNA のセンス鎖，アンチセンス鎖にそれぞれ結合しなければ作用しないので，DNA の二重鎖切断が可能となる。この場合は，最大で36塩基を認識できることになる。これは画期的な技術として遺伝子治療への応用が期待された。本技術の開発を行ってきた米国のベンチャー企業である Sangamo 社は当初，レトロウイルスベクターによる白血病誘発が問題となっていた X-SCID の遺伝子治療への応用を計画していた。しかし全ゲノムシーケンスを行ったところ非標的部位にもゲノム編集が起こっている（off-target effect）ことがわかり，遺伝性疾患治療への応用は難しいと判断され，さらなる技術開発が求められた。

制限酵素を Fok1 ではなく PvuII にすれば，切断部位の特異性が上がるという報告や，PvuII の変異体（PvuII G46/F94）を用いるとさらに ZFN のゲノム切断の特異性を高めることができるという報告がなされている[3]。しかし制限酵素を用いる限りは，DNA の塩基配列の認識は主として DNA 結合タンパクの認識能に依存する。

2. TALEN

次いで，ZF に代わって DNA を認識するタンパク質として，植物の病原菌である *Xanthomonus* の DNA 認識配列，transcription activator-like effector に制限酵素を結合させた TALEN（TALE-nuclease）が開発された。TALEN の DNA 結合ドメインには RVD（repeat variable diresidue）というドメインが 12 ～ 26 個含まれており，TALEN はこのドメインによって 2 つのアミノ酸で 1 つの DNA を構築する塩基 1 つを認識できる[2]。ZFN と同様にセンス鎖，アンチセンス鎖に結合して切断するので，この場合は 24 塩基以上を認識できる。このアミノ酸配列を様々に設計することで特異的な遺伝子配列の認識が可能となる。そこで標的部位を認識できる RVD を設計し，それをもつ TALEN が開発された。TALEN と ZFN はゲノム編集能力はほぼ同等と判断されるが，毒性が低いことが報告され，これは off-target effect は低いという報告がある[3]。その塩基配列認識能は RVD に依存するが，この設計が ZFN よりも容易で特異性を高めることが可能である。しかし TALEN も ZFN も DNA の塩基配列の認識はタンパク質によっている。センス鎖とアンチセンス鎖の結合の特異性を考えればわかるとおり，タンパク質よりも核酸のほうがはるかに特異的な塩基配列への結合に適していると考えられる。オリゴ核酸に制限酵素を結合させ，DNA と 3 重鎖を形成させて制限酵素で切断する試みもなされたが，3 重鎖形成は本来難しく，汎用性のある技術にはならなかった[4]。

3. CRISPR/Cas9

最近広く使われるようになった CRISPR（clustered regularly interspaced short palindromic repeats）/Cas9（CRISPR-associated nuclease）[2] は，唐突に出現したかのような印象を与えているかもしれないが，実は，ZFN，TALEN の開発において，内在性の DNA 切断酵素が望ましい，タンパク質よりも核酸による DNA 認識が望ましいという課題を克服できる技術として，すでに発見されていた細菌のウイルス防御システムが注目されたと考えるべきであろう。これが哺乳類の細胞でも極めて効率よくゲノム DNA の切断ができることが報告された[5]。最初の報告ではヒトの培養細胞株で 10 ～ 25％程度，iPS 細胞で 2 ～ 4％の率で標的化が可能であった[6]。前述したようにゲノム DNA が切断されると，NHEJ と HDR という修復系があるが，この技術が特に汎用されはじめたのは，NHEJ を利用して簡単に遺伝子ノックアウト細胞を作ることが可能になったためである。標的部位に相補性のある配列を含む guide RNA を設計し，Cas9 の発現ベクターとともに細胞内に導入する。ウイルスベクターやプラスミド DNA を用いる場合もある。NHEJ が起こるときに，3n+1 や 3n+2 で塩基の欠失や挿入が誘発されるとフレームシフト変異によって，正常なタンパク質を産生できず，遺伝子破壊が起こる。CRISPR/Cas9 の場合，1 回の導入で両アレルの遺伝子破壊も頻度高く起こる。片アレルずつの破壊を別々の薬剤選択法で選別していた従来法に比べると格段に容易で短時間で遺伝子破壊細胞が得られる。マウスやラットの受精卵へも *in vitro* で合成した Cas9 mRNA と guide RNA を注入するだけで，ノックアウト動物が得られるため，モデル動物の作出法としては，この数年で爆発的に広まった。一方，変異のある遺伝子を修復するためには，正しい配列をもつ鋳型 DNA を核内に導入しておくと，それを使って HDR が起こり遺伝子修復や遺伝子のノックインが可能となる。ここで問題となるのは，前述した off-target effect の頻度である。guide RNA 中の標的配列（20 塩基）の 3'側の配列が Cas9 の認識に重要であるが，5'側はミスマッチがあっても結合できる。したがって，3'側の配列を標的配列に特異的な配列として選択しないと off-target effect が起こってしまう[7]。ZFN，TALEN，CRISPR/Cas9 のいずれが off-target effect が低いのかを判定するのは難しいが，その簡便さから考えて今後のゲノム編集は CRISPR/Cas9 法が主流になることは確実であり，この方法をいかに改良するのかが今後の課題となるであろう。

Ⅲ. ゲノム編集の遺伝子治療への応用

1. 動物での検証

　ゲノム編集技術はすでに植物や魚，家畜など の品種改良に用いられている。例えば myostatin を標的として TALEN mRNA を受精卵に導入し， myostatin 遺伝子を破壊して筋肉量を増加させた 家畜の開発などが報告されている。長年月がか かっていた品種改良が 1 回の操作でできてしまう 簡便さによって，汎用性が高まっているが，自然 変異か人工変異かが区別ができないため，従来の 遺伝子組換え品としては扱えないかもしれない。

　一方，遺伝子修復は，疾患治療の理想の手段と して注目されてきた。ゲノム編集を用いたマウ スでの遺伝子治療研究は体細胞レベルで盛んに 行われている。CRISPR/Cas9 を用いた細菌の報 告では，遺伝性高チロシン血症Ⅰ型（hereditary hypertyrosinemia typeⅠ：HTⅠ）マウスの肝臓へ の CRISPR/Cas9 システムの遺伝子導入によっ て症状の改善が認められている[8]。HTⅠのマウ スモデルではチロシン代謝の最終段階に関与す る fumarylacetoacetate hydrolase（FAH）遺伝子の exon 8 の point mutation（$G \rightarrow A$）によって exon 8 skipping が起こり FAH が機能しなくなる。そ の結果，血中のチロシンレベルが上昇し急性の 肝臓障害や体重減少が起こる。このマウスモデ ルでは，肝細胞の 1 万個に 1 個でも正常の FAH を発現すれば症状が改善することが知られてい る。そこで，point mutation 部位に結合できる guide RNA と Cas9 をもつプラスミドを構築し， さらに point mutation を修復する鋳型となる正常 の DNA 断片（199 塩基の一本鎖）を同時に，マ ウス肝臓に hydrodynamic gene delivery 法で導入 した。約 250 個の幹細胞に 1 個の割合で正常の FAH が発現し，この正常 FAH をもつ肝細胞が 選択的に増殖し，肝障害や体重減少の症状を改 善した。off-target effect としては，コンピュータ 上の検索では 3 ～ 4 ヵ所が想定されたが，実際に Cas9 によって切断されず，シーケンス上も非標 的部位の挿入欠失（indel）率は 0.3 ％未満であっ た。

　マウスでは生殖細胞のゲノム編集による治療の 実験結果も発表された。筋ジストロフィーのモ デルマウス mdx はジストロフィンの exon 23 の CAA が TAA になっているためにストップコド ンが生じでジストロフィンが作られない。そこ で，mdx マウスの受精卵に，この変異部位を認 識する guide RNA と Cas9 の mRNA，さらに鋳 型となる正常塩基配列を含む一本鎖 DNA を注入 した[9]。なお鋳型となる DNA は少し細工がして あって，これを鋳型として HDR が起こると制限 酵素の TseⅠで切断されるようになるが，NHEJ が起こるとこの切断サイトはなくなる。マウスの DNA 解析により修復された 11 匹のマウスのう ち，7 匹は HDR が起こって修復されたが，4 匹 は NHEJ により変異部位が欠失して in-frame で 連結していた。また受精卵が分裂を始める前に Cas9 が働くと，個体のすべての細胞がゲノム編 集を受けることになるが，分裂を始めてからゲノ ム編集が起こると修正された細胞のみ修正の細胞 のキメラになってしまう。DNA の解析では，修 復された DNA をもつ細胞の割合は 2 ～ 100 ％で あり，モザイク形成が起こっていることがわかっ た。mdx マウスでは 0.2 ～ 0.6 ％で正常に戻る revertant が生じるが，その率よりも高い修復率 であり，ゲノム編集が起こっていることが示され た。NHEJ による修復で正常とは若干異なるが機 能的なジストロフィンが作られる。成長したマウ スの筋肉の状態を，筋肉の破壊のマーカーとなる 血中 creatine kinase の漏出と前肢の握力による筋 力測定で評価すると，修復されたマウスの場合は， HDR，NHEJ による修復のいずれでも mdx マウ スよりも正常に近い測定値を示し，モザイク形成 の場合，修復細胞の割合と筋肉の回復傾向が相関 した。off-target effect による有害事象は特に認め られなかった。

2. 臨床応用

　臨床応用のためには前述したように遺伝子修復 をめざすには，体細胞を標的細胞とした場合で も，効率の改善や off-target effect による影響を含 めた安全性のさらなる検証が必要である。しかし 遺伝子破壊の場合は，対象疾患によっては可能

性があると考えられてきた。実際にヒトでの初めての応用が，AIDS（acquired immunodeficient syndrome）の治療で実施された[10]。AIDS を起こす HIV（human immunodeficiency）に感染しても発症しない人の T cell を調べた結果，HIV の感染時のレセプターの1つである CCR5 遺伝子に 32bp の欠失があり（CCR5 delta32），この欠失は有害ではないことがわかっていたので，$CD4^+$ T cell の CCR5 を ZFN で破壊して CCR5 delta32 の自己の $CD4^+$ T cell が構築された[11]。ZFN の $CD4^+$ T cell への導入にはアデノウイルスベクター（$CD4^+$ T cell 上にもある CD46 を認識できるファイバーをもつ Ad5/35）が用いられ，0.5〜1.0×10^{10} の $CD4^+$ T cell が患者に輸注された。この方法では 11〜28％の細胞の CCR5 が編集を受けている。2つのコホートで計 12 名の HIV 慢性感染患者が投与を受けた。1週間後，CCR5 が破壊された $CD4^+$ T cell は約 $250/mm^3$ で全 $CD4^+$ T cell の 13.9％であり，ゲノム編集された $CD4^+$ T cell は，非修飾の $CD4^+$ T cell よりも約4倍安定に血中に存在した。ほとんどの患者で HIV の DNA は検出されず，4人のうち1名で HIV RNA も検出限界以下となった。有害事象としては1名で輸注に伴う発熱や疼痛などがあった。HIV の感染は gp120 が CD4 に結合し構造を変えて CCR5 を co-receptor として T cell やマクロファージ，単核球などに侵入する。したがって $CD4^+$ T cell での受容体破壊では HIV の増殖を抑制するのには不十分かもしれない。そこで末梢の $CD4^+$ T cell ではなく，自己の造血幹細胞での CCR5 を同様に破壊して HIV 感染を抑制する臨床試験も実施されている。また CCR5 は初期の co-receptor で，感染が安定化すると HIV は T cell 上の CXCR4 を co-receptor とする。したがって CCR5 をノックアウトしても CXCR4 が正常であれば，ウイルスはこちらを優先的に使うように変化するかもしれないという懸念もある[12]。今回の臨床試験は安全性が主目的であるが，有効性についても長期間の観察が必要とされている。

Ⅳ．ゲノム編集の倫理的課題

このようにゲノム編集はまだ改善の余地は多くあるとはいえ，上述した3つの方法の出現で遺伝子修復や遺伝子破壊が驚くべき効率で，しかも予想を上回るくらいのスピードで可能となっており，今後ますます加速されることが予想される。一方で大きな懸念は，ヒトの遺伝子を生殖細胞で改変し末代までその影響が及ぶ可能性や，自在に様々な機能をもつ人間を作り出すことまでできるようになるかもしれないということである。遺伝子治療の分野では，生殖細胞を対象とした遺伝子導入や改変は禁止されているので現時点では臨床応用は歯止めがかかっている。しかし基礎研究としては，どこまで許されるのかという基準は決められていない。2015 年4月1日に中国の研究者が，ヒトの受精卵を用いたゲノム編集の論文を発表し[13]，世界中に議論を巻き起こしている。この研究では，人工授精をして3つの核をもつ受精卵を用いたので個体発生はしないことで中国での倫理委員会は許容したことになっている。彼らは，β-globin の変異のために貧血となるサラセミアの遺伝子治療をめざし，そのモデル系として CRISPR/Cas9 システムと鋳型となる変異 DNA を3核の受精卵に注入して β-globin 遺伝子の一部の塩基の置換を試みた。86 個の受精卵に遺伝子導入をして，71 個が生存し，そのうち 54 個の受精卵から DNA を回収した。このうち Cas9 で DNA 切断が起こったものは 28 個，さらに望みの変異を挿入できたものは4個であった。8％未満の成功率であるが，off-target effect については全ゲノムを調べてはおらず，コンピュータで予想される7つの遺伝子座のうち2つにおいて，6/20，10/23 の率で切断が起こっていた。また β-globin と高い相同性をもつ δ-globin との間での組換えが7個の受精卵で認められた。さらにすべての修飾細胞でモザイク形成が起こっていた。以上のように，生殖細胞での遺伝子修復技術としては，万一遺伝子治療が許容されたとしても，現時点ではとても臨床に使用できるレベルのものではないことは明らかである。

しかしヒトの生殖細胞を用いたゲノム編集の基礎研究をどこまで認めるのかを決めるのは極めて難しい。日本遺伝子治療学会（JSGT：2015年7月より日本遺伝子細胞治療学会JSGCTに名称変更）は，2015年4月にアメリカ（ASGCT）と欧州（ESGCT）の遺伝子細胞治療学会に共同声明の提出を呼びかけ，ASGCTが中心となって草案を作成し，2015年8月に日米の遺伝子（細胞）治療学会の共同声明がASGCTの学会誌Molecular Therapyに掲載された[14]。その主旨は以下のようである。

ゲノム編集技術によって遺伝子操作を受けた受精卵などから人間が育った場合，その影響は，個人にとどまらず世代を超えて伝わるため，その安全性や有効性については，遺伝子操作を受けた人の一生だけでなく，子孫についても長期に渡ってどのような影響が生じるのかを分析せねばならないが，それを科学的に有効な手段で，倫理的にも問題なく，十分検証することが今の科学ではできない。また現在のゲノム編集の技術は，精度や効率という点で不十分で未熟なものである。まずは，ヒト以外の動物での受精卵や生殖細胞などのゲノム編集研究を進めて，それをもとにして，正常な発生能力を欠くヒトの受精卵を用いる研究の指針作りから始めていくべきではないか。ゲノム

編集技術のリスクとベネフィット，現状の技術レベルなどについて一般市民が十分考え，議論を幅広く，深く行いながら，社会全体のコンセンサスを作っていくことが極めて重要である。

一方，ESGCTは最終的にこの声明には加わらなかった。学会内で意見が割れているようで，2015年9月のESGCTの大会では，この問題についてパネル討論があった。イギリスのグループはヒトの生殖細胞を使ったゲノム編集の臨床応用も将来は認可されるべきであると主張している。しかし遺伝子治療の分野では，現在の体細胞の遺伝子治療でも成果が期待できる状況を考えれば，治療法としての生殖細胞のゲノム編集の必要性を研究者がまだ実感していないのも事実であろう。

おわりに

ゲノム編集の問題は今後十分議論され，最終的には社会全体が判断すべきことであるが，決して科学者が先走ることのないように生命倫理の専門家も深く関与して社会全体の意識を高めていく必要がある。この技術の応用が良くも悪くも人類の将来を決めることになる可能性は高い。着実に進めることが，結果的にこの技術を適切に活かすことにつながるのだと感じている。

▶ 用語解説

1. **ゲノム編集（gene editing）**：ゲノムDNA上の任意の配列に対して正確に欠失，挿入，置換を導入する技術である。細胞ではゲノムの傷を修復するための機構が存在する。1つは非相同末端結合（non-homologous end-joining：NHEJ）による修復と相同組換え修復（homology-directed repair：HDR）であり，変異部位を修復するためにはHDRが正しいゲノム部位（標的部位）で機能しなければならない。そのためには，標的部位を含む領域でDNA切断を誘発することが必要である。しかし通常の制限酵素ではせいぜい4～8塩基の認識しかできない。そこでゲノムDNAの特異的な配列を認識させる技術が必要となり，ZFN，TALEN，CRISPR/Cas9系が開発された。その結果，遺伝子ノックアウト生物などの作製が可能になり，さらに変異遺伝子修復による究極的な遺伝子治療の可能性が高まった。

2. **CRISPR/Cas9**：CRISPRは細菌に存在する数重塩基対の繰り返し配列である。細菌が，それに侵入するバクテリオファージなどの外来性DNAに含まれるPAM（proto-spacer adjacent motif）領域を自身のゲノム中にもつようになり，この領域が転写されてできるRNA（CRISPR RNA）が，それと一部相補性のあるtrans-activating RNAとそれらに結合するCas9（Cas geneの1つでDNAの二重鎖切断活性をもつ）と複合体を形成する。このCRISPR/CAS9は細菌に侵入する外来性DNAを切断して機能を喪失させることができる細菌のもつ獲得免疫機構として注目された。CRISPR RNAとtrans-activating RNAを結合させたguide RNAが作られ，CRISPR RNAの中のDNA塩基配列認識の12塩基対の配列をデザインすることによって標的ゲノム部位にCas9を運んでDNAの二重鎖切断ができる。

参考文献

1）Kaiser J : Science 334, 29-30, 2011.
2）van der Oost J : Science 339, 768-770, 2013.
3）Mussolino C, Morbitzer R, et al : Nucleic Acid Res 39, 83-93, 2011.
4）Eisenschmidt K, Lanio T, et al : Nucleic Acid Res 33, 7039-7047, 2005.
5）Cong L, Ran FR, et al : Science 339, 819-823, 2013.
6）Mali P, Yang L, et al : Science 339, 823-826, 2013.
7）Fu Y, Foden JA, et al : Nat Biotechnol 31, 822-826, 2013.
8）Yin H, Xue W, et al : Nat Biotechnol 32, 531-553, 2014.
9）Long C, McAnally JR, et al : Science 345, 1184-1188, 2014.
10）Tebas P, Stein D, et al : N Engl J Med 370, 901-910, 2014.
11）Perez EE, Wang J, et al : Nat Biotechnol 26, 808-816, 2008.
12）Gu W-G : Trends in Biotechnol 33, 172-179, 2015.
13）Liang P, Xu Y, et al : Protein Cell 6, 363-372, 2015.
14）Friedmann T, Jonlin EC, et al : Mol Ther 23, 1282, 2015.

参考ホームページ

・Japan Society of Gene Therapy
http://jsgt.jp/info.htm

・American Society of Gene and Cell Therapy
http://www.asgct.org/

・European Society of Gene and Cell Therapy
http://www.esgct.eu/

・Division of Gene Therapy Science, Graduate School of Medicine, Osaka University
http://www.med.osaka-u.ac.jp/pub/gts/index.html

金田安史

1980 年	大阪大学医学部卒業
1984 年	同大学院医学研究科博士課程修了（医学博士取得） 大阪大学細胞工学センター助手
1988 年	文部省長期在外研究員（UCSF 医学部生化学部門）（〜 1990 年）
1992 年	大阪大学細胞生体工学センター助教授
1998 年	大阪大学医学部遺伝子治療学教授
1999 年	同大学院医学系研究科遺伝子治療学教授（現在に至る）
2013 年	同大学院医学系研究科研究科長・医学部長（〜 2014 年）

第1章 総 論

8．iPS 細胞を用いた神経・精神疾患解析と創薬研究

村上永尚・和泉唯信・梶　龍兒・井上治久

2007年にヒト iPS 細胞が誕生して以来，神経・精神疾患特異的 iPS 細胞を用いた研究は，疾患の病態研究・創薬研究に応用され，報告数は爆発的に増加している。疾患の病態研究においては，遺伝子変異部位の修復を施した対照群を用いた研究も近年多数報告されている。本稿では，iPS 細胞を用いた神経・精神疾患解析と創薬研究のこれまでの結果について概説し，それぞれの疾患における代表的な報告について述べる。

はじめに

疾患を有する患者の体細胞から人工多能性幹細胞（induced pluripotent stem cells：iPS 細胞）を樹立し，罹患細胞へ分化させ，シャーレ内で解析に用いることが可能となった。疾患特異的 iPS 細胞は患者の遺伝情報を有し，疾患の病態研究・創薬研究などへの応用が可能であり，幅広い臨床への貢献が期待されている。iPS 細胞は胚性幹細胞（embryonic stem cells：ES 細胞）と同様，外胚葉・中胚葉・内胚葉いずれも分化可能な多能性を有した幹細胞であり，ほぼ無限に増殖する[1]。幹細胞の維持や貯蔵・分化方法など，先行して研究が進められていた ES 細胞の研究により得られていた知見の多くがそのまま iPS 細胞でも応用できたことで爆発的に研究が進んだ。神経疾患においては，2008年に Dimos らにより初めて筋萎縮性側索硬化症（amyotrophic lateral sclerosis：ALS）患者由来 iPS 細胞が樹立された[2]。以後，疾患特異的 iPS 細胞を用いた神経・精神疾患の研究が著しく増加している（図❶）。

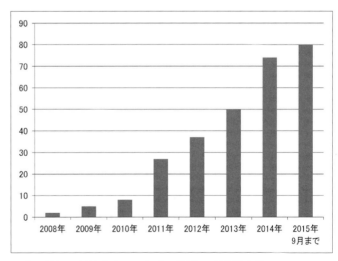

図❶　神経・精神疾患 iPS 細胞に関する原著論文数

本図は2015年9月の時点で文献検索を行い，神経・精神・筋疾患特異的 iPS 細胞の論文の集計を独自に行ったものである。

■ **Key Words**

iPS 細胞（人工多能性幹細胞），ES 細胞（胚性幹細胞），疾患モデル，パーキンソン病，脊髄性筋萎縮症，筋萎縮性側索硬化症，アルツハイマー病，ハンチントン病，統合失調症，自閉症スペクトラム，創薬研究，遺伝子編集，化合物スクリーニング

Ⅰ. iPS 細胞を用いた神経・精神疾患モデル

iPS 細胞を用いた神経・精神疾患に関する報告は，ALS，アルツハイマー病（Alzheirmer's disese：AD），パーキンソン病（Parkinson's disease：PD），ハンチントン病（Huntington's disease：HD）を中心に，脊髄性筋萎縮症（spinal muscular atrophy：SMA），脆弱 X 症候群，Charcot-Marie-Tooth 病，Down 症候群，統合失調症，自閉症スペクトラムなど非常に多岐にわたる神経・精神疾患で研究が進められてきた（**表❶**）。SMA や脆弱 X 症候群，Gaucher 病といった先天性または若年発症の疾患について報告数も多いが，特に PD，ALS，AD，HD といった壮年期から高齢期発症の神経変性疾患についての論文が数多く報告されている（**図❷**）。神経変性疾患の最大のリスクファクターは加齢であり，人工的に加齢促進ストレスを iPS 細胞および分化した細胞に加えるモデルが 2013 年 Miller，2015 年 Mertens らにより提唱された[3)4)]。Miller らは遺伝性早老症である Hutchinson-Gilford progeria 症候群の原因遺伝子であるプロジェリンを PD 患者 iPS 細胞由来ドパミン神経細胞に過剰発現することで人工的に老化を促進させ，Lewy 小体の蓄積など PD 病理像を短い培養期間で再現している。一方，Mertens らは老化に伴う遺伝子発現に注目し，その中でも *RanBP17* という遺伝子発現の低下が細胞の老化に大きく影響を及ぼすことを報告した。このような老化という因子を負荷することで，今後神経変性疾患の発症メカニズムに新たな知見がもたらされることが期待される。

iPS 細胞を用いた疾患解析を行う場合，解決すべき課題として，疾患の対照群をどのように設定するかということがある。疾患患者の両親や罹患していない兄弟（双子を含む）などの報告もあるが，数は限られている[5)6)]。健常人の体細胞より樹立した iPS 細胞を用いることが多いが，体細胞を採取した時点で健常であったとしても，後に疾患を発症する可能性，疾患を発症しなくとも疾患関連単一ヌクレオチド多型（single nucleotide polymorphism：SNP）を含めた疾患関連 SNP を有している可能性は否定しきれない。また同じヒト由来から樹立された iPS 細胞のクローン間においても，分化誘導効率など表現型のばらつきがみられる[7)]。これらのばらつきによるノイズが大きいと，重要な表現型が隠されてしまう可能性がある。近年，遺伝子編集技術の進歩は目覚ましく，疾患特異的 iPS 細胞の遺伝子変異の修復，あるいは健常者 iPS 細胞に遺伝子変異を挿入することで遺伝的背景をできる限り同じとした比較検討が可能となっている。これまで iPS 細胞の遺伝子改変技術として，人工ヌクレアーゼの zinc-finger nuclease（ZFN）や transcription activator-like effecter nuclease（TALEN），clustered regularly interspaced short palindromic repeats/CRISPR associated protein 9（CRISPR/Cas9）システムが報告されており，より精度の高い実験系を組むことが可能となった[8)-10)]。以下，各疾患において現在までにどのような報告がなされているかを述べる。

表❶　神経・精神疾患特異的 iPS 細胞を用いた報告の例

疾患	変異あるいは異常伸長リピートを有する遺伝子	主な表現型	文献
PD	LRRK2（G2019S），孤発性	ドパミン神経細胞の形態変化，α シヌクレイン蓄積，細胞死	24
	PARK2（Exon 2-4 deletion）	ミトコンドリア形態・機能異常，α シヌクレイン蓄積	25
	SNCA（triplication）	α シヌクレインの蓄積，細胞死	26
	SNCA（A53T）	MEF2C 転写機能の低下によるミトコンドリア機能障害・細胞死，ZFN で A53T で修復，isoxazole で細胞死低下	23
	GBA（N370S, L444P）	α シヌクレイン蓄積，オートファジー・ライソゾーム機能不全，ZFN で遺伝子修復	11
	LRRK2（G2019S）	ミトコンドリア DNA 損傷，ZFN で遺伝子修復	27
	LRRK2（I2020T）	ドパミン低下，細胞死，GSK-3β 上昇，タウリン酸化上昇	12

●第1章　総　論

ALS	孤発性	核内 TDP-43 の凝集，digoxin を含む 10 個の化合物が核内 TDP-43 の凝集低下	13
	TDP-43（M337V）	細胞質内に TDP43 蓄積，LY294002 負荷で細胞死増加	28
	TDP-43（Q343R, M337V, G298S）	不溶性 TDP-43 増加，anacaldic acid で不溶性 TDP-43 低下	7
	TDP-43（M337V）	アストロサイトに TDP-43 の蓄積，細胞死	29
	SOD1（A4V）	神経細胞興奮性上昇，Kv7 チャネル刺激剤の retigavin で神経細胞興奮性低下	30
	SOD1（A4V）	SOD1 凝集，ミトコンドリア形態・機能変化，小胞体ストレス，興奮性上昇，ZFN で遺伝子修復	31
	SOD1（D90A）	NF 凝集，NF-L 発現低下，神経突起変性，TALEN で遺伝子修復	32
	C9orf72	RNA foci 検出，GGGGCC の不溶性亢進，3-MA 負荷で細胞死	33
	C9orf72	RNA foci 検出，RAN タンパク出現，細胞死，ASO で細胞死低下	34
	C9orf72	RNA foci 検出，神経細胞興奮性低下，ASO で RNA foci 低下	35
	TDP-43, C9orf72	神経細胞興奮性の変化，Na/K チャネルの機能異常	36
	FUS（R514S, R521C, P525L）	細胞質内に FUS 凝集，遺伝子改変により凝集はより明瞭化	14
SMA	SMN1	軸索長の短縮，運動神経終板・神経筋接合部の減少，1 本鎖オリゴヌクレオチドを用いて遺伝子修復，モデルマウスに移植し，生命予後改善	15
	SMN1	神経興奮性上昇，Na チャネル活動性上昇，SMN1 の過剰発現で Na チャネル活動性低下	37
	SMN1	ER ストレス上昇，ER シャペロン DNAJC10 のスプライシング異常，ER ストレス阻害薬の guanabenz で細胞死低下，モデルマウスに投与し，生命予後改善	16
AD	APP 重複，孤発性	Aβ 上昇，タウリン酸化，GSK-3β 上昇，βセクレターゼ阻害薬でリン酸化タウ，GSK-3β 低下	17
	APP（E693Δ, V717L），孤発性	Aβ オリゴマーの蓄積，細胞外 Aβ 42/40 比上昇，DHA で細胞死低下	38
	PSEN1	γセクレターゼ活性低下，ZFN で遺伝子修復	39
	孤発性	BDNF を加えた際，SORL1 の発現上昇認めず	18
HD	HTT（CAG repeats）	興奮性上昇，細胞死，細胞接着の低下	19
	HTT（CAG repeats）	細胞死上昇，酸化ストレス負荷で細胞死上昇，A2AR アゴニストで細胞死低下	20
	HTT（CAG repeats）	BDNF 抜去で細胞死上昇	40
schizophrenia	DISC1（frameshift）	シナプス小胞放出機能障害，TALEN で遺伝子修復	21
	15q11.2 deletion	神経前駆細胞の接着接合，分泌極性の機能障害	41
	22q11 deletion	L1 含量上昇，シナプス・統合失調症関連遺伝子に L1 の挿入	42
autism	22q13.3 deletion	SHANK3 の発現低下，興奮性シナプス伝達低下，IGF1 投与で興奮性シナプス伝達の改善	43
	孤発性	GABA 作動性ニューロンの過剰産生，FOXG1 発現増加	5

PD：Parkinson's disease，ALS：amyotrophic lateral sclerosis，SMA：spinal muscular atrophy，AD：Alzheimer's disease，HD：Huntington's disease，LRRK2：leucine rich repeat kinase2，SNCA: synuclein alpha，GBA：glucosidase beta acid，TDP-43：TAR DNA-binding protein 43，SOD1：superoxide dismutase 1，C9orf72：chromosome 9 open reading frame 72，FUS：fused in sarcoma，SMN1：survival of motor neuron 1，APP：amyloid precursor protein，PSEN1：presenilin-1，HTT：huntingtin，DISC1：disrupted in schizophrenia 1，MEF2C：myocyte enhancer factor 2C，ZFN：zing finger nuclease，GSK-3β：glycogen synthase kinase-3beta，TALEN：transcription activator like effector nuclease，NF：neurofilament，ASO：antisense oligonucleotides，RAN：repeat associated non ATG，ER：endoplasmic reticulum，DNAJC10：dna J homolog subfamily C member 10，Aβ：amyloid beta，DHA：docosahexaenoic acid，BDNF：brain derived neurotrophic factor，SORL1：sortilin-related receptor，L（DLR Class）1，A2AR：A2A adenosine receptors，L1：long interspersed nuclear element-1，SHANK3：SH3 and multiple ankyrin repeat domains 3，IGF1：insulin-like growth factor-1，GABA：γ-aminobutyric acid，FOXG1：forkhead box G1

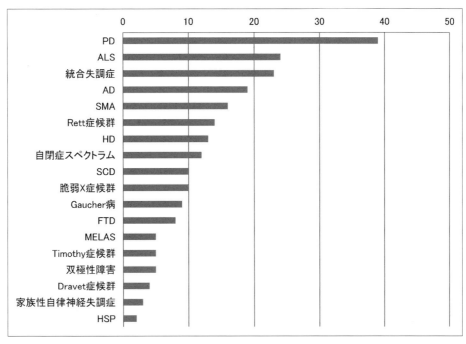

図❷ iPS細胞を用いた神経・精神疾患研究原著論文数

PD：Parkinson's disease, ALS：amyotrophic lateral sclerosis, AD：Alzheimer's disease, SMA：spinal muscular atrophy, HD：Huntington's disease, SCD：spinocerebellar degeneration, FTD：frontotemporal dementia, MELAS：mitochondrial myopathy, encephalopathy, lactic acidosis, and stroke like episodes, HSP：hereditary spastic paraplegia

1. パーキンソン病（PD）

PDは中脳黒質のドパミン産生細胞が変性することにより，安静時振戦，動作緩慢などの症状を引き起こす神経変性疾患である。病理学的には黒質細胞質内Lewy小体の出現が特徴的であり，その主な構成成分はαシヌクレインである。

Schöndorfらは，PDの最大のリスク遺伝子の1つとされる*GBA1*変異を有する患者よりiPS細胞を作製し，中脳ドパミン神経細胞へ分化，FACS（fluorescence activated cell sorting）で純化した。疾患群では細胞質内にαシヌクレインの蓄積を認め，オートファジーおよびライソゾームの機能障害を呈していた。ZFNで遺伝子修復したiPS細胞から分化したドパミン神経細胞ではこれらの表現型の回復を認めた[11]。

Ohtaらは相模原家系であるLRRK2 I2020T変異iPS細胞を樹立し，神経細胞へ分化した。LRRK2 I2020T変異由来神経細胞ではドパミン産生量が減少しており，アポトーシスが増加していた。さらに疾患群ではGSK-3β（glycogen synthase kinase-3beta）の上昇およびタウリン酸化の上昇を認めた。興味深いことに，作製したiPS細胞と同一患者からの剖検脳では神経原線維変化を認め，表現型が一致していた[12]。

2. 筋萎縮性側索硬化症（ALS）

ALSは上位・下位運動神経細胞が選択的に変性する進行性の神経変性疾患である。現在までに孤発性，*SOD1*（superoxide dismutase 1），*TDP-43*（TAR DNA-binding protein 43），*FUS*（fused in sarcoma）など様々な遺伝性ALSの原因遺伝子が報告されている。

2012年，われわれは*TDP-43*変異を有するALS患者由来iPS細胞から運動神経細胞へ分化させ，ALS患者由来神経系細胞では不溶性TDP-43の上昇，ヒ素に対する脆弱性を認めたことを報告した[7]。

Burkhardt らは健常者，孤発性 ALS 患者から多数の iPS 細胞を樹立し，運動神経細胞へ分化誘導し解析を行った。そのうち 3 例の孤発性 ALS 患者由来 iPS 細胞から分化誘導した運動神経細胞の核内に TDP-43 凝集が数多く存在した。核内 TDP-43 の凝集体を指標として 1757 種類の低分子化合物スクリーニングを行っている。その中から digoxin を含む複数の化合物が TDP-43 の凝集体を減少させることを示した[13]。

Lenzi らは家族性 ALS 疾患患者（FUS P525L/wt 変異）由来 iPS 細胞を作製し，TALEN を用いて FUS P525L/P525L 変異へと遺伝子編集を行った。それらを運動神経細胞へと分化させたところ，FUS P525L/wt から分化した運動神経細胞では目立たなかったものの，P525L/P525L から分化した運動神経細胞においては細胞質内に FUS の凝集が出現した。ヒ素で負荷を加えると凝集がより明瞭に出現した[14]。

3. 脊髄性筋萎縮症（SMA）

SMA は主症状として筋力低下をきたし，病理学的に脊髄前角細胞の変性を特徴とし，その原因遺伝子は *SMN1*（survival of motor neuron 1）と同定されている。2012 年 Corti らは 1 本鎖オリゴヌクレオチドを用いて SMA 患者由来 iPS 細胞に対し遺伝子修復 iPS 細胞を作製した。SMA 患者由来 iPS 細胞から分化した神経細胞ではスプライシング異常が認められ，軸索長の短縮などの表現型が観察された。一方，遺伝子修復 iPS 細胞由来運動神経細胞ではスプライシング異常の回復を認めた。さらに同細胞を SMA モデルマウスに移植したところ生存率が改善した[15]。

Ng らは SMA 患者由来 iPS 細胞から運動神経細胞へ分化誘導し，FACS で純化した運動神経細胞で RNA 発現を解析した。その中で，疾患群では小胞体ストレスが上昇しており，その原因が小胞体シャペロンである DNAJC10（DnaJ homolog subfamily C member 10）をコードする遺伝子のスプライシング異常であることを示した。小胞体ストレス阻害薬である guanabenz を用いたところ細胞死の改善が認められた。さらに SMA モデルマウスでも生命予後を改善させ，*in vivo* モデルでも

同様に効果があることを確認している[16]。

4. アルツハイマー病（AD）

AD は認知機能障害をきたす神経変性疾患である。Israel らは *APP* 重複の家族性 AD および孤発性 AD から iPS 細胞を樹立，Aβ40（amyloid beta）の上昇，リン酸化タウの上昇，GSK-3β の活性化を示した。さらに β セクレターゼ阻害薬を用いたところ，リン酸化タウおよび GSK-3β の減少を認めた[17]。

Young らは 6 名の健常者，7 名の孤発性 AD 患者より iPS 細胞を樹立し研究に使用した。その内，protective allele(P) のみ (P/P) が 3 名，risk allele (R) のみ (R/R) が 4 名，P/R のヘテロが 6 名であった。iPS 細胞より神経分化を行い，FACS により純化した神経細胞を用いて解析を行っている。P/P, P/R の神経細胞では栄養因子である BDNF（brain derived neurotrophic factor）を加えると，SORL1〔sortilin-related receptor, L（DLR Class）1〕の発現の上昇を認め，さらに Aβ が減少した。一方 R/R の群では SORL1 の発現上昇が認められず，Aβ の量に変化は認めなかった。このように iPS 細胞を用いることにより，疾患原因遺伝子ほど強い作用はない疾患感受性 SNP の細胞学的機能を評価できることが示された[18]。

5. ハンチントン病（HD）

HD は第 4 染色体に位置する *HTT*（huntingtin）において，CAG の繰り返し配列が延長することにより生じる疾患であり，進行性の不随意運動，認知機能低下，精神症状などを呈する疾患である。Mattis らは 2012 年，14 名の HD 患者，健常者より iPS 細胞を作製し，神経細胞へ分化させた。HD 患者由来神経細胞では興奮性の上昇，細胞死，細胞接着の低下などの表現型を認めた[19]。

Chiu らは HD 患者由来 iPS 細胞を GABA（γ -aminobutyric acid）作動性神経細胞へ分化させ，DNA 損傷，酸化ストレスに対する脆弱性を示した。さらに A2A アデノシン受容体刺激薬が病態の改善に有用であることを示した[20]。

6. 統合失調症／自閉症スペクトラム

精神疾患を対象とした研究も近年急速に増えている。Wen らは統合失調症の発症の大き

表❷ 疾患特異的 iPS 細胞を用いた大規模化合物スクリーニングの例

疾患	変異あるいは異常伸長リピートを有する遺伝子	化合物数	スクリーニングの標的因子	同定した化合物	文献
FD	*IKBKAP*	6,912	IKBKAP の発現低下	SKF-86466 などの 8 個の化合物	44
ALS	孤発性	1,757	核内 TDP-43 凝集	digoxin などの 10 個の化合物	13
PD	SNCA（A53T）	2,000	ミトコンドリア由来細胞死	isoxazole	23
FXS	*Fmr1*（CGG repeats）	50,000	FMRP の発現低下	histone deacetylase inhibitor	45

FD：familial dysautonomia，ALS：amyotrophic lateral sclerosis，PD：Parkinson's disease，FXS：fragile X syndrome，IKBKAP：inhibitor of kappa light polypeptide gene enhancer in B-cells, kinase complex-associated protein，SNCA：synuclein alpha，Fmr1：fragile X mental retardation 1，TDP-43：TAR DNA-binding protein 43，FMRP：fragile X mental retardation protein

なリスク遺伝子とされる *DISC1*（disrupted in schizophrenia 1）のフレームシフト変異を有する家系より iPS 細胞を樹立し，大脳皮質神経細胞へ分化誘導を行った。疾患群の神経細胞では，対照群と比較し，RNA 発現を調べたところ，シナプス伝達，神経発達，樹状突起機能に関する発現の低下が認められた。さらにシナプス形成について解析したところ，シナプス終末密度の低下が疾患群において認められた。電気生理検査の結果も合わせ，疾患群においてシナプス前終末の機能異常を同定している[21]。

Mariani らは孤発性自閉症患者およびその対照群としてそれぞれの父親から iPS 細胞を樹立し，三次元脳オルガノイドへ分化し，RNA 発現解析を行った。疾患群では細胞増殖，神経分化，シナプスに関連する発現の上昇が認められた。さらに自閉症患者由来三次元脳オルガノイドでは，細胞周期の亢進と GABA 作動性神経細胞が過剰に増加している所見を認めた。RNA 干渉を用いた実験により，その表現型を呈する原因が FOXG1（forkhead box G1）の過剰発現であることを同定した[5]。

Ⅱ．創薬研究

大規模化合物スクリーニングにおいては，標的となる分化細胞を大量に，そして高純度で，疾患に直結する表現型を指標に，大規模スクリーニングの解析系を構築する必要がある（表❷）[22]。その中で，遺伝子修復 iPS 細胞を用いて詳細に表現型を検討し，根本的な病変のメカニズムの解明に迫り，その表現型を指標に大規模化合物スクリーニングを行い，治療薬のシーズを生み出すことに成功した 1 例を提示する。

Ryan らは遺伝性 PD 患者（SNCA A53T 変異）と ZFN で遺伝子修復したコントロール iPS 細胞をそれぞれドパミン神経細胞へ分化させている。SNCA A53T 変異では細胞質内に α シヌクレインの凝集が出現し，ミトコンドリア機能障害による細胞死といった表現型の出現を認めた。さらに RNA 発現解析により MEF2C-PGC1α 転写パスウェイ（myocyte enhancer factor 2C-peroxisome proliferator activated receptor gamma, coactivator 1α）が障害されていることを見出した。さらに MEF2Cα の発現上昇を指標として，2000 の化合物スクリーニングを行っている。その中で isoxazole という化合物を同定することに成功した[23]。このように遺伝子修復に基づくコントロール iPS 細胞を用いることにより，遺伝的背景などのばらつきをできる限り少なく抑え，疾患表現型を抽出する際のノイズを減らし，疾患発症の鍵となる因子を同定することが創薬において重要である。

おわりに

疾患特異的 iPS 細胞を用いた神経・精神疾患の研究は大きく進み，革新的な研究成果も世界中から報告されている。これらの病態解明がさらに進み，これまで治療法がなかった様々な難治性疾患に対して，新たな治療法が開発されることを期待する。

参考文献

1) Takahashi K, et al : Cell 131, 861-872, 2007.
2) Dimos JT, et al : Science 321, 1218-1221, 2008.
3) Miller JD, et al : Cell Stem Cell 13, 691-705, 2013.
4) Mertens J, et al : Cell Stem Cell 17, 705-718, 2015.
5) Mariani J, et al : Cell 162, 375-390, 2015.
6) Hibaoui Y, et al : EMBO Mol Med 6, 259-277, 2013.
7) Egawa N, et al : Sci Transl Med 4, 145ra104, 2012.
8) Hockemeyer D, et al : Nat Biotechnol 27, 851-857, 2009.
9) Hockemeyer D, et al : Nat Biotechnol 29, 731-734, 2011.
10) Mali P, et al : Science 339, 823-826, 2013.
11) Schöndorf DC, et al : Nat Commun 5, 4028, 2014.
12) Ohta E, et al : Hum Mol Genet 24, 4879-4900, 2014.
13) Burkhardt MF, et al : Mol Cell Neurosci 56, 355-364, 2013.
14) Lenzi J, et al : Dis Model Mech 7, 755-766, 2015.
15) Corti S, et al : Sci Transl Med 4, 165ra162, 2012.
16) Ng SY, et al : Cell Stem Cell 17, 569-584, 2015.
17) Israel MA, et al : Nature 482, 216-220, 2012.
18) Young SH, et al : Cell Stem Cell 16, 373-385, 2015.
19) Mattis VB, et al : Cell Stem Cell 11, 264-278, 2012.
20) Chiu FL, et al : Hum Mol Genet 24, 6066-6079, 2015.
21) Wen Z, et al : Nature 515, 414-418, 2014.
22) Inoue H, et al : EMBO J 33, 409-417, 2014.
23) Ryan S, et al : Cell 155, 1351-1364, 2013.
24) Sánchez DA, et al : EMBO Mol Med 4, 380-395, 2012.
25) Imaizumi Y, et al : Mol Brain 6, 5-35, 2012.
26) Byers B, et al : PLoS One 6, e26159, 2011.
27) Sanders LH, et al : Neurobiol Dis 62, 381-386, 2014.
28) Bilican B, et al : Proc Natl Acad Sci USA 109, 5803-5808, 2012.
29) Serio A, et al : Proc Natl Acad Sci USA 110, 4697-4702, 2013.
30) Wainger BJ, et al : Cell Rep 7, 1-11, 2014.
31) Kiskinis E, et al : Cell Stem Cell 14, 781-795, 2014.
32) Chen H, et al : Cell Stem Cell 14, 796-809, 2014.
33) Almeida S, et al : Acta Neuropathol 126, 385-399, 2013.
34) Donnelly CJ, et al : Neuron 80, 415-428, 2013.
35) Sareen D, et al : Sci Transl Med 5, 208ra149, 2013.
36) Devlin AC, et al : Nat Commun 6, 5999, 2015.
37) Liu H, et al : Sci Rep 5, 12189, 2015.
38) Kondo T, et al : Cell Stem Cell 12, 487-496, 2013.
39) Woodruff G, et al : Cell Rep 5, 974-985, 2013.
40) Mattis VB, et al : Hum Mol Genet 24, 3257-3271, 2015.
41) Yoon KJ, et al : Cell Stem Cell 15, 79-91, 2014.
42) Bundo M, et al : Neuron 81, 306-313, 2014.
43) Shcheglovitov A, et al : Nature 503, 267-271, 2013.
44) Lee G, et al : Nat Biotechol 30, 1244-1248, 2012.
45) Kaufmann M, et al : J Biomol Screen 20, 1101-1111, 2015.

村上永尚

2008 年	徳島大学医学部医学科卒業 関西電力病院初期研修医
2010 年	同神経内科後期研修医
2012 年	徳島大学大学院ヘルスバイオサイエンス研究部感覚情報医学講座臨床神経科学分野博士課程
2013 年	京都大学 iPS 細胞研究所増殖分化機構研究部門幹細胞医学分野

第1章　総論

9．光遺伝学

橋本唯史・岩坪　威

　光遺伝学は光刺激により特定の神経細胞を時空間特異的に，高精度で制御可能な新技術である。近年，光遺伝学を利用することにより，自閉症や不安障害といった精神疾患，パーキンソン病やアルツハイマー病などの神経変性疾患，など様々な脳神経疾患の病態解明や治療法開発が可能となってきた。本稿では，そのような光遺伝学の応用例を紹介し，光遺伝学の有用性について考察する。

はじめに

　ヒト成人脳には1000億個以上の神経細胞が存在し，160兆個以上のシナプスを介して情報を伝え合うことにより高度な神経活動を行うとされる。近年，神経活動の異常が様々な精神・神経疾患発症の引き金となる可能性が報告され，特定の神経活動を非侵襲的に制御する手法の開発が進められている。本稿では，光刺激によって神経活動を時空間レベルで制御可能な画期的最新技術である光遺伝学について取り上げ，光遺伝学の実験的応用が精神・神経疾患の病態解明にどのように貢献しているか紹介する。

I．光遺伝学

　2005年スタンフォード大学のDeisserothらのグループは，単細胞生物の緑藻類クラミドモナスに存在している光感受性陽イオンチャネルchannelrhodopsin-2（ChR2）に注目し，ChR2をラット海馬神経細胞に発現させて青色光で刺激したところ，神経細胞が脱分極して興奮することを見出した[1]。この発見は，遺伝学的技術を用いてChR2を標的神経細胞に発現させ，光刺激することにより，狙った神経細胞の活動を時間・空間依存的に制御することが可能となることを示した。この新技術は光（opto）と遺伝学（genetics）を用いることから「光遺伝学（optogenetics）」と名づけられ，神経活動と脳機能の関係を直接的に捉える強力なツールとなることが期待された。

　これまでに光遺伝学のツールとなるopsinとしてChR2以外に，古細胞高度好塩菌の光感受性クロライドチャネルhalorhodopsin（NpHR）[2]や，光感受性プロトンポンプarchaerhodopsin-3（Arch）[3]が同定され，これらを発現した神経細胞は黄色光刺激で過分極を起こし，神経活動が抑制されることがわかっている。さらに，青色光よりも長波長の黄色〜赤色光刺激で脱分極する藻類ボルボックス由来の光感受性陽イオンチャネルVChR1や，VChR1改変体のC1V1[4]，またChR2を遺伝子改変することにより光刺激から脱分極までの反応時間が極めて短いChETA[5]，一度の光刺激で脱分極が30分以上続くSSFO（stabilized step function opsin）[4]，など様々な特徴をもった光遺伝学用opsinが開発され，神経活動の制御に応用されている[6]（**表❶**）[1-5)7)-11]。

■ Key Words
光遺伝学，ChR2，チャネルロドプシン，NpHR，自閉症，不安，パーキンソン病，アルツハイマー病

●第1章　総論

表❶　光遺伝学で用いられる代表的な opsin とその特性

名前	特性	文献
興奮型		
ChR2	470nm の青色光刺激で神経細胞を脱分極させる	1
ChR2（H134R）	ChR2 に比べ活性が高い	7
ChETA	ChR2（E123T），ChR2 に比べ脱分極までの時間が短い	5
SSFO	ChR2（C128S/D156A），一度の光刺激で脱分極が 30 分以上続く	4
VChR1	545nm の黄色光刺激で神経細胞を脱分極させる	8
C1V1	ChR1 と VChR1 のキメラ体，540nm の黄色光刺激で神経細胞を脱分極させる	4
抑制型		
NpHR	590nm の黄色光刺激で神経細胞を過分極させる	2
eNpHR3.0	NpHR の C 末端に Kir2.1 の輸送シグナル付加，NpHR に比べ活性が高い	9
Arch	566nm の黄色光刺激で神経細胞を過分極させる	3
Arch-T	古細菌高度好塩菌より同定，Arch に比べ光反応性高い	10
iC1C2	ChR1 と ChR2 のキメラ体を元に改変，470nM の青色光刺激で神経細胞を過分極させる	11
SwiChR	iC1C2 改変体，470nM の青色光刺激で神経細胞を過分極させ，632nm の赤色光刺激で不活性化する	11

Ⅱ．精神疾患と光遺伝学

　光刺激によって非侵襲的に特定の神経細胞（回路）の活動が制御可能な光遺伝学は，精神疾患の病因解明および治療法として強力なツールとなることが期待されている。近年，遺伝学的解析から自閉症などの精神疾患において，神経活動の興奮・抑制バランスの障害が病因となると考える仮説が有力視されている[12)13)]。Yizhar らは，社会的行動に重要な脳部位と考えられる内側前頭前野（medial prefrontal cortex：mPFC）に注目し，マウス脳 mPFC の興奮性ニューロン，あるいは抑制性介在ニューロン特異的に SSFO を発現させて検討した。その結果，興奮性ニューロンを刺激した際には自閉症様の社会的活動異常が認められたが，抑制性介在ニューロンを活動させた場合にはそのような社会的活動の変化は認められず，興奮・抑制バランスが興奮側に傾くことが自閉症などの精神疾患の要因となる可能性を明らかにした[4)]。

　Tye らは情動に関する反応と記憶に重要な脳部位である扁桃体に注目し，マウス脳の基底外側扁桃体（basolateral amygdala：BLA）特異的に ChR2 を発現させ，BLA 神経の軸索投射先である扁桃体外側中心核部位を光刺激したところ，マウスの不安様行動が減少することを見出した。一方，マウス脳扁桃体 BLA 特異的に NpHR 改変体

の eNpHR3.0 を発現させ，扁桃体外側中心核部位を光刺激して神経活動を抑制すると，マウスの不安様行動が上昇することがわかった。これらの結果は扁桃体の BLA から外側中心核への神経回路の活動が不安様行動に重要であることを実証するものであり，さらにこの神経回路の活動低下が不安障害に関与する可能性を示唆した[14)]。

　このように光遺伝学を用いることにより，特定の神経活動や神経回路が社会行動や精神行動にどのような影響を与えるかを直接明らかにすることが可能となった。このような選択的回路活性化により得られた結果は，精神疾患の病因解明に重要な知見を与えるものであり，上記の自閉症や不安障害だけでなく，マウスやラットモデルを用いて，睡眠障害[15)16)]，うつ[17)18)]，薬物中毒[19)20)]など様々な精神疾患への研究応用が始まっている（**表❷**）[4)14)-24)]。また将来，光遺伝学を用いて病因となる特定の神経活動を制御することにより，精神疾患治療が可能になることが期待されている。

Ⅲ．神経変性疾患と光遺伝学

　光遺伝学は，特定の神経細胞が変性・脱落することにより発症する神経変性疾患においても，その病因解明や治療法開発に有用なツールであると期待されている。パーキンソン病は中脳黒質のドパミン作動性神経細胞が変性脱落することによ

表❷　光遺伝学を用いた精神疾患・神経疾患の研究例

疾患	標的脳部位，神経細胞	文献
精神疾患		
自閉症	内側前頭前野	4
不安障害	扁桃体（基底外側扁桃体）	14
睡眠障害	青斑核，視床下部外側野 MCH 神経細胞	15，16
うつ病	腹側被蓋野ドパミン作動性神経細胞	17，18
薬物中毒	腹側被蓋野ドパミン作動性神経細胞，前頭前野	19，20
てんかん	てんかん焦点	21
神経変性疾患		
パーキンソン病	線条体，視床下核，皮質-線条体経路	23
ハンチントン病	線条体，淡蒼球	
アルツハイマー病		24
神経・筋疾患		
運動神経障害	移植した ES 細胞由来運動ニューロン	22

り，投射先の大脳基底核の神経活動が異常となり，安静時振戦や筋固縮などのパーキンソニズムと呼ばれる症状を示す神経変性疾患である。これまでパーキンソニズムを軽減するために，薬理学的なドパミン補充療法が行われてきたが，これに加えて，大脳基底核の視床下核や淡蒼球などの脳領域を直接電気刺激する脳深部刺激療法（deep brain stimulation：DBS）が脚光を浴びている。DBS では大脳基底核の異常な神経活動を抑え，パーキンソニズムを軽減させることが可能であり，かつ薬理学的治療により生じる副作用を回避することも可能であるが，大脳基底核の様々なタイプの神経細胞の中で，どの神経細胞に作用して治療効果を発揮しているか明らかではなかった。そこでGradinaru らは，6-hydroxydopamine 投与によりパーキンソニズムを示すラットあるいはマウスモデルを用い，光遺伝学を利用して DBS の治療効果に関与する神経活動経路の探索を行った。線条体の神経細胞は視床下核や淡蒼球に投射して，その活動を制御する。線条体の神経活動を ChR2 あるいは NpHR を用いて興奮あるいは抑制に導いたところ，パーキンソニズムの軽減は認められなかった。一方，大脳皮質一次運動野第Ⅴ層から線条体に投射する興奮性ニューロンに ChR2 を発現させて光刺激すると，パーキンソニズムが軽減することが確認された[23]。これらの結果は，DBS の作用機序として，皮質-線条体経路の神経活動

の活性化が重要であることを示すとともに，将来光遺伝学を用いて皮質-線条体経路の活動を光制御することによる新たなパーキンソン病治療法が可能となる期待を抱かせるものである。

　アルツハイマー病は高齢者の認知症の原因として最も頻度が高い神経変性疾患であり，超高齢化社会を迎えた現在，その克服は社会的課題である。アルツハイマー病患者脳の大脳新皮質や海馬では，老人斑と呼ばれる球状の病理構造物が出現することが知られている。老人斑の主成分はアミロイβペプチド（amyloid β peptide：Aβ）が凝集して形成したアミロイド線維であり，これまでアルツハイマー病の病因として，遺伝学的・病理学的知見から Aβ がアルツハイマー病症の鍵分子であると考えるアミロイド仮説が広く支持されている[25]。近年，アミロイド線維と特異的に結合するプローブを用いたアミロイドイメージングによる臨床研究が始まり，老人斑は楔前部や後部帯状回などの脳領域から蓄積を開始することが明らかとなった[26][27]。これらの脳領域はデフォルトモードネットワークと呼ばれる認知機能に関与し，安静時から活動が高い神経ネットワークに合致することから[28]，神経活動が老人斑蓄積に何らかの影響を与えている可能性が考えられた。Yamamoto らは加齢とともに Aβ が蓄積するアルツハイマー病モデルマウスを用い，海馬への主要な入力経路である貫通線維路に注目し，その

起始部である外側嗅内皮質にSSFOを発現させ，慢性・間歇的に光刺激を加えることにより，貫通線維路の終末領域である海馬歯状回におけるAβ蓄積を評価した。その結果，貫通線維路の5ヵ月間連日光刺激により，海馬歯状回のAβ蓄積が有意に増大することを見出した（図❶）[24]。この結果は，慢性的な神経活動の亢進が軸索終末周囲におけるAβ蓄積を増強しうることを実証するものであり，アルツハイマー病の発症や進行に神経活動の異常が関与する可能性を示唆する。今後さらに光遺伝学を用いて神経活動とアルツハイマー病発症の詳細な関係が明らかになることが期待される。

おわりに

これまで脳解剖学や脳機能イメージング法の発展により中枢神経系の回路・ネットワークの全容が明らかにされてきた。しかし中枢神経系には様々なタイプの神経細胞やグリア細胞が存在することから，高次な脳機能に必須な神経活動を同定することは容易ではなかった。2005年のChR2発見以降，光遺伝学は神経活動と脳機能を直接つなげることが可能な強力なツールとして多用されるようになり，さらに本稿で述べてきたように脳機能の異常・障害状態である精神疾患や神経変性疾患の病態解明や治療法開発においても，その有用性が認識されるようになってきた（表❷）。近年，光感受性チャネルロドプシンの結晶構造解析結果が

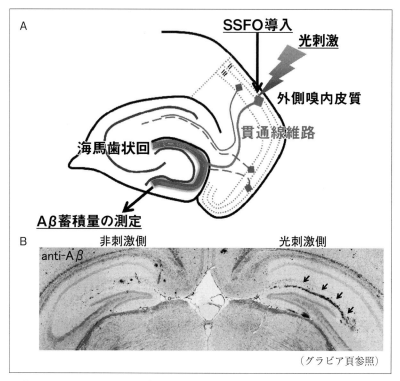

図❶　アルツハイマー病モデルマウス脳における光刺激によるAβの蓄積
（文献24より改変）

A. アルツハイマー病モデルマウスの外側嗅内皮質にSSFOを発現させ，1日1回5ヵ月間光刺激を行った。
B. 5ヵ月間光刺激を行ったアルツハイマー病モデルマウス脳を，抗Aβ抗体を用いて免疫染色を行った。その結果，非刺激側と比較して，光刺激側では帯状のAβ蓄積（矢印）の増加が認められた。

報告され[29]，その情報を元にさらなるChR2の改変が可能となった。SwiChRは結晶構造情報を元に開発されたopsinで，青色光の刺激でクロライドイオンを取り込んで神経活動を抑制させ，赤色光の刺激で不活性化するスイッチ型のチャネルである[11]。このように今後様々な特性をもつチャネルロドプシン改変体が開発され，また特定神経細胞への効率的な遺伝子導入方法や高性能な光照射デバイスが開発されることにより，ますます光遺伝学を用いて精神疾患や神経変性疾患の病因解明，治療が進歩することが期待される。

参考文献

1) Boyden ES, Zhang F, et al : Nat Neurosci 8, 1283-1288, 2005.
2) Zhang F, Wang LP, et al : Nature 446, 633-639, 2007.
3) Chow BY, Han X, et al : Nature 463, 98-102, 2010.
4) Yizhar O, Fenno LF, et al : Nature 477, 171-178, 2011.
5) Gunaydin LA, Yizhar O, et al : Nat Neurosci 13, 387-392, 2010.
6) Yizhar O, Fenno LF, et al : Neuron 71, 9-34, 2011.
7) Nagel G, Brauner M, et al : Curr Biol 15, 2279-2284, 2005.
8) Zhang F, Prigge M, et al : Nat Neurosci 11, 631-633, 2008.
9) Gradinaru V, Zhang F, et al : Cell 141, 154-165, 2011.
10) Han X, Chow BY, et al : Front Syst Neurosci 5, 18, 2011.
11) Berndt A, Lee SY, et al : Science 344, 420-424, 2014.
12) Rubenstein JL, Merzenich MM : Genes Brain Behav 2, 255-267, 2003.
13) Nelson SB, Valach V : Neuron 87, 684-698, 2015.
14) Tye KM, Prakash R, et al : Nature 471, 358-362, 2011.
15) Carter ME, Yizhar O, et al : Nat Neurosci 13, 1526-1533, 2010.
16) Tsunematsu T, Ueno T, et al : J Neurosci 34, 6896-6909, 2014.
17) Chaudhury D, Walsh JJ, et al : Nature 493, 532-536, 2013.
18) Ramirez S, Liu X, et al : Nature 522, 335-339, 2015.
19) Chen BT, Yau HJ, et al : Nature 496, 359-362, 2013.
20) Pascoli V, Terrier J, et al : Nature 509, 459-464, 2014.
21) Wykes RC, Heeroma JH, et al : Sci Transl Med 4, 161ra152, 2012.
22) Bryson JB, Machado CB, et al : Science 344, 94-97, 2014.
23) Gradinaru V, Mogri M, et al : Science 324, 354-359, 2009.
24) Yamamoto K, Tanei Z, et al : Cell Rep 11, 859-865, 2015.
25) Hardy J, Selkoe DJ : Science 297, 353-356, 2002.
26) Buckner RL, Snyder AZ, et al : J Neurosci 25, 7709-7717, 2005.
27) Sperling RA, LaViolette PS, et al : Neuron 63, 178-188, 2009.
28) Buckner RL, Andrews-Hanna JR, et al : Ann NY Acad Sci 1124, 1-38, 2008.
29) Kato HE, Zhang F, et al : Nature 482, 369-374, 2012.

橋本唯史

1997 年	東京大学薬学部薬学科卒業
2001 年	同大学院薬学系研究科博士課程中途退学 同大学院薬学系研究科助手
2006 年	東京大学 博士（薬学）取得
2008 年	Massachusetts General Hospital, Alzheimer's disease research unit, Research fellow
2010 年	同 Instructor in Neurology
2011 年	東京大学大学院医学系研究科神経病理学分野助教
2012 年	同特任講師
2014 年	同特任准教授

第1章　総　論

10. 認知症診断ツールとしての PET イメージング

佐原成彦

　超高齢者社会の到来とともに認知症患者数は増加し続けている。現在，認知症の中で最も頻度の高いアルツハイマー病の克服をめざして数多くの基礎研究が進められている。しかし，残念ながら永続的に効果をもたらす治療薬や予防薬の開発には至っていない。一方で，生体脳の病理像を評価しうる PET イメージング技術が進歩しつつあり，アミロイド PET イメージングやタウ PET イメージングを活用することによって，近い将来，早期診断や治療効果の判定が可能となり，薬剤開発が促進されることが期待される。

はじめに

　2015 年，アルツハイマー病（AD）を代表とする認知症患者数は世界で 4680 万人に到達した。この認知症患者数は 2050 年に 3 倍の 1 億 3150 万人に増加すると予想されている。日本でも 2012 年時点で約 462 万人，2025 年には 700 万人に達し，65 歳以上の高齢者の 5 人に 1 人が認知症となると見込まれている。医療現場では，AD の治療薬としてアセチルコリンエステラーゼ阻害剤や NMDA 受容体拮抗薬などが使用されているが，これらの薬剤は病態の進行を抑制する（symptomatic therapy）にとどまっており，認知機能の回復を促し永続的に効果をもたらす作用（disease modifying therapy）はない。今のところ，AD の根本的な治療法や効率的な予防法は確立されていないが，現在，認知症の克服に向けた取り組みとして新規治療薬・予防薬の開発とともに早期診断技術の開発が進められている。AD に関しては，疾患の指標の 1 つである老人斑の蓄積が，臨床症状が現れる 10 から 20 年前に始まることが

報告されている[1]（図❶）。AD 発症前に病態変化をとらえることができれば，早期治療介入が可能となる。このような経緯から，近年，認知症の脳機能画像による診断技術の開発が注目を集めていた。本稿では，認知症を対象とした PET イメージング研究を中心に概説する。

I. 脳画像診断技術としての PET イメージング

　脳画像診断には X 線断層撮像法（X-ray computed tomography：X 線 CT），核磁気共鳴診断法（magnetic resonance imaging：MRI），単光子放出断層撮像（single photon emission computed tomography：SPECT），陽電子放出断層撮像（positron emission tomography：PET）などが挙げられる。脳の形態に関する画像診断法としてマルチスライス CT や高磁場 MRI が活用されている。一方，脳機能・代謝レベルを測定し脳 3 次元画像による診断を可能とする技術として PET/SPECT の活用が展開されつつある。PET/SPECT には標的分子に特異的に結合する化合物の開発が必須であり，

■ **Key Words**

脳画像診断，PET イメージング，PiB，アミロイド，[18]F-FDG-PET イメージング，[^{11}C]PBB3，タウ PET イメージング，タウ遺伝子変異，FTDP-17-*MAPT*

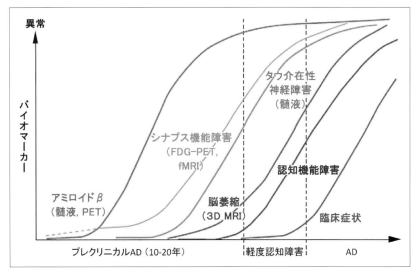

図❶ アルツハイマー病の病態モデルとバイオマーカー（文献1より改変）

それぞれ放射性同位元素（PET：^{11}C，^{13}N，^{15}O，^{18}Fなど，SPECT：^{99m}Tc，^{123}Iなど）で標識された化合物をトレーサーとして用いている。PETはSPECT以上に空間分解能が高く精度の高い脳循環代謝の測定が可能である。さらに，PETでは生理的化合物をトレーサーとして使用することで神経伝達機能や特異的生理機能の画像化に有効である[2]。PETトレーサーは生体構成元素の同位体を用いることができるという長所がある一方，^{11}C，^{13}N，^{15}Oなどの陽電子各種の半減期（^{11}Cは20分，^{13}Nは10分，^{15}Oは2分）は短く，サイクロトロンの併設が必要である。^{18}Fは半減期がやや長い（110分）ため^{18}F-FDG (2-deoxy-2[^{18}F]-D-glucose) のようにメーカからの供給が可能である。また，近年開発が進められているアミロイド標識トレーサーによって，生体脳でのアミロイド凝集体を検出することが可能となった。次章からは個々のPETイメージングについて詳しく解説していく。

Ⅱ．アミロイドPETイメージング

ADは，アミロイドβ（Aβ）凝集体で構成される老人斑，タウタンパク質の線維状凝集体で構成される神経原線維変化，神経細胞死という3大病理所見で特徴づけることができる。近年，生体内の老人斑を高感度で検出できるPETトレーサー ^{11}C-Pittsburg Compound-B（^{11}C-PiB）が開発されたのを契機に[3]，アミロイドPETイメージングが実用化されることとなり，ADの早期病態検出技術が飛躍的に進展した。PiBは組織標本のアミロイド染色剤であるThioflavin-Tの類似化合物であり，βシート構造が集積したクロスβ構造を認識する。[^{11}C]PiBによるアミロイドPET診断を行った患者の死後脳を用いた画像病理相関解析が報告されており，PETで観察された脳局所における[^{11}C]PiB集積量が，免疫組織化学的に評価した老人斑の検出量と一致することが証明されている[4]。一方で，加齢に伴い老人斑を形成するトランスジェニックマウス[用解1]では[^{11}C]PiB集積量がAD患者より遥かに少ないことが報告されている[5,6]。これはマウス脳で形成されるAβ凝集体がヒト脳で形成されるAβ凝集体と構造的に異なっていることを示唆している。事実PiBはAβのアミノ末端側で修飾（ピログルタミル化）を受けたサブタイプに強く結合することが証明されている[5]。

現在，3剤の^{18}F標識のアミロイドPETトレーサー（^{18}F-Florbetapir，^{18}F-Flutemetamol，^{18}F-

Florbetaben）が PET 画像と病理標本の相関研究をへて診断薬として欧米で承認されている。最近になって，日本でもこれらの薬剤の合成装置（FASTLab：^{18}F-Flutemetamol の合成装置，GE ヘルスケア・ジャパン，MPS200Aβ：^{18}F-Florbetapir の合成装置，住友重機械＆日本イーライリリー）の薬事承認が得られた。[^{11}C] PiB と各診断薬の互換性に関しては全脳皮質平均蓄積量を比較した場合，十分に担保されている[7)8)]。しかし，局所分布や各脳領域集積量に関しては各薬剤によって異なっている[9)]。おそらく各薬剤の Aβ 凝集体への結合特性の違い，あるいは Aβ 凝集体分子種の多様性などにより，薬剤集積量の局所分布の違いが生じると考えられる。今後，各種薬剤の特性を詳細に検討することで AD 発症機序解明につながることが期待される。一方で，病態の進展や介入効果を評価するためにはできるだけ単一のアミロイド PET 薬剤を使用することが望まれる。

老人斑の形成は AD を定義づける必須のものである。しかし一方で，pathological aging（神経病理学的老化）という高齢者が存在することを忘れてはならない[10)11)]。この pathological aging 脳では，AD 患者と見分けがつかない老人斑の沈着があり，かつ認知機能は正常であった。すなわち pathological aging を伴った健常高齢者ではアミロイドカスケード仮説[用解2 12)-14)]が成立しないことを意味する。これまでのところ AD 患者脳と pathological aging 脳の違いを探るために，死後脳を用いた Aβ 凝集体分子種の生化学的解析などを行ってはいるものの，両者の明確な違いを見つけ出すことはできていない[15)]。将来，pathological aging 脳のトランスクリプトーム研究などを展開することで AD 発症抑制因子などが同定されることが期待される。いずれにしても，健常高齢者の中に pathological aging という一群がどれほどの割合で存在するのか，あるいは老人斑の蓄積が 20 年以上経過しても認知症を発症しない高齢者は存在するのかという疑問を解くためにも，アミロイド PET イメージングによる長期観察は欠かせない診断技術であるといえる。

Ⅲ．脳 ^{18}F-FDG-PET イメージング

グルコース類似化合物である ^{18}F-FDG は血中に投与されるとグルコーストランスポーターにより細胞内に取り込まれ，ヘキソキナーゼによってリン酸化されるが，それ以上は代謝されず細胞内に蓄積する。薬理作用をもたらさないレベルの微量の ^{18}F-FDG の蓄積量を定量的に評価することでグルコース代謝を測定することができる。脳は通常グルコースをエネルギー源として消費している[16)]。神経活動が最も多くのグルコース代謝エネルギーを使用することから，脳 ^{18}F-FDG-PET イメージングは，脳の神経活動を客観的に評価するツールとなりうる。

日本では AD の診断に ^{18}F-FDG-PET は保険適用となってないが，これまでの研究成果より，AD では大脳皮質のうち側頭頭頂連合野および楔前部から後部帯状回への ^{18}F-FDG 取り込み量の低下が特徴的であり，重症度が増すと ^{18}F-FDG 低下は前頭葉まで広がることが知られている[17)]。認知症には AD 以外にレビー小体型認知症，前頭側頭型認知症，血管性認知症などが存在するが，^{18}F-FDG-PET イメージングによる鑑別診断の可能性についても多く検討されている。^{18}F-FDG-PET 単独では診断の特異度が高くないが，アミロイド PET や後述するタウ PET と組み合わせることによって認知症診断の精度が上がることが期待されている。

Ⅳ．タウ PET イメージング

AD や軽度認知障害（MCI）を対象とした場合，老人斑の有無を判定するうえでアミロイド PET イメージングは有用である。しかし，老人斑の蓄積量や脳内分布から認知症の重症度を評価することは難しい。一方で，タウ病変の脳内分布は AD の進行過程を反映することが神経病理学的に裏づけられている[18)]ことから，生体脳におけるタウ病変の蓄積量と局在を調べることで重症度の判定が可能となる（図❷A）。また，AD 以外にもタウ病変を特徴とする進行性核上性麻痺（progressive supranuclear palsy：PSP），大

脳皮質基底核変性症（corticobasal degeneration：CBD），前頭側頭葉変性症（frontotemporal lobar degeneration：FTLD），Pick 病などの診断にタウ PET イメージングを活用することで，これら非アルツハイマー型タウオパチー[用解3]の鑑別診断が可能となりうる。

[^{18}F]FDDNP という ^{18}F 標識 PET トレーサーが初めてタウ PET トレーサーとして報告された[19]。このトレーサーは，アミロイド病変とタウ病変の両方を可視化することができるが，背景のシグナルと病変部での集積のコントラストが十分でないことから臨床研究は限定的であった。現在，タウ病変への選択性が高く実用的なタウ PET トレーサーとして，Eli Lilly/AVID 社

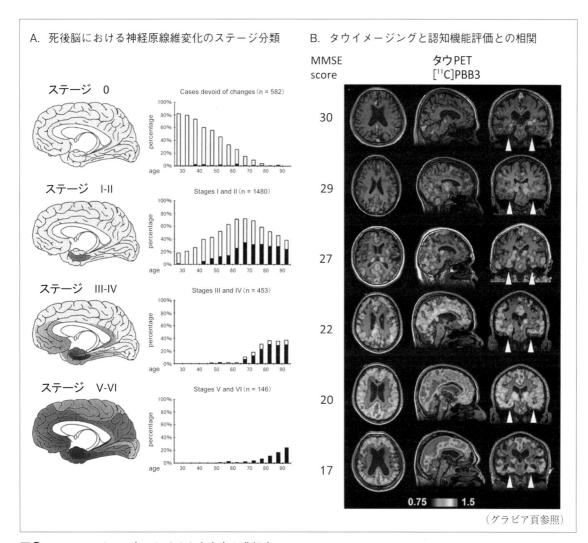

図❷　アルツハイマー病におけるタウ病変の進行度

A. 死後脳における神経原線維変化のステージ分類。全2661例のタウ病理を剖検時死亡年齢と比較した。最上段のグラフは各年齢で神経原線維変化の認められない個体群（ステージ0）の比率を表している。2, 3, 4段目のグラフは各ステージに分類された各年齢における個体群の比率であり，棒グラフの黒部分は老人斑をもつ個体群の比率を表している。（文献18より改変）

B. タウ画像と認知機能評価との相関。6例の PET 画像を MMSE（Mini-Mental State Examination と呼ばれる認知機能評価用の心理検査）スコアと比較した。（文献23より改変）

の [^{18}F]T807（[^{18}F]AV-1451）[20]，東北大学の [^{18}F]THK-5117 [21]，[^{18}F]THK-5351 [22]，放射線医学総合研究所の [^{11}C]PBB3 [23] などが世界的に注目を集めており，それぞれ探索的臨床研究が進行中である。

　AD 患者を対象とした [^{11}C]PBB3-PET イメージングでは，タウ病変の好発部位である傍海馬領域に高い集積を認めるが，MCI や一部の健常高齢者においてもこの領域に集積を認めるものが存在する [23]。認知症が重度になると，[^{11}C]PBB3 の集積は嗅内野を含む側頭葉内側面から新皮質へと広がっていく（図❷B）。[^{18}F]T807 や [^{18}F]THK-5117 の AD 患者を対象とした PET 画像研究でも同様な結果が報告されている [21][24]。また，PBB3 は非アルツハイマー型タウオパチーのタウ病変（タウアイソフォームの構成比によって，微小管結合部位が 3 リピート型の Pick 病タイプと 4 リピート型の PSP・CBD タイプ，両方のリピート型をもつ AD タイプなどに分類することができる）にも結合することがヒト脳標本を用いた解析で明らかになっており [23]，実際に大脳基底核変性症候群患者の大脳基底核領域，PSP 患者の中脳被蓋部などで [^{11}C]PBB3 の集積が認められた。これらの領域はそれぞれのタウオパチーの神経症候に密接に関連している領域である。非アルツハイマー型タウオパチーを対象としたタウ PET イメージングに関しては更なる症例数の蓄積が待たれるが，将来有望な鑑別診断技術となることが期待される。

Ⅴ．家族性前頭側頭型認知症を対象とした [^{11}C]PBB3-PET イメージング

　17 番染色体に連鎖しパーキンソニズムを伴う家族性前頭側頭型認知症（frontotemporal dementia and parkinsonism linked to chromosome 17：FTDP-17）の遺伝子変異がタウタンパク質遺伝子（ヒト 17 番染色体長腕 17q21）上に存在することが 1998 年に報告された [25]-[27]。この家族性認知症は常染色体優性の遺伝形式をとることが知られており，現在までに 50 以上の遺伝子変異が発見されている [28]（図❸）。タウ遺伝子変異を

有する FTDP-17（FTDP-17-*MAPT*）は，それぞれの遺伝子変異部位に依存して様々な臨床像，神経病理像を呈する。臨床的特徴として，認知症，行動異常，性格異常，パーキンソニズムを中心とする運動障害が挙げられるが，遺伝子検査によりタウ遺伝子変異が同定されることで疾患が確定する。

　放医研では現在，FTDP-17-*MAPT* 患者や asymptomatic carrier（無症候性キャリア）の PET イメージング研究が進行中である。これまでに G272V，N279K，R406W という変異をもった患者の PET イメージングを実施しており，どの症例も [^{11}C]PiB 陰性，[^{11}C]PBB3 陽性の所見が得られている（佐原ら，論文投稿準備中，篠遠ら，第 55 回日本核医学会学術総会にて発表）。N279K の 1 症例に関しては臨床症状が現れていないにもかかわらず [^{11}C]PBB3 の集積が認められていた。現在，詳細な画像解析を進めているところであるが，[^{11}C]PBB3-PET イメージングによる早期診断の可能性を示すには十分な情報であった。さらに，FTDP-17-*MAPT* 患者の [^{11}C]PBB3-PET イメージングが，実際にタウ病変を検出していることを証明するため，G272V，N279K，R406W それぞれの変異を有する FTDP-17-*MAPT* 患者由来の死後脳を用いた病理解析を行った。[^{11}C]PBB3 を用いたオートラジオグラフィー，PBB3 による蛍光染色の結果から，PBB3 は確かに各遺伝子変異特有のタウ病変を標識することが明らかとなった。特筆すべき点は，これら 3 つの遺伝子変異を有する患者由来のタウ病変のアイソフォーム構成比がそれぞれ 3 リピート型，4 リピート型，3 ＋ 4 リピート型であり（表❶），[^{11}C]PBB3 はすべてのタイプのタウ病変を標識することが裏づけられたと言える。

おわりに

　タウ PET イメージングに関しては，認知症診断への有用性を示す研究成果が続々と上がってきている。近い将来，タウオパチーの早期鑑別診断や臨床試験における治療効果の判定などに活用されることが予測される。しかし，現状のタウ

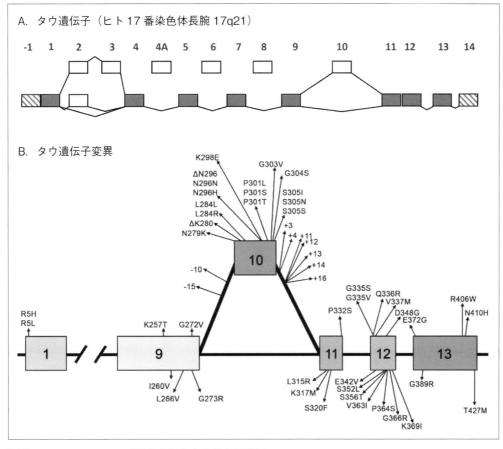

図❸ FTDP-17-*MAPT* で同定されたタウ遺伝子変異
A．タウ遺伝子（ヒト 17 番染色体長腕 17q21）（文献 29 より改変）
B．タウ遺伝子変異（文献 28 より改変）

表❶ FTDP-17-*MAPT*（G272V，N279K，R406W）のタウ病変の特徴

タウ変異	タウ病変のタイプ	タウ病変の種類	アイソフォームの種類
G272V	Pick 病型	Pick body-like	3 リピート
N279K	PSP 型	coiled body, thread, pretangle	4 リピート
R406W	AD 型	neurofibrillary tangle	3 & 4 リピート

PET トレーサーのタウ病変への反応性・選択性に対する評価が不十分であることや，プレタングルなどのようにクロス β 構造をもたない病変には結合性が弱いことなどがわかってきた。また，[^{18}F]T807，[^{18}F]THK-5117，[^{11}C]PBB3 の各トレーサー間で異なった反応性を示す可能性があることから，アミロイド PET トレーサー同様，各種薬剤の特性を詳細に検討する必要がある。一方で，老人斑や神経原線維変化以外にも，タンパク質の脳内沈着を表現系とした認知症やその他の神経変性疾患が存在しており，沈着タンパク質である α-シヌクレイン，TDP-43，ポリグルタミン鎖異常伸長タンパク質などを標的とした PET トレーサーの開発が期待されている。

用語解説

1. **加齢に伴い老人斑を形成するトランスジェニックマウス**：老人斑の主要構成成分であるアミロイドβ（Aβ）ペプチドはアミロイド前駆体タンパク質（APP）より分泌される。家族性アルツハイマー病ではヒト21番染色体上にあるAPP遺伝子に複数の変異が同定されており，それらの遺伝子変異を組み込んだAPPを過剰発現するトランスジェニックマウスは脳内での加齢依存的な老人斑の形成がみられる。

2. **アミロイドカスケード仮説**：Aβ凝集体で構成される老人斑の形成に端を発して，過剰リン酸化タウを主要構成成分とする神経原線維変化が形成され，神経細胞脱落を通して認知機能障害が生ずるとする仮説であり，老人斑が神経原線維変化よりADに対する疾患特異性が高いこと，家族性ADの原因遺伝子として

APP遺伝子の変異が同定されていること，Aβ凝集体自身が細胞毒性を有することなどを理由として強く支持されてきた。現在は，毒性の本体が繊維状Aβ凝集体ではなくAβオリゴマーであるという説が有力である。

3. **タウオパチー**：FTDP-17という家族性認知症の原因遺伝子としてタウ遺伝子の変異が同定されたことで，タウの異常が神経変性を誘導する本質的な変化であることが証明された。また，孤発性の神経変性疾患の中でも凝集性タウタンパク質が沈着することを病理的特徴とする疾患（例えば，アルツハイマー病，進行性核上性麻痺，大脳皮質基底核変性症，前頭側頭葉変性症，Pick病，嗜銀顆粒性認知症など）が存在し，その疾患群を総称してタウオパチーと呼ぶ。

参考文献

1) Sperling RA, et al : Alzheimers Dement 7, 280-292, 2011.
2) 西村恒彦：最新脳SPECT/PETの臨床（西村恒彦，編），メジカルビュー社, 2012.
3) Klunk WE, et al : Ann Neurol 55, 306-319, 2004.
4) Hatsuta H, et al : Curr Alzheimer Res 12, 278-286, 2015.
5) Maeda J, et al : J Neurosci 27, 10957-10968, 2007.
6) Snellman A, et al : J Nucl Med 54, 1434-1441, 2013.
7) Klunk WE, et al : Alzheimers Dement 11, 1-15, 2015.
8) Landau SM, et al : Eur J Nucl Med Mol Imaging 41, 1398-1407, 2014.
9) 石井賢二：Clinical Neuroscience 33, 1151-1155, 2015.
10) Dickson DW, et al : Neurobiol Aging 13, 179-189, 1992.
11) Murray ME, Dickson DW : Alzheimers Res Ther 6:24, 2014.
12) Selkoe DJ : Neuron 6, 487-498, 1991.
13) Hardy JA, Higgins GA : Science 256, 184-185, 1992.
14) Hardy J, Selkoe DJ : Science 297, 353-356, 2002.
15) Moore BD, et al : Alzheimers Res Ther 4:18, 2012.
16) Mergenthaler P, Lindauer U, et al : Trends Neurosci 36,

587-597, 2013.
17) 乾 好貴，伊藤健吾，他：認知症の脳画像診断（西村恒彦，武田雅俊，編），メジカルビュー社, 144-153, 2015.
18) Braak H, Braak E : Neurobiol Aging 18, 351-357, 1997.
19) Shoghi-Jadid K, et al : Am J Geriatr Psychiatry 10, 24-35, 2002.
20) Chien DT, et al : J Alzheimers Dis 34, 457-468, 2013.
21) Harada R, et al : Eur J Nucl Med Mol Imaging 42, 1052-1061, 2015.
22) Villemagne VL, Fodero-Tavoletti MT, et al : Lancet Neurol 14, 114-124, 2015.
23) Maruyama M, et al : Neuron 79, 1094-1108, 2013.
24) Johnson KA, et al : Ann Neurol 79, 110-119, 2016.
25) Hutton M, et al : Nature 393, 702-705, 1998.
26) Poorkaj P, et al : Ann Neurol 43, 815-825, 1998.
27) Spillantini MG, et al : Proc Natl Acad Sci USA 95, 7737-7741, 1998.
28) Ghetti B, et al : Neuropathol Appl Neurobiol 41, 24-46, 2015.
29) Hutton M : Ann NY Acad Sci 920, 63-73, 2000.

佐原成彦	
1990年	東京理科大学大学院理工学研究科修士課程修了
1992年	同博士後期課程退学 東京都精神医学総合研究所
1998年	大阪市立大学医学部助手
2000年	Mayo Clinic, Research fellow
2003年	理化学研究所脳科学総合研究センター研究員
2006年	同センター副チームリーダー
2008年	Mayo Clinic, Associate Consultant
2010年	University of Florid, Department of Neuroscience, Assistant Professor
2013年	放射線医学総合研究所分子イメージング研究センター主任研究員
2014年	同センターサブリーダー
2016年	同研究所脳機能イメージング研究部サブリーダー

第1章　総　論

11．エピジェネティクス
–環境情報を包含した遺伝情報の生物学的基盤–

久保田健夫

　次世代シーケンサーの恩恵を受けて，遺伝子検査に基づいた遺伝カウンセリングが広く実施されるようになった。また近年，親から受け継いだ感受性遺伝子多型を含む個人ゲノム情報を基盤にした多因子遺伝病に対する遺伝カウンセリングが検討されはじめた。さらに最近，missing heritability といわれるゲノム配列では説明できない遺伝様式の存在が議論され，環境情報を包含する遺伝情報であるエピジェネティクスがその一翼を担っていると考えられるようになってきた。これを踏まえ，エピジェネティックな遺伝情報に根ざした遺伝カウンセリングの実現が期待されている。

はじめに

　近年，次世代シーケンサーの登場により疾患遺伝子の同定が加速度的に進み，これに応じて遺伝子検査が実施可能な単一遺伝性疾患が急速に増してきた。この中で遺伝子変異が伝達された子孫においては発症確率が 100% の先天異常症や神経難病などにおいて，遺伝子検査結果を踏まえた正確な発症予測を基盤にした遺伝カウンセリングが可能となった。一方，このような浸透率が 100% ではない遺伝性乳がん・卵巣がん症候群（乳がんの浸透率は 70% 程度，卵巣がんは 50% 以下）のような遺伝カウンセリングも全国的に普及しつつある。

　疾患遺伝子内の変異の同定と並行して，疾患感受性多型（SNP）も多数同定された。このような疾患感受性多型を包含した個人ゲノム情報が次世代シーケンサーによって容易に入手可能になった

ことを踏まえ，多因子遺伝病に対する遺伝カウンセリングの検討が始まった[1]。

　しかし，今日の次世代シーケンサー技術をもってしてもゲノム上の配列変化を見出しえない一群の遺伝性疾患（多因子遺伝病）の存在が明らかになり，missing heritability と呼ばれるようになった[2]。さらに，missing heritability に属する多因子遺伝病が「環境によって変化した DNA 修飾パターンの遺伝（環境エピゲノム変化の遺伝）」で説明可能であるとする見解が提示されるに至った[3]。

　以上を踏まえ，本稿では将来実施が予測される遺伝カウンセリングの科学的基盤となるエピジェネティクスについて，その基礎から臨床までを概説する。

I．エピジェネティクスとは

　エピジェネティクス，すなわち DNA 上の化学

■ **Key Words**

エピジェネティクス，エピゲノム，DNA のメチル化，ヒストン修飾，ゲノムインプリンティング，プラダーウィリー症候群，X 染色体不活化，環境エピゲノム変化の遺伝，epigenetic signature

修飾に基づいた遺伝子の調節システムが見出されたのは1990年代の初頭のことである。そのきっかけは，ゲノムインプリンティングとX染色体不活化という従来のメンデル遺伝に当てはまらない遺伝現象の発見であった。

遺伝子は，常染色体上では，父由来染色体上に1つ，母由来染色体上に1つの一対をなして存在している。そして両者は通常，同等に働いている。ゲノムインプリンティングとは，これに反して，片親由来の染色体上でだけ働き，他方の親由来の染色体上では働かない現象のことをいう。ここで遺伝子を働かなくさせる仕組みがDNA上の化学修飾（エピジェネティクス）であった（図❶A）。例えば15番染色体上にある*SNRPN*遺伝子は，父由来の染色体上では働いているが，母由来染色体上ではDNAのメチル化修飾で遺伝子のスイッチ領域（プロモーター）がOFFになっていた[4]。

ところで性染色体は男性がXY，女性がXXである。すなわち女性は男性より1本多くX染色体をもっている。このようなX染色体の本数の男女差を埋めるため，女性のX染色体はその片方が不活性化されている。これをX染色体の不活性化と呼んでいる。女性特有の現象である（図❶B）。このX染色体上の遺伝子を丸ごと不活性化させるメカニズムもまたDNAのメチル化修飾（エピジェネティクス）であることが判明した[5]。

その後，DNA上の化学修飾が遺伝子や染色体を不活化させるメカニズムには多くの要素が関与していることがわかってきた。具体的には，まずDNAのメチル化はある種の酵素によってなされること[6]，メチル化されたDNAにはある種のタンパク質が結合すること（図❶C）[7]，さらにヒストン修飾に関わる酵素が結合すること，これにより多種のヒストン修飾パターンが形成され染色体の立体構造が変化すること，最終的に遺伝子のON/OFFパターンが形成されること，といった一連の流れの下に遺伝子や染色体が不活化されることが判明した。

ここでメチル化されるDNAの塩基は，アデニン，シトシン，グアニン，チミンの4種のうちシトシンであり，メチル化されたシトシンは5番目の塩基と呼ばれること（5mC），これに加え神経発生過程などにみられる6番目の塩基として水酸化メチル化シトシン（5hmC）の存在も判明したこと[8]，DNAだけでなくRNAの塩基も化学修飾を受けること[9]，さらにこれらの化学修飾によって通常の遺伝子のほか，タンパク質を産生しない遺伝子（マイクロRNAや長鎖非コードRNA）も調節を受けること[10]などが判明し，エピジェネティクスの仕組みの探求は今も続いている。

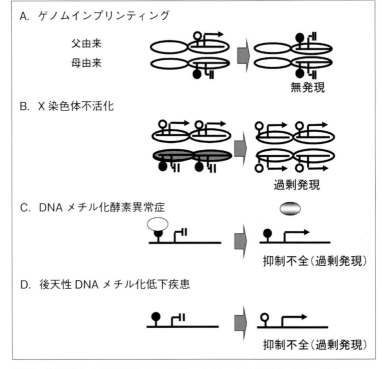

図❶　先天性および後天性のエピジェネティクス疾患のメカニズム

Ⅱ. エピジェネティクスが関係する疾患

　上述のゲノムインプリンティングやX染色体不活化といった遺伝的メカニズムは最初マウスで明らかにされ，ついでヒトでも確認された。そのきっかけになったのが，それぞれの異常症である。プラダーウィリー症候群は，上述の15番染色体上の*SNRPN*遺伝子領域のインプリンティングパターンに異常を認める肥満と発達障害を主徴とする先天異常症である。この疾患の患者で，父方の働く側の父由来の*SNRPN*遺伝子を含む15番染色体の部分欠失や一対の15番染色体がいずれも母由来である母方片親性ダイソミー（**図❶A右**）が認められ[4]，その結果，いずれの場合も*SNRPN*を含むこの染色体領域の一連の遺伝子の発現が喪失していることが判明した。またX染色体不活化が生来認められない場合，重篤な発達障害を呈することも判明した[5]。さらにDNAメチル化酵素（DNMT3B）の欠損が先天性の免疫不全と発達障害の原因となること[6]，メチル化DNA結合タンパク質（MeCP2）の変異が先天性の自閉症疾患の原因となること（**図❶C右**）[7]がそれぞれ判明したことから，エピジェネティクスは正常な個体として（正常な脳機能をもって）生まれてくるための必須のメカニズムであると認識されるようになった。

　エピジェネティクスの異常で生ずる疾患には，先天異常症だけでなく後天性の疾患もある。代表的なものはがんである。細胞のがん化は老化による遺伝子変異の蓄積の結果と遺伝学的には解釈されているが，これと並行してゲノム上に広くエピジェネティックな変化がみられる。したがって，がんはエピゲノム異常性疾患の代表といえる。ただし，がんでみられるエピゲノム異常の多くは遺伝子変異などのゲノム配列異常に起因する二次的なものであり[11]，エピゲノムが一義的な異常であるがんは少数と考えられている[12]。

　一方，近年，幼少期の生活環境がエピゲノム変化を誘導し，これによって臓器内の遺伝子発現に異常が生じて疾患が発症するという後天性疾患のメカニズムが提唱されるようになった。例えば，

DNAのメチル化に必須のメチオニンの供給源としての栄養素である葉酸が欠乏すると生活習慣病体質が獲得される例が動物実験で示された[13]（**図❶D右**）。また遺伝的な素因とともに生後の環境要因の関与が想定されてきた生活習慣病や精神疾患，アルツハイマー病のような神経変性疾患においても後天性のエピゲノム変化で理解され，この知見がヒストン修飾変化などの修復薬の開発につながりはじめた[14]。

Ⅲ. 環境曝露によるエピゲノム変化

　エピゲノムに後天性変化を生じさせる環境要因として，胎児期の低栄養[13]，妊婦による胎児期の喫煙曝露[15]，幼少期の精神ストレス[16]が挙げられる。このような事例から，環境エピゲノム変化が生ずる時期は主に可塑性に富む幼少期であると考えられる。その帰結として，糖尿病や精神疾患など成人期の生活習慣病が想定されている。

　例えば，胎児期に低栄養に晒されると肝臓内の脂質代謝遺伝子にエピゲノム変化（葉酸欠乏よるメチル化の低下）が生じて低栄養に耐えられる体質（いわゆるエネルギー倹約体質）が獲得される。これによって胎児は低栄養に耐えて出生可能となる。しかし，この体質で（出生前の低栄養環境と異なる）飽食の世の中に生まれると，エネルギー倹約体質ゆえ，肥満，ひいては糖尿病になってしまう。すなわち出生前と出生後の環境のミスマッチが疾患発症を誘発する理論をDOHaD（developmental origins of heath and disease，胎児期成人病発症）と呼んでいる。過度なダイエット志向の妊婦が増えているわが国では次世代の生活習慣病の多発リスクが高まっているとの報告が近年なされた[17]。

　幼少期に過度な精神ストレスに晒されるとエピゲノム変化し，これによって遺伝子発現の異常が生じ，精神疾患体質が獲得されることが動物実験で示された[16]。具体的には，生後1週間，（授乳時を除くすべての時間）母親から隔離すると，学習・記憶に関係する脳の海馬領域の精神ストレスに対抗するホルモンをコードしているグルココルチコイド受容体遺伝子にメチル化が生じて発現が

● 第1章 総 論

低下し，行動障害の素因をつくることがラットの実験で明らかにされた。

その後の研究で，幼少期の精神ストレスは脳だけでなく精子のエピゲノムにも変化を与え，この変化が行動障害体質とともに後世に遺伝していくことが示された[18]。この現象は環境エピゲノム変化の遺伝（transgenerational epigenetics）と呼ばれ[19]，配偶子形成過程における親の代に形成されたエピゲノムの消去が従来考えられていたほど完全でないことが，その理由と想定されている。類似の報告が相次いでなされたことを受け，missing heritability（DNA配列変化を見出すことのない遺伝現象）を説明するものとして，また獲得形質は遺伝しないとしてきたダーウィン進化論に反する事例として注目されている。

おわりに

以上，エピジェネティクスの基本やこれが関係する疾患や遺伝様式について述べてきた。これを踏まえ，遺伝カウンセリングにおけるエピゲノム情報の活用について述べる。

先天性疾患に対しては，早期のエピゲノム検査が有用である。例えば，プラダーウィリー症候群では SNRPN 遺伝子のメチル化検査で早期に診断をつけることにより[4]，早期から食事指導や成長ホルモン投与を受けることができ，これにより肥満や糖尿病の発症を予防することが可能となった。

後天性疾患に対しても，例えば，胎児期低栄養によって生じた epigenetic signature（環境によるゲノム上の刻印）を検出するエピゲノム検査の実施が可能となれば，肥満体質の獲得を的確に診断

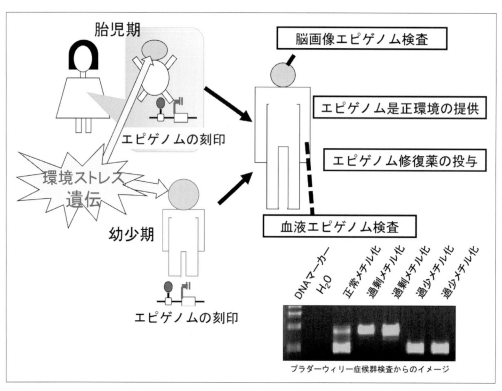

図❷　エピゲノムに根ざした先制医療
胎児期・幼少期の環境や親からの遺伝で獲得したエピゲノムの刻印を拠り所に疾患体質を早期に診断し，適正な生活指導や薬剤の投与などによる早期の介入を図ることにより，生活習慣が関わる代謝性疾患や神経疾患の予防を実現する医療。

でき，肥満や生活習慣病の発症前に食事指導が行え，患者のQOLの向上に貢献することが可能である。このような発症前の兆候を的確に捉えて早期に治療行うことを先制医療と呼び，患者の長期のQOLの向上と医療費抑制に貢献する医療のあり方として注目されている[20]。

さらに胎児期以前の段階，すなわち先祖の代の環境曝露で生じたエピゲノム変化が子孫に伝達された場合でも，遺伝したエピゲノムのパターン解析から，疾患感受性多型と同様，将来発症しやすい疾患を予測し，先制医療の実践につなげていくことが可能であろう。

このようなエピジェネティックな遺伝情報に基づいた遺伝カウンセリングは，浸透率100％の単一遺伝性疾患に対する第1世代，浸透率が100％未満の単一遺伝性疾患に対する第2世代，疾患感受性多型の統合情報に基づく多因子遺伝病に対する第3世代に続く，環境曝露情報を加味した多因子遺伝病に対する第4世代の遺伝カウンセリングといえるのかもしれない。そしてその実現には，環境曝露による体質変化の診断が可能な，プラダーウィリー症候群の診断で用いられているような確固としたepigenetic signatureの確立が必要であり，また特に精神・神経疾患に対しては，治療効果の判定がリアルタイムで可能な非侵襲的な脳画像に根ざした診断・評価法[21]が必要であると思われる（図❷）。

参考文献

1) Schmidlen TJ, Wawak L, et al : J Genet Couns 23, 578-587, 2014.
2) Furrow RE, Christiansen FB, et al : Genetics 189, 1377-1387, 2011.
3) Trerotola M, Relli V, et al : Hum Genomics 9, 17, 2015.
4) Kubota T, Das S, et al : Nat Genet 16, 16-17, 1997.
5) Kubota T, Wakui K, et al : Cytogenet Genome Res 99, 276-284, 2002.
6) Thijssen P, Ito Y, et al : Nat Commun 6, 7870, 2015. doi : 10.1038/ncomms8870.
7) Andoh-Noda T, Akamatsu W, et al : Mol Brain 8, 31, 2015.
8) Sherwani SI, Khan HA : Gene 570, 17-24, 2015.
9) Zhou J, Wan J, et al : Nature 526, 591-594, 2015.
10) Lopez-Ramirez MA, Nicoli S : Epigenetics 9, 90-100, 2014.
11) Peifer M, Hertwig F, et al : Nature 526, 700-704, 2015.
12) Mack SC, Witt H, et al : Nature 506, 445-450, 2014.
13) Lillycrop KA, Phillips ES, et al : Br J Nutr 100, 278-282, 2008.
14) Cuadrado-Tejedor M, Garcia-Barroso C, et al : Clin Epigenetics 7, 108, 2015.
15) Lee KW, Richmond R, et al : Environ Health Perspect 123, 193-199, 2015.
16) Weaver IC, Cervoni N, et al : Nat Neurosci 9, 847-854, 2004.
17) Gluckman PD, Seng CY, et al : Lancet 369, 1081-1082, 2007.
18) Franklin TB, Russig H, et al : Biol Psychiatry 68, 408-415, 2010.
19) Kubota T, Hirasawa T, et al : Transgenerational Epigenetics : Evidence and Debate, 343-354, Elsevier（Academic Press）, 2014.
20) Imura H : Proc Jpn Acad Ser B Phys Biol Sci 89, 462-473, 2013.
21) Bonomi R, Mukhopadhyay U, et al : PLoS One 10, e0133512, 2015.

久保田健夫	
1985年　北海道大学医学部卒業	1993年　NIH（国立ヒトゲノム研究所）診断法開発部門研究員
1989年　昭和大学大学院医学研究科小児科学専攻修了	1996年　シカゴ大学研究遺伝医学部門顧問（兼務）
1990年　同医学部小児科学教室助手	1997年　信州大学医学部衛生学教室助手
1991年　富士吉田市立病院小児科	2000年　国立精神・神経医療研究センター神経研究所疾病研究第二部室長
長崎大学医学部原研遺伝学部門研究生	
1993年　ベイラー医科大学分子遺伝学部門研究員	2003年　山梨大学大学院総合研究部環境遺伝医学講座教授

第1章	総　論

12. 革新脳とマーモセット

佐々木えりか

　ヒトの脳の全容を解明するという大きな研究プロジェクトが，米国では「Brain Research through Advancing Innovative Neurotechnologies（BRAIN）initiative」，欧州では Human Brain project として 2 年前から開始した。わが国では小型の霊長類であるコモンマーモセットをモデルにヒトの脳の構造と機能の解明に挑む「革新的技術による霊長類の神経回路機能全容解明プロジェクト」が昨年開始した。このプロジェクトの概要と，なぜコモンマーモセットを用いて脳の構造・機能を解明するのか，コモンマーモセットのモデルとしての有用性について解説する。

I. 革新的技術による脳機能ネットワークの全容解明プロジェクトについて

1. プロジェクトの背景

　2013 年，米国のオバマ大統領は，「アポロ計画」や「ヒトゲノム計画」に匹敵する国家的に取り組む巨大研究プロジェクトとして Brain Research through Advancing Innovative Neurotechnologies（BRAIN）initiative の立ち上げを発表した。このプロジェクトでは，神経回路の全細胞の全活動を記録・解析する技術などの技術革新を進めることにより，脳の構造および脳の機能のマクロレベルからミクロレベルに至る「脳マップ」を作成することで，脳のネットワークの全体像を明らかにし，ヒトがどのように思考し，学習し，記憶するのかといった脳機能と行動の関係について，脳の働きの全容を解明することで知ろうというものである。

　一方，同年，欧州では，EU 全体で取り組むフラグシッププロジェクトとして Human Brain project が開始された。このプロジェクトでは，ヒトの脳がいかに働くかを理解するために，ニューロインフォマティクス，脳シミュレーション，医療情報，神経形態学的コンピューティング，ニューロロボティクス，高性能コンピューティングといった Information and Communications Technologies（ICT）統合基盤研究プラットフォームを開発し，これを活用することによりヒト脳の多階層構造と統合的な脳構造と脳機能の理解をめざし，2023 年までにヒトの脳をシミュレートする "scaffold" モデルを作製することをめざしている。

　認知，行動，記憶，意識，思考といった高次脳機能は脳内神経回路によって司られている。ヒトの脳は 1000 億個もの神経細胞がニューロン 1 個につき 1 千～ 1 万個のシナプスを介して複雑な神経回路を作っており，多くの神経回路がネットワークを形成し，膨大な情報を処理することにより高次脳機能を実現している。これまで脳の神経活動を知るには，電極を用いた神経細胞の電気活動を計測するミクロレベルの解析，様々な脳活動

■ *Key Words*

脳マップ，高次脳機能，神経回路，コモンマーモセット（マーモセット），精神・神経疾患，精神・疾患モデル，霊長類，実験動物，遺伝子改変マーモセット，トランスジェニックマーモセット，標的遺伝子ノックアウト霊長類

を脳の血流動態反応として可視化する機能的核磁気共鳴法（fMRI）などのマクロレベルの解析法が確立されているが，前者は少数の細胞しか計測できず，後者は広範囲な脳活動を観測できるものの空間解像度が低いため個々の細胞の活動までは計測することはできない。そのため，ミクロレベル，マクロレベルの別々の解析では，神経細胞レベルでの脳のネットワーク全体を解析することはできず，高次脳機能の解明には至っていない。近年，走査型電子顕微鏡で試料の高解像度な連続画像を取得し3次元的に神経回路を再構築するミクロコネクトーム解析，光活性化イオンチャネルを強制発現する神経細胞に光を照射して標的の神経細胞を興奮または抑制する光遺伝学，1細胞レベルで脳全体の遺伝子の発現や神経回路を3次元に観察することを可能にする脳の透明化技術など，脳を分子・細胞レベルで解析可能な技術が飛躍的に進歩した。これらとMRI画像などのマクロレベルの解析手法とを連携することにより，脳のネットワーク全体における神経レベルで解析することが夢ではなくなりつつある。このような背景から，脳の全容を明らかにするという先に述べたBRAIN initiative，Human Brain projectといった大型のプロジェクトが始動した。

わが国では，2014年より「革新的技術による霊長類の神経回路機能全容解明プロジェクト」〔英語名：Brain Mapping by Integrated Nuerotechnologies for Disease Studies（Brain/MINDS）〕が開始した。このBrain/MINDSプロジェクトでは，ヒトに比較的近い脳機能をもち，遺伝子改変モデルを作出可能な小型の霊長類コモンマーモセット（以下，マーモセット）を用いて，MRIを用いたミエリンマップ，マーモセット標準脳作製，fMRIといったマクロレベル，神経トレーサー解析，蛍光電顕比較解析などのメゾスコピックレベル，ミクロコネクトーム解析によるミクロレベルで脳神経ネットワークの構造および機能マップを作成し，高次脳機能のメカニズムの理解と認知症・うつ病といった精神・神経疾患の発症メカニズムの解明をめざしている。

このプロジェクトは，中核拠点，臨床研究グルー

プ，技術開発個別課題の3つから構成されている。中核拠点は，霊長類の脳構造・機能マップの作成を行うAグループ（岡野栄之拠点長），霊長類の脳構造・機能マップの作成に寄与する革新的な解析技術の開発などを行うBグループ（宮脇敦史拠点長）からなり，参画機関である慶應義塾大学（筆者が代表研究者）と京都大学（中村克樹代表研究者）が中核拠点のマップ作成と技術開発の研究を支援する。大量データのデータベース化を進めながらマクロ・ミクロ回路の相互作用や脳構造・脳機能の連関を説明するモデル構築を進める。

臨床研究グループ（笠井清登）は，①精神疾患，神経変性疾患，脳血管障害・脳回路回復の患者の脳画像・生理・認知行動計測のプロトコルの共通化，データベース化による疾患横断的な病態神経回路の抽出を効率化し，中核拠点で作成するマップで優先すべき神経回路の選択の情報とする，②中核拠点で開発された計測技術による健常者の詳細な脳画像・生理指標の取得と疾患患者データとマーモセット脳回路マップの対応づけを行うことにより，マーモセットで作成した脳構造，機能マップからヒトの精神・神経疾患の発症メカニズムの解明をめざすというものである。

技術開発個別課題では，中核拠点では網羅できないマップ作成において必要となる技術の開発を行っており，現在17課題が採択されている。

2. なぜマーモセットか

マーモセットは，体重350g前後，体長20cm前後の小型の霊長類である（**図❶**）。マーモセットの脳は約8gと小さいため，脳の全体ネットワークの解明を行うには適したサイズといえる。ちなみにマーモセットの脳は小型であるが，マーモセットと同程度の体格のラットは約2gであり，やはり8gという脳のサイズは，霊長類ならではの大きさであると言える。脳のサイズが小さいだけではなく，大脳半球内をつなぐ代表的な連合線維の中でも，マウスでは認められない鉤状束，下縦束，上縦束，下前頭後頭束が存在し，発達した前頭前野，運動野および運動前野を有するなど，ヒトの脳と非常に似た構造をもっている（**図❷**）。

野生のマーモセットは，ブラジルの北東部のサ

バンナに近い熱帯乾燥林に生息しており，樹上生活を営む霊長類である．雄と雌のペアとその子供のファミリー，父親と年長の兄姉も一番若い弟妹の育児に参加するというヒトと似た社会性をもつ．また，昼行性であること，樹上生活をしているため3次元的に活発に動くこと，手指の巧緻性が高いことなどから運動解析が容易であり，音声コミュニケーションが豊富であること，両眼視（立体視）や色の識別が可能など高い脳機能を有するため，脳機能解析のモデルとして適している[1]．

さらにマーモセットは，遺伝子改変モデルを作出するための発生工学技術が確立されており，トランスジェニックモデルの導入遺伝子が次世代へ伝達することが認められている唯一の霊長類である[2]．そのため，ヒトの患者では困難な遺伝子改変による精神・疾患モデルを作製し，発症前から発症・病態の進行を同個体で解析が可能となる．そのため，初めに障害される神経回路はどこか，アルツハイマー病の病理学的特徴の1つである老人斑の主要構成成分であるアミロイドβタンパク質の蓄積と症状に関係はあるのか，といった疑問を明らかにし，超早期・軽度認知障害の段階で起こる神経回路変化を検出することで発症時期の予測，進行抑制薬の開発が可能になり，症状発症前からの先制医療の確立が期待される．

II．実験動物および疾患モデルとしてのマーモセット

1．マーモセットについて
(1) マーモセットの実験動物としての有用性

マーモセットは，霊長類の実験動物として，1960年代に研究が開始され，わが国には1981年に初めて導入された．マーモセットは，霊長目-真猿下目-広鼻下目に属する．広鼻下目（新世界

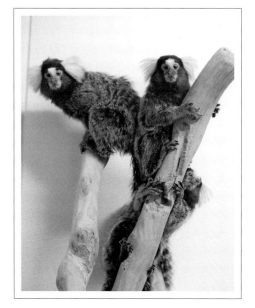

図❶　コモンマーモセット
体長約20 cm，体重約350 gとラット並みの大きさの非ヒト霊長類．雄，雌のカップルとその仔からなるファミリーが社会単位となる．行動学的にも音声コミュニケーション，アイコンタクト，育児行動など行動解析に適した特徴をもつ．

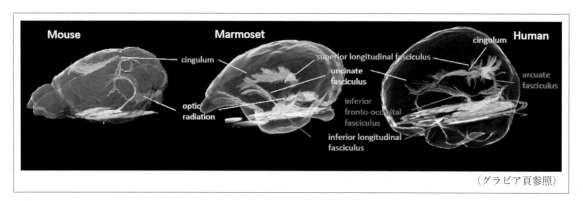

図❷　マウス，マーモセット，ヒトの脳のMRIによる拡散テンソルトラクトグラフィの比較
マーモセットは，マウスでは認められない鉤状束，下縦束，上縦束，下前頭後頭束の描出が可能で，よりヒトと脳構造が類似する．（実験動物中央研究所 小牧裕司博士ご提供）

ザル）と狭鼻下目（旧世界ザル）は約3500万年前に分岐したと言われている。新世界ザルは，生理学的・解剖学的にマウスよりもヒトに類似しているが，新熱帯区に適応しながら進化したため，旧世界ザルとは異なる様々な特徴をもっている[1]。

マーモセットは霊長類の中では特に繁殖効率が高いという特徴をもつ。雌は生後約1〜1.5年，雄は生後約1年で性成熟に達するが，飼育環境下で繁殖を開始するのは雌では2歳以降，雄は1.5歳以降が望ましい。野生でもこの年齢になるとファミリーから自立し，新たなファミリーを形成すると言われている。妊娠期間は約145日であり，出産後，約2週間で排卵し妊娠が成立するため，約160日ごとに出産し，1匹の雌が生涯に出産する仔は40〜80頭である。ファミリー内では，母親となる雌のみが卵巣周期を示し，性成熟の年齢に達した雌の仔の卵巣周期は抑制されている。マーモセットの産仔数は通常2〜3頭であり，同腹仔の胎盤は子宮内で癒着し，血液を交換するため血液キメラとなり同腹仔同士では組織・臓器の移植が可能である[3)4)]。コモンマーモセットと同じマーモセット属のクロミミマーモセットでは，生殖細胞もキメラとなり，同腹仔由来の配偶子から発生した仔が得られると報告されているが，コモンマーモセットで同様の現象があるかはわかっていない[5)]。

(2) マーモセットの飼育と取り扱い

実験動物の飼育は，安定した実験結果を得るため非常に重要な基盤となる。マーモセット飼育環境は，温度24〜29℃，湿度30〜50%，換気回数10〜15回/時，12時間の照明サイクル，照度は床上40〜85cmの位置で150〜300ルクス，騒音は60dB以下が最適である。飼育単位は，同性もしくは異性のペア，ファミリーが望ましく，欧米の指針では2頭以上の飼育が推奨されており，単独飼育は特別な事情

がある場合のみとされている。特に脳の発達，脳機能の解析には，ファミリーで飼育されていることが望ましい。ケージサイズは，欧州の指針では，ペアと5ヵ月以下の仔の場合，床面積0.5m²以上，高さ1.5m以上，天井までの高さ1.8m以上が規準となっており，米国のILAR指針では1頭あたり0.2m²以上，ケージの高さは76.2cm以上が規準となっている（表❶）。

(3) 解析ツール

動物実験を行うには，生体の生理学的状態を正確に理解するための解析ツールが重要である。近年，マーモセットでも解析基盤整備が進んできており，ゲノム情報，抗体，培養細胞といった解析ツールが開発されている最近，ゲノム情報についての論文が発表され[6)7)]，マイクロアレイ，cDNAライブラリーが作成されている[6)8)9)]。また，ヒトの抗体が交差しない抗体についても徐々にマーモセット特異抗体の整備が進んでいる[10)11)]。再生医療研究に必須となるES細胞，iPS細胞も複数の研究グループから樹立が報告されている[12)-15)]。近年は，マーモセット組織由来1st strand cDNA，*in situ* ハイブリダイゼーション用のプローブ，マーモセット組織なども市販されており，マーモセットの個体を飼育しなくても *in vitro* での解析も可能となっている。

2. 遺伝子改変マーモセット

(1) トランスジェニックマーモセット

遺伝子改変技術を用いた霊長類モデルの開発

表❶　マーモセットケージサイズの推奨基準

	床面積	高さ
EU 指針[*1] （2010）	0.5m² 以上	150cm 以上 （ケージ天井まで 180cm 以上）
ILAR Guide[*2] （2012）	0.2m² 以上	76.2cm 以上

＊1　2頭＋子（5ヵ月齢以下）を収容，5ヵ月齢以下個体1頭追加ごとに床面積0.2m²追加；Directive 2010/63/EU of The European Parliament and of the council of 22 September 2010 on the protection of animals used for scientific purposes. = EUROGUIDE on the accommodation and care of animals used for experimental and other scientific purposes based on the revised Appendix A of the European Convention ETS 123.

＊2　体重1.5kg以下，1頭あたり；Guide for the care and use of laboratory animals 8th Edition, Institute for Laboratory Animal Research（ILAR）, 2011

は，特に脳科学研究分野で開発が望まれていた。2001年に米国の2つのグループにより，緑色蛍光タンパク質遺伝子（green fluorescent protein：GFP）を導入した遺伝子改変アカゲザルの作製が報告され，2008年にハンチントン舞踏病の原因遺伝子である huntingtin 遺伝子を導入したアカゲザルの作製が報告された[16)-18)]。しかしながら，これらの個体において導入遺伝子の次世代への伝達および発現は報告されず，モデルとして用いるには更なる開発が必要だった。われわれは，霊長類の中でも繁殖効率が高いマーモセットであれば，より多くの配偶子を使用可能であること，モデル作製後の繁殖にも有利であることに着目し，遺伝子の導入効率が高く，染色体に遺伝子が挿入された場合にのみ遺伝子の発現が確認可能なレンチウイルスベクターを用いて遺伝子導入を行った。また，レンチウイルスベクターをマーモセットの受精卵に注入する際，スクロースを加えた高張液の培地中で囲卵腔を広げてウイルス粒子を注入すること，導入遺伝子であるGFPを発現している胚のみを仮親の子宮に移植することにより，産仔すべてがトランスジェニック動物となる方法を確立した[19)]。その後，マーモセットにおける体外授精法が十分に確立されていなかったため，マーモセットの卵子の体外成熟法，体外授精法，胚培養法などの技術を改善することにより，現在は前核期胚にレンチウイルスベクターを導入することで，安定的にトランスジェニックマーモセットの作製が可能となった[20)]。

(2) 標的遺伝子ノックアウト霊長類

現在，遺伝子改変マウスの中で最も多く作製されているモデルは，目的の遺伝子を破壊した標的遺伝子ノックアウト（KO）マウスである。今後，脳の高次機能を分子生物学的に解明するために，霊長類においてもKOモデルの作製が望まれるが，霊長類では生殖キメラ個体作出能をもつ胚性幹（ES）細胞が樹立できないため，標的遺伝子KO霊長類を作製することは困難だった。しかしながら，近年のゲノム編集技術の開発により，直接，受精卵の標的DNAを切断し，遺伝子の修復時に目的遺伝子の読み取り枠のフレームシフトが生じることにより標的遺伝子のタンパク質の機能が失われたKO個体の作製が可能となった。

最近，TALENやCRISPR/Cas9を用いて標的遺伝子をKOしたカニクイザル作製の成功が報告されたが，いずれも標的遺伝子KOによる表現型の解析は今後の課題となっている[21) 22)]。霊長類は寿命が長く，目的の表現型が認められるまでに時間がかかることが予想される。標的遺伝子KO動物作製では，個体の中で標的遺伝子がKOされた細胞とKOされずに野生型のままの細胞が混合したモザイク動物となると，野生型の細胞から生産されるタンパク質が破壊された遺伝子機能を救済してしまうため，目的の表現型が認められなくなる可能性がある。そこでわれわれは，個体がモザイクとならないよう，人工ヌクレアーゼ注入直後にゲノム編集を行う即効性をもつ人工ヌクレアーゼをスクリーニングする方法を開発した。この方法で選択した人工ヌクレアーゼを用いてマーモセットの interleukin receptor common γ 遺伝子をノックアウトすると第1世代で免疫不全を呈するマーモセットが得られた。つまり高率かつ速効性のある人工ヌクレアーゼを選択することで，個体が野生型と変異型の遺伝子のモザイクとなることを回避し，霊長類でもゲノム編集によってモデル動物を作製できることが示された[23)]。

一方で，完全に標的遺伝子がKOされてしまうと胎生致死となる場合には，野生型遺伝子をもつ細胞とモザイクになることで胎生致死を回避できる場合もある。ゲノム編集技術を用いて霊長類の標的遺伝子KO動物を作製する際には，この点をよく考慮してゲノム編集ツールをデザインすることが重要である。

おわりに

今後，マーモセットを含む多くの霊長類で標的遺伝子をKOしたモデルの実用化は急速に進み，精神・神経疾患モデルの開発と脳機能の全容解明に貢献するであろう。遺伝子改変マーモセット作出技術として残された大きな課題として標的遺伝子ノックイン（KI）技術が挙げられる。標的遺伝子KI技術は，目的の遺伝子がどの組織で発現

するかの解析，経時的な遺伝子の発現の変化など
の解析，細胞種特異的に目的遺伝子を発現させた
りする重要な技術である．今後，マーモセットで
どの神経回路が疾患の発症に関与しているのか，
その発症の重要な原因となる遺伝子の挙動を明ら
かにしていくためには必須である．マウスではゲ

ノム編集技術により，標的遺伝子 KI マウスの作
出が可能となっており，マーモセットにおいても
ゲノム編集技術を用いた標的遺伝子 KI 技術の確
立とこれらモデルを用いた霊長類の脳構造・機能
の解明が期待される．

参考文献

1) Mansfield K : Comp Med 53, 383-392, 2003.
2) Sasaki E, Suemizu H, et al : Nature 459, 523-U50, 2009.
3) Takabayashi S, Katoh H : Primates 56, 235-240, 2015.
4) Yaguchi M, Tabuse M, et al : Neurosci Res 65, 384-392, 2009.
5) Ross CN, French JA, et al : Proc Natl Acad Sci USA 104, 6278-6282, 2007.
6) The Marmoset Genome Sequencing and Analysis Consortium : Nat Genet 46, 850-857, 2014.
7) Sato K, Kuroki Y, et al : Sci Rep 5, 16894, 2015.
8) Tatsumoto S, Adati N, et al : DNA Res 20, 255-262, 2013.
9) Datson NA, Morsink MC, et al : BMC Genomics 8, 190, 2007.
10) Kametani Y, Suzuki D, et al : Exp Hematol 37, 1318-1329, 2009.
11) Izawa K, Tani K, et al : Exp Hematol 32, 843-851, 2004.
12) Hirakawa R, Tanioka Y, et al : Exp Anim 54, 258, 2005.
13) Tomioka I, Maeda T, et al : Genes Cells 15, 959-969, 2010.
14) Muller T, Fleischmann G, et al : Hum Reprod 24, 1359-1372, 2009.
15) Wu Y, Zhang Y, et al : Stem Cell Res 4, 180-188, 2010.
16) Chan AW, Chong KY, et al : Science 291, 309-312, 2001.
17) Wolfgang MJ, Eisele SG, et al : Proc Natl Acad Sci USA 98, 10728-10732, 2001.
18) Yang SH, Cheng PH, et al : Nature 453, 921-924, 2008.
19) Sasaki E, Suemizu H, et al : Nature 459, 523-527, 2009.
20) Tomioka I, Takahashi T, et al : Theriogenology 78, 1487-1493, 2012.
21) Niu Y, Shen B, et al : Cell 156, 836-843, 2014.
22) Liu H, Chen Y, et al : Cell Stem Cell 14, 323-328, 2014.
23) Sato K, Oiwa R, et al : Cell Stem Cell 19, 127-138, 2016.

参考ホームページ

・革新的技術による脳機能ネットワークの全容解明プロジェクト
 http://brainminds.jp/

佐々木えりか	
1989 年	筑波大学第二学群農林学類卒業
1994 年	日本学術振興会特別研究員
1995 年	筑波大学大学院博士課程農学研究科卒業 新技術事業団特別研究員
1996 年	カナダゲルフ大学博士研究員
2001 年	東京大学医科学研究所リサーチアソシエイト
2003 年	（財）実験動物中央研究所研究員
2007 年	慶應義塾大学ヒト代謝システム生物学研究センター准教授（兼任）
2010 年	（公財）実験動物中央研究所応用発生学研究部部長
2012 年	慶應義塾大学医学部客員教授

第1章　総論

13. 神経変性疾患のレジストリと遺伝子リソースバンク

熱田直樹・祖父江　元

　高齢化社会をむかえ，患者数増加が想定される神経変性疾患の克服は喫緊の課題である。その治療法開発にあたっては，基礎的研究で得られた治療シーズを臨床試験につなげ，治療法開発を推進する体制整備が必要である。そのために大規模な疾患レジストリを構築する必要性が認識されている。疾患レジストリにゲノム遺伝子などのバイオリソースを組み合わせることで，疾患関連遺伝子・分子の探索固定，病態抑止効果を検出するための臨床試験デザインの策定，適切で迅速な臨床試験への患者リクルートなどに資することができる。筋萎縮性側索硬化症についての取り組みを例として，神経変性疾患の患者レジストリについて論じる。

はじめに

　アルツハイマー病，パーキンソン病，筋萎縮性側索硬化症（ALS），脊髄小脳変性症をはじめとする神経変性疾患は，合計すると日本で500万人以上の患者数があり，人口の高齢化により今後さらに増加することが想定されている。その克服は医学・医療における大きな課題であるが，大規模なヒトの検体を用いた解析からトランスレーショナルリサーチを推進する体制は，がんなどの領域と比較してまだ十分とは言えない。本稿では，神経変性疾患の代表としてALSの大規模レジストリ，遺伝子リソースの構築と活用について紹介し，その役割と意義について論じたい。

Ⅰ. レジストリ，遺伝子リソースバンクの必要性

　現在の神経変性疾患に対する治療薬は，パーキンソン病に対するL-dopaや，アルツハイマー病に対するアセチルコリンエステラーゼ阻害薬な

ど，神経変性に伴って不足する神経伝達物質の働きを補充する薬剤が主体である。しかし，がん，造血器腫瘍や自己免疫疾患に対しては，病態特異的な分子を標的とした治療法が開発されてきており，それらが劇的に予後を改善した例がある。

　神経変性疾患においては，アルツハイマー病におけるタウタンパクやアミロイドβ，パーキンソン病におけるα synucleinのように，各疾患の特徴的な病理所見に伴って異常蓄積しているタンパク質があることが知られている。また，アルツハイマー病，パーキンソン病やALSの患者の多くは孤発性であるが，一部にメンデル型の遺伝性を示す例があり，それらの原因遺伝子が数多く同定されてきている。遺伝性神経変性疾患の原因遺伝子の一部は，孤発性の患者においても病態関連遺伝子となっている可能性が想定されている。特に孤発性神経変性疾患においては病態のカギとなる遺伝子・分子の同定はいまだ不十分であるが，その一部が解明されつつある。

　このような背景から，これまで難病の代表とさ

■ *Key Words*

神経変性疾患，レジストリ，ゲノム遺伝子，遺伝子多型，筋萎縮性側索硬化症（ALS），予後因子，臨床研究コーディネーター（CRC），電話調査，JaCALS

れてきた神経変性疾患に対しても，病態抑止治療（disease-modifying therapy）開発への期待が高まっており，現在はその黎明期にある。しかしながら，神経変性疾患に対する病態抑止治療はこれまで十分に成功したものはなく，わが国における研究開発体制は発展途上である。

神経変性疾患に対する病態抑止治療を開発するために必要なものとして，基礎研究から生まれてきた治療シーズを第Ⅰ相から第Ⅲ相の臨床試験につなげ，薬としての承認を得るまでのトランスレーショナルリサーチを推進する体制が挙げられる。これはわが国の医学研究体制において弱いと指摘されてきた点であり，現在精力的に強化が図られている。トランスレーショナルリサーチを推進するために必要なものは，非臨床試験からGCP（good clinical practice）基準を満たす臨床試験を実施できる体制づくりなど極めて多岐にわたるが，神経変性疾患などの難病においては疾患レジストリ構築の必要性が指摘されている。

治療シーズにつながる基礎研究にあたっては，ヒトの患者で疾患関連遺伝子を探索同定し，それらの遺伝子変異・遺伝子多型が疾患の発症や臨床像にどのような影響を与えているのかという解析が欠かせない。また臨床試験実施にあたっては，病態抑止効果を検出するための臨床試験デザインが重要であり，その基礎情報として大規模な臨床データを基にした横断像や症状の進行・予後などの縦断像が必要である。また限られた期間や症例数で有効性の検証を行えるようにするため，経過や予後を正確に反映できるようなバイオマーカーが開発できれば，効率の良い臨床試験実施につながる。より早期の正確な診断につながるバイオマーカーが開発できれば，臨床試験にも実地臨床にも大きく貢献する。神経難病には希少疾患も多く，その場合，患者の登録がなされていないと臨床試験での患者リクルートが円滑に進まないおそれがある。

これらの課題に対しては，大規模な疾患レジストリを構築し，そこに遺伝子をはじめとするバイオリソースバンクを組み合わせることが必要である。疾患レジストリのデータベースには横断的臨床情報のみならず，進行や予後などの縦断的情報が入ることが望ましい。わが国において神経疾患の大規模疾患レジストリは発展途上であるが，様々な疾患で構築が進みつつある。ALSにおける取り組みを紹介する。

Ⅱ．多施設共同ALSレジストリJaCALSの構築

わが国における多施設共同のALS患者経時的臨床情報収集，ゲノム遺伝子収集システムであるJapanese Consortium for Amyotrophic Lateral Sclerosis research（JaCALS）は2006年2月から患者登録が開始され，2015年度末までに約1200例のALS患者が登録されている。JaCALSは前向き臨床情報，ゲノム遺伝子，B cell lineなどの研究リソースが組み合わされたALS患者レジストリである。事務局は名古屋大学医学部神経内科に設けられ，現在，全国31施設（図❶）が参加している。

JaCALSの目的は，ALS患者の長期縦断的自然歴把握システムを構築し，わが国のALS患者の前向き・縦断的臨床像を把握すること，得られた縦断的臨床情報を診療現場の判断・インフォームドコンセント・患者支援体制構築・臨床試験デザイン構築などの基礎情報として活用できるようにすること，合わせて臨床情報と結びついたゲノム遺伝子をはじめとする生体試料リソースを構築し，ALSの発症・病像・経過や予後に関連する遺伝子・分子・バイオマーカーを同定し，病態解明・病態抑止治療法開発につなげることである。

JaCALSの登録にあたっては，全例で文書によるインフォームドコンセントを取得し，臨床調査票や血液検体はすべて登録施設内で連結可能匿名化を行っている。臨床情報および遺伝子検体は，名古屋大学内に設置した臨床データベースおよびゲノム遺伝子保存センターに保管する体制とし，参加全施設での倫理委員会承認を得ている。医師による臨床評価は，病型・初発症状・肺活量・各種神経所見・重症度・各処置の導入時期などにつき行い，日常生活活動度（ADL）の評価は日本版ALSFRS-R[1]を用いている。ALSFRS-R

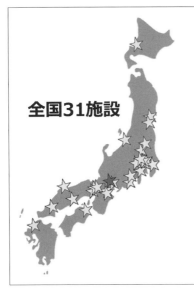

図❶ JaCALS 参加施設

は代表的な ALS 疾患特異的重症度スケールであり，多くの ALS に対する臨床試験で評価項目として用いられている。経管栄養導入や呼吸器装着などの病気の進行を示す重要なイベントおよび ALSFRS-R について，3 ヵ月に 1 度，臨床研究コーディネーター（CRC）から患者もしくは主介護者に対して電話インタビューによる調査を実施している。

ALS 患者の多くは，地域の基幹病院で診断された後，自宅近くの病院に通院したり，ADL 低下のために往診のみになるなど，通院先を変えていくことが多い。そのため，全体の経過を最初に登録した施設のみで追跡・把握することは難しいことから，問診型のプロトコールを作成し，これを用いて CRC が一定の手順で電話調査を行うシステムを確立した。登録した施設での診療が継続されている患者については，医師による臨床評価を 1 年に 1 回実施するものとした。CRC には，研究の概要，関連する倫理指針，研究実施手順，既知の ALS 臨床像，患者および介護者に対して行うべき配慮などに関する研修を実施した。この電話調査システムの信頼性については，37 例の ALS 患者で検証した[2]。神経内科専門医の直接診察による ALSFRS-R 値と CRC の電話調査による値の級内相関係数（intraclass correlation coefficient：ICC）は 0.97（95％ CI：0.94-0.98）と良好な一致を示した。

Ⅲ．JaCALS ゲノム遺伝子リソースの活用例

JaCALS において蓄積されたゲノム遺伝子リソースは，既に各種研究に活用されている。Biobank Japan と JaCALS などの検体を合わせた ALS 患者 1305 例と正常コントロール 4244 例について，大規模な一塩基多型（SNPs）タイピング結果を用いたゲノムワイド関連解析が実施され，*ZNF512B* 遺伝子が孤発性 ALS と関連することが見出された[3]。

臨床的には孤発性 ALS と判断される例でも，家族性 ALS の原因となる遺伝子異常が認められる例が存在する。JaCALS を用いた解析にて，日本人の孤発性 ALS の 1.6％で *SOD1* 遺伝子変異が認められることや[4]，*C9ORF72* 遺伝子変異が 0.4％で認められることが示された[5]。また，JaCALS に登録された ALS 患者 508 例について，次世代シークエンサーを用いて 28 個の ALS 関連遺伝子の網羅的シークエンスが実施された[6]。その結果，孤発性 ALS 患者において 3.0％の例にこれら遺

伝子の既知の変異が見出され，さらに 6.8％の例で 1 〜 2 個の有害となりうる新規 variant を認めた．孤発性 ALS の発症についてもこれら遺伝子の rare variant が発症に強く寄与していることを示唆する結果であった．また，わが国発の家族性 ALS 新規原因遺伝子である *ERBB4* 変異[7] の検証，多系統萎縮症関連遺伝子 *CoQ2* の検証[8] にも JaCALS の検体が活用された．

2012 年までに JaCALS に登録され，改訂版 El Escorial 診断基準で possible 以上に該当し，既知の家族性 ALS 原因遺伝子異常陽性例を除いた孤発性 ALS 患者 465 例について，ALS の進行に関わる遺伝子多型の解析が行われた．ALSFRS-R スコアの経時的な変化について，非線形混合分布モデルを用いて rapid decline cluster, intermediate decline cluster, sigmoidal decline cluster および moderate decline cluster の 4 つのパターンに分類（図❷）された．これらの進行パターンのうち，急速進行型である rapid decline cluster および緩徐進行型である moderate decline cluster について，関連する遺伝子多型をゲノムワイド SNPs タイピングデータを用いて探索された．その結果，急速進行型と有意に関連（$p=3.47 \sim 8.34 \times 10^{-8}$）する SNPs が 7 つ認められた．これらの SNPs がマイナーアレルホモの場合に急速進行型となるオッズ比は 5.5 〜 5.84 であり，7 つの SNPs は近接し，連鎖不平衡の状態にあった．わが国において構築された大規模ゲノム情報データベースである the Human Genetic Variation Database (HGVD Release V.1.41) における expression quantitative trait loci (eQTL) データベースから，これらの 7 SNPs は遺伝子 *TTN* の発現低下と関連（$p=8.6 \times 10^{-10} \sim 1.1 \times 10^{-7}$）していた．さらに，JaCALS において蓄積された不死化細胞リソースを用いて *TTN* の発現を解析したところ，7 つの SNPs が構成する連鎖不平衡ブロックがマイナーアレルの場合に有意に *TTN* の発現が低いことが示された．*TTN* 遺伝子は筋の構造と機能に重要な働きをするタンパク Titin を発現する．Titin は ALS 患者の治療標的になりうることが想定される結果であった[9]．

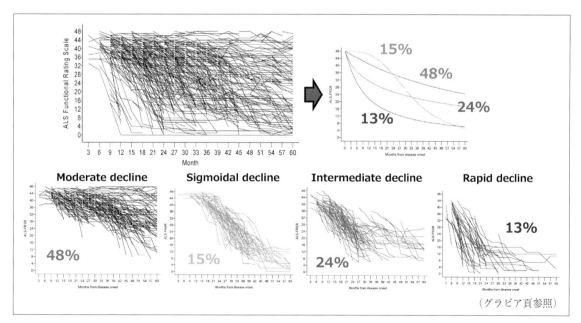

図❷　ALS 患者の多彩な進行パターン（文献 9 より改変）
JaCALS 登録の孤発性 ALS 患者における ALSFRS-R スコアの経時的変化をグラフに示すと，極めて多彩であることがわかる．それらのパターンを 4 種類に分類し，関連する遺伝子多型を探索した．

Ⅳ. JaCALS レジストリの臨床的な解析例

　JaCALS の縦断的情報を用いて，登録時の臨床情報から，生存期間および球症状，上肢機能，歩行機能などのそれぞれの運動機能が廃絶される時期を予測する解析が行われた。2006 年 2 月から 2011 年 6 月までに登録された患者のうち，孤発性で改訂版 El Escorial 診断基準で clinically probable laboratory-supported ALS 以上を満たす 401 人が解析対象とされた。Cox 比例ハザードモデルにより，登録時の各部位の筋力と生存期間および各 ADL 指標への到達時期との関連が解析された。有意であった部位の筋力について，%VC，罹病期間，ALSFRS-R，年齢など既知の予後予測因子とともに Cox 比例ハザードモデルを用いた多変量解析が行われ，独立した予後予測因子であるか検討された。その結果，頸部前屈筋の筋力低下の程度は，登録から死亡もしくは気管切開を伴う人工換気導入までの期間や，発語不能や嚥下不能になるまでの期間を予測する強力な予後予測因子（図❸）であることが示された[10]。

　孤発性 ALS 患者における身体機能障害の進行および生命予後に関連する臨床的因子の解析が実施された[11]。統計手法は Joint Modelling が用いられ，身体機能障害進行の指標として ALSFRS-R スコアの低下，生存期間として発症から死亡もしくは永続的人工換気導入までの期間について，それぞれに影響する臨床的因子が統合的に解析された。2012 年までに JaCALS に登録

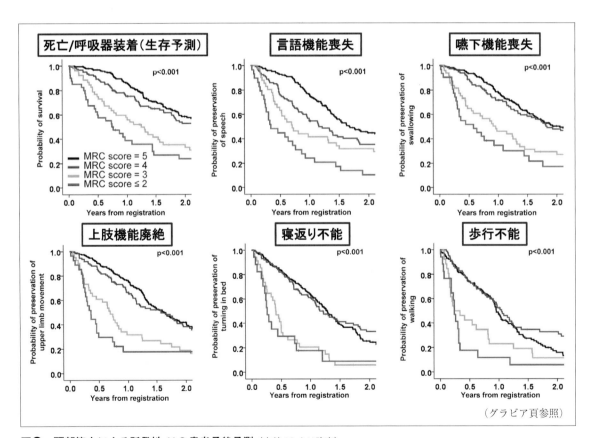

（グラビア頁参照）

図❸　頸部筋力による孤発性 ALS 患者予後予測（文献 10 より改変）
　JaCALS 登録孤発性 ALS 患者について，登録時における頸部屈筋の筋力（MRC スケール）ごとに，登録～死亡もしくは永続的呼吸器装着までの期間，言語機能喪失までの期間，嚥下機能喪失までの期間，上肢機能廃絶までの期間，寝返り不能になるまでの期間，歩行不能になるまでの期間をそれぞれ Kaplan-Meier 曲線で示した。

された例のうち，遺伝子異常を認めた例，登録時に発症から5年以上経過している例，データが不十分な例を除いた451例が解析対象とされた。その結果，ALSFRS-R低下へ影響する因子に，高齢発症，女性，初発症状に上肢筋力低下・下肢筋力低下・球麻痺のいずれかを有することが抽出された（p<0.0001, p=0.019, p=0.010, p=0.0008, p=0.005）。生存期間へ影響する因子には，高齢発症，初発症状に頸部筋力低下を有すること，上肢の近位筋優位の筋力低下，リルゾール内服なしが抽出された（p<0.0001, p=0.018, p=0.010, p=0.030）。すなわち身体機能障害進行に関連する因子と生存期間に関連する因子は異なること，年齢は両者に共通する因子であることが示された。

　さらに，JaCALSに登録された648例の孤発性ALS患者前向き縦断的臨床情報を基に，発症年齢が孤発性ALS患者の臨床像と経過にどのような影響を与えるかについて解析が行われた[12]。その結果，発症年齢が高齢であるほど生命予後が不良であるのみならず，球麻痺症状の出現や進行が早いが，上肢機能低下の進行には影響しないことが示された。若年発症例では上肢筋力低下で発症する例の割合が高齢発症群に比して高く，特に発症50歳未満の群では上肢機能低下の速度がより高齢で発症する群よりも早いことも示された。これらの結果は，孤発性ALSの中でも若年で発症する群と高齢で発症する群では臨床像が異なり，背景となる遺伝子多型なども一部異なる可能性を示すものであった。

Ⅴ．レジストリ，遺伝子リソースバンクの今後の展開

　JaCALSでの活用例で示されるように，神経変性疾患領域におけるレジストリ，遺伝子リソースバンクは疾患関連遺伝子の同定と検証に広く活用されつつある。引き続き，大規模ゲノムリソースを用いた網羅的解析からの疾患関連遺伝子・分子の探索同定が進むことが期待される。また，動物モデルなどを用いた基礎的研究から挙がってきた疾患関連遺伝子・分子の候補について，ヒトの大規模ゲノムリソースで検証していくことが可能である。レジストリに登録された患者由来の細胞を提供することによって，iPS細胞などを用いた病態解明，薬剤スクリーニングが進むことも期待される。

　進行・予後を予測するマーカーの探索・同定が行われており，これらは診療・ケアの現場への寄与とともに，適切な臨床試験デザイン策定の基盤となるものである。また，既に承認された薬剤について，その長期的な予後への影響を，市販後調査とレジストリにおける自然歴情報との比較で検証する検討がなされている。神経変性疾患は全体として難病であり，治療法開発が喫緊の課題であるが，創薬のために疾患レジストリを構築することの重要性が強く認識されつつある。

おわりに

　難病の象徴とも言える神経変性疾患に対するdisease modifying therapyの開発は，今世紀に大きく進捗することが期待されている。そのために疾患レジストリと遺伝子などのバイオリソース蓄積の必要性が指摘されている。ALSにおける事例を紹介したが，わが国における神経変性疾患のレジストリ，バイオリソース蓄積体制はまだ発展途上であり，今後息の長い取り組みが求められる。

参考文献

1) 大橋靖雄，田代邦雄，他：Brain Nerve 53, 346-355, 2001.
2) 熱田直樹，渡辺宏久，他：Brain Nerve 63, 491-496, 2011.
3) Iida A, Takahashi A, et al：Hum Mol Genet 20, 3684-3692, 2011.
4) Akimoto C, Morita M, et al：Neurol Res Int 2011, 165415, 2011.
5) Ogaki K, Li Y, et al：Neurobiol Aging 33, 2527.e11-16, 2012.
6) Nakamura R, Sone J, et al：Neurobiol Aging 39, 219.e1-8, 2016.
7) Takahashi Y, Fukuda Y, et al：Am J Hum Genet 93, 900-905, 2013.
8) The Multiple-System Atrophy Research Collaboration：N Engl J Med 369, 233-244, 2013.
9) Watanabe H, Atsuta N, et al：J Neurol Neurosurg Psychiatry, 2016. doi：10.1136/jnnp-2015-311541

10) Nakamura R, Atsuta N, et al : J Neurol Neurosurg Psychiatry 84, 1365-1371, 2013.
11) Watanabe H, Atsuta N, et al : Amyotroph Lateral Scler Frontotemporal Degener 16, 230-236, 2015.
12) Yokoi D, Atsuta N, et al : J Neurol 263, 1129-1136, 2016.

熱田直樹
1996 年　名古屋大学医学部卒業
　　　　　名古屋第二赤十字病院研修医
1998 年　同神経内科
2002 年　名古屋大学大学院医学系研究科
2009 年　同医学部附属病院神経内科助教, 病棟医長
2014 年　同病院講師, 病棟医長

第1章 総論

14. 新規治療法の開発とその関連制度

鈴木麻衣子・中村治雅・武田伸一

　新規治療法，とりわけ新しい医薬品の開発を行う場合は，基礎研究から非臨床試験，臨床試験の実施を通じてその有効性や安全性を証明する必要があり，またそれを日常診療で一般的に使用するためには医薬品の承認を得ることや保険適用となることも重要である。本稿では，新たな医薬品実用化の道筋として，治験や先進医療といった関連制度，近年整備されてきた国による開発支援策について，その概要を説明するとともに，開発の具体例として，国立精神・神経医療研究センターで行ったデュシェンヌ型筋ジストロフィーの治療薬開発の実際を紹介する。

はじめに

　新規治療法の開発は，基礎研究から始まり，動物などを用いた有効性や安全性のエビデンスの蓄積を経て，最終的には臨床試験によりヒトにおける有効性・安全性が評価され，治療法の確立に至る。さらに，新規に開発した治療法を多くの患者に日常診療の中で提供するためには，医薬品，医療機器，再生医療等製品（以下，医薬品等）を用いた治療法であれば，薬事承認を得る，または当該治療法について保険適用されることが必要となる。

　本稿では，未承認の医薬品または既承認の医薬品を新たな適応で用いる新規治療法の開発にスポットを当て，どのような道筋で開発を行うか，その方策や制度について紹介し，次に具体例として国立研究開発法人国立精神・神経医療研究センター（NCNP）で行った新規治療薬開発について示したい。

Ⅰ. 新規治療法の開発

　多くの遺伝子疾患は，全く治療法が確立されていない，もしくは対症療法はあるものの根本的な治療方法が存在せず，革新的な医薬品等の開発が待ち望まれている。医薬品等の開発は，たとえ基礎的なデータにおいてその候補物質の有用性が示唆されていても，実用化に結びつけるまでには動物での基礎的な安全性評価やヒトを対象とした臨床試験など，多くの試験を実施する必要があり，膨大な費用と多くの年月を要する。近年，厚生労働省により，外国での標準治療薬の導入促進や日本発の革新的な医薬品開発の支援といった主として製薬企業に対して医薬品等の開発のハードルを低減する取り組みが実施されているところである。しかしながら，対象患者の少ない疾患領域では，商業上の理由などにより企業主導による医薬品等の開発が行われにくい。そのため，特にこうした領域の治療法の開発を促進するには，医療者がより積極的に関与することが非常に重要な要素となっている。

■ Key Words

治験，臨床試験，先進医療 B，医薬品開発，薬事戦略相談，デュシェンヌ型筋ジストロフィー，エクソンスキップ

医薬品のシーズとして特定された候補物質（未承認薬の他，既承認薬で適応外使用を目的とするものも含まれる）は，非臨床試験における有効性・安全性の確認・評価，十分な品質の候補物質確保のための検討が実施される。これらの試験成績などにより医薬品として開発することが適切と判断された場合，次に臨床試験の実施のステージに入る。医療者が医薬品開発を行う場合の方策には，主として大きく2つの戦略がある。1つは，医薬品医療機器等法に基づく治験を行い，薬事承認・保険収載をめざす方法，もう1つは，先進医療として臨床試験を行い，保険収載をめざす方法である。

いずれの方法も，国の制度として次に紹介するような枠組みがあり，治験や臨床試験から得られた結果が評価され，一定の有効性および安全性が認められた場合，薬事承認または保険適用が認められることとなる。

1. 治験について

未承認薬または既承認の医薬品を新たな適応で用いる新規治療法の開発で，最も標準的な開発手法は，当該医薬品または当該適応について薬事承認を得ることである。

医薬品等の薬事承認申請にあたっては，臨床試験成績の提出が求められる。承認申請の目的のための臨床試験を「治験」というが，治験は通常，フェーズI（健康成人を対象とした安全性，薬物動態を主として評価する試験），フェーズII（少数の患者を対象とした用量設定試験，安全性，有効性の探索的試験），フェーズIII（多数の患者を対象とした有効性，安全性の検証試験）と段階を経て実施される。こうした複数の治験から得られた有効性，安全性の成績が評価され，承認に能うものであるかどうかの審査が行われる。

治験は製薬企業が主導して行う場合が多いが，医師が自ら治験を実施する医師主導治験も行うことが可能である。この場合，治験実施計画書の作成，進捗管理や総括報告書まで，治験として行うべき事項をすべて医師自ら実施する必要がある。最終的に薬事承認を得るのは医薬品等の供給が継続的に可能な製薬企業（製造販売業者）のみとな

るが，医師主導治験で得られた臨床試験成績は企業が引き継ぎ，貴重な承認申請のための資料とできる。

治験の実施にあたっては，医薬品医療機器等法に基づき，GCP（医薬品の臨床試験の実施の基準）を遵守することが求められている。その他にも薬事承認を得るための資料の収集にあたっては様々な規制要件があり，ICH（医薬品規制調和国際会議）や規制当局などより示された各種ガイドラインを参照し，求められる要件を確認し，また検討することが必要である。

2. 先進医療Bについて

医薬品等の承認申請を直接の目的としない場合，先進医療の枠組みで臨床研究として新規治療法を実施する選択肢もとりうる。

先進医療は，国民の安全性を確保し，患者負担の増大を防止するといった観点も踏まえつつ，国民の選択肢を拡げ，利便性を向上するという観点から，いまだ保険診療の対象に至らない先進的な医療技術などを保険診療との併用を認める制度である。厚生労働大臣が定める「評価療養」の1つとされており，将来的な保険導入のための評価を行うものである[1]。

先進医療は，先進医療AとBに大別される。先進医療Aに該当する医療技術には，未承認等および適応外の医薬品等の使用を伴わないものや，未承認等および適応外の医薬品等を伴うものであっても，検査薬等で人体への影響の極めて小さいものが含まれる。一方，先進医療Bには，未承認・適応外の医薬品等を伴う医療技術や未承認・適応外の医薬品・医療機器を伴わないものであっても，重点的な観察・評価を行う医療技術が含まれる。

未承認薬または適応外薬の使用を伴う先進的な医療技術は，先進医療Bの対象である。先進医療Bとして臨床研究を行うにあたっては，保険医療機関の体制に係る要件の他，国内外の使用実績，有用性を示す文献などの科学的な根拠に基づき，有効性および安全性の確保が期待できる医療技術であること，その計画がヒトを対象とする医学系研究に関する倫理指針に適合していることな

ど，一定の要件を満たす必要があり，また当該医療技術実施の適否について評価される。なお，治験として同様の試験計画が実施されている場合，先進医療 B としては実施できない。

先進医療 B の実施成績の評価により，当該医療が保険適用となる可能性もあるが，その他，得られた成果の活用方法として，実施成績が薬事承認申請の効率化に資する可能性も示されている。

3. 医薬品の開発支援制度

新規治療法の開発を行う医療者にとっては，開発戦略の立案や，成果の導出先となる製薬企業の募集が主な課題となるが，その課題を乗り越えるために国として支援を行う制度があり，簡単に紹介をする。

医薬品のシーズの同定から臨床試験実施前までの段階では，国立研究開発法人日本医療研究開発機構（AMED）が，創薬ナビという相談制度を設け，創薬研究に取り組む大学などの研究者からの様々な相談に応じている[2]。

薬事承認を視野に入れた開発を行う場合，開発初期の段階より独立行政法人医薬品医療機器総合機構（PMDA）[用解1]の行う薬事戦略相談を受けることが可能である。薬事戦略相談は，シーズ発見後の大学・研究機関などを主な対象として，有望性の高いシーズの実用化に向けて，医薬品等候補選定の最終段階から主に臨床開発初期〔PoC（proof of concept）試験〕に至るまでに必要な試験・治験計画策定や，開発計画などに関する相談への指導・助言を行う制度である[3]。臨床開発初期以降は一部の医療上の必要性の高い品目を除き，製薬企業を対象に行われる対面助言の制度において相談は可能である。

厚生労働省が実施する「医療上の必要性の高い未承認薬・適応外薬検討会議」は，製薬企業による未承認薬・適応外薬の開発を促す仕組みである[4]。対象となる医薬品について開発要望を受け付け，医療上の必要性を評価するとともに，承認申請のために実施が必要な試験の妥当性や公知申請[用解2]への該当性を確認している。従来の対象であった国内未承認薬および適応外薬（医薬品としては承認されているが海外で広く使用されている一部の適応などが国内では未承認のもの）に加え，2015 年 7 月より，革新的医薬品等の実用化を促進するため新たに「未承認薬迅速実用化スキーム」が設置され，医療上その必要性が高く欧米未承認のものであり，国内第Ⅲ相の医師主導治験が実施中 / 実施終了したものや先進医療 B で一定の実績などがあるものについても，開発要望を受け付けることとされた。

このように，医療者が実施した臨床試験については，実施の円滑化や製薬企業による開発促進といった薬事承認に向けた国による後押しがあり，実用化へ向けた道筋が示されている。

これまで紹介したとおり，医療者による医薬品を用いた新規医療法の開発には，様々な関連規制や支援制度があり，それを遵守し，また上手に活用しながら進めていくことになる。また，臨床試験実施や試験の質の確保に多大な労力を要することは言うまでもないが，新規治療法の場合は新たな評価方法の開発が必要となる場合もある。こうした開発には，開発責任者やそれを支援する様々な専門的な知識をもつ者の貢献が必要不可欠であり，開発組織内で開発規模に応じた盤石な実施体制を構築したうえで試験を実施する必要がある。

Ⅱ．NCNP における開発実例

NCNP では，デュシェンヌ型筋ジストロフィー（DMD）に対する新規治療法の開発を行っている。日本新薬と共同で開発したアンチセンス人工核酸を治験薬とし，2013 年 6 月に医師主導治験として早期探索的臨床試験を開始した。既に治験は終了し，2015 年 3 月にその初期解析の結果が公表されている[5]。この結果は日本新薬に引き継がれ，目下，次相の開発に向けた検討が進行している段階にある。いまだ開発途中ではあるが，研究機関における医薬品開発の実例として，実施にあたっての背景や開発体制などについて紹介したい。

1. DMD とエクソンスキップ治療療法

DMD は，ジストロフィン遺伝子の変異によって骨格筋形質膜の安定に重要なタンパク質である

ジストロフィンが欠損することで発症する遺伝性筋疾患である。小児の筋ジストロフィーの中で最も患者数が多く、新生男児3500人に1人の割合で罹患する。進行性の筋萎縮、筋力低下から呼吸不全または心不全により、やがて死に至る重篤な病気である[6]。

現時点では、DMDに対する対症療法はあるものの、根本的な治療法は存在しない。各種研究されているDMDに対する治療法の中でも特に注目されているものの1つがエクソンスキップ治療である[7]。

エクソンスキップ治療は、アンチセンス人工核酸（短い合成核酸）を用いてmRNA前駆体からmRNAが生成される際にエクソンの一部を人為的に取り除き、アミノ酸の読み枠のずれを修正する治療法である。DMDの多くはジストロフィン遺伝子の欠失・重複・点変異などに伴いアミノ酸の読み枠がずれるアウトオブフレーム変異により発症する。エクソンの一部が欠失する変異のDMDでは、mRNAがアミノ酸に翻訳される過程で正常なアミノ酸の読み枠にずれが生じる。エクソンスキップ治療でジストロフィンmRNAのアミノ酸の読み枠をインフレーム化させることにより、正常なものと比してタンパク質の一部が短縮するものの機能を保ったジストロフィンが発現する。

2. アカデミアでの開発に向けて実施した体制整備

NCNPでは、DMDのモデル動物を用いたエクソンスキップ治療の前臨床的研究を行っており、その成果を基盤として、日本新薬と共同でエクソンスキップ治療の実用化をめざし、新たな医薬品の開発を行ってきた。その中で見出されたのがエクソン53スキップを誘導する新規配列をもつアンチセンス人工核酸である。この人工核酸は非臨床試験において有効性および安全性が確認できたため、DMDに対する治療薬として薬事承認を得ることを目標に据えた。まずは、ヒトにおける初期の安全性および有効性を検討するため、医師主導治験として早期探索的臨床試験（第I相試験、first in human試験）を計画した。

開発は、日本新薬との共同で行うとともに、前臨床の有効性を検証するNCNPの研究所、DMDの診療について多数の実績のあるNCNP病院、およびその橋渡しを行うトランスレーショナル・メディカルセンター（TMC）が連携する体制をとった。さらに、より確実な開発を行うためPMDAの薬事戦略相談を活用し、治験薬の品質、非臨床データパッケージの適切性、治験実施計画ならびに今後の開発戦略などについて相談し、議論を行った。

本治験の対象であるジストロフィン遺伝子のエクソン53スキップの対象となるDMD患者数は非常に少なく、効率的な組み入れをするため、2009年よりNCNPにおいて構築・運用されているDMDの患者レジストリであるRemudy[8]を活用し、患者の選定・募集を行った。さらに、前述したエクソンスキップ治療の特性から、選択基準として遺伝子検査や in vitro アッセイによる検査を設定したが、これらの検査については、検体採取から検体処理、解析に至るまで、病院、TMCおよび神経研究所の協力体制のもとで行った。本治験は first in human 試験であったため、病院においては、治験実施中の安全確保のための緊急対応手順および体制を整備した。副次評価項目として設定したジストロフィンの発現解析、エクソン53をスキップしたジストロフィンmRNA検出解析においては神経研究所が中心となり、解析手法の検討から解析実施まで行っている。

このように、組み入れから有効性評価まで、試験実施に必要なシステムをNCNPの中で構築・整備しており、強力な連携のもとに、希少疾病であっても円滑に実施ができる体制をもって治験を行った。

おわりに

患者に新しい治療法を届けるためには、何より信頼性の高い試験を実施して成果を積み上げ、その有効性と安全性を証明するほかはない。医薬品の実用化にあたっても同様であるが、その開発戦略は個々のシーズの特性により多様であり、医薬品開発経験の少ないアカデミアは進め方に迷うこ

14. 新規治療法の開発とその関連制度

ともあろう．近年，国によりアカデミアによる開発を支援する制度が整備されつつあり，これらの

制度を有効に活用することが実用化への近道となると考えている．

用語解説

1. **医薬品医療機器総合機構（PMDA）**：厚生労働省管轄の独立行政法人で，医薬品や医療機器等の品質，有効性および安全性について，治験前から承認までを一貫した体制で指導・審査を行う組織．医薬品の開発への助言，医薬品の承認審査を行う．その他，医薬品の副作用や生物由来製品を介した感染などによる健康被害に対する救済，市販後の医薬品等の安全性に関する情報の収集，分析，提供も行っている．

2. **公知申請**：医薬品（適応追加等）の承認申請に関して，その医薬品の有効性や安全性が医学薬学上公知であるとして，臨床試験の全部または一部を新たに実施することなく承認申請を行っても差し支えないもの．国が行う「医療上の必要性の高い未承認薬・適応外薬検討会議」で公知申請が可能であるとの報告書がまとめられた場合には，公知申請の前に，国の審査機関による事前評価が行われる．

参考文献

1) 厚生労働省医政局長・医薬食品局長・保険局長通知「厚生労働大臣の定める先進医療及び施設基準の制定等に伴う実施上の留意事項及び先進医療に係る届出等の取扱いについて」，平成 24 年 7 月 31 日．
2) http://www.amed.go.jp/program/list/06/03/02.html
3) https://www.pmda.go.jp/review-services/f2f-pre/strategies/0003.html

4) 厚生労働省医政局研究開発振興課長・医薬食品局審査管理課長通知「医療上の必要性の高い未承認薬・適応外薬の要望対象の拡大について」，平成 27 年 7 月 1 日．
5) http://www.ncnp.go.jp/tmc/pressrelease_03.html
6) Hoffman EP, et al : Cell 51, 919-928, 1987.
7) Aoki Y, et al : Hum Mol Genet 22, 4914-4928, 2013.
8) http://www.remudy.jp/

武田伸一
1977 年　秋田大学医学部医学科卒業
1981 年　信州大学大学院博士課程修了，医学博士
1983 年　国立長野病院医長
1984 年　信州大学附属病院第三内科助手
1987 年　フランス パスツール研究所へ留学
1992 年　国立精神・神経センター神経研究所疾病研究第一部第一研究室長
2000 年　同研究所遺伝疾患治療研究部長
2008 年　国立精神・神経医療研究センタートランスレーショナル・メディカルセンター長
2015 年　同センター神経研究所長

脳内環境辞典

好評発売中

編集：高橋良輔（京都大学大学院医学研究科臨床神経学教授）
　　　山中宏二（名古屋大学環境医学研究所病態神経科学分野教授）
　　　樋口真人（量子科学技術研究開発機構脳機能イメージング研究部
　　　　　　　 チームリーダー）
　　　漆谷　真（滋賀医科大学内科学講座神経内科教授）

定価：本体 2,500円＋税、B5判、160頁

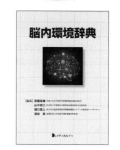

「脳内環境」とは、脳神経細胞と周囲の多彩な非神経細胞からなる"多細胞コミュニティー"です。京都大学大学院医学研究科教授　高橋良輔先生が代表を務められた脳内環境維持機構の破綻による疾患の発症もしくは疾患との関わりを研究テーマに、平成23～27年度の文部科学省【新学術領域研究】に選出された研究テーマです。

本誌「脳内環境辞典」は、上記研究をベースに、脳関連の疾患の発症、疾患の発症に関わる鍵分子のみを抽出し、その用語解説と共にそれらが解明された各研究成果を1冊にまとめた最新の脳疾患研究のための用事用語辞典です。

【掲載項目】

- アストロサイト
- アディポネクチン (APN)
- アファディン
- アミロイドβタンパク質
- アルギニンバソプレッシンV1a, V1b受容体
- アルツハイマー病
- 遺伝子コード型Ca^{2+}プローブ (GECI)
- エクソソーム
- オステオポンチン
- 温度感受性TRPチャネル
- ガングリオシド
- 間葉系幹細胞
- 軸索再生阻害因子
- 視交叉上核
- 質量分析イメージング
- 樹状突起スパイン
- 侵害受容器
- 神経回路形成因子LOTUS
- 神経幹細胞
- 神経受容体のミクロイメージング
- 神経障害性疼痛
- セロトニン (serotonin, 5-hydroxytryptamine)
- 選択的オートファジー
- タウ
- タウ・アミロイドイメージング
- タンパク質分解障害
- 電位依存性プロトンチャネルVSOP/Hv1
- ニューロトリプシン
- 脳インスリン様シグナル
- 脳酸化ストレスPETイメージング
- 脳内キナーゼイメージング
- 脳内分子イメージング
- ヒトiPS細胞
- フッ素MR画像法
- プロテアソーム
- ミエリン
- ミクログリア
- モノカルボン酸トランスポーター
- ユビキチンリガーゼZNRF1
- リソソームカテプシンD
- レドックスシグナル
- 他、計65項目

発行／直接のご注文は

 株式会社 メディカルドゥ

〒550-0004
大阪市西区靱本町1-6-6　大阪華東ビル5F
TEL.06-6441-2231　FAX.06-6441-3227
E-mail　home@medicaldo.co.jp
URL　http://www.medicaldo.co.jp

第 2 章

精神・神経疾患の
遺伝医学研究・診療各論

第2章　精神・神経疾患の遺伝医学研究・診療各論

1．脳血管障害における遺伝医学研究の進歩と現況

宮脇　哲・斉藤延人

　近年の遺伝子解析技術の進歩により脳血管障害の分野においても様々な疾患の原因遺伝子や感受性遺伝子，疾患発症と関連する一塩基多型や染色体座などが明らかとなってきている。脳血管障害における遺伝的要因の探索の意義は，特定の分子カスケードをターゲットとした新規の治療法の開発に直接寄与するだけでなく，遺伝子診断の鑑別診断への貢献，適切なリスク評価や発症予測を可能性にし，さらには新たな診断基準や疾患概念の確立につながる可能性がある点にある。脳血管障害における遺伝医学研究の進歩と現況について概説する。

はじめに

　脳血管障害（脳卒中）は，その発症には様々な要因が複合的に関連している多因子疾患である。原因となる血管レベルは，穿通枝から脳主幹動脈，そして頸部から心臓にかけて幅広い範囲の様々なレベル血管が対象となりうる。また，それに加えて動脈瘤やもやもや病，脳動静脈奇形，海綿状血管奇形などの高率に脳卒中をきたしうる血管病変が存在する。脳卒中の臨床病態も出血性と虚血性に大別され，さらに出血性であれば脳内出血・くも膜下出血，虚血性であればラクナ梗塞・アテローム血栓性脳梗塞，心原性脳塞栓症といった，さらに細かいカテゴリーが存在する。このように脳血管障害は多岐にわたる血管レベルや血管病変・奇形が関わり合い，多岐にわたる臨床病態をきたす疾患群の総称であることを理解することが，正しく病態を理解するうえで不可欠である。

　脳血管障害は高血圧や生活習慣などに起因する動脈硬化・心血管リスクが，その危険因子の中心である。しかしながら，家族性の発症や発症の地域差などから遺伝的要因の存在がこれまで示唆されてきた。近年の遺伝子解析技術の進歩により，脳血管障害の分野においても様々な疾患の原因遺伝子や感受性遺伝子，疾患発症と関連する一塩基多型や染色体座などが明らかとなってきている。本稿において，脳血管障害の分野において発症と関連する遺伝子異常が明らかとなっている疾患に関して以下の4つのカテゴリーに分けて，最新の知見を交えて概説する。

①単一の遺伝子変異によってもたらされる遺伝性疾患（単一遺伝子疾患，不完全浸透を含む）

②発症と強く関連する感受性遺伝子変異が明らかとなっている疾患（遺伝的要因が強い多因子疾患）

③発症と関連する一塩基多型，染色体座が明らかとなっている疾患（多因子疾患）

④脳血管疾患を合併する遺伝性疾患

■ Key Words

脳血管障害，脳卒中，遺伝子，遺伝性疾患，一塩基多型，遺伝子診断，もやもや病，*RNF213*，脳動脈瘤

I．単一遺伝子疾患

1．CADASIL[1]

（1）臨床的特徴

CADASIL（cerebral autosomal dominant arteriopathy with subcortical infarct and leukoencephalopathy）とは，脳卒中の危険因子を伴うにもかかわらず進行性の白質病変を特徴とする疾患。20歳頃から片頭痛の発作に始まることが多く，無症候性の白質病変の増加とともに40歳頃には脳卒中の危険因子を伴わないにもかかわらず一過性脳虚血発作やラクナ梗塞をきたす。そして病気の進行とともに最終的には白質病変の進行，脳梗塞の繰り返しにより脳機能低下をきたす疾患。

（2）原因遺伝子，遺伝形式

Notch3，常染色体優性遺伝形式。

（3）分子遺伝的特徴

CADASILにおける*Notch3*遺伝子変異の約半数はエクソン3とエクソン4に集中しており，大部分が細胞外ドメインのEGF様のリピート内のシステインに生じるアミノ酸変化を伴う変異である。この変異により細胞外ドメインの三次構造が変化しNotch3のN末端部が血管中膜へ蓄積した結果，血管平滑筋の変性や自動能消失をきたし，最終的にCADASILを形成すると推測されている。

（4）遺伝子診断の意義

臨床の現場では壮年期以降の発症例や脳卒中の危険因子を有する症例など，通常のラクナ梗塞をはじめとした脳血管障害と鑑別が困難な例も存在し，遺伝異常を検出することが確定診断に直結するものであり，非常に重要となる。具体的な診断の方法としては皮膚生検で顆粒状オスミウム好性物質を確認することであるが，それ以外には*Notch3*遺伝子異常の同定ないし生検での細小動脈血管壁へのNotch3の異常沈着の同定を行う方法とがある。

2．CARASIL[2]

（1）臨床的特徴

CARASIL（cerebral autosomal recessive arteriopathy with subcortical infarct leukoencephalopathy）とは，脳小血管病，早発性禿頭，腰痛脊椎変性を3徴とする疾患。高血圧を伴わずに，若年性禿頭，変形性脊椎症が出現し，さらに虚血性白質病変と若年性認知症の出現を認める。画像的には側頭葉先端部の白質病変が典型的。30歳前後に脳梗塞発作を生じ，MRIでは大脳半球広範に白質病変やラクナ梗塞を認める。1960年代より，日本から報告が相次いでなされ，日本で疾患概念が確立した疾患である。

（2）原因遺伝子，遺伝形式

HTRA1，常染色体劣性遺伝。

（3）分子遺伝的特徴

*HTRA1*遺伝子の変異によりTGF-βファミリーのシグナリングの抑制ができなくなることが病気の進行と関連する。TGF-βファミリーは血管増生や再構築に関連し，血管内皮細胞や血管平滑筋において作用するが，この制御異常により脳血管の異常が生じると考えられる。またHTRA1タンパクは以外では，皮膚，脊椎・椎間板で機能し，CARASILの異常に関連していると考えられている。

（4）遺伝子診断の意義

CARASILの診断は比較的若年の成人で，MRI上で対称的な脳室周囲白質の高信号域を呈し，緩徐進行性で，時に階段状・卒中様悪化を示す脳症のある場合に遺伝子診断が考慮される。治療法は現時点で確立していないが，候補としてはTGF-β拮抗剤であるアンジオテンシンII拮抗剤が挙げられる。

3．Fabry病[3]

（1）臨床的特徴

Fabry病とは全身の細胞のライソゾームに存在する加水分解酵素の1つである α-galactosidase Aの活性が欠損し，globotriaosylceramideをはじめとしたスフィンゴ糖脂質が様々な組織に沈着することにより多臓器に機能障害（四肢末端痛，皮疹，角膜混濁，進行性の腎機能障害，心機能障害，脳血管障害）をきたす疾患である。脳血管障害はFabry病症例の数％で認められ，30歳から40歳代で脳梗塞を発症することが多い。白質の虚血性変化が特徴的で，前方循環に比して椎骨脳底動脈

系に障害を生じやすいと報告されている（椎骨脳底動脈の蛇行，拡張）。Fabry 病の脳梗塞では再発率が高く，半数以上の症例が再発をきたし，最終的に死亡するなど臨床経過が重篤である。また若年性脳梗塞患者の基礎疾患として Fabry 病は重要である。

（2）原因遺伝子，遺伝形式

a -galactosidase A 遺伝子，X 染色体劣性遺伝。

（3）分子遺伝的特徴

伴性劣性遺伝で，男子は皆発病する。女子は比較的症状が軽いと考えられていたが，一部では男性と同様の頻度で脳梗塞，一過性脳虚血発作を起こす。両親が罹患者でない場合も突然変異で発症者となりうる。

（4）遺伝子診断の意義

Fabry 病において酵素補充療法が治療法として確立していることから，特に若年脳梗塞症例では Fabry 病を念頭に置き診断することが重要である。Fabry 病の臨床症状の多彩さから，しばしば適切な診断ができずに，本来の治療法である酵素補充療法を受けることができず，不幸な転帰をたどる症例も存在する。診断は男性の場合は *a -galactosidase A* の酵素活性の低下によってなされる。女性の場合は酵素活性が正常な場合もあるので遺伝子検査が必要となる。

4．海綿状血管奇形 [4]

（1）臨床的特徴

海綿状血管腫は一般人口の 0.3 ～ 0.5％程度に認められる疾患で，報告により頻度は異なるが，かなりの割合の症例が家族性であり，低浸透率の常染色優性遺伝形式を示す。海綿状血管奇形の原因遺伝子特定は 30 年前より精力的に検討されており，1999 年になり，*CCM1* として初めて原因遺伝子が同定され，その後，*CCM2* と *CCM3* も同定された。いまだ確定的な証明はなされていないが，生殖細胞由来で全身の細胞に生まれつき有する CCM 変異（germ line mutation）にさらにもう一方の遺伝子体細胞変異（somatic mutation）が加わり，結果として両アレルの CCM の機能が欠失した際に海綿状血管奇形が発症するという報告もなされている。また，現在発見されている CCM1 ～ 3 の変異を認めない家族性海綿状血管奇形症例も 5％程度存在することや多くの孤発例ではこれら遺伝子の変異を検出できないことから，海綿状血管奇形発症の原因遺伝子は他にも存在することが示唆されており，精力的に検討されている。

（2）原因遺伝子

CCM1，*CCM2*，*CCM3*。

（3）分子遺伝的特徴

なぜ CCM の機能異常や機能欠損が海綿状血管奇形を発症させるかの機序の詳細については明らかでない部分もあり，今後の検討が待たれる。

CCM1，CCM2 は細胞骨格制御に寄与していることが報告されており，また CCM3 は VEGFR2 に結合し安定化することで血管ネットワーク構築時 VEGFR2 シグナル伝達を促進することが示唆されている。これらの近年の知見から，海綿状血管奇形が細胞骨格異常や血管ネットワーク構築異常を基盤とした疾患であることが示唆されている。

（4）遺伝子診断の意義

海綿状血管奇形において遺伝子診断の意義は確立されていないが，多発例や家族発症例においては正確な診断は発症予測につながる可能性がある。

5．遺伝性出血性毛細血管拡張症 [5]

（1）臨床的特徴

遺伝性出血性毛細血管拡張症は常染色体優性遺伝形式を示す疾患であり，繰り返す鼻出血，毛細血管拡張，血管奇形や動静脈瘻を特徴とする。脳血管障害をきたす頭蓋内疾患として脳動静脈奇形（arteriovenous malformation：AVM）は，本症例のうち 10％程度で認められ，しばしば脳内出血の原因となる。そのため，AVM の位置や大きさ，静脈還流などによる手術の危険性と年齢を加味して，破裂予防のための治療が考慮される。遺伝性出血性毛細血管拡張症においては，出血性病変のみでなく肺に形成された AVM 内の動静脈シャントにより脳塞栓症を発症することもあり注意を要する。

（2）原因遺伝子

Endoglin, acitivin receptor like kinase type 1（*ALK-1*）。

（3）分子遺伝的特徴

Endoglin と ALK-1 の変異は，遺伝性出血性毛細血管拡張症の85％の症例に認められる。さらにそれ以外の遺伝子異常として，若年性ポリポーシスと合併した症例における *SMAD4* 変異が同定されている。

（4）遺伝子診断の意義

遺伝性出血性毛細血管拡張症において，上記遺伝子変異は臨床的な診断基準を満たさない疑診例における早期診断の一助となりうる。

Ⅱ．発症と強く関連する感受性遺伝子変異が明らかとなっている疾患

1．もやもや病[6]

（1）臨床的特徴

頭蓋内主幹動脈である両側の内頸動脈終末部の進行性の狭窄とその代償である側副血行路の発達（もやもや血管）を主たる病態とする疾患。一過性脳虚血発作や脳梗塞などの脳虚血の病態に加え，側副血管であるもやもや血管の破綻による脳出血を呈することが知られている。また，もやもや病は約15％に家族歴が認められる。世界的にみると，もやもや病はヨーロッパ系集団では少なく，日本・韓国および中国など東アジア系集団において頻度が高い疾患である。こうした地域による集団差や家族性発症の多さから，遺伝要因の関与が疑われてきた。近年，もやもや病の疾患感受性遺伝子として *Ring finger protein 213*（*RNF213*）が同定された。

（2）感受性遺伝子

Ring finger protein 213（*RNF213*）。

（3）分子遺伝的特徴

RNF213 上の単一のミスセンス変異（c.14576G＞A, p. R4859K, rs112735431）が日本人のもやもや病の発症者の80％が有するということが明らかとなっている（ほとんどがヘテロ接合型変異）。また一方で，日本人の健常者においても約2％存在することが明らかとなっており，この遺伝的要因に加えて別の因子が発症には必要であると考えられている。RNF213 に関しては様々な機能解析がなされており，その機能欠損が血管内皮機能に影響を与えることが示唆されており，また RNF213 に関わる既知の分子カスケードなども徐々に明らかとなってきているが，疾患発症の正確なメカニズムは明らかとなっていない。

（4）遺伝子診断の意義

家族発症例においては *RNF213* c.14576G＞A の有無を評価することが正しい発症予測につながる可能性がある。また一方で，*RNF213* c.14576G＞A もやもや病のみならず通常アテローム硬化性と診断されるような頭蓋内動脈狭窄病変にも一定割合存在することが明らかとなっており，頭蓋内動脈狭窄病変に広く関わる遺伝的要因であることが示唆されている。*RNF213* c.14576G＞A を診断することが頭蓋内主幹動脈の etiology を正しく診断することにつながる可能性がある。

RNF213 c.14576G＞A は日本をはじめとした東アジア系集団の一般人口においても比較的高頻度に存在する一方で，疾患と強い関連をもつ稀な変異・多型である。さらに，この変異は多様な表現型の頭蓋内主幹動脈狭窄病変と関連をもつことが明らかとなっており，東アジア系集団においては脳卒中と関連する重要な遺伝的要因であることが示唆されている[7]。

Ⅲ．発症と関連する一塩基多型，染色体座が明らかとなっている疾患

1．脳動脈瘤[8]

（1）臨床的特徴

脳主幹動脈に発生する脳動脈瘤は破裂すると，くも膜下出血をきたす。脳動脈瘤は従来多因子疾患として認識されている。家族集積を認めることもあり，家系を用いた連鎖解析や全ゲノム領域の関連解析などが精力的に行われてきた。

（2）疾患に関連する一塩基多型，染色体座

脳動脈瘤に関わる遺伝子異常としては，日本人家系において *TNFRSF13B* 遺伝子の変異（ナンセンス，フレームシフト，アミノ酸置換）が報告されている。また脳動脈瘤に関連する一

●第2章　精神・神経疾患の遺伝医学研究・診療各論 ● ● ● ● ● ● ● ● ● ● ● ● ● ● ● ● ● ●

塩基多型・遺伝子座としては，2q（BOLL，PLCL1遺伝子近傍のイントロンの一塩基多型），8q11.3-q12.1（SOX17内の一塩基多型），9q21（CDKN2A，CDKN2B近傍の一塩基多型），10q24.32（cycklinM2をコードするCNNM2近傍の一塩基多型），13q13.1（STARD13近傍），18q11.2（retinoblastoma binding proteinをコードするRBBP8近傍）などが存在する。

（3）分子遺伝的特徴

　一部の家族例を除いて，こうした一塩基多型と疾患の関連性は小さいもので，こうした遺伝的要因から脳動脈瘤発生の全貌を明らかにすることは，現時点はまだ難しい。

（4）遺伝子診断の意義

　こうした遺伝的要因の中でも9q21領域に関しては，発症に関わる転写制御システムが明らかとなりつつある。こうした遺伝的情報の蓄積と表現型解析を行うことが脳動脈瘤発症，また破裂のリスクを予測する遺伝的要因の同定につながると考えられる。

2. 頸部動脈解離[9]

（1）臨床的特徴

　頸部動脈解離は，若年に発症する脳梗塞の主要な原因の1つである。軽度の頸部外傷，感染症，片頭痛，高血圧がある場合，頸部動脈解離を発症しやすいという報告がある一方，肥満症，高コレステロール血症がある場合は発症しにくくなることが報告されている。しかし，その発症に至るメカニズムはほとんど明らかになっていない。また頭蓋内動脈の動脈解離は日本をはじめとしたアジア系集団に多く発症するのに対して，頸部動脈解離は欧米系集団に多く発症することが知られており，遺伝的背景が異なることが示唆されてきた。最近，欧米系集団における全ゲノム関連解析によって発症のリスクを下げる一塩基多型が明らかとなった。

（2）疾患に関連する一塩基多型

　PHACTR1 rs934379。

（3）分子遺伝的特徴

　PHACTR1遺伝子上の一塩基多型のrs9349379のGアレルはAアレルと比較して頸部頸動脈解

離になりにくさと有意な関連があることが明らかとなった。またPHACTR1 rs934379のGアレルは心筋梗塞の発症を高めることや片頭痛の発症のリスクを下げることが過去に報告されており，こうした疾患と頸部頸動脈解離発症の関連が示唆される結果である。しかしながら具体的な分子メカニズムなどは明らかとなっていない。

（4）遺伝子診断の意義

　欧米系集団における全ゲノム関連解析によって得られた結果であり，日本人においてもvalidation studyが求められる。先に述べたように，日本人においては頭蓋内動脈解離の頻度が高いことが知られており，頭蓋内動脈解離に関連する遺伝的要因の解明が望まれる[10]。

Ⅳ. 脳血管疾患を合併する遺伝性疾患

1. 脳動脈瘤を合併する遺伝性疾患

　脳動脈瘤の合併がよく知られている遺伝性疾患としてPKD1/PKD2の変異による常染色体優性多発性嚢胞腎，collagen type Ⅳ α1遺伝子変異よるhereditary angiopathy, nephropathy, aneurysms and muscle cramps（HANAC）[11]，collagen type Ⅲ α1遺伝子変異によるEhlers-Danlos症候群血管型などがある。

2. もやもや病を合併する遺伝性疾患

　基礎疾患を有し，もやもや病様の血管病変像を呈する疾患群を「類もやもや病」あるいは「もやもや症候群」と称される。その基礎疾患には外傷や放射線照射などの後天的な要因や自己免疫性疾患の他に多くの遺伝性疾患が知られている。頻度が高いものとしては，がん抑制遺伝子NF1（neurofibromin）変異に起因するneurofibromatosis 1や結合組織の脆弱性をきたすACTA2遺伝子変異，遺伝性血液疾患であるsick cell anemiaなどが挙げられる。東アジア系集団においては，先に述べた感受性遺伝子変異であるRNF213 c.14576G＞Aとこうした遺伝性疾患との関連の解析が行われ，相互関係があるかどうかの検討がなされている[12]。

　こうした脳血管疾患を高率に合併する遺伝性疾

116

患に関しては，脳血管疾患の合併の有無を評価するため画像検査（頭部 MRI・MRA など）によるスクリーニングが強く推奨される。脳血管疾患の発症の時期に関しては不明な点が多く，特定の時期の画像検査ではなく，定期的な画像検査のフォローアップが重要であると考えられる。

おわりに

　脳血管障害は，様々な基礎疾患を元に様々な表現型を呈する非常に広い疾患概念である。当然ながら，その背景となる遺伝的要因に関しても非常に多様なものが複雑に関連している。本稿で述べたように，遺伝子診断の臨床的有用性が確立しているものも存在する。脳血管障害の適切な診断・治療・予防のためには，こうした遺伝的背景の存在に留意する必要がある。

参考文献

1) Federico A, Di Donato I, et al : J Neurol Sci 322, 25-30, 2012.
2) Hara K, Shiga A, et al : N Engl J Med 360, 1729-1739, 2009.
3) Fellgiebel A, Muller MJ, et al : Lancet Neurol 5, 791-795, 2006.
4) Cavalcanti DD, Kalani MY, et al : J Neurosurg 116, 122-132, 2012.
5) McDonald J, Wooderchak-Donahue W, et al : Front Genet 6, 1, 2015.
6) Koizumi A, Kobayashi H, et al : Environ Health Prev Med 21, 55-70, 2016.
7) Miyawaki S, Imai H, et al : Stroke 44, 2894-2897, 2013.
8) Alg VS, Sofat R, et al : Neurology 80, 2154-2165, 2013.
9) Debette S, Kamatani Y, et al : Nat Genet 47, 78-83, 2015.
10) Ono H, Nakatomi H, et al : Stroke 44, 126-131, 2013.
11) Vahedi K, Alamowitch S : Curr Opin Neurol 24, 63-68, 2011.
12) Miyawaki S, Imai H, et al : J Stroke Cerebrovasc Dis 24, 1075-1079, 2015.

宮脇　哲
2003 年　東京大学医学部医学科卒業
2014 年　同医学系研究科博士課程修了
2014 年　同医学部附属病院脳神経外科助教

第2章 精神・神経疾患の遺伝医学研究・診療各論

2．アルツハイマー病

東海林幹夫

家族性アルツハイマー病（AD）の原因遺伝子には *APP*，*PSEN1*，*PSEN2* があり，危険因子として ApoE4 遺伝子型が明らかにされている。*APP* では 90 家系 32 遺伝子変異，*PSEN1* では 411 家系 185 の遺伝子変異，*PSEN2* では 34 家系 13 遺伝子変異ほどが報告され，*PSEN1* の頻度が最も多い。表現型は早期発症 AD の経過を示すが，発症年齢，罹病期間，症状は同一遺伝子変異例でも多彩である。家族性 AD 家系のバイオマーカーを用いた観察研究によって，AD の脳病理は発症 20 年前から徐々に進行することが明らかにされた。遺伝子解析やバイオマーカーの検査結果の開示などカウンセリング体制の整備が急がれている。

Ⅰ．アルツハイマー病（Alzheimer 病：AD）

認知症とは脳の病変によって仕事や日常生活に支障をきたすレベルまで認知機能が障害された状態である。人口の高齢化により世界各国で増加しており，60 歳以上の 11 ％，3,560 万人が認知症と推計されている。世界で毎年 770 万人ずつ増加，2050 年には 1 億 1540 万人と推計されている。日本では既に 462 万人を突破し，65 歳以上の有病率は 8 ～ 10 ％を占めている。若年性認知症は 3 ～ 10 万人で，AD 発症の前段階といわれる軽度認知障害（mild cognitive impairment：MCI）は 400 万人と発表された。弘前大学神経内科物忘れ外来の疾患割合統計では AD と MCI で既に 60 ％を占めており，これにレビー小体型認知症（dementia with Lewy bodies：DLB），血管性認知症（vascular dementia：VaD）がほぼ 5 ～ 10 ％と続き，前頭側頭型認知症（frontotemporal dementia：FTD）などの非 AD 型認知症が続いて

いる。

家族性 AD は約 1 ％で，多くは孤発例で 65 歳以上の 3.2 ％（120 万人）である。発症は 65 歳を境に早期発症・晩期発症に分けられ，50 ％平均生存率は 3 ～ 5 年と予後は短く，死亡原因の第 5 位（女性）と第 10 位（男性）を占めるとされる。症状は認知症（記憶障害，高次機能障害，思考・遂行機能障害）で，遺伝子座 21, 14, 1, 19 の *APP*，*PSEN1/2* と危険因子としての *ApoE4* が明らかとされている。脳の障害部位は大脳皮質，海馬，前脳底部で，神経細胞死，シナプス減少，アセチルコリン低下がみられ，病理学的には神経原線維変化（tauopathy；神経細胞内）とアミロイド（Aβ amyloidosis；神経細胞外，大脳皮質，脳血管）の 2 つの変化が特徴である[1)-4)]。

AD の 診 断 に は 現 在，National Institute on Aging と Alzheimer's Association workgroup（NIA/AA）による診断基準[5)] が用いられ（**表❶**），臨床研究やグローバル治験には新たに International Working Group（IWG-2）による診断基準[6)] が用

■ *Key Words*

認知症，アルツハイマー病，自然経過，表現型，病態，遺伝子変異，*APP*，*PSEN1*，*PSEN2*，*ApoE4*，疾患関連遺伝子

表❶ National Institute on Aging と Alzheimer's Association workgroup（NIA-AA）診断基準

認知症：主要臨床診断基準
　　　　仕事や日常生活の障害
　　　　以前の水準より遂行機能が低下
　　　　せん妄や精神疾患ではない
　　　　病歴と検査による認知機能障害の存在
　　　　以下の 2 領域以上の認知機能や行動の障害
　　　　　　a. 記銘記憶障害，b. 論理的思考，遂行機能，判断力の低下，c. 視空間機能障害，
　　　　　　d. 失語，e. 人格，行動，態度の変化
AD dementia 主要臨床診断基準
　　Probable AD dementia
　　　　認知症があり
　　　　　　A. 数ヵ月から年余に緩徐進行
　　　　　　B. 認知機能低下の客観的病歴
　　　　　　C. 以下の 1 つ以上の項目で病歴，検査の明らかな低下
　　　　　　　　a. 健忘症状，b. 非健忘症状：失語，視空間障害，遂行機能障害
　　　　　　D. 以下の所見がない場合
　　　　　　　　a. 脳血管障害，b. レビー小体型認知症，c. behavior variant FTD，
　　　　　　　　d. semantic dementia，non-fluent/agrammatic PPA，
　　　　　　　　e. 他の内科・神経疾患の存在，薬剤性認知機能障害
　　Probable AD dementia with increased level of certainty
　　　　認知機能検査の進行性低下例，原因遺伝子変異キャリア
　　Possible AD dementia：
　　　　非定型な臨床経過，他疾患の合併例（脳血管障害，レビー小体型認知症，他疾患，薬剤）
　　Probable AD dementia with evidence of the AD pathophysiological process
　　　　脳Aβ蓄積のバイオマーカー：CSF Aβ42 低下，アミロイド PET 陽性
　　　　2 次性神経変性や障害のバイオマーカー：CSF tau，p-tau 増加，側頭・頭頂葉の糖代謝
　　　　　　低下（FDG-PET），側頭・頭頂葉の萎縮（MRI 統計画像処理）
　　　　診断目的のルーチン使用は現時点では勧められない
　　　　臨床研究，臨床治験や測定可能な施設で臨床医によって必要な場合
　　Possible AD dementia with evidence of the AD pathophysiological process
　　　　non-AD dementia の臨床診断，バイオマーカー陽性か AD の脳病理診断

られる（**表❷**）。

1. 臨床症状と進行

　特徴的な症状は，海馬・側頭葉内側面の障害によるもの忘れと記銘力障害，側頭・頭頂・後頭領域障害による語健忘，視空間性障害，失行，側頭葉外側面の障害による意味記憶障害，前頭葉障害による病識・自発性低下である。エピソード記憶がそっくり欠落することが特徴的で，取り繕や振り返りもしばしばみられる。中等度では即時記憶障害と近い順からの長期記憶障害が進行し，意味記憶障害と失語による使用できる単語の減少が加わる。重度ではほとんどすべての記憶が障害される。構成失行がよくみられ，時計，立方体や複雑な図形の描画模写がまず障害される。観念性失行による日常用いる道具の使用障害，複数物品の使

用障害，観念運動失行による口頭・視覚命令による模倣の障害，肢節運動失行などの皮質症状が加わってくる。着衣失行も中等度 AD でよくみられる症状で，これらの失行は習い覚えた動作としての手続き記憶の障害と合併して進行し，最終的に整容，着衣，食事，トイレ，入浴などのセルフケアができなくなり，末期では立つ，座る，歩くなどの基本的な運動能力の喪失へと進行する。記憶障害とともに仕事や家事を行う遂行機能能力低下が初期に気づかれる。進行すると行動の発動の低下，保続や固執，衝動性や脱抑制となり，自己修正も困難となる。病識もなく，にこにこしている場合が多い。できていた事ができないことへの感情的反応として認知症による行動・心理学的症状 behavioral and psychological symptoms of dementia

●第 2 章　精神・神経疾患の遺伝医学研究・診療各論 ●●●●●●●●●●●●●●●●●●●●●●●●●●

表❷　Advancing research diagnostic criteria for Alzheimer's disease：the IWG-2 診断基準

Typical AD（A plus B at any stage）
　A　特徴的臨床症状
　　• 早期の有意なエピソード記憶障害と以下の 2 つを含む
　　　（単独あるいは軽度認知障害や認知症を示す他の認知領域・行動障害を伴う）
　　• 6 ヵ月以上の記憶の緩徐進行性変化を患者・観察者が報告
　　• 他覚的海馬型記憶障害がエピソード記憶の検査で有意に障害
　B　アルツハイマー病病理の存在
　　• CSF t-tau かリン酸化 tau 上昇を伴う Aβ42 減少
　　• アミロイド PET 陽性
　　• *PSEN1*，*PSEN2*，*APP* の原因遺伝子変異
Typical AD 除外基準
　病歴：突発性，歩行障害，痙攣，行動障害の早期出現
　臨床症状：局所神経症状，早期錐体外路症状，早期の幻視，認知機能変動，記憶障害などが他
　　　　　　の原因で起こっている：
　　　　　　　　　（非 AD 型認知症，うつ病，脳血管障害，中毒，炎症，代謝障害）
　　　　　　　　　MRI FLAIR や T2 で側頭葉内側面に感染や血管障害がある

Atypical AD（A plus B at any stage）
　A　特徴的臨床症状（以下の内 1 つ：早期に著明な進行性の障害）
　　• Posterior variant AD
　　　　　　対象，シンボル，言葉や顔の識別に関する視覚認知機能障害を伴う後頭側頭葉型
　　　　　　Gerstmann/Balint 症候群，肢節運動失行や無視など視空間機能障害を伴う両頭頂葉型
　　• logopenic variant of AD
　　　　　　語意，文法や発語において語想起と文の復唱障害
　　• Frontal variant
　　　　　　アパシー，脱抑制，遂行機能障害に関連した行動障害
　　• Down 症候群
　B　アルツハイマー病病理の存在
　　• CSF t-tau かリン酸化 tau 上昇を伴う Aβ42 減少
　　• アミロイド PET 陽性
　　• *PSEN1*，*PSEN2*，*APP* の原因遺伝子変異
Atypical AD 除外基準
　病歴：突発性，エピソード記憶障害の早期の著明な出現
　　　　　関連する症状が他の原因で起こっている
　　　　　　　（うつ病，脳血管障害，中毒，炎症，代謝障害）

（BPSD；周辺症状，問題行動）が出現し，介護者の負担となっている。

2．Aβ カスケードと関連遺伝子

　AD 発症の原因は，①家族性 AD（FAD）の原因遺伝子変異が Aβ42 産生亢進を引き起こすこと，②孤発例 AD において Aβ 輸送・代謝低下が低下し，③まず Aβ 凝集体（オリゴマー）が lipid raft やシナプスに蓄積して神経毒性を発揮して記憶障害を引き起こし，さらに老人斑アミロイドを形成して神経原線維変化などの病理学的変化を誘発し，最終的に神経細胞死が引き起こされ，認知症を発症する機序が推定されている。この病態は Aβ カスケード仮説として広く受け入れられている（図❶）。

Ⅱ．家族性アルツハイマー病（FAD）の遺伝学

　AD の約 1 ～ 6％が早期発症 AD で，このうち 60％が家系に 1 人以上の認知症患者を有し，13％が常染色体優性遺伝形式を示す早期発症家族性 AD（EOFAD）である。常染色体優性遺伝形式を示す ADAD は 3 つの遺伝子変異に原因している。これには Aβ の前駆体である *APP*（amyloid precursor protein, 21q21.3）の Aβ 配列および近傍

図❶ アルツハイマー病の病態カスケード仮説

における遺伝子変異の集積や locus duplication が同定され，これまでに約 90 家系 32 の遺伝子変異が報告されている。*APP* から Aβ を切り出す β 切断（β-secretase）を抑制して Aβ 産生を低下させる *APP* 遺伝子変異（A673T）が AD 発症を抑制させることも明らかにされた。

　PSEN1（presenilin-1, 14q24.3）が EOFAD の原因遺伝子として 1995 年に同定され，*PSEN2*（presenilin-2, 1q31-q42）の変異が Volga German 家系の原因であることも引き続いて明らかにされた。*PSEN1* と *PSEN2* は，それぞれ 472，448 アミノ酸からなるタンパクをコードしており，*APP* の膜貫通部から Aβ40 や Aβ42 を切り出す酵素の γ セクレターゼ複合体としてのプレセニリンの生理的機能が明らかにされ，遺伝子変異によって Aβ42 と Aβ オリゴマーの生成が増加する機序が明らかにされた。*PSEN1* では 411 家系 185 の遺伝子変異，*PSFN2* では 34 家系 13 遺伝子変異が既に報告されている。

　最近のゲノムワイド関連遺伝子解析では，*ApoE-ε4* アリルと関連しない 20 以上の疾患関連遺伝子が解明された[7)-10)]。疾患関連遺伝子としては *APOE* 遺伝子多型が唯一最も強力な危険因子である。MCI から AD 発症の自然経過の観察研究である ADNI 研究では，*ApoE-ε4* を 1 つ有すると AD 発症が 8 ～ 10 年早まることが確認された。APOE の危険因子研究として最大の Meyer らの報告では，*ApoE-ε4* をいくつもつかにより AD の発症に有意差が認められ，発症年齢の促進が認められている。しかし，*ε4* を 2 つ有する群では 84 歳，*ε4* を 1 つ有する群では 94 歳，*ε4* をもたない群では 95 歳で発症率がプラトーとなり，それ以後の発症率に有意差はなかった。APOE の遺伝子多型は加齢に相関した AD の発症危険因子であるが，約半数の人口は 100 歳までに AD を発症しないことも明らかにされている。

　PSEN1 変異を有する ADAD では，56 ～ 65％が 60 歳以前に発症し，18 ～ 36％は 65 歳以後発症である。高い浸透率を有し，*de novo* 変異は稀である。進行は 35 ～ 65 歳台では比較的早く進行する。*PSEN2* は *PSEN1* と同様な構造を有するが，*PSEN2*Asn141Ile 以外は稀で，浸透率は 75 歳で 95％以上，発症は 35 ～ 60 歳である。*PSEN1* 遺伝子変異を有する家系では臨床的表現型が多彩であることも当初から指摘されている（**図❷**）[7)]。

Ⅲ．遺伝カウンセリングと倫理

　2001 年に発表されたアメリカ神経学会のガイドラインでは，家族性 AD の遺伝子カウンセリングに関する研究は採択されず，*APOE* 遺伝子多型のルーチン検査は推奨されなかった。ヨーロッパ神経学会連合のガイドラインでは，典型的な臨床症状や常染色体遺伝形式を有する認知症では適当な遺伝子カウンセリングが受けられる専門センターで遺伝子解析が行われるべきで，*APOE* 遺伝子多型のルーチン検査は推奨されなかった。アメリカ精神医学会のガイドラインも同様な勧告を行っている。既に本邦では，文部科学省，厚生労働省，経済産業省によるヒトゲノム・遺伝子解析

●第2章 精神・神経疾患の遺伝医学研究・診療各論

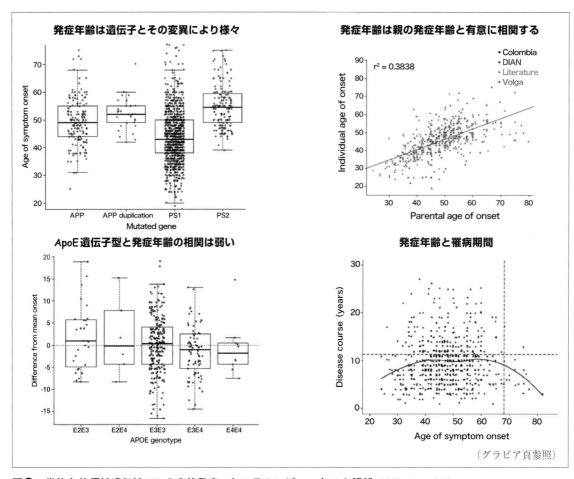

図❷　常染色体優性遺伝性ADの症状発症：システムレビューとメタ解析（文献7より改変）
387 ADAD患者，文献検索，DIANデータベース，コロンビア（*PSEN1* E280A）andボルガジャーマン（*PSEN2* N141I）家系の176遺伝子変異，3275例のうちの1307 ADADの発症年齢と174 ADADの経過。

研究に関する倫理指針が明らかにされており，遺伝子検査における同意および遺伝子相談は本倫理指針に準拠して行われている[11]。家族性ADに対する遺伝子カウンセリングの専門家の養成と実施体制の整備が望まれている。

Ⅳ．APIおよびDIAN研究

Antioquia cohort studyは1995年から南米コロンビアで行われている5,000例におよぶPresenilin1E280A単一遺伝子変異家系の追跡研究である。1,784例の発症者は記憶障害に加えて失語，ミオクローヌス，痙攣，行動異常を示し，449例の未発症キャリアとともに経過観察が続けられた。この家系では，無症候性pre-MCIを平均35歳で発症，38歳で症候性pre-MCI，44歳でMCI，49歳で認知症を発症し，平均59歳で死亡することが明らかにされた[12]。2011年に発表された常染色体遺伝性家族性AD患者128例を2009年から前向き追跡するDIAN（Dominantly Inherited Alzheimer Network）研究では，CSF Aβ42の低下は実にAD発症の25年前から，15年前からCSF tau上昇と脳萎縮，PiB-PETでアミロイド画像が陽性になることが明らかにされた。FDG-PETによる代謝低下とエピソード記憶障害は10年前から，認知機能障害は5年前から出現しはじめるとされた（図❸）[13]。現在，これらの

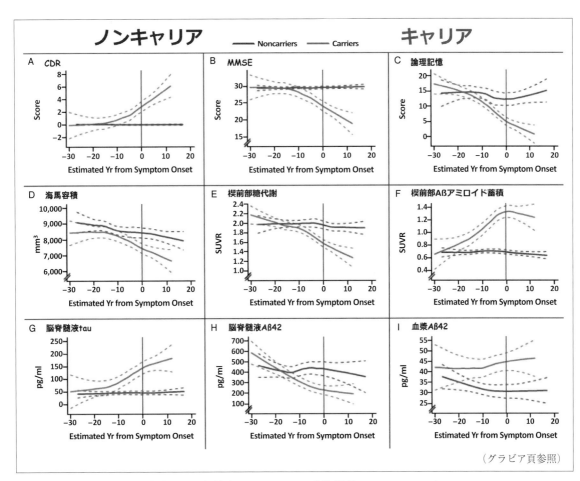

図❸ DIAN研究による家族性ADの各種バイオマーカーの自然経過（文献13より改変）
認知症発症時年齢を0と記載。

コホートを母体とした様々な予防治療介入が開始
されている。

参考文献

1) 東海林幹夫：脳21 4, 423-429, 2012.
2) 東海林幹夫：Brain and Nerve 66, 837-847, 2014.
3) 東海林幹夫：アミロイドーシス診療のすべて ガイドライン完全解説（山田正仁編），108-130, 医菌薬出版，2011.
4) 「認知症疾患治療ガイドライン」作成合同委員会編集, 日本神経学会監修：認知症疾患治療ガイドライン2010, 医学書院, 2010.
5) McKhann GM, Knopman DS, et al : Alzheimers Dement 7, 263-269, 2011.
6) Dubois B, Feldman HH, et al : Lancet Neurol 13, 614-629, 2014.
7) Ryman DC, Acosta-Baena N, et al : Neurology 83, 253-260, 2014.
8) Karch CM, Goate AM : Biol Psychiatry 77, 43-51, 2015.
9) Karch CM, Cruchaga C, et al : Neuron 83, 11-26, 2014.
10) Bertram L, Lill CM, et al : Neuron 68, 270-281, 2010.
11) 文部科学省, 厚生労働省, 経済産業省：ヒトゲノム・遺伝子解析研究に関する倫理指針, 告示第1号, 2000.
12) Acosta-Baena N, Sepulveda-Falla D, et al : Lancet Neurol 10, 213-220, 2011.
13) Bateman RJ, Xiong C, et al : N Engl J Med 367, 795-804, 2012.

● 第 2 章　精神・神経疾患の遺伝医学研究・診療各論

参考ホームページ

・アルツハイマーフォーラムデータベース
　http://www.alzgene.org

東海林幹夫

1980 年	群馬大学医学部卒業
	同医学部神経内科教室
1990 年	同医学部神経内科講師，医学博士
1991 年	Case Western Reserve University 留学
2001 年	岡山大学医学部神経内科助教授
2006 年	弘前大学大学院医学研究科脳神経内科学講
	座（神経内科）教授

第2章　精神・神経疾患の遺伝医学研究・診療各論

3．パーキンソン病の遺伝子研究

大垣光太郎・西岡健弥・服部信孝

パーキンソン病の発症メカニズムはいまだ完全には解明されておらず，根治療法は開発されていない。家族性パーキンソン病で同定された遺伝子は孤発性パーキンソン病においても影響があり，病態解明に貢献することが示されている。近年のトピックとして，*PINK1/parkin* 遺伝子産物がミトコンドリアの品質管理を行い，さらにはミトコンドリアに局在するタンパクをコードする *CHCHD2* 遺伝子が新たに家族性パーキンソン病から同定され，ミトコンドリア研究に再び注目が集まっている。

はじめに

　パーキンソン病（PD）はアルツハイマー病の次に頻度の高い神経変性疾患であり，65歳以上の高齢者では有病率は1%以上となる。振戦・無動・固縮・姿勢反射障害を四徴とする。超高齢社会を迎えた本邦において，さらなる病態解明・根治療法開発が求められている。これまで家族性/孤発性 PD の遺伝子研究において，様々な変異や多型が同定されており，疾患の病態解明に大きく貢献している。本稿では遺伝性 PD を中心に概説する。

I．パーキンソン病の原因遺伝子　（図❶）[1]

1．PARK1/4：*α-synuclein*（*SNCA*），常染色体優性遺伝性

　PARK1 は *α-synuclein* の点変異を指し，1997年，イタリアとギリシャに起源を有する複数の家系より同定された[2]。孤発性 PD の病理学的マーカーである Lewy 小体の主要構成タンパクが α-synuclein であることが判明し，α-synuclein

が PD の発症メカニズムにおいて中心的役割を果たしていることが示された。PARK4 は α-synuclein をコードする遺伝子である *SNCA* 領域の multiplication（重複）を指す。2003年に若年発症で認知症を伴う Iowa 家系で triplication（三重重複）が同定され，その後 duplication（二重重複）の家系も同定された[3]。発症年齢は triplication で30歳前後，duplication は 40～50 歳前後であり，*SNCA* 領域が倍化するほど若くなる。重症度と遺伝子発現レベルが相関する（**表❶**）[4]。剖検脳では α-synuclein が広範囲に発現する傾向が認められている。その臨床像は典型的なびまん性レビー小体病の経過をたどるものが多い。α-synuclein はニューロンの細胞質に存在する可溶性タンパクであるが，その凝集過程において α-synuclein が神経毒性を呈する。α-synuclein はシナプス前終末に多くシナプス小胞の伝達制御に関わっており，病的作用としてユビキチン-プロテアソーム系・ミトコンドリア複合体 I 活性・オートファジーなどの障害も指摘されている。

■ ***Key Words***

パーキンソン病，遺伝子，Lewy 小体，*parkin*，*PINK1*，*CHCHD2*，ミトコンドリア，オートファジー，マイトファジー，次世代シーケンサー

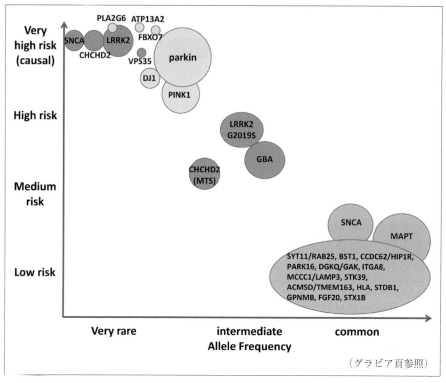

図❶ パーキンソン病の genetic architecture（文献1より改変）
青：優性遺伝性，黄：劣性遺伝性，緑：リスク遺伝子，MTS：mitochondrial targeting sequence

2. PARK2：*parkin*，常染色体劣性遺伝性

1998年，*parkin* 変異は北田らによって本邦から報告された[5]。*parkin* は本邦では遺伝性 PD の中で最も頻度が高い遺伝子であり，常染色体劣性遺伝性 PD の 50％，孤発性若年性 PD の 10〜20％を占める。40〜50歳以下の若年発症・パーキンソニズムに加え下肢のジストニア・低用量の L-dopa に対し良好な反応性を示し，日内変動や睡眠効果，L-dopa 誘発性ジスキネジアといった特徴的な臨床徴候を認める。他の PD 原因遺伝子と異なり Lewy 小体を認めないことが多く，PARK2 の最大の病理学的な特徴である[6]。*parkin* 遺伝子は 1.3Mb の巨大遺伝子であり，変異としては，重複，欠失，点変異いずれも認める。

Parkin タンパクは標的タンパク質にユビキチンを付加するユビキチン連結酵素（E3）であり，PD の原因にユビキチン-プロテアソーム系の異常が関連していることが示された[7]。はじめて神経変性疾患とタンパク質分解異常が関連していることを示唆した点で，*parkin* 遺伝子の発見は革新的であった。Parkin タンパクはミトコンドリアに局在する。酸化ストレスによりミトコンドリアの品質が低下すると PINK1（後述する PARK6）がユビキチンをリン酸化し，それにより生じるリン酸化ユビキチンが Parkin タンパクを活性化してユビキチン連結酵素（E3）を活性化し，オートファジーを誘導する。このようなカスケードを介して品質の低下した損傷ミトコンドリアが分解・除去される（マイトファジー）[8)9]。*PINK1/parkin* の遺伝子変異は損傷ミトコンドリアの蓄積を促し，ドーパミン細胞の変性をきたし，PD 発症に関与する。

3. PARK6：*PTEN-induced putative kinase 1*（*PINK1*），常染色体劣性遺伝性

2004年，イタリアとスペインの若年発症でかつ進行の遅い PD 家系より *PINK1* 遺伝子変異が

3. パーキンソン病の遺伝子研究

表❶　パーキンソン病の原因遺伝子／関連遺伝子（文献4より改変）

	遺伝子座	遺伝子	遺伝形式	本邦からの報告	発症年齢	臨床像	進行	病理	薬剤反応性
PARK1/ PARK4	4q21-23	SNCA 点変異	AD	有	20-85	P, De, Da*	通常	LBs, PND	良
		SNCA 重複	AD	有	38-77	P, De, Ha, Da*, My*	通常	LBs, PND	良
		SNCA 三重重複	AD	有	20-48	P, De, Da, De, Ha, My*	急速	LBs	良
PARK2	6q26	parkin	AR	有	16-72	P, Dy, Hy	遅	PND, LBs, tau	良
PARK3	2p13	unknown	AD	無	36-89	P, De*	不明	LBs, AD-Path	良
PARK5	4p13	UCHL1	AD	無	49-58	P	遅	不明	良
PARK6	1p36.12	PINK1	AR	有	20-40	P	遅	不明#	良
PARK7	1p36.23	DJ-1	AR	無	20-40	P	遅	不明	良
PARK8	12q12	LRRK2	AD	有	32-79	P	通常	LBs, NFTs, PND	良
PARK9	1p36.13	ATP13A2	AR	有	11-40	P, De, SGP	急速	不明	良
PARK10	1p32	unknown	UD	無	不明	不明	不明	不明	良
PARK11	2q37.1	GIGYF2	AD	無	49-75	P, De*	不明	不明	良
PARK12	Xq21-q25	unknown	X	無	不明	不明	不明	不明	不明
PARK13	2p13.1	HTRA2	AD	無	44-81	P	不明	不明	不明
PARK14	22q13.1	PLA2G6	AR	有	1-30	P, De, Dy, E, Py, Ps	不明	LBs, tau, NFTs, NASs	良
PARK15	22q12.3	FBXO7	AR	有	10-19	P, Py, SGP, Dy	不明	不明	良
PARK16	1q32	RAB7L1	UD	有	不明	P	不明	不明	不明
PARK17	16q11.2	VPS35	AD	有	46-64	P	遅	NA	良
PARK18	3q27.1	eIF4G1	AD	無	40-64	P, De, PDD	遅	LBs	良
PARK19	1p31.3	DNAJC6	AR	無	10-22	P, E, De, Py	遅	不明	不良
PARK20	21q22.11	SYNJ1	AR	無	20-28	P, E, De, Dy, SGP	遅	tau, NFT	不良
PARK21	3q22.1	DNAJC13	AD	無	59-85	P	遅	LBs	良
PARK22	7p11.2	CHCHD2	AD	無	40-67	P	遅	LBs	良

注釈：PARK シリーズに登録されていないが，孤発性 PD に関連する遺伝子（GBA など）も知られている。

AD：autosomal dominant, AD-Path：Alzheimer-type pathology, AR：autosomal recessive, ATP13A2：ATPase type 13A2, CHCHD2：coiled-coil-helix-coiled-coil-helix domain containing 2, Da：dysautonomia, De：dementia, DR：dopa-responsiveness, Dy：dystonia, E：epilepsy, eIF4G1：eukaryotic translation initiation factor 4-gamma, FBXO7：F-box only protein 7, GIGYF2：GRB10 interacting GYF protein 2, Ha：hallucination, HTRA2：HtrA serine peptidase 2, Hy：hyperreflexia, LBs：Lewy bodies, LRRK2：leucine-rich repeat kinase 2, My：myoclonus, NASs：neuroaxonal spheroids, NFTs：neurofibrillary tangles, PD：Parkinson's disease, PDD：Parkinson's disease with dementia, PINK1：PTEN-induced putative kinase 1, PLA2G6：phospholipase A2, group 6, PND：pure nigral degeneration, Ps：psychiatric symptoms, Py：pyramidal sign, RAB7L1：RAB7, member RAS oncogene family-like 1, SGP：supranuclear gaze palsy, SNCA：alpha-synuclein, SYNJ1：synaptojanin 1, UCHL1：ubiquitin carboxy-terminal hydrolase L1, VPS35：vacuolar protein sorting 35, X：X-linked

*：時に認められる症状

#：複合ヘテロ接合体の1症例で LBs の報告あり。ただしホモ接合体の2症例では中脳黒質に LBs を認めなかったため，LBs を認めない可能性が高い。

報告された[10]。若年性 PD において頻度は 0.5～9％と報告されている[11]。PINK1 の臨床像は parkin 変異と類似しており，若年発症で L-dopa に反応し，経過の比較的良好なパーキンソニズムを呈する。複合ヘテロ接合体変異の剖検例では Lewy 小体が認められているが[12]，ヘテロ接合体変異の剖検例では「中脳黒質」には Lewy 小体は認められていないため，PINK1 変異では parkin 変異同様に Lewy 小体を形成しにくい可能性がある[13][14]。parkin 変異，PINK1 変異のいずれでも Lewy 小体が形成されないことは，両遺伝子が同じ pathway の下流と上流に位置していることに矛盾しない。さらには，「変異のない PINK1／parkin が Lewy 小体の形成に関与しており，Lewy 小体

● 第 2 章　精神・神経疾患の遺伝医学研究・診療各論 ●●●●●●●●●●●●●●●●●●●●●●●●●

形成は PD に保護的に作用する」という仮説も考えられるが，「Lewy 小体そのものが PD 発症に対し保護的に形成されるのか，それとも神経毒性をもつのか」については現在も議論が分かれる。PINK1 の機能については，前述の *parkin* の項を参考にしていただきたい。

4．PARK7：*DJ-1*，常染色体劣性遺伝性

　2003 年，オランダとイタリアの家系より *DJ-1* 変異は同定された[15]。本邦からの報告はなく，世界的に見ても頻度は非常に少ない。その臨床像は *parkin*，*PINK1* と類似している。DJ-1 は，転写調節，シャペロン様機能，抗酸化特性において重要な役割を担い，酸化ストレスやミトコンドリアに関わっている。また，DJ-1 は α-synuclein の凝集を直接的に抑制しうることが示されている。

5．PARK8：*leucine-rich repeat kinase2*（*LRRK2*），常染色体優性遺伝性

　2002 年，舩山らが相模原家系の連鎖解析を行い PARK8 はマッピングされた[16]。2004 年，2 つの異なるグループから *LRRK2* がその原因遺伝子であると報告された[17][18]。発症年齢や経過など孤発性 PD に類似している。2005 年には G2019S 変異が同定された。LRRK2 G2019S 変異は白人においては，孤発性 PD の 1 〜 2％，常染色体優性遺伝性 PD の 5 〜 10％を占め，常染色体優性遺伝性 PD の遺伝的原因として最も頻度が高い。ユダヤ人や一部のアラブ人の遺伝性 PD の中では，LRRK2 G2019S の頻度は 30％にも及び，人種差が大きい。平均発症年齢は 55 歳前後であり，臨床像は L-dopa に良好に反応する，孤発型に類似する症例が多くを占める。多くの症例では Lewy 小体を認めるが，認めない例もあり多様である。このため LRRK2 は PD 発現カスケードの中で，より上流に位置すると考えられている。*LRRK2* は脳を含めた多くの臓器や組織で発現しているプロテインキナーゼ（リン酸化酵素）であり，神経突起伸長，シナプス形態形成，膜輸送，オートファジー，タンパク合成に関与する[19]。

6．PARK9：*ATPase type 13A2*（*ATP13A2*），常染色体劣性遺伝性

　もともと Kufor-Rakeb 症候群として若年発症・進行が早いパーキンソニズム・認知症・錐体路徴候・核上性注視麻痺・ミオクローヌス，画像上大脳萎縮や鉄沈着などを伴う家系が報告されていたが，2006 年ヨルダンとシリアの家系より *ATP13A2* がその原因遺伝子として報告された[20]。ATP13A2 は，膜貫通ドメインをもつ P 型 ATP アーゼでリソソームに局在している。変異型 ATP13A2 はリソソームではなく小胞体に局在が変化し，リソソームの機能不全から PD 発症に関与していると推測されている。α-synuclein 毒性に対し保護的に作用する[21]。

7．PARK11：*Grb10-Interacting GYF protein 2*（*GIGYF2*），常染色体劣性遺伝性

　2003 年に北米の 160 名の典型的遅発性 PD においてゲノムワイド関連解析が行われ 2 番染色体長腕（2q36-37）に連鎖する遺伝子座（PARK11）が報告された後[22]，2008 年その原因遺伝子として *GIGYF2* 遺伝子がフランスとイタリアの家系から報告された[23]。後に正常コントロールからも同様の変異が報告され，その頻度も正常コントロールで多くみられるなど，*GIGYF2* が病的変異ではない可能性もある。GIGYF2 はリサイクリングエンドソームに局在している。

8．PARK14：*phospholipase A2, group 6*（*PLA2G6*），常染色体劣性遺伝性

　PLA2G6 はもともと infantile neuroaxonal dystrophy（INAD）や neurodegeneration with brain iron accumulation（NBIA）の原因遺伝子として報告されていたが，2009 年にインド・パキスタンの家系より PD の原因遺伝子として報告された[24]。臨床的特徴として，若年発症・L-dopa 反応性あり・ジストニア-パーキンソニズム・錐体路徴候・認知症・精神症状を伴い，画像上大脳や小脳の萎縮を認める[25]。剖検脳では，Lewy 小体とタウ凝集が認められたが，鉄沈着は認められなかった。*PLA2G6* の遺伝子産物である phospholipase A2 は，グリセロリン脂質を加水分解し脂肪酸を放出させる酵素であり，リン脂質のリモデリング，アラキドン酸放出，ロイコトリエンやプロスタグランジンの合成，アポトーシスなどに関与している。

128

9. PARK15：*F-box only protein 7（FBXO7）*，常染色体劣性遺伝性

2008 年，イラン人の 1 家系より *FBXO7* 遺伝子は同定された[26]。臨床像は，若年発症・緩やかな進行・L-dopa 反応性あり・パーキンソニズム・錐体路徴候を特徴とする。眼球運動障害，ジストニア，精神症状を呈することも多く PARK9 と類似するが，*FBXO7* 変異では PARK9 と異なり画像状明らかな異常を認めない。イラン，トルコ，イタリアといった国からの単発的な報告が続いており，本邦からはまだ同定されていない。FBXO7 タンパクは F-box ファミリーの 1 つで，ユビキチン-プロテアソームタンパク分解系に関与する。

10. PARK17：*vacuolar protein sorting 35（VPS35）*，常染色体優性遺伝性

2011 年，スイスの家系[27]とオーストリアの家系[28]から *VPS35* 変異が PD の原因遺伝子として同定された。本邦でも認められている遺伝子変異である[29]。臨床像は振戦優位型 PD で孤発性 PD に類似する。VPS35 はレトロマー積み荷認識複合体の重要な構成要素である。レトロマーは初期エンドソームからトランスゴルジ網への積荷タンパクの逆行性輸送を担うタンパクである。よってレトロマーや細胞内輸送障害が PD 発症に関与すると考えられる。

11. PARK18：*eukaryotic translation initiation factor 4-gamma（eIF4G1）*，常染色体優性遺伝性

2011 年，フランス，アメリカなどの家系より PD の原因遺伝子として報告されたが[30]，その後相次いで正常コントロールからも同様の変異が同定されており，家族性 PD の原因遺伝子として確定していない。

12. PARK19：*DnaJ（Hsp40）homolog, subfamily C, member 6（DNAJC6）*，常染色体劣性遺伝性

2012 年，パレスチナに起源をもつ atypical Parkinsonism の 1 家系（兄弟）より *DNAJC6* 変異が同定され[31]，翌年にトルコの家系からも同遺伝子の変異が報告された[32]。上記家系の臨床像は若年発症・L-dopa 反応性不良で進行の早いパーキンソニズム・精神発達遅滞・錐体路障害・てんかんなどが特徴的であった。2015 年，若年性 PD として典型的な症例からも *DNAJC6* 変異が報告された[33]。現在まで神経病理学的報告はない。*DNAJC6* 遺伝子は auxilin をコードしている。auxilin は補助シャペロン分子であり，クラスリン媒介エンドサイトーシスにおいて *DNAJC6* が重要な役割を果たしている。

13. PARK20：*Synaptojanin 1（SYNJ1）*，常染色体劣性遺伝性

2013 年，イランとイタリアの家系より *SYNJ1* のホモ接合体ミスセンス変異が同定され若年性パーキンソニズムの原因遺伝子であると報告された[34][35]。臨床像は *DNAJC6* 変異と一部類似しており，若年発症・L-dopa 反応性不良のパーキンソニズム・てんかん・認知機能低下・ジストニア・核上性注視麻痺を伴うが反射亢進は伴わない。難治性痙攣を伴う重症神経変性疾患の小児例で *SYNJ1* のホモ接合体ナンセンス変異が同定されており，その剖検脳で中脳黒質に優位に神経脱落とタウ陽性の神経原線維変化が認められたが Lewy 小体は認めなかった[36]。*SYNJ1* はホスホイノシチドホスファターゼをエンコードし，シナプス小胞の後期エンドサイトリサイクリングにおいて重要な役割をもつ。*DNAJC6*（auxilin）はクラスリンの被覆を解体させるプロセスにおいて，*SYNJ1* の直接的機能的パートナーの 1 つである。

14. PARK21：*DnaJ（Hsp40）Homolog, Subfamily C, Member 13（DNAJC13）*，常染色体優性遺伝性

2014 年，白人キリスト教家系（Dutch-German-Russian Mennonite family）の PD 大家系より，*DNAJC13* ヘテロ接合体変異が同定された[37]。しかし，家系内に *DNAJC13* 変異をもたない PD 患者が認められ，また孤発例でも rare variant が同定されていることなどより，むしろリスク遺伝子である可能性もある[38]。表現型は孤発性 PD に類似している。*DNAJC13* は，REM-8（receptor-mediated endocytosis 8）と名づけられたシャペロンタンパクをエンコードしており，エンドソーム

● 第2章　精神・神経疾患の遺伝医学研究・診療各論 ●●●●●●●●●●●●●●●●●●●●●●●

輸送やリサイクリングを制御している。

15. PARK22：coiled-coil-helix-coiled-coil-helix domain containing 2（CHCHD2），常染色体優性遺伝性

　2015年，われわれは山形に存在する常染色体優性遺伝形式をもつ大家系から，次世代シーケンサーを用いてCHCHD2遺伝子変異を同定した[39]。Sanger法にてスクリーニングを行い，さらに3家系が同定された。同変異は中国の常染色体優性遺伝性PD家系からも同定されている[40]。浸透率は80%程度であり，臨床像としては，50歳前後に発症し，L-dopaに良好な反応を呈する，比較的緩やかな進行をたどり，孤発性PDに類似する。家系内に本態性振戦の患者も存在する。孤発性PDの解析では，非翻訳領域のcommon SNPがPDの感受性遺伝子，rare variantがPDのリスク遺伝子となることも示された[41]。白人における多施設間研究を行い，CHCHD2遺伝子のrare variantsが人種を超えて孤発性PDのリスクとなることが証明された[41]。コントロールと比べ変異を伴う患者の剖検脳ではCHCHD2タンパクの発現レベルの低下が認められた[41]。CHCHD2はミトコンドリア電子伝達系に関与しており，CHCHD2タンパク自身の発現量を調節するミトコンドリアストレスセンサーである可能性がある。

おわりに

　次世代シーケンサーの登場により，数多くのPD関連遺伝子が報告されつつある。今後は家族性PDの原因遺伝子のみならず，孤発性PDに関連するrare variants・疾患感受性遺伝子もできる限り同定し，さらなる病態解明を進めていくことが重要な課題である。PDの発症機序やLewy小体形成機序などのmolecular pathwayを見出し，治療法/予防法が開発されることが期待される。

参考文献

1) Gasser T : J Parkinsons Dis 5, 209-215, 2015.
2) Polymeropoulos MH, Lavedan C, et al : Science 276, 2045-2047, 1997.
3) Nishioka K, Hayashi S, et al : Ann Neurol 59, 298-309, 2006.
4) Fujioka S, Sundal C, et al : Handbook of Parkinson's Disease 5th Ed（Pahwa R, Lyons KE, eds），317-340, CRC press, 2013.
5) Kitada T, Asakawa S, et al : Nature 392, 605-608, 1998.
6) Doherty KM, Silveira-Moriyama L, et al : JAMA Neurol 70, 571-579, 2013.
7) Shimura H, Hattori N, et al : Nat Genet 25, 302-305, 2000.
8) Kawajiri S, Saiki S, et al : FEBS Lett 584, 1073-1079, 2010.
9) Koyano F, Okatsu K, et al : Nature 510, 162-166, 2014.
10) Valente EM, Abou-Sleiman PM, et al : Science 304, 1158-1160, 2004.
11) Wirdefeldt K, Adami HO, et al : Eur J Epidemiol 26 Suppl 1, S1-58, 2011.
12) Samaranch L, Lorenzo-Betancor O, et al : Brain 133, 1128-1142, 2010.
13) Takanashi M, Li Y, et al : Neurology 86, 2212-2213, 2016.
14) Steele JC, Guella I, et al : Ann Neurol 77, 458-468, 2015.
15) Bonifati V, Rizzu P, et al : Science 299, 256-259, 2003.
16) Funayama M, Hasegawa K, et al : Ann Neurol 51, 296-301, 2002.

17) Zimprich A, Biskup S, et al : Neuron 44, 601-607, 2004.
18) Paisan-Ruiz C, Jain S, et al : Neuron 44, 595-600, 2004.
19) Kalia LV, Lang AE : Lancet 386, 896-912, 2015.
20) Ramirez A, Heimbach A, et al : Nat Genet 38, 1184-1191, 2006.
21) Gitler AD, Chesi A, et al : Nat Genet 41, 308-315, 2009.
22) Pankratz N, Nichols WC, et al : Am J Hum Genet 71, 124-135, 2002.
23) Lautier C, Goldwurm S, et al : Am J Hum Genet 82, 822-833, 2008.
24) Paisan-Ruiz C, Bhatia KP, et al : Ann Neurol 65, 19-23, 2009.
25) Yoshino H, Tomiyama H, et al : Neurology 75, 1356-1361, 2010.
26) Shojaee S, Sina F, et al : Am J Hum Genet 82, 1375-1384, 2008.
27) Vilarino-Guell C, Wider C, et al : Am J Hum Genet 89, 162-167, 2011.
28) Zimprich A, Benet-Pages A, et al : Am J Hum Genet 89, 168-175, 2011.
29) Ando M, Funayama M, et al : Mov Disord 27, 1413-1417, 2012.
30) Chartier-Harlin MC, Dachsel JC, et al : Am J Hum Genet 89, 398-406, 2011.
31) Edvardson S, Cinnamon Y, et al : PLoS One 7, e36458, 2012.
32) Köroğlu Ç, Baysal L, et al : Parkinsonism Relat Disord 19, 320-324, 2013.
33) Olgiati S, Quadri M, et al : Ann Neurol 79, 244-256,

34) Krebs CE, Karkheiran S, et al : Hum Mutat 34, 1200-1207, 2013.

35) Quadri M, Fang M, et al : Hum Mutat 34, 1208-1215, 2013.

36) Dyment DA, Smith AC, et al : Neurobiol Aging 36, 1222.e1-5, 2015.

37) Vilariño-Güell C, Rajput A, et al : Hum Mol Genet 23, 1794-1801, 2014.

38) Gustavsson EK, Trinh J, et al : Mov Disord 30, 273-278, 2015.

39) Funayama M, Ohe K, et al : Lancet Neurol 14, 274-282, 2015.

40) Shi C, Mao C, et al : Neurobiol Aging 38, 217.e9-13, 2016.

41) Ogaki K, Koga S, et al : Neurology 85, 2016-2025, 2015.

大垣光太郎
2004 年　日本医科大学医学部医学科卒業
2006 年　順天堂大学医学部神経学講座入局
2013 年　同大学院医学研究科博士課程修了
　　　　　米国メイヨークリニック神経科学科 Research Fellow
2015 年　順天堂大学医学部附属病院静岡病院脳神経内科助教

第2章　精神・神経疾患の遺伝医学研究・診療各論

4．多系統萎縮症

三井　純

　多系統萎縮症は，αシヌクレインを構成成分とするオリゴデンドログリア細胞質内封入体を疾患特異的な病理所見とする原因不明の神経変性疾患である。原則として孤発性の発症であるが，集団により臨床亜型（小脳性失調症状が主体の病型とパーキンソン症状が主体の病型）の頻度が異なる点，患者の血縁者にパーキンソン病の頻度が高い点などから，発症に遺伝因子が関与することが推測されていた。近年，家族性多系統萎縮症の原因遺伝子や疾患感受性遺伝子が新たに報告され，遺伝因子の一端が明らかになりつつある。本稿では，最近の遺伝学的研究の知見について概説する。

はじめに

　多系統萎縮症（multiple system atrophy：MSA）は，αシヌクレインを構成成分とするオリゴデンドログリア細胞質内封入体（glial cytoplasmic inclusions：GCIs）を疾患特異的な病理所見とする原因不明の神経変性疾患である。自律神経障害に加えて，小脳性失調，パーキンソニズム，錐体路障害などを種々の程度で呈する。かつては，小脳性失調が主体の病像はオリーブ橋小脳萎縮症[用解1]，パーキンソニズムが主体の病像は線条体黒質変性症[用解2]，自律神経障害が主体の病像はシャイ・ドレーガー症候群[用解3]として認識されていた。1969 年に Graham と Oppenheimer は，これらの病像を MSA の疾患概念に包括することを提唱したが[1]，同一疾患の異なる表現型なのか独立した疾患単位なのか議論が続いていた。それから 20 年後の 1989 年，Papp らは，MSA 患者に共通して認められ，疾患対照患者群には全く認められない GCIs の存在を報告し，疾患概念が確立

した[2][3]。さらにこの封入体の主要構成タンパク質はαシヌクレインであることが確認され[4]-[7]，MSA はパーキンソン病，レビー小体型認知症と並んでシヌクレイノパチーという捉えられ方がされている[8]。

Ⅰ．MSA の臨床亜型について

　MSA は，その疾患概念の成り立ちの歴史からもわかるように，小脳性失調症状が前景に立つ症例とパーキンソン症状が前景に立つ症例があり，現在ではそれぞれ MSA-C，MSA-P として分類されている。興味深いことに，日本からの報告では MSA-C が 60％以上を占めるのに対して[9]-[11]，ヨーロッパ・北米からの報告では MSA-P が 60％以上を占めている[12][13]。日本とイギリスの剖検例の比較検討でも，橋・小脳の病変は日本人患者に強く，大脳基底核領域の病変はイギリス人患者に強い傾向があることが報告されており，単純な診断バイアスだけでは説明がつかない[14]。また比較的小規模であるが，韓国から MSA-C の頻度が 73％

■ *Key Words*

オリーブ橋小脳萎縮症，線条体黒質変性症，シャイ・ドレーガー症候群，αシヌクレイン，家族内集積性，オリゴデンドログリア細胞質内封入体，シヌクレイノパチー，COQ2 遺伝子，GBA 遺伝子

との報告[15]．シンガポールから MSA-C の頻度が67％との報告があり[16]，日本と同様に MSA-C の頻度が高い傾向にある。中南米からの多施設共同研究では，ヨーロッパ系の集団では MSA-P が79.2％と多数を占めるのに対して，メスティーソやアジア系の集団では MSA-C が51.9％と比率が大きく異なることが報告されている[17]。これらの報告から，集団間にそれぞれ異なる遺伝学的背景が存在するのではないかと推測されている。

Ⅱ．家族性 MSA は存在するか

アルツハイマー病やパーキンソン病，筋萎縮性側索硬化症など多くの神経変性疾患では，家族性に発症する例と孤発性に発症する例があることが知られているが，MSA では家族内集積性が極めて乏しく，家系例がほとんど見つかっていない[18]。実際，MSA の専門家のコンセンサスである診断ガイドラインでは，「孤発性」であることを診断の第一要件に定めている[19]。しかし，ごく稀であるが例外的に家族性に発症する家系が複数報告されている[20)-24)]。遺伝形式は様々で，優性遺伝を推定する家系もあれば[20) 22)]，同胞発症で劣性遺伝の可能性のある家系もある[21) 23) 24)]。

このうち，原らのグループが報告した日本国内の家系は4家系と規模が大きく[15]，私たちは2家系追加した6家系で遺伝学的検討を行った[25]。家系はすべて同胞発症であり，上の世代で発症者がみられないこと，両親がいとこ婚の家系があることから，常染色体劣性遺伝形式が考えられた。また2家系3例の患者で剖検がなされ，MSA の確定診断がついている。6家系のうち，1家系は発症者の両親がいとこ婚で，連鎖解析により候補領域が絞り込まれていたため，発症者に対して全ゲノム解析が行われ，変異データベースおよび日本人健常者群に認められない唯一の変異として，COQ2 遺伝子のホモ接合性変異（M128V-V393A/M128V-V393A）が同定された。COQ2 遺伝子は体内でコエンザイム Q10 を合成する酵素の1つであり[26]，COQ2 遺伝子の変異によって乳幼児期発症のコエンザイム Q10 欠損症（腎障害，脳障害）をきたすことが知られていた[27]。残りの5家系

についても，COQ2 遺伝子をシーケンスしたところ，もう1家系で発症者2例に R387X/V393A の複合ヘテロ接合性変異が確認され，家系内の共分離も確認された。さらに，M128V-V393A ホモ接合性変異患者の凍結脳組織や R387X/V393A 複合ヘテロ接合性変異患者のリンパ芽球様細胞では，コエンザイム Q10 の組織内濃度が対照と比べて大きく低下していることが確認された[25]。私たちは，この COQ2 遺伝子の2アレル変異をもち，コエンザイム Q10 の組織内濃度が大きく低下している患者を対象に，コエンザイム Q10 を補充する臨床試験（UMIN000010712）を施行中である。

Ⅲ．COQ2 遺伝子は孤発性 MSA とも関連するか

前述の COQ2 遺伝子は，家族性 MSA の関連遺伝子として初めて見出されたが，家族性 MSA 自体が非常に稀である。そこで，COQ2 遺伝子が大多数を占める孤発性 MSA でも関連があるかどうか注目された。日本，ヨーロッパ，北米の研究コンソーシアムのリソースの提供を受け，対象は758例の MSA 患者（日本人363例，ヨーロッパ223例，北米172例）と1129例の健常者（日本520例，ヨーロッパ315例，北米294例）である。患者・対照群に対して COQ2 遺伝子をシーケンスして計13種類の変異（P72L，F79L，P99H，S107T，R119H，I147T，P157S，S163F，T317A，S347C，N386H，R387Q，V393A）が同定された（**表 ❶**）[25]。ほとんどの変異は，1例にしか見られない稀な変異であったが，V393A の頻度は比較的高く，日本人にのみ観察された。アレル頻度でみると，日本人 MSA 患者群で4.8％，健常者群で1.6％であり，オッズ比3.1，p 値 1.5×10^{-4} と有意な関連があることがわかった。臨床亜型（MSA-C，MSA-P）別にみると，MSA-C 患者群で6.0％，MSA-P 患者群で2.4％と，特に MSA-C 患者に有意に高かった。また，V393A 変異をヘテロ接合性にもっている MSA 患者と変異をもたない健常者のリンパ芽球様細胞からミトコンドリア分画を抽出して酵素活性が測定され，V393A 変異を有する MSA 患者例では，変異をもたない健常例と

比べて，酵素活性が低下していることが確認された。MSA-C と V393A 変異の関連については，東アジアでいくつか追試がなされ[28)-30)]，多くの場合，有意差はつかないものの，総じて MSA-C における V393A 変異の頻度は健常者群と比べて高く（**表❷**），メタ解析では有意差が示されている。

その他の稀な 12 種類の変異（P72L，F79L，P99H，S107T，R119H，I147T，P157S，S163F，T317A，S347C，N386H，R387Q）については単独では病的な意義づけが困難であるため，酵母を用いた機能補完アッセイを行った。機能障害性変異と判定された 9 種類の機能障害性変異のうち，8 変異が 8 例の MSA 患者にみられ，1 変異が 1 例の健常者にみられた。すべてのサンプルを混ぜ

て検討すると，758 例の MSA 患者中 8 例，1129 例の健常者中 1 例に機能障害性変異がヘテロ接合性に認められたこととなり，オッズ比 12.0，p 値 0.004 と有意な関連があることがわかった。

Ⅳ．MSA とパーキンソン病には共通の遺伝因子があるか

MSA は，その病理学的特徴である α シヌクレイン陽性の GCIs の存在から，パーキンソン病やレビー小体型認知症とともにシヌクレイノパチーの 1 つとして考えられている[8)]。ただし，両者は病理学的に特徴の異なる別個の存在であり，連続的・中間的な病理所見は観察されていない。最近，α シヌクレイン遺伝子（SNCA 遺伝子）のミス

表❶ MSA 患者における COQ2 遺伝子病原性変異

変異	日本		ヨーロッパ		北米	
	MSA n = 363	健常者 n = 520	MSA n = 223	健常者 n = 315	MSA n = 172	健常者 n = 294
P72L	0	1	0	0	0	0
F79L	0	0	1	0	0	0
P99H	0	0	0	0	1	0
S107T	0	0	1	0	0	0
R119H	0	0	0	0	0	1
I147T, V393A	1	0	0	0	0	0
P157S	1	0	0	0	0	0
S163F	1	0	0	0	0	0
T317A	0	0	1	0	0	0
S347C	0	0	1	0	0	0
N386H	0	1	0	0	0	0
R387Q/V393A	1	0	0	0	0	0
V393A	29	17	0	0	0	0
V393A/V393A	2	0	0	0	0	0

表❷ 東アジアの MSA-C 患者における V393A 変異の頻度

報告	地域	MSA-C 患者群の V393A キャリア頻度	健常者群の V393A キャリア頻度	オッズ比 P 値
Mitsui et al 2013 [25)]	日本	29/259 （11.2％）	17/520 （3.3％）	3.7（1.9 to 7.4） P < 0.0001
Chen YP et al 2015 [28)]	中国	9/182 （4.9％）	18/598 （3.0％）	1.7（0.7 to 4.0） P = 0.25
Lin CH et al 2015 [29)]	台湾	10/153 （6.5％）	15/798 （1.9％）	3.6（1.4 to 8.9） P = 0.0032
Wen XD et al 2015 [30)]	中国	5/232 （2.2％）	2/384 （0.5％）	4.2（0.7-44.4） P = 0.11
メタ解析				3.1（2.0-4.6） P < 0.0001

センス変異をもつ家族性パーキンソン病患者の剖検所見において，GCIs に類似した病変が神経細胞，オリゴデンドログリアに観察されたという報告があった[31)32)]。また MSA 患者の血縁者において，パーキンソン病患者，パーキンソニズムを示す患者の頻度が高いという疫学的な報告や[33)34)]，MSA 患者とパーキンソン病患者が多発する家系例の報告があり[35)]，MSA とパーキンソン病は病態機序の一部を共有しているのではないかという可能性が示唆されていた。

私たちは，MSA 患者とパーキンソン病患者が多発する家系の解析から，GBA 遺伝子変異が発症者に共有される 1 家系を見出し，孤発性 MSA 患者における関連を検討することにした[36)]。GBA 遺伝子は，常染色体劣性遺伝性ゴーシェ病の原因遺伝子であり[37)]，その変異キャリアはパーキンソン病[38)39)]，レビー小体型認知症[40)]の強い危険因子として知られている。

対象は 969 例の MSA 患者（日本人 574 例，ヨーロッパ 223 例，北米 172 例）と 1509 例の健常者（日本 900 例，ヨーロッパ 315 例，北米 294 例）である。GBA 遺伝子をシーケンスしてゴーシェ病の病因変異として報告のある既知の変異に絞ると，9 種類の変異（R120W，G202R，F213I，N370S，G377S，D409H，L444P，L444R，RecNciI）が同

定された（**表❸**）。日本，ヨーロッパ，北米のサンプルシリーズとも MSA 患者群にゴーシェ病の病因変異のキャリア頻度が高い傾向にあった。うち MSA 患者 2 例で N370S 変異をホモ接合性に認めたが，ゴーシェ病の臨床的特徴は観察されていなかった。3 つのサンプルシリーズに対してメタ解析を行ったところ，プールオッズ比 2.44（95%信頼区間 1.14-5.21），p 値 0.028 と有意差が認められた。臨床亜型（MSA-C，MSA-P）別にみると，MSA-C 患者群で 2.2%，MSA-P 患者群で 1.1%，健常者群で 0.7% と，特に MSA-C 患者が有意に高かった。

MSA 患者とパーキンソン病患者がそれぞれ 1 人ずついる 5 家系の検討では，1 家系において MSA 患者とパーキンソン病患者にゴーシェ病の病因変異（G202R）の共有を認めた。また，MSA 患者とパーキンソン病患者が多発する 1 家系の検討では，DNA が検索可能な MSA 患者 4 例中 3 例でゴーシェ病の病因変異（L444R）を認め，逆に非発症者 2 例中 1 例に同変異を認めた。これらの知見から，GBA 遺伝子はパーキンソン病とも共通する MSA の疾患感受性遺伝子であり，MSA あるいは MSA とパーキンソン病の家族内集積性の一部に関与している可能性が示唆される。興味深いことに，最近 COQ2 遺伝子の

表❸　MSA 患者における GBA 遺伝子病原性変異

変異	日本		ヨーロッパ		北米	
	MSA n = 574	健常者 n = 900	MSA n = 223	健常者 n = 315	MSA n = 172	健常者 n = 294
R120W	1	0	0	0	0	0
G202R	1	0	0	0	0	0
F213I	2	0	0	0	0	1
N370S	0	0	1	2	2	0
N370S/N370S	0	0	1	0	1	0
G377S	0	0	0	0	1	0
D409H	0	1	0	0	0	0
L444P	4	2	1	0	1	0
L444R	1	0	0	0	0	0
RecNciI	0	5	0	0	0	0
合計	9/574 (1.57%)	8/900 (0.89%)	3/223 (1.35%)	2/315 (0.63%)	5/172 (2.91%)	1/294 (0.34%)
オッズ比 （95%信頼区間）	1.78（0.68 to 4.76）		2.13（0.35 to 16.3）		8.77（1.34 to 168.8）	
Fisher 正確検定	P = 0.32		P = 0.65		P = 0.028	

●第2章　精神・神経疾患の遺伝医学研究・診療各論

V393A 変異がパーキンソン病と関連するという報告が中国からなされた[41]。これまで，αシヌクレイン陽性の封入体の存在を根拠にシヌクレイノパチーと分類されてきた MSA とパーキンソン病だが，遺伝学的にも分子病態機序の一部が共通している可能性が支持されたのである。

おわりに

MSA の最近の遺伝学的研究の知見について概説した。MSA は原則として孤発性であり，遺伝因子の関与が極めて乏しい疾患と考えられてきたが，遺伝因子の一部が少しずつ明らかになっている。現時点で明らかになっている遺伝因子は MSA の病態全体を説明できるものではないし，最終的な表現型・病理学的変化は共通していても，その上流にある因子は様々で，患者ごとに異なる可能性もある。それでも，発見された遺伝因子を手掛かりにして，病態機序の解明・治療法の開発に結びつくことが期待される。

用語解説

1. **オリーブ橋小脳萎縮症**：1900 年，Dejerine と Thomas により報告された 2 例（うち 1 例は剖検例）。これまでに知られていた遺伝性運動失調症とは異なる，成人発症の孤発性であることが特徴であり，病理学的に小脳皮質，延髄オリーブ殻，橋核，中小脳脚の変性が指摘されている。現在の MSA-C に相当する。

2. **線条体黒質変性症**：1961 年，Adams らにより報告された 4 例の剖検例。臨床的にパーキンソニズムを呈し，病理学的に被殻の神経細胞脱落とグリオーシス，黒質の色素脱失が顕著であることが記載され，一部の症例には小脳・橋の萎縮も認められていた。現在の MSA-P に相当する。

3. **シャイ・ドレーガー症候群**：1960 年，Shy と Drager により報告された 2 例。臨床的に著明な自律神経障害（陰萎，起立性低血圧，排尿障害，発汗障害）に加えて，パーキンソニズム，協調運動障害といった運動障害を示す。うち 1 例は，線維束性収縮と筋電図上の神経原性変化など，MSA としては非典型的な下位運動ニューロン徴候を示唆する記載があり，その後の概念に混乱があったため，現在は用語として使用されていない。ただ，自律神経症状が顕著で，運動障害がない，または軽微という患者は少なからずおり，そのような症例を早期に診断するバイオマーカーが望まれる。

参考文献

1) Graham JG, Oppenheimer DR : J Neurol Neurosurg Psychiatry 32, 28-34, 1969.
2) Papp MI, Kahn JE, et al : J Neurol Sci 94, 79-100, 1989.
3) Nakazato Y, Yamazaki H, et al : J Neuropathol Exp Neurol 49, 521-530, 1990.
4) Arima K, Ueda K, et al : Acta Neuropathol 96, 439-444, 1998.
5) Spillantini MG, Crowther RA, et al : Neurosci Lett 251, 205-208, 1998.
6) Tu PH, Galvin JE, et al : Ann Neurol 44, 415-422, 1998.
7) Wakabayashi K, Yoshimoto M, et al : Neurosci Lett 249, 180-182, 1998.
8) Goedert M, Spillantini MG : Mol Psychiatry 3, 462-465, 1998.
9) Watanabe H, Saito Y, et al : Brain 125, 1070-1083, 2002.
10) Yabe I, Soma H, et al : J Neurol Sci 249, 115-121, 2006.
11) Tsuji S, Onodera O, et al : Cerebellum 7, 189-197, 2008.
12) Wenning GK, Geser F, et al : Lancet Neurol 12, 264-274, 2013.
13) Low PA, Reich SG, et al : Lancet Neurol 14, 710-719, 2015.
14) Ozawa T, Revesz T, et al : J Parkinsons Dis 2, 7-18, 2012.
15) Seo JH, Yong SW, et al : Mov Disord 25, 1953-1959, 2010.
16) Jamora RD, Gupta A, et al : Ann Acad Med Singapore 34, 553-557, 2005.

17) Gatto E, Rodríguez-Violante M, et al : J Parkinsons Dis 4, 693-698, 2014.
18) Wenning GK, Wagner S, et al : Lancet 342, 681, 1993.
19) Gilman S, Wenning GK, et al : Neurology 71, 670-676, 2008.
20) Soma H, Yabe I, et al : J Neurol Sci 240, 107-110, 2006.
21) Hara K, Momose Y, et al : Arch Neurol 64, 545-551, 2007.
22) Wüllner U, Schmitt I, et al : J Neurol Neurosurg Psychiatry 80, 449-450, 2009.
23) Hohler AD, Singh VJ : J Clin Neurosci 19, 479-480, 2012.
24) Itoh K, Kasai T, et al : Neuropathology 34, 309-313, 2014.
25) The Multiple-System Atrophy Research Collaboration : N Engl J Med 369, 233-244, 2013.
26) Ashby MN, Kutsunai SY, et al : J Biol Chem 267, 4128-4136, 1992.
27) Quinzii C, Naini A, et al : Am J Hum Genet 78, 345-349, 2006.
28) Chen YP, Zhao B, et al : Neurobiol Aging 36, 1222.e7-11, 2015.
29) Lin CH, Tan EK, et al : Mov Disord 30, 436-437, 2015.
30) Wen XD, Li HF, et al : CNS Neurosci Ther 21, 626-630, 2015.
31) Pasanen P, Myllykangas L, et al : Neurobiol Aging 35, 2180.e1-5, 2014.

32) Kiely AP, Asi YT, et al : Acta Neuropathol 125, 753-769, 2013.
33) Vidal JS, Vidailhet M, et al : J Neurol 257, 1388-1393, 2010.
34) Nee LE, Gomez MR, et al : Clin Auton Res 1, 9-13, 1991.
35) Fujioka S, Ogaki K, et al : Parkinsonism Relat Disord 20 Suppl 1, S29-34, 2014.
36) Mitsui J, Matsukawa T, et al : Ann Clin Transl Neurol 2, 417-426, 2015.
37) Tsuji S, Choudary PV, et al : N Engl J Med 316, 570-575, 1987.
38) Mitsui J, Mizuta I, et al : Arch Neurol 66, 571-576, 2009.
39) Sidransky E, Nalls MA, et al : N Engl J Med 361, 1651-1661, 2009.
40) Nalls MA, Duran R, et al : JAMA Neurol 70, 727-735, 2013.
41) Yang X, Xi J, et al : PLoS One 10, e0130970, 2015.

三井　純	
2001 年	東京大学医学部医学科卒業 同医学部附属病院，三井記念病院にて内科研修 東京大学医学部附属病院，東京都健康長寿医療センター，横浜労災病院にて神経内科研修
2006 年	東京大学大学院医学系研究科脳神経医学専攻入学
2010 年	同医学部附属病院神経内科特任助教
2011 年	同医学部附属病院ゲノム医学センターゲノム解析部門
2015 年	同医学部附属病院神経内科助教

第2章　精神・神経疾患の遺伝医学研究・診療各論

5．脊髄小脳変性症

石川欽也・吉田雅幸

　脊髄小脳変性症は，小脳とそれと連絡をとる神経系統の変性を来す疾患であり，遺伝性，非遺伝性の疾患の総称である。脊髄小脳変性症には多数の疾患が含まれており，また症状は類似しているが異なる脊髄小脳変性症以外の疾患もあるため，遺伝カウンセリングにおいては，正確な診断がなされていることがまず重要なステップである。次に脊髄小脳変性症の遺伝形式や疾患の経過などを十分考慮して，神経内科医，臨床遺伝専門医，看護師，遺伝カウンセラーなどと連携してのカウンセリングが提供されることが望ましい。

はじめに

　小脳の働きが障害されると，例えば立ちあがる，歩くなどに際してふらつくなどの体幹失調，会話の際に呂律が回らないなどの小脳性構音障害，手足が意図したところに達しないなどの四肢失調・協調運動障害などが現れる。脊髄小脳変性症は，小脳の機能障害を主徴とし，徐々に悪化する神経変性疾患の総称である。脊髄小脳変性症には多数の疾患が含まれており，理解の助けとして神経症状から分類すると，小脳の障害にほぼ限定される「小脳型」と，小脳障害以外に錐体路障害や錐体外路障害，眼球運動制限，自律神経障害，末梢神経障害などが複雑に合併する「多系統障害型」に2分できる。一方，遺伝の観点でも2つに分けることができ，約60％は非遺伝性（孤発性）

で，残り約40％は遺伝性で，その多くは常染色体優性遺伝性と言われている（**表❶**）。ただし孤発性とされる患者にも常染色体優性遺伝性や劣性疾患が含まれている可能性があることも注意する必要がある。また，小脳の機能障害がみられるため脊髄小脳変性症を疑われる場合でも，痙性対麻痺，ミトコンドリア病やプリオン病などと鑑別すべき症例も存在する。このため，脊髄小脳変性症およびその類似する神経疾患においては，まず神経内科医や小児科医による正確な臨床診断が必須で，そのうえで遺伝学や病態の理解に立っての遺伝カウンセリングを神経内科医，臨床遺伝専門医，遺伝カウンセラーが協力して診療にあたることが重要である。例として当方の取り組みを図に記す（**図❶**）。また，現状では脊髄小脳変性症のほとんどに根本的な治療がないため，医療者には患者

表❶　脊髄小脳変性症の分類

	小脳型	多系統障害型
孤発性（非遺伝性）	皮質性小脳萎縮症（CCA）	多系統萎縮症（MSA）
遺伝性	SCA6，SCA31 が双璧 その他に様々な疾患がある	Machado-Joseph 病，DRPLA， SCA1，SCA2 など

■ *Key Words*

　脊髄小脳変性症，臨床診断，多系統萎縮症，遺伝子診断，SCA，CAG リピート病，
　非コード領域内リピート病，発症前保因者診断，クライアント

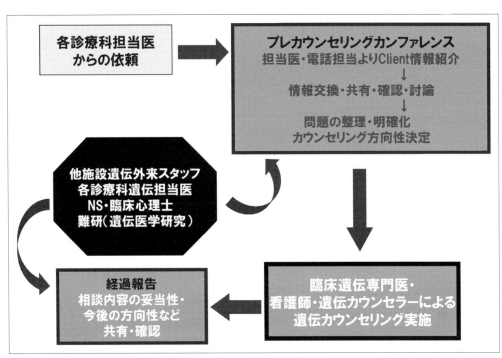

図❶ 当院遺伝診療外来における遺伝カウンセリングのシステム

本人や家族の心理を配慮した対応が必要である。本稿では，筆者らの施設で行っている遺伝子診療についての知見も含めて記す。

Ⅰ．孤発性脊髄小脳変性症の代表疾患 多系統萎縮症

孤発性脊髄小脳変性症に分類される疾患で，最も一般的な疾患は多系統萎縮症（multiple system atrophy：MSA）である。孤発性疾患ではあるが，患者からしばしば「この病気は遺伝しないのですか」と尋ねられる。多系統萎縮症には，常染色体劣性遺伝と考えられる家系が少数報告されており，東京大学の三井，辻ら率いる Multiple-System Atrophy Research Collaboration グループは，そのような家系患者の中に coenzyme Q2 遺伝子（*COQ2*）異常を見出している[1]。すなわち，1家系では患者が M78V と V343A を両方のアレルに有し，もう1家系では患者は R337X と V343A の複合ヘテロ接合性変異を有していた。さらに，家族歴のない孤発性 MSA 患者にもこの *COQ2* 内の V343A 変異などを一般健常者集団より有意に多く認め，機能解析ではこれらの変異の多くは機能低下を示した。このようなことから，*COQ2* 遺伝子多型が危険因子であることも提唱している[1]。また，MSA 患者の家系内にはパーキンソン病に罹患する患者がいることをしばしば経験するが，人種を超えてパーキンソン病の危険因子といわれる GBA（beta-glucocerebrosidase）遺伝子の多型も，MSA に頻度が高く，オッズ比は約2.4倍になることを同じく三井らが報告している[2]。ただし，このような遺伝子多型は危険因子であり，実際に同一家系内の血縁者に MSA 患者を複数見出すことはかなり稀であるため，「この病気はメンデル遺伝のようには遺伝しない病気です」と答えることが誤りではない。これらの遺伝子多型がもつ病態への関与が今後明らかにされると思われる。また，家系内で MSA 患者は勿論，パーキンソン病などの神経変性疾患の罹患者が存在する可能性を念頭に詳しく家族歴を聴取する必要がある。

Ⅱ．常染色体優性遺伝性脊髄小脳変性症（脊髄小脳失調症）

常染色体優性遺伝性脊髄小脳変性症を脊髄小脳失調症（spinocerebellar ataxia：SCA）と呼ぶ。脊髄小脳変性症の中では，このSCAが遺伝カウンセリングで扱われる機会が最も多い。SCAには多数の疾患が存在し，脱稿時点ではSCA1から42[3]までと，歯状核赤核淡蒼球ルイ体萎縮症（DRPLA）などがあり，さらに原因がまだ同定されていない家系も存在する。わが国で頻度の高いSCAは，Machado-Joseph病（MJD/SCA3），脊髄小脳失調症6型（SCA6），同31型，そしてDRPLAである（**表❷**）。ただし，日本の中でも地域差があり，例えば北海道ではSCA1が多く，沖縄ではSCA2が多いと報告されている。むろん

表❷　主な常染色体優性遺伝性脊髄小脳変性症

病型	日本での頻度	原因遺伝子	遺伝子変異	鑑別に有用な臨床徴候など
多系統障害型				
SCA1	中	ataxin-1（ATXN1）	CAG リピート	錐体路・錐体外路・眼球運動障害
SCA2	少	ataxin-2（ATXN2）	CAG リピート	SCA1に類似する他，腱反射低下，緩徐眼球運動が有名。中間型リピート伸長でALSやパーキンソン病
MJD（SCA3）	最多	MJD1（ATXN3）	CAG リピート	臨床的に3病型に分類される。眼球運動制限，パーキンソン徴候，顔面のミオキミアなど
SCA7	極めて稀	ataxin-7（ATXN7）	CAG リピート	網膜黄斑変性症，著明な世代間促進現象
SCA17	稀	TBP	CAG リピート	舞踏運動，精神症状，認知症など
SCA28	稀	AFG3L2	ミスセンス	若年発症。進行すると眼球運動制限，眼瞼下垂も
SCA34	今後判明	ELOVL4	ミスセンス	著明な脳幹萎縮，橋底部十字サインなどがみられる
SCA36	少	NOP56	非コード領域内 GGCCTG リピート	舌や上肢筋萎縮など下位運動ニューロン徴候，聴力低下など
DRPLA	多い	atrophin-1（ATN1）	CAG リピート	ミオクローヌス転換，認知症，著明な世代間促進現象など
純粋小脳型				
SCA5	極めて稀		ミスセンスなど	
SCA6	最多	α1A-カルシウムチャネル（CACNA1A）	CAG リピート	発作性めまい・動揺視を自覚する症例あり
SCA8	稀？	KLH1, ATXN8OS（逆鎖）	非コード領域内 CTG・CAG リピート	SCA6との合併例が報告されている
SCA10	極めて稀	ataxin-10（ATXN10）	非コード領域内 ATTCT リピート	中南米などに多く存在。日本では極めて稀
SCA14	稀	protein kinase Cγ	ミスセンス	ミオクローヌス，振戦を呈した例もある
SCA15	稀	ITPR1	ミスセンス，欠失	進行は緩徐。振戦を伴う症例あり
SCA19/22	稀	KCND3	欠失，ミスセンス	20～50歳発症
SCA31	多い	BEAN, TK2（逆鎖）	非コード領域内 TGGAA・TTCCA リピート	SCA6と並んで双璧。発症年齢がSCA6より高い
SCA38	今後判明	ELOVL5	ELVOL5	
SCA42	稀	α1G-カルシウムチャネル（CACNA1G）	ミスセンス	
その他（発作性失調症）				
EA1	稀	KCNA1		数分以内の発作性失調症。フェニトインが有効
EA2	少	α1A-カルシウムチャネル（CACNA1A）	ミスセンス，欠失など	持続時間が長く，アセタゾラミドが有効なことがある

註：この他にも遺伝性脊髄小脳変性症は知られているが，稀なものは省略した。また現時点で原因不明とされる病型も省略した。

出身地域による先入観ではなく，正確な診断をもとにカウンセリングをすることが重要である。

筆者らは，脊髄小脳変性症の症状を有する発症者に対する遺伝子診断を年間200例近く行ってきた．遺伝子検査の前や結果開示の際のカウンセリング，結果開示後や病状のフォローアップの際のカウンセリングも適宜行っている．特定疾患の認定の際に，しばしば遺伝子検査を受けないと認定のための申請ができないと誤解されて受診する患者も存在するので，その場合は十分な説明を行って，遺伝子検査を行わずに申請書を提出したケースも多数ある．また，遺伝子検査を受けるとすべて解決すると考えて受診するケースにも遭遇する．実際にはMJDやSCA6，SCA31などのリピート病以外に，いまだ原因が不明の疾患もあるため，事前に検査でわからない疾患もあることを受診者に理解していただくことは重要である．さらに，仮に遺伝子検査で疾患が特定されて診断結果が下りても，病状や経過はケースごとに異なるということは，患者が過度な不安を抱かないよう留意しながら伝えたい内容である．

一方われわれは，保因者診断の希望を抱き受診するケースも多数経験してきた．当施設では医学的要件，被検者の要件，支援体制の要件の3つの要件を満たすケースに発症前診断を行っている（表❸）．実際には1年から2年程度の期間をかけ，

表❸　発症前遺伝子診断の実施要件

1. 医学的要件
   A) 被検者の当該疾患が明確であり，at-riskであること
   B) 遺伝子解析により，明確に発症の危険性について判定できる疾患であること
   C) 2名の神経内科医の診療により，いまだ疾患を発症していないことが確認できること
   D) 被検者が遺伝子検査を受ける必要性が客観的に理解できること
2. 被検者の要件
   A) 当該疾患の遺伝的特徴や症状，予後などについて理解していること
   B) 結果を受け止める心の準備，将来の設計などをもっていること
   C) 遺伝子検査の結果がもたらす様々な影響や遺伝子検査の限界などについて理解していること
3. 支援体制の要件
   A) 結果の開示後に，心理面を含め被検者を支援する診療体制が存在すること
   B) 配偶者・同胞などの家族やパートナーの理解，支援体制が確保または保証されていること

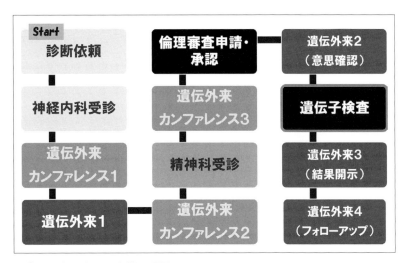

図❷　発症前遺伝子診断の手順
倫理審査委員会に個々の症例について検査実施の承認を得る

● 第 2 章　精神・神経疾患の遺伝医学研究・診療各論 ●

多数回病院を受診していただき，神経内科，遺伝子診療科の担当医師と面談し，最終的には院内の倫理委員会での承認を経て，遺伝子検査を実施する（図❷）。そのうえで結果開示を行い，経過の観察も行っている。遺伝子検査を希望されて受診される方（クライアント）の事情は様々である。一方，脊髄小脳変性症に絞った医学的な立場から発症前保因者診断を行うことの意義は，以前とは変わりつつある。例えば早期診断を行うことの意義は，以前はクライアントの希望に寄り添うことが多かった。現在もそれは変わりないが，有効

な根本治療の開発に向けた研究が発展している今日，長期経過観察によって早期治療の時期を定めるうえでも，発症前保因者診断とその後の経過観察は重要な取り組みになると考えている。

謝辞

東京医科歯科大学大学院脳神経病態学（神経内科）の横田隆徳先生，水澤英洋先生，佐藤望先生，尾崎心先生など遺伝子診断に携わって来られた多くの先生方，技術補佐員に感謝致します。また東京医科歯科大学医学部附属病院看護師 小笹由香氏，遺伝カウンセラー 甲畑宏子さんにも深謝申し上げます。

参考文献

1) Multiple-System Atrophy Research Collaboration : N Engl J Med 369, 233-244, 2013.
2) Mitsui J, Matsukawa T, et al : Ann Clin Transl Neurol 2, 417-426, 2015.
3) Coutelier M, Blesneac I, et al : Am J Hum Genet 97, 726-737, 2015.

石川欽也

1989 年	筑波大学医学専門学群卒業 筑波大学大学院時代より脊髄小脳変性症の研究に従事
1999 年	東京医科歯科大学神経内科助手
2003 年	同講師
2015 年	東京医科歯科大学医学部附属病院教授，長寿・健康人生推進センター長

吉田雅幸

1988 年	東京医科歯科大学医学部卒業 循環器内科専攻。九州大学，ハーバード大学留学を経て
1996 年	東京医科歯科大学難治疾患研究所助手
2006 年	東京医科歯科大学生命倫理研究センター特任教授
2011 年	同センター長および遺伝子診療科科長

第2章 精神・神経疾患の遺伝医学研究・診療各論

6．多発性硬化症

松下拓也

　多発性硬化症（MS）は，時間的・空間的に多発する中枢神経系の脱髄を特徴とする自己免疫性慢性炎症性疾患である。患者親族の相対的発症リスクは上昇しており，その傾向は一卵性双生児で最も高い。家系内の患者集積は主に遺伝的要因で説明され，その形式は多遺伝子性であると考えられている。発症の遺伝的要因としては古くからヒト白血球抗原（human leukocyte antigen：HLA）との関連が知られており，ヨーロッパ系人種ではリスクアレルとして HLA-DRB1*15:01，疾患抵抗性アレルとして HLA-A*02:01 が確認されている。HLA 以外の遺伝要因の探索のため大規模な全ゲノム関連解析（genome-wide association study：GWAS）が行われており，ヨーロッパ系人種においては 100 を超える多型との関連が確定している。これらの関連遺伝領域は機能的には T リンパ球の活性化に関わっているものが多い。関連遺伝領域に含まれるいくつかの遺伝子については，関連多型がその発現に影響を及ぼすことが示されている。臨床的特徴と関連する遺伝領域は HLA を除き，まだ明らかになっていない。今後は関連遺伝領域から原因遺伝子がもたらす生物学的な影響を明らかにし，治療への応用が期待される。また臨床経過との遺伝的関連解析により，MS における神経障害の慢性的進行についての理解と，その対応への展開が望まれる。

Ⅰ．多発性硬化症について

　多発性硬化症（multiple sclerosis：MS）は中枢神経系に時間的・空間的に多発する脱髄を特徴とする慢性炎症性疾患であり，同様の病巣をきたすその他の疾患が除外されたうえで診断される[1]。詳細な病態は明らかになっていないが，動物モデルの知見から髄鞘タンパクに対する T リンパ球を主体とした自己免疫応答が重要な役割をもつと考えられている。一方で，病理学的所見や分子標的薬に対する臨床的反応から，T リンパ球以外にも，B リンパ球，抗体，補体といった様々な免疫学的機序がその病態に関わっていることが示唆されている。臨床経過は神経所見が急激に悪化する再発と特に神経学的に変化がない寛解を繰り返す再発寛解型の経過をとることが多いが，発症から 10 ～ 15 年で約半数が再発と無関係に神経機能障害が徐々に進行する二次性進行型へと移行する[2]。また，発症時から再発を伴わずに神経機能障害が進行する臨床経過（一次性進行型）も存在する。

　日本では全国調査により 100,000 人あたり 7.7 人の有病率と算定されており，患者数は増加傾向にある[3]。しかしヨーロッパ系人種では 100,000

■ **Key Words**

全ゲノム関連解析（GWAS），多発性硬化症，主要組織適合遺伝子複合体（MHC），一塩基多型，ヒト白血球抗原（HLA），HLA-DRB1*15:01，HLA-A*02:01，HLA-B*44，DRB1*04:05，common disease - common variant 仮説，IL2R，IL7R，missing heritability，CD58

人あたり100人を超える有病率であり，相対的に東アジア人における有病率は低く，遺伝学的背景の相違が有病率に影響していると考えられる．後述するが，MSの発症には遺伝的要因と環境要因の双方が関与していると考えられており，高緯度在住，Epstein-Barウイルス感染，低ビタミンD値，喫煙がMS発症の環境要因として知られている．

II．多発性硬化症の遺伝性

MSが家系内に集積することは繰り返し報告されている[4)-7)]。近年のスウェーデン人を対象とした調査では発端者の同胞における相対危険度（λ_S）は 7.13（95%信頼区間：6.42 - 7.93），親子間（λ_O）で 5.77（5.17 - 6.45）である一方，養子の親子・同胞間ではそれぞれ 1.73（0.37 - 8.04），1.87（0.23 - 15.46）と有意なリスク増加は認められなかった．また一卵性双生児間では，発症リスクは 17.26%（8.38 - 26.14），相対危険度は（λ_M）は 23.62（8.71 - 64.02），二卵性双生児の相対危険度（λ_D）は 2.18（0.71 - 6.68）であった[7)]．これらの相対危険度を図❶に示すが，遺伝的な近接性が高いほど等比級数的に相対危険度が上昇しており，MSの発症に対しては複数の関連遺伝領域が相互作用していると考えられる．同調査に含まれる一卵性・二卵性双生児，同胞，母親または父親の一方を共有する同胞（half-sibling）集団から計算すると，家系内のMS集積の 0.64（0.36 - 0.76）は遺伝的要因で説明され，また共有される環境要因の影響は 0，個別の環境要因の影響は 0.36 と推定された．血縁者における相対危険度の増加パターンは，MSがメンデル遺伝形式ではなく多遺伝子性の遺伝形式をとることを示している．一方で，half-siblingの比較では母親を共有する同胞間のほうが，父親を共有する同胞間よりも発症リスクが有意に高いことが報告されている[8)]．すなわち，母親由来の遺伝的影響を大きくする要因が存在する可能性がある．先述のスウェーデンの調査でも有意な差は認められなかったが，母親のみを共有する同胞間のほうが父親のみを共有する同胞間よりもリスクが高い傾向がみられている．

血縁者の発症リスクの評価から，MS発症に対する遺伝的影響は明らかであり，その形式は修飾を伴うにせよ基本的には多遺伝子性であることが示されている．この遺伝形式は，単一の中等度の効果量〔オッズ比（Odds ratio：OR）3～4〕をもつアレルと多数の低い効果量（OR<1.5）のアレルによって担われるモデルに最も当てはまりがよい[9)]．各世代に複数のMS発症者を有する家系は極めて稀であり，常染色体優性遺伝形式にみえる家系においてさえも明確な連鎖領域は見つかっておらず[10)-12)]，今までのところMSにおいては高い浸透率をもつアレルは発見されてい

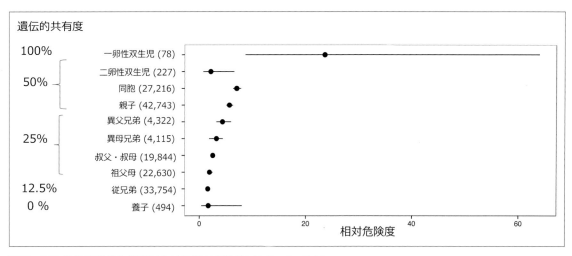

図❶　MSの発端者の血縁者における相対危険度（文献7より改変）

ない。複数の患者を有する730家系を対象とした連鎖解析でも主要組織適合遺伝子複合体（major histocompatibility complex：MHC）以外には有意な連鎖領域は認められなかった[13]。メンデル遺伝様式をとる家系が存在するパーキンソン病やアルツハイマー病のような複雑疾患とは異なり，MSは純粋な多遺伝子性疾患であるとも言える。

Ⅲ．ヒト白血球抗原（human leukocyte antigen：HLA）

1960年代から関節リウマチ，1型糖尿病といった自己免疫性疾患とHLAとの関連が報告されるようになった。HLA遺伝子は6番染色体短腕に存在するMHC領域内に位置している。MSとHLAとの関連は1970年代から報告されており[14]-[17]，近年行われたヨーロッパ系人種を対象とした国際的GWASプロジェクトでは，HLAアレルを一塩基多型（single nucleotide polymorphism：SNP）から推定（imputation）し，そのORを計算している[18]。8つの国別コホートごとにそれぞれ解析を行ったが，いずれの国においても*DRB1*15:01*は有意なリスクであり，6つのコホートで最大のリスクであった（残り2つのコホートでは*DQB1*06:02-DQA*01:02*と同程度）。すべての国の結果を用いたメタアナリシスではそのORは3.1であり，アレルが増えるごとにリスクが同様に増加する相加的モデルと矛盾がなかった。*HLA-DRB1*15:01*を共変数に含めると，次に*HLA-A*02:01*がすべてのコホートにおいて有意にMSと関連するアレルであることが明らかとなった（全コホートのメタアナリシスでORは0.73）。このように共変数に有意なアレルを組み込んでいくと，さらに*DRB1*03:01-DQB*02:01*ハプロタイプ（OR 1.26），*DRB1*13:03*（OR 2.4）が全体では有意に関連するアレルであった。ただし，*DRB1*03:01-DQB*02:01*は頻度が稀なフィンランド，スウェーデンのコホートでは逆に疾患抵抗性の傾向がみられた。この他，疾患抵抗性アレルとして*HLA-B*44*[19]も報告されている。またHLA以外のMHC領域の遺伝子も発症リスクに影響を及ぼしている[20]。

HLAのアレル頻度は集団によって違いがあり，アフリカ系アメリカ人では*DRB1*15:01*はヨーロッパ系人種と同じく疾患感受性アレルではあるが，その頻度は少なく，*DRB1*15:01*と遺伝的関連性が高く，また頻度も比較的高い*DRB1*15:03*が疾患感受性アレルとして報告されている[21]。また，地中海沿岸地域では極端にMSの頻度が高いサルディニア地方では*DRB1*04:05*が疾患感受性アレルとして報告されている[22]。*DRB1*04:05*は北部ヨーロッパ系人種においては稀なアレルで，興味深いことに日本人では頻度が高く，*DRB1*15:01*とともに疾患感受性アレルである[23]。

HLAはMSの発症との関連だけではなく，臨床的特徴との関連も示唆されている。*HLA-DRB1*15:01*と高い相関のあるSNPと，発症年齢の間に有意な関連が存在する[18]。障害度の進行と関連が再現性をもって確認された遺伝領域は存在しないが，オリゴクローナルバンドが陽性で*HLA-DRB1*15*を有する場合，障害の進行が速いとする報告がある[24]。またオリゴクローナルバンドの陽性はMHC領域との関連が確認されている[25]。画像的には，*HLA-DRB1*15:01*は頭部MRIによるT2高信号病変量，脳萎縮の進行，認知機能低下との関連が認められている[26]。また疾患抵抗性アレルとして報告された*HLA-B*44*保有者MSは非保有者MSと比較してT2高信号病変量は少なく，脳容積も大きいという画像的に好ましい所見がみられた[19]。

Ⅳ．全ゲノム関連解析（genome-wide association study：GWAS）

MS発症者親族の相対的発症リスクと発症者との遺伝的近接性の関係は，発症に多数の遺伝子が影響していることを示唆しており，また複数世代にわたる高度の疾患集積家系が極めて稀な点もこの遺伝形式を支持している。MSのような一般的疾患は，複数の集団において頻度の高い遺伝的多型によってその遺伝形式が担われるとするcommon disease-common variant仮説に基づき，ケースとコントロールの双方でゲノムワイド

にSNPなどの遺伝的多型のジェノタイピングを行い，これをマーカーとして疾患に関連する遺伝領域を探索する手法がGWASである。MSに対する最初のGWASは2007年に報告され，想定されるようにMHC領域のSNPに最も強い関連がみられ，その他にIL2RとIL7RのSNPに有意な関連が認められた[27]。しかしMHC領域外の効果量はOR 1.3程度が最大であり，多数の遺伝領域は小さな効果量しかもたず，関連遺伝領域を有意性をもって検出するためには，極めて多数のケース・コントロールが必要となることが判明した。この初めてのGWASの結果を受け，国際的な協力（International MS Genetic Consortium：IMSGC）により多数のヨーロッパ系人種の症例が収集された。スクリーニングで465,434のSNPを用い，9,772例のケースと17,376例のコントロールによる関連解析を行い，MHC領域外の102のSNPを候補とした。追試を4,218例のケースと7,296例のコントロールを用いて行い，52の関連領域，5つの強く関連を疑う領域を同定した[18]。同定されたSNPの最も近くにある遺伝子名を用いた遺伝子オントロジー解析では，T細胞活性化と増殖に関わる遺伝子が偶然よりも多く含まれており，MS病態への免疫学的関与を明確にした。

　さらに，MSだけでなく他の自己免疫性疾患のGWASで関連が明らかとなった遺伝領域を中心に，効率的にファインマッピングを行うためのSNPチップ（ImmunoChip）が開発された。ImmunoChipは184の非MHC遺伝領域を対象に196,524のバリアントを含んでいる。このチップを用いて14,498例のケース，24,091例のコントロールでスクリーニングを行い，150のSNPを候補として挙げた。14,802例のケースと26,703例のコントロールにおいて追試を行い，150のうち97のSNPを疾患関連SNPとして確定した。この97のSNPのうち48は新規に確認されたSNPであった[28]。この結果と過去のGWASの結果を合わせ，IMSGCではMHC以外の110のSNPをMSに関連する遺伝領域として提示している。

V．GWAS後の展望

　MSと関連が報告されているHLAアレルおよび非MHC領域の関連SNPを含めても，MSの遺伝性は27％しか説明できない[28]。このように説明できない遺伝性はmissing heritabilityと呼ばれているが，そのほとんどはごく小さな効果量のため，現状のサンプルサイズではゲノムワイドな有意性をもって関連を確定できない多数のバリアントによりもたらされていると考えられている[29]。2011年のGWAS[18]で名目上の関連（$p < 0.05$）がみられたアレルの約80％は，ImmunoChipによる関連解析[28]でもコントロール群と比較して患者群でその頻度が高く，逆の効果を有するアレルは1％に過ぎなかった[30]。すなわち多くのバリアントは統計学的に帰無仮説が棄却できなくても，そのリスク傾向には再現性があり，確かに発症と関連していると考えられる。こうしたわずかな効果量のバリアントを検出するためには，巨大なサンプルサイズが必要となる。これまで行われてきた大規模なGWAS結果を用いたメタ解析によりさらに関連遺伝領域が検出され，MSの病態理解がさらに進むと考えられる。

　一方，GWASでカバーされない少数の稀なバリアントが，比較的大きな効果量をもつ可能性もある。シアル酸O-アセチルエステラーゼはB細胞寛容に関わる重要な酵素であるが，この酵素をコードするSIAEのエキソームシークエンスにより，機能欠損を引き起こす稀なバリアントがMSを含む自己免疫性疾患の強力なリスクであることが報告された（MSにおけるORは10.45）[31]。しかし独立した他のサンプルで関連は再現できなかった[32]。また4人以上のMS発症者がいる家系中のMS発症者43例を対象として，エキソームシークエンスが行われ，候補となったバリアントを独立したtrioデータセットにより追試し，CYP27B1に位置するバリアントとの関連が確認された[33]。このバリアント（rs118204009）は稀な常染色体劣性遺伝のビタミンD依存性くる病type1（VDDR1）の原因であり，活性型ビタミンDのレベルを低下させることが知られている。

しかし，このバリアントのリスクは他のコホートでは追認できなかった[34)-36)]。このように MS の高集積家系を対象にシークエンシングが行われることで，稀で効果量の大きいバリアントが今後複数見つかり，MS の病態理解が深まる可能性はある。しかし，こうした稀なバリアントが MS の遺伝率に大きく寄与している可能性は低い。MS を含む 6 つの自己免疫性疾患の複数で関連が確認されている遺伝領域（MS では 10 の領域を含む）を，自己免疫性疾患 24,892 例，コントロール 17,019 例を対象にシークエンシングし，稀なバリアントの影響を確認する解析が行われているが，対象となった遺伝子の翻訳領域に存在する稀なバリアントはほとんど影響をもたないことが示された[37)]。GWAS で同定された関連遺伝領域内に，極端に大きな効果量をもつ稀なバリアントが存在する可能性は乏しいと考えられる。

　GWAS は MS の病態を捉え，治療ターゲットの手がかりを提供している。MS との遺伝的関連が確認されている *IL7R*（rs6897932）[38)]，*IL2R*（rs2104286）[39)]，*TNFRSF1A*（rs1800693）[40)]における多型は，可溶性型レセプターを増加させ，これらサイトカインの伝達を抑制する。また *CD58*（rs6677309）のリスクアレルは CD58 の発現を低下させ，結果的に調節性 T 細胞の機能障害を引き起こす[41)]。*EVI5* の関連 SNP と連鎖不平衡にある SNP（rs11808092）は，*EVI5* のコイルドコイル構造を変え，スフィンゴシン -1- リン酸リアーゼ（SGPL1）など脂質代謝に関連するタンパクと結合しやすくなる[42)]。GWAS の結果をもとにしたこれらの生物学的動態は MS の治療ターゲットについて洞察を与えている。一方で多くの同定されている関連 SNP は，翻訳領域ではなく転写制御領域に存在すると考えられており，種々の細胞系統における多型と近傍遺伝子の発現パターンの解析が今後必要と考えられる。また GWAS の情報とタンパク相互ネットワークの知識を融合し，MS と関連の強いタンパクネットワークの抽出も試みられている[43)]。

　脱髄などの炎症性反応とともに，MS の重要な側面を占める神経変性的機序の解明にも遺伝的解析の応用が期待される。前述のように HLA アレルを除き，臨床的特徴との関連が確定した遺伝領域はまだ見つかっていないが，神経障害と関連が強い皮質病巣量や皮質厚，脳容積といった定量的指標に対する GWAS の施行により，現在は十分な対応策のない神経障害の進行に対し，治療への道が開かれることが期待される。

参考文献

1) Polman CH, Reingold SC, et al : Ann Neurol 69, 292-302, 2011.
2) Scalfari A, Neuhaus A, et al : J Neurol Neurosurg Psychiatr 85, 67-75, 2014.
3) Osoegawa M, Kira J, et al : Mult Scler 15, 159-173, 2009.
4) Sadovnick AD, Dyment DA, et al : Lancet 347, 1728-1730, 1996.
5) Ebers GC, Yee IM, et al : Ann Neurol 48, 927-931, 2000.
6) Willer CJ, Dyment DA, et al : Proc Natl Acad Sci USA 100, 12877-12882, 2003.
7) Westerlind H, Ramanujam R, et al : Brain 137, 770-778, 2014.
8) Ebers GC, Sadovnick AD, et al : Lancet 363, 1773-1774, 2004.
9) O'Gorman C, Lin R, et al : Neuroepidemiology 40, 1-12, 2013.
10) Haghighi S, Andersen O, et al : Mult Scler 12, 723-730, 2006.
11) Willer CJ, Dyment DA, et al : J Hum Genet 52, 955-962, 2007.
12) Dyment DA, Cader MZ, et al : J Neurol Neurosurg Psychiatr 79, 158-162, 2008.
13) Sawcer S, Ban M, et al : Am J Hum Genet 77, 454-467, 2005.
14) Naito S, Namerow N, et al : Tissue Antigens 2, 1-4, 1972.
15) Jersild C, Svejgaard A, et al : Lancet 1, 1240-1241, 1972.
16) Jersild C, Fog T, et al : Lancet 2, 1221-1225, 1973.
17) Bertrams HJ, Kuwert EK : J Immunol 117, 1906-1912, 1976.
18) International Multiple Sclerosis Genetics Consortium, Wellcome Trust Case Control Consortium 2, et al : Nature 476, 214-219, 2011.
19) Healy BC, Liguori M, et al : Neurology 75, 634-640, 2010.
20) Patsopoulos NA, Barcellos LF, et al : PLoS Genet 9, e1003926, 2013.
21) Oksenberg JR, Barcellos LF, et al : Am J Hum Genet 74, 160-167, 2004.
22) Marrosu MG, Murru R, et al : Hum Mol Genet 10,

2907-2916, 2001.

23) Yoshimura S, Isobe N, et al : PLoS One 7, e48592, 2012.

24) Imrell K, Greiner E, et al : J Neuroimmunol 210, 128-130, 2009.

25) Goris A, Pauwels I, et al : Brain 138, 632-643, 2015.

26) Okuda DT, Srinivasan R, et al : Brain 132, 250-259, 2009.

27) International Multiple Sclerosis Genetics Consortium, Hafler DA, et al : N Engl J Med 357, 851-862, 2007.

28) International Multiple Sclerosis Genetics Consortium (IMSGC), Beecham AH, et al : Nat Genet 45, 1353-1360, 2013.

29) International Multiple Sclerosis Genetics Consortium (IMSGC), Bush WS, et al : Am J Hum Genet 86, 621-625, 2010.

30) Sawcer S, Franklin RJM, et al : Lancet Neurol 13, 700-709, 2014.

31) Surolia I, Pirnie SP, et al : Nature 466, 243-247, 2010.

32) Hunt KA, Smyth DJ, et al : Nat Genet 44, 3-5, 2012.

33) Ramagopalan SV, Dyment DA, et al : Ann Neurol 70, 881-886, 2011.

34) Cortes A, Field J, et al : Hum Mol Genet 22, 2283-2292, 2013.

35) Ban M, Caillier S, et al : Ann Neurol 73, 430-432, 2013.

36) Barizzone N, Pauwels I, et al : Ann Neurol 73, 433-437, 2013.

37) Hunt KA, Mistry V, et al : Nature 498, 232-235, 2013.

38) Gregory SG, Schmidt S, et al : Nat Genet 39, 1083-1091, 2007.

39) Maier LM, Anderson DE, et al : J Immunol 182, 1541-1547, 2009.

40) Gregory AP, Dendrou CA, et al : Nature 488, 508-511, 2012.

41) de Jager PL, Baecher-Allan C, et al : Proc Natl Acad Sci USA 106, 5264-5269, 2009.

42) Didonna A, Isobe N, et al : Hum Mol Genet 24, 7151-7158, , 2015.

43) International Multiple Sclerosis Genetics Consortium : Am J Hum Genet 92, 854-865, 2013.

松下拓也

2001 年　九州大学医学部卒業

2009 年　同大学院医学系学府機能制御医学専攻博士後期課程修了
同大学院医学研究院神経内科学助教
同寄附講座臨床神経免疫学准教授

2014 年　同寄附講座神経治療学准教授

2015 年　同神経内科学講師

2016 年　九州大学病院神経内科診療准教授

第2章　精神・神経疾患の遺伝医学研究・診療各論

7．筋萎縮性側索硬化症

青木正志

　筋萎縮性側索硬化症（amyotrophic lateral sclerosis：ALS）は神経疾患の中で最も過酷な疾患とされ，有効な治療薬や治療法がほとんどないため，早期に病因の解明と有効な治療法の確立が求められている。ALS 発症者の約 5％は家族内で発症がみられ家族性 ALS と呼ばれるが，1993年にその一部の原因遺伝子が Cu/Zn superoxide dismutase（*SOD1*）であることが報告された。その後，多くの原因遺伝子が報告されたが，わが国では家族性 ALS の中では *SOD1* が最も頻度が高く，次いで fused in sarcoma/translated in liposarcoma（*FUS/TLS*）遺伝子がこれに続く。その一方で，欧米で多数報告されている *C9ORF72* 遺伝子による症例は少ないとされている。

はじめに

　筋萎縮性側索硬化症（amyotrophic lateral sclerosis：ALS）は主に中年期以降に発症し，上位および下位運動ニューロンを選択的かつ系統的に障害をきたす神経変性疾患である。多くは家族歴を伴わない孤発性であるが，約 5％に家族内発症が認められ，家族性 ALS と呼ばれている。ALS の経過は症例により異なるが，片側上肢の筋萎縮にはじまり，反対側上肢，両下肢へ筋萎縮が進行して，その間に言語障害，嚥下困難などの球麻痺症状および呼吸筋麻痺が加わる経過をとることが多い。人工呼吸器による呼吸管理を行わないと，発症後 2 ～ 5 年で呼吸不全のために死亡に至ることがほとんどである。呼吸筋を含めた全身の筋萎縮および脱力にもかかわらず，知能などの高次機能や感覚は全く保たれることが多く，ALS は神経疾患の中で最も過酷な疾患とされる。わが国では約 9000 人の患者がいると推定されて，希少疾患に分類されるが，いわゆる神経難病の中でも「難

病中の難病」といっても過言ではない。現在までに有効な治療薬や治療法がほとんどないため，早期に病因の解明とその成果に基づくトランスレーショナルリサーチによる治療法の開発が求められている。

I．家族性 ALS の遺伝子解析

　ALS 発症者の約 5％は家族性で発症がみられ，家族性 ALS と呼ばれる。多くは常染色体優性遺伝形式をとることが報告されてきた。最近のALS の病態解明は，この家族性 ALS の原因遺伝子の発見により大きく発展したといっても過言ではない。遺伝学的解析法の進歩に伴い，一部の家族性 ALS が連鎖解析により 21 番染色体長腕に遺伝子座をもつことが明らかとなり，1993 年に家族性 ALS において，その原因遺伝子が Cu/Zn superoxide dismutase（*SOD1*）であることがボストンの Brown らにより発見された[1)2)]。その後の研究の進歩により常染色体優性遺伝形式をとる家族性 ALS の原因遺伝子として，*angiogenin*,

■ *Key Words*

運動ニューロン，家族性，希少疾患，筋萎縮性側索硬化症，好塩基性封入体，ALS，*SOD1*，TDP-43，*FUS/TLS* vesicle-associated membrane protein/synaptobrevin-associated membrane protein B（*VAPB*），TAR DNA-binding protein（TDP-43，*TARDBP*）遺伝子[3] などが報告された。TDP-43 は孤発性を含めた ALS の病態での役割が注目されている。2009 年には原因遺伝子として fused in sarcoma/translated in liposarcoma（*FUS/TLS*）遺伝子が，これも Brown らにより報告された。TDP-43 と FUS/TLS はいずれも DNA および RNA 代謝に関わり，構造・機能ともに相同性が高く，ALS 病態における共通したメカニズムが想定されている。

私たちは SOD1 などの既知の遺伝子に異常のない日本人の家族性 ALS 家系において *FUS/TLS* 遺伝子をスクリーニングしたところ，ALS 12 家系に遺伝子変異を同定した。これは検索した家系の約 9％にあたり，わが国においては *SOD1* について 2 番目に頻度の高い原因遺伝子と考えられている（図❶）。同遺伝子に 521 番 Arg が Leu への変異（R521L）をもつ宮城県の大家系では構成員 46 人のうち半分にあたる 23 人が家族性 ALS を発症しており，浸透率は 100％と考えられた[4]（図❷）。平均 35.3 歳

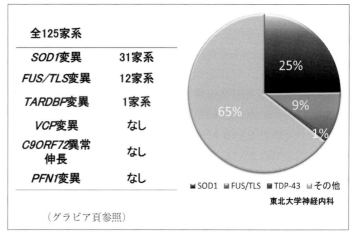

図❶　東北大学神経内科における家族性 ALS の遺伝子解析

常染色体優性遺伝形式が疑われる日本人の家族性 ALS 125 家系の解析を行い，31 家系において *SOD1* 遺伝子変異，12 家系に *FUS/TLS* 遺伝子変異を同定している。

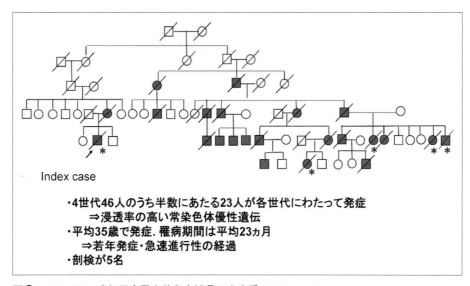

図❷　FUS/TLS 遺伝子変異を伴う宮城県の大家系（文献 4 より）

同遺伝子に p.R521C 変異をもつ宮城県の大家系では，構成員 46 人のうち半分にあたる 23 人が家族性 ALS を発症しており，浸透率は 100％と考えられた。平均 35.3 歳で筋力低下を発症し，平均死亡年齢は 37.2 歳であり，病期の進行は非常に急速であった。
矢印が発端者，黒塗りが ALS 罹患者，＊印が剖検例を示す。

で筋力低下を発症し，平均死亡年齢は37.2歳であり，病期の進行は非常に急速であった．典型例の剖検所見では運動ニューロンの変性のみならず脳幹被蓋部の著明な萎縮を認め，さらに脳幹部の神経細胞内に好塩基性の封入体を認めている[4]．さらには本家系内の上記を含めた3剖検例（それぞれ発症後1年，3年，9年）に関しての病理学的解析を詳細に行った．最も神経細胞脱落が顕著なのは脊髄運動ニューロンだったが，病期が長くなるにつれ，好塩基性封入体，神経細胞内封入体およびグリア細胞内封入体の分布は運動系以外にも拡がっていった[5]．発症1年の時点において，封入体は脊髄前角以外に黒質にも観察された．グリア細胞内封入体は神経細胞内封入体よりも広範に，発症後早期からみられた．好塩基性封入体よりも免疫染色によるFUS/TLS陽性封入体の分布のほうが広範であった（図❸）[5]．

さらに2010年5月には広島大学の川上らによって細胞内シグナル伝達に重要な役割を果たすNF-κB（nuclear factor-kappa B）を制御する

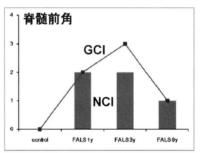
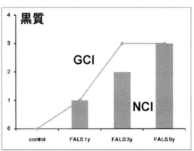

図❸ FUS/TLS染色陽性封入体の空間的・時間的分布（文献5より）
A. 同一家系（図❷）内での1年，3年，9年と経過年数の異なる病理像を検討した．発症後1年後の剖検例では好塩基性封入体，神経細胞内封入体（NCI）およびグリア細胞内封入体（GCI）の分布は脊髄前角および黒質の一部に限局している．一方，発症9年後の剖検例では淡蒼球，黒質，中脳水道周囲，橋核などより広範に封入体が分布している．
B. 封入体数の定性的評価では，脊髄前角では神経細胞の脱落が顕著なため9年後の症例では3年後よりもむしろ封入体の数は減少している．その一方で黒質では直線的に封入体が増加していた．

optineurin（*OPTN*）遺伝子が新たな原因遺伝子であることが報告された[6]。その後も valosin-containing protein（*VCP*），*ubiquilin2*，*C9ORF72*遺伝子[7]，Profilin1（*PFN1*）など新たな遺伝子の報告が加速しているが，いずれも私たちが検索した日本人の家族性 ALS 125 家系の解析では遺伝子異常を認めていない（図❶）。特に，*C9ORF72*遺伝子は欧米では多数の患者に変異が報告されている一方で，わが国での報告は少ない。これは欧米での患者が強い創始者効果によるものと考えられている。このような家系を集積し，次世代シークエンサーを用いた解析を進めることが ALS 病態の解明に寄与すると考えられる。

　常染色体劣性遺伝形式をとる家族性 ALS も稀ではあるが存在する。2001 年に東海大学の秦野・池田ら[8]を中心とするグループとシカゴのSiddique らのグループが家族性 ALS の原因遺伝子としては 2 つ目となる *ALS2* 遺伝子の同定に成功した。この原因遺伝子の同定に際しては，私の知るかぎり少なくともボストン・シカゴ・東海大学の 3 つの研究室が，いずれも 2q33 への連鎖が確認された同一のチュニジアの家系を使って原因遺伝子の探索を行うという正に国際的な競争であった。東海大学の秦野らは，まずこのチュニジア家系で *ALS2* 遺伝子のエクソン 3 に 1 塩基欠失を，さらにはクウェートの ALS2/ juvenile primary lateral sclerosis 家系でもエクソン 5 に 2 塩基欠失の同定に成功した[8]。日本からも遺伝子変異が報告された[9]。さらには ALS の大多数を占める家族歴のない孤発性 ALS の病態解明も，グルタミン酸受容体のサブタイプである AMPA 受容体の異常などの解明が進んでいる。

Ⅱ．SOD1 遺伝子異常に伴う家族性 ALS（ALS1）

　家族性 ALS の原因遺伝子が多数報告される中で，これまでに最も多くの研究が積まれてきたのは *SOD1* 遺伝子異常に伴う家族性 ALS（ALS1）である。*SOD1* が発見されて以来，世界各国の研究室から 100 種類を超える *SOD1* 遺伝子変異が報告されている。その多くの症例は，家族歴を除けば臨床的には孤発性 ALS との区別ができない。さらには一見孤発性に見えても *SOD1* 遺伝子変異が同定されることもある。この *SOD1* 遺伝子変異が家族性 ALS 症例全体のどのくらいの割合で存在するかは議論の多いところであるが，米国では 20％程度とされてきた。一方，われわれを含む日本のグループでも多くの *SOD1* 変異を報告してきたが，いまだにわが国にどのくらいの頻度で *SOD1* 遺伝子変異を伴う家族性 ALS の患者が存在するかのデータはない。東北大学ではこれまでに，常染色体優性遺伝形式が疑われる日本人の家族性 ALS 125 家系の解析を行い，その 25％にあたる 31 家系において遺伝子変異（いずれも点突然変異）を同定している（図❶）。

　これらの解析を通じて，従来から家族性 ALS一般に指摘されてきたことではあるが，孤発性ALS に比較して，*SOD1* 遺伝子変異を伴う家族性ALS では下肢からの発症が多いことが確認された。また，必ずしも上位運動ニューロン徴候を伴わない症例の存在も確認された。さらには *SOD1*変異の種類により ALS の発症後の経過は全く異なることが明らかになった。例えば 46 番 His がArg への変異（H46R）は点突然変異が *SOD1* の活性中心にあるのにもかかわらず，非常に緩徐な進行を示し，平均罹病期間は約 17 年であった[2)10)]。また，すべての患者において左下肢からの発症がみられている。その一方，84 番 Leu がVal への変異（L84V）では例外なく急速な進行で平均罹病期間は約 1.6 年であり，かつ上肢からの発症であった[11]。すなわち，各点突然変異によりおよその罹病期間が決定することが明らかになっている（表❶）。

　SOD1 遺伝子変異による家族性 ALS の発症メカニズムはまだ十分には解明されていないが，変異による SOD 活性の低下が直接の原因ではなく，変異 SOD1 が新たに獲得した "gain of toxic function" によるものと考えられている。この詳細はいまだ明らかではないが，ミトコンドリア機能異常，軸索輸送の障害，小胞体ストレス，ユビキチン・プロテアゾーム系の障害などが想定されている。

7．筋萎縮性側索硬化症

表❶ 東北大学神経内科の症例における SOD1 遺伝子の点突然変異と臨床型の関係

Index	Age at onset	mutation	Index	Age at onset	mutation
FALS 2	72	**H46R**	FALS 65	49	G93S
FALS 7		**H46R**	FALS 67	41	C6G
FALS 15	59	C6P	FALS 77	51	L84V
FALS 20		G93R	FALS 78	70	E121G
FALS 21	20	**H46R**	FALS 80	45	**N86S**
FALS 32		D90V	FALS 83	79	A4D
FALS 37	70	**H46R**	FALS 88	43	**H46R**
FALS 38		C6Y	FALS 89	39	I135F
FALS 39	58	**H46R**	FALS 92	62	H43R
FALS 44	37	L126S homo	FALS 94	47	**L126S**
FALS 49	44	I149T	FALS 96	58	L84V
FALS 54	53	I113T	FALS 99	47	**H46R**
FALS 55	57	**H46R**	FALS 100	64	C146R
FALS 60	52	L8V	FALS 104	53	**N86S**
FALS 64	40	**N86S**	FALS 107	75	S134N
			FALS 111	74	K3E

平均発症年齢 52.0 歳

　H46R 変異：下肢発症，下位運動ニューロン型，非常に緩徐な進行
　L126S 変異：低浸透率，下肢発症型
　N86S 変異：家系内でも表現形が異なる

これまでの解析で各点突然変異により，およその罹病期間が決定することが明らかになっている。

Ⅲ．ALS モデルの開発

　治療法の開発には動物モデルによる治療効果の検証が不可欠であり，そのためには病態をよく反映したモデル動物の開発が非常に重要である。遺伝子工学の進歩により，次々に疾患の原因遺伝子を改変したマウスが作製されるようになった。*SOD1* 遺伝子においても ALS 患者で報告された点突然変異をマウスに導入してトランスジェニックマウスを作製することにより，ヒト ALS の病態を非常によく再現することに成功し，現在 ALS のモデル動物としては最も広く世界で汎用されている。また最近では ALS 患者からの検体から iPS 細胞（疾患特異的 iPS）を樹立し，そこから運動ニューロンなど神経系細胞に分化させることによる病態再現の試みが盛んに行われている。さらには *ALS2*，TDP-43（*TARDBP*），*FUS/TLS*，*OPTN* 遺伝子など新たに判明した遺伝子変異をもつ iPS 細胞およびこれらの遺伝子変異を導入したモデル動物の開発も進められており，病態解明の展開が期待されている[12]。

　ALS のモデル動物としては従来，上述の変異 *SOD1* 遺伝子導入マウスが広く用いられてきたが，特に病態の中心である脊髄の解析には，その個体の大きさによる研究上の様々な制約があった。東北大学では動物モデルにおける脊髄や脊髄腔に対する治療的なアプローチを可能とするために，世界に先がけて変異 *SOD1* 導入トランスジェニックラットによる ALS モデルの作製に成功した[13]。ALS ラットは従来のマウスに比較して約 20 倍の大きさをもつために，脳脊髄液（髄液）の採取および解析ならびに薬剤や遺伝子治療用のベクターの髄腔内投与が極めて容易である[14]。将来的な遺伝子治療を含めた再生医療の開発のために非常に有用なモデルとなることが期待され，ES や iPS 細胞から分化させた運動ニューロンを脊髄へ直接移植する研究にも利用されている。

153

参考文献

1) Rosen DR, Siddique T, et al : Nature 362, 59-62, 1993.
2) Aoki M, Ogasawara M, et al : Nat Genet 5, 323-324, 1993.
3) Yokoseki A, Shiga A, et al : Ann Neurol 63, 538-542, 2008.
4) Suzuki N, Aoki M, et al : J Hum Genet 55, 252-254, 2010. Correction in : 60, 653-654, 2015.
5) Suzuki N, Kato S, et al : J Neuropathol Exp Neurol 71, 779-788, 2012. Erratum in : 74, 945, 2015.
6) Maruyama H, Morino H, et al : Nature 465, 223-226, 2010.
7) Majounie E, Renton AE, et al : Lancet Neurol 11, 323-330, 2012.
8) Hadano S, Hand CK, et al : Nat Genet 29, 166-173, 2001.
9) Shirakawa K, Suzuki H, et al : Neurology 73, 2124-2126, 2009.
10) Aoki M, Ogasawara M, et al : J Neurol Sci 126, 77-83, 1994.
11) Aoki M, Abe K, et al : Ann Neurol 37, 676-679, 1995.
12) Egawa N, Kitaoka S, et al : Sci Transl Med 4, 145ra104, 2012.
13) Nagai M, Aoki M, et al : J Neurosci 21, 9246-9254, 2001.
14) Ishigaki A, Aoki M, et al : J Neuropathol Exp Neurol 66, 1037-1044, 2007.

青木正志	
1990 年	東北大学医学部卒業 同医学部神経内科入局
1994 年	同大学院医学研究科卒業
1996 年	米国ハーバード大学マサチューセッツ総合病院神経内科（Prof. Robert Brown）留学
1998 年	東北大学医学部附属病院神経内科助手
2007 年	東北大学病院神経内科講師
2011 年	東北大学大学院医学系研究科神経内科教授
2012 年	東北大学病院臨床研究推進センター副センター長（兼任）

第2章 精神・神経疾患の遺伝医学研究・診療各論

8. 末梢神経疾患

橋口昭大・髙嶋　博

Charcot-Marie-Tooth 病に代表される遺伝性末梢神経障害は，その原因遺伝子は 70 を超えており，臨床像も非常に多岐にわたっている。同じ遺伝子変異でも臨床像が異なることも少なくない。そのため，ある程度の臨床分類はできても臨床像から原因遺伝子を特定することは困難である。次世代シークエンサーの普及により遺伝子解析は格段に進歩した。遺伝子診断をすることは今後の遺伝性末梢神経障害の治療研究の基礎となるだろう。

はじめに

遺伝性末梢神経疾患の代表的なものは Charcot-Marie-Tooth 病（CMT）で，遺伝性運動感覚性ニューロパチー（hereditary motor sensory neuropathy：HMSN）とも表現されるほうが一般的である。その他，運動神経障害のみの遺伝性運動性ニューロパチー（hereditary motor neuropathy：HMN）や感覚障害のみの遺伝性感覚性ニューロパチー（hereditary sensory neuropathy：HSN），感覚神経と自律神経が障害される遺伝性感覚性自律神経性ニューロパチー（hereditary sensory and autonomic neuropathy：HSAN）などがある。さらにアミロイドの蓄積がみられる家族性アミロイドニューロパチー（familial amyloid neuropathy：FAP），圧刺激により誘発される遺伝性圧脆弱性ニューロパチー（hereditary neuropathy with liability to pressure palsies：HNPP）なども遺伝性末梢神経障害に分類される。少なくとも 70 以上の原因遺伝子（**表❶**）が報告されている。

Ⅰ. 臨床的特徴

遺伝性末梢神経疾患の代表的疾患である CMT は，四肢遠位筋優位の進行性筋萎縮・筋力低下で発症するが，原因遺伝子の種類や変異部位により様々で，発症年齢は幼少期から中高年齢期までと幅広い。鶏歩，逆シャンペンボトル様下腿筋萎縮，凹足（pes cavus），槌状足趾（hammer toe）などにより特徴づけられる。

感覚神経障害が主症状である HS（A）N は CMT にみられるような筋萎縮や変形はないか，非常に軽度である。しかし，感覚障害が重度であるため足趾の傷に気づかず，骨髄炎や壊疽などを繰り返すことで初めて疾患に気づくこともある。

Ⅱ. 分類

CMT は，遺伝形式と神経伝導検査によって分類される。正中神経の神経伝導速度が 38m/ 秒以下を脱髄型，38m/ 秒以上を軸索型と分類する。また，38m/ 秒前後にまたがり，脱髄型とも軸索型とも分類できないものを中間型としている。

■ Key Words

Charcot-Marie-Tooth 病，遺伝性運動感覚性ニューロパチー，遺伝性運動性ニューロパチー，遺伝性感覚性ニューロパチー，遺伝性感覚性自律神経性ニューロパチー，マイクロアレイ法，FISH 法，ターゲットリシークエンス，次世代シークエンサー，エクソーム解析

●第 2 章　精神・神経疾患の遺伝医学研究・診療各論

表❶　遺伝性末梢神経障害の機序的分類と原因遺伝子

機序別分類	遺伝子名	分類	遺伝形式	表現型	MIM number
ミエリン構成タンパク	PMP22	CMT	AD	CMT1A	118220
		CMT	AD	CMT1E	118300
		HMN	AD	HMN	145900
		CMT	AD	HNPP	162500
	MPZ	CMT	AD	CMT-DID	607791
		CMT	AD	CMT1B	118200
		CMT	AD	CMT2I	607677
		CMT	AD	CMT2J	607736
		HMN	AD	HMN	145900
		CHN	AD	CHN	605253
	GJB1	CMT	XR	CMTX1	302800
	GJB3	OHN	AD	Deafness, with peripheral neuropathy	−
	PRX	CMT	AR	CMT4F	614895
		HMN	AR	HMN, AR	145900
ミエリン関連タンパク 転写因子	EGR2	CMT	AD	CMT1D	607678
	SOX10	OHN	AD	PCWH syndrome	609136
タンパクの 輸送・代謝・処理	MTMR2	CMT	AR	CMT4B1	601382
	SBF1	CMT	AR	CMT4B3	615284
	SBF2	CMT	AR	CMT4B2	604563
	DNM2	CMT	AD	CMT2M, CMT-DIB	606482
	RAB7A	CMT	AD	CMT2B	600882
	LITAF	CMT	AD	CMT1C	601098
	FIG4	CMT	AR	CMT4J	611228
		CMT	AR	ALS11	612577
	SH3TC2	CMT	AR	CMT4C	601596
	BSCL2	HMN	AD	HMN 5C	600794
		HSP	AD	Silver spastic paraplegia syndrome	270685
	TFG	OHN	AD	HMSN, proximal type	604484
	GNB4	CMT	AD	CMT-DIF	615185
	LRSAM1	CMT	AD, AR	CMT2P	614436
	TRIM2	CMT	AR	AR-CMT2	−
	INF2	CMT	AD	CMT-DIE	614455
	DYNC1H1	CMT	AD	CMT20	614228
		SMA	AD	SMA-LED	158600
	FBXO38	HMN	AD	HMN 2D	615575
	DCTN1	HMN, ALS	AD	HMN 7B	607641
	REEP1	HMN	AD	HMN 5B	614751
		HSP	AD	Spastic paraplegia 31	610250
	CCT5	HSN	AR	HSN, with spastic paraplegia	256840
	TTR	OHN	AD	FAP	105210
末梢神経細胞分化・維持	NDRG1	CMT	AR	CMT4D	601455
	DHH	OHN	AR	46XY partial gonadal dysgenesis, with minifascicular neuropathy	607080
	ARHGEF10	OHN	AD	CHN, asymptomatic	608236
		OHN	AD	Slowed nerve conduction velocity	608236
	FGD4	CMT	AR	CMT4H	609311
	DNAJB2	CMT	AR	CMT2T	616233
	NAGLU	CMT	AD	CMT2V	609701
	FBLN5	HMN	AD	D-HMN with Macular Degeneration & Hyperelastic Skin	−
		CMT	AD	CMT1（Demyelinating）	−

156

	FAM134B	HSN	AR	HSAN 2B	613115
末梢神経細胞分化・維持	FLVCR1	HSN	AR	Ataxia, posterior column, with retinitis pigmentosa	609033
	NGF	HSN	AR	HSAN 5	608654
	NTRK1	HSN	AR	HSAN 4	191315
	SPTLC1	HSN	AD	HSAN 1A	162400
	SPTLC2	HSN	AD	HSAN 1C	613640
	ATL1	HSN	AD	HSN 1D	613708
	ATL1	HSP	AD	SPG3A	182600
	AAAS	OHN	AR	Achalasia-addisonianism-alacrimia syndrome	231550
	SEPT9	OHN	AD	hereditary neuralgic amyotrophy	162100
ニューロフィラメント・タンパク輸送関連	NEFL	CMT	AD, AR	CMT1F	607734
	NEFL	CMT	AD, AR	CMT2E	607684
	HSPB1	CMT	AD, AR	CMT2F	606595
	HSPB1	HMN	AD, AR	HMN2B	608634
	HSPB3	HMN	AD	HMN 2C	613376
	HSPB8	CMT	AD	CMT2L	608673
	HSPB8	HMN	AD	HMN2A	158590
	KIF1A	HSN	AR	HSN2C	614213
	KIF1A	CMT	AR	CMT, with acrodystrophy	–
	KIF1A	HSP	AR	Spastic paraplegia 30	610357
	KIF1B	CMT	AD	CMT2A1	118210
	GAN	OHN	AR	Giant axonal neuropathy-1	256850
	DST	HSN	AR	HSAN 4	614653
ミトコンドリア関連	MFN2	CMT	AD	CMT2A2	609260
	MFN2	CMT	AD	HMSN6（Optic atrophy）	601152
	MFN2	HMSN-V	AD	HMSN5（pyramidal features）	–
	MFN2	CMT	AR	AR-CMT2	–
	GDAP1	CMT	AD	CMT2K	607831
	GDAP1	CMT	AR	CMT-RIA	608340
	GDAP1	CMT	AR	CMT4A	214400
	HK1	CMT	AR	CMT4G（Russe type）	605285
	COX6A1	CMT	AR	CMT-RID	602072
	PDK3	CMT	XD	CMTX6	300905
	DHTKD1	CMT	AR	CMT2Q	615025
	SURF1	CMT	AR	CMT4	–
DNA 修復・転写・核酸合成	TDP1	OHN	AR	SPINOCEREBELLAR ATAXIA, AUTOSOMAL RECESSIVE, WITH AXONAL NEUROPATHY	607198
	APTX	OHN	AR	Ataxia-ocular apraxia-1	208920
	SETX	ALS	AD	ALS 4, juvenile	602433
	SETX	HMN	AD	HMN with upper motor neuron signs	–
	SETX	OHN	AR	Ataxia-ocular apraxia-2	606002
	LMNA	CMT	AR	CMT2B1	605588
	PRPS1	CMT	XR	CMTX5	311070
	MED25	CMT	AR	CMT2B2	605589
	IGHMBP2	HMN, SMA	AR	HMN 4	604320
	PLEKHG5	CMT	AR	CMT-RIC	615376
	IKBKAP	HSN	AR	HSAN 3	603722
	HOXD10	CMT	AD	CMT, with congenital vertical talus	192950
	HINT1	OHN	AR	Neuromyotonia and axonal neuropathy	137200
	DNMT1	HSN	AD	HSN 1E	614116

イオンチャンネル	TRPV4	CMT	AD	CMT2C	606071
		SMA	AD	Scapuloperoneal SMA	181405
		SMA	AD	SMA, distal, congenital	600175
	SLC5A7	HMN	AD	HMN 7A	158580
	SCN9A	HSN	AD, AR	HSAN 2D	–
	SLC12A6	OHN	AR	Agenesis of the corpus callosum with peripheral neuropathy	218000
	WNK1	HSN	AR	HSAN 2A	201300
アミノアシル tRNA 合成酵素	AARS	CMT	AD	CMT2N	613287
	HARS	CMT	AD	CMT2（sensory predominant）	–
	KARS	CMT	AD, AR	CMT-RIB	613641
	MARS	CMT	AD	CMT2U	–
	GARS	CMT	AD	CMT2D	601472
		HMN	AD	HMN5	600794
	YARS	CMT	AD	CMT-DIC	608323

AD：autosomal dominant, ALS：amyotrophic lateral sclerosis, AR：autosomal recessive, CHN：congenital hypomyelinating neuropathy, CMT：Charcot-Marie-Tooth disease, FAP：familial amyloid polyneuropathy, HMN：hereditary motor neuropathy, HMSN：hereditary motor and sensory neuropathy, HSAN：hereditary sensory and autonomic neuropathy, HSN：hereditary sensory neuropathy, HSP：hereditary spastic paraparesis, OHN：other hereditary neuropathies, SMA：spinal muscular atrophy, XD：X-linked dominant, XR：X-linked recessive

脱髄型で常染色体優性遺伝（autosomal dominant：AD）のものをCMT1，常染色体劣性遺伝（autosomal recessive：AR）のものをCMT4，軸索型は常染色体優性遺伝も劣性遺伝もCMT2に分類される。CMT3は，乳幼児期発症のDejerine-Sottas症候群（DSS）と同義であるが，DSSの呼称のほうが一般的である。X染色体連鎖性のCMTはCMTXに分類される。

Ⅲ．原因遺伝子

1991年にLupskiら[1]が peripheral myelin protein 22（PMP22）の重複がCMT1Aの原因であると同定してから，マイクロアレイ技術や次世代シークエンサーの出現により遺伝子研究は飛躍的に進歩してきた。CMT，HMN，HSNの原因遺伝子は既に70以上同定されている。これらを機序別に分類すると，ミエリン構成タンパク，ミエリン関連タンパク転写因子，タンパクの輸送・代謝・処理，末梢神経細胞分化・維持，ニューロフィラメント・タンパク輸送関連，ミトコンドリア関連，DNA修復・転写・核酸合成，イオンチャネル，アミノアシルtRNA合成酵素の9つに分類される。これらは表❶に示すように同じタイプの機序の異常でも異なる表現型を起こしうることが知ら

れている。これらについて，発症機序別に原因遺伝子とその特徴について概説する。

1．ミエリン関連タンパク

PMP22，myelin protein zero（MPZ），periaxin（PRX），gap junction protein，beta 1（GJB1），gap junction protein，beta 3（GJB3）などがこれに当たる。ミエリン構成タンパクの異常はミエリン（髄鞘）の障害を起こすために主に脱髄型CMTの原因で多いが，軸索型CMTやHMNも発症しうる。PMP22の重複によってCMT1Aを起こすことは前述のとおりだが，同遺伝子の欠失ではHNPPを引き起こす。

GJB1はXq13.1に位置し，通常はミスセンス変異により疾患が引き起こされ，X染色体性遺伝形式であるため男性がより重症であるが，女性も発症する。

2．ミエリン関連タンパク転写因子

early growth response 2（EGR2），sex determining region Y-box 10（SOX10）などがこれに当たる。胎生期のミエリン関連タンパク転写を制御している。

3．タンパクの輸送・代謝・処理

myotubularin related protein 2（MTMR2），SET binding factor 1（SBF1），SET binding factor

2（*SBF2*）、*dynamin 2*（*DNM2*）、*rab-protein 7A*（*RAB7A*）、*lipopolysaccharide-induced TNF factor*（*LITAF*）、*FIG4 homolog*（*FIG4*）、*SH3 domain and tetratricopeptide repeats 2*（*SH3TC2*）、*Berardinelli-Seip congenital lipodystrophy 2*（*BSCL2/seipin*）、*TRK-fused gene*（*TFG*）、*guanine nucleotide binding protein, beta polypeptide 4*（*GNB4*）、*leucine rich repeat and sterile alpha motif containing 1*（*LRSAM1*）、*tripartite motif containing 2*（*TRIM2*）、*inverted formin, FH2 and WH2 domain containing*（*INF2*）、*dynein, cytoplasmic 1, heavy chain 1*（*DYNC1H1*）、*F-box protein 38*（*FBXO38*）、*dynactin 1*（*DCTN1*）、*receptor accessory protein 1*（*REEP1*）、*chaperonin containing TCP1, subunit 5*（*CCT5/epsilon*）、*transthyretin*（*TTR*）など多数挙げられる。これら遺伝子異常は末梢神経の代謝に必要なタンパクおよび酵素に影響し、CMT、HMN、HSN など様々な末梢神経障害を引き起こす。

4. 末梢神経細胞分化・維持

N-myc downstream regulated 1（*NDRG1*）、*desert hedgehog*（*DHH*）、*Rho guanine nucleotide exchange factor 10*（*ARHGEF10*）、*FYVE, RhoGEF and PH domain containing 4*（*FGD4*）、*DnaJ*（*Hsp40*）*homolog, subfamily B, member 2*（*DNAJB2*）、*N-acetylglucosaminidase, alpha*（*NAGLU*）、*fibulin 5*（*FBLN5*）、*family with sequence similarity 134, member B*（*FAM134B*）、*feline leukemia virus subgroup C cellular receptor 1*（*FLVCR1*）、*nerve growth factor*（*NGF*）、*neurotrophic tyrosine kinase, receptor, type 1*（*NTRK1*）、*serine palmitoyltransferase, long chain base subunit 1*（*SPTLC1*）、*serine palmitoyltransferase, long chain base subunit 2*（*SPTLC2*）、*atlastin GTPase 1*（*ATL1*）、*achalasia, adrenocortical insufficiency, alacrimia*（*ΛΛΛS*）、*septin 9*（*SEPT9*）などがこれに当たる。これら遺伝子の異常もまた末梢神経細胞分化や維持に影響するため様々な表現型を呈するが、HS（A）N の多くの原因がこれに含まれる。

5. ニューロフィラメント・タンパク輸送関連

neurofilament, light polypeptide（*NEFL*）、*heat shock 27kDa protein 1*（*HSPB1*）、*heat shock 27kDa protein 3*（*HSPB3*）、*heat shock 22kDa protein 8*（*HSPB8*）、*kinesin family member 1A*（*KIF1A*）、*kinesin family member 1B*（*KIF1B*）、*gigaxonin*（*GAN*）、*dystonin*（*DST*）などがこれに当たる。細胞骨格の維持に必要な中間フィラメントに関連する。同時に中間フィラメントに関連するタンパク輸送の障害によっても末梢神経障害を引き起こすと考えられている。

6. ミトコンドリア関連

MFN2、*ganglioside-induced differentiation associated protein 1*（*GDAP1*）、*hexokinase 1*（*HK1*）、*cytochrome c oxidase subunit VIa polypeptide 1*（*COX6A1*）、*pyruvate dehydrogenase kinase, isozyme 3*（*PDK3*）、*dehydrogenase E1 and transketolase domain containing 1*（*DHTKD1*）、*surfeit 1*（*SURF1*）などがこれに当たる。神経細胞は全長約1m に及ぶような巨大な細胞であるがため、そのエネルギー代謝において重要なミトコンドリアの異常はすなわち末梢神経障害を引き起こす重要な原因といえるだろう。

7. DNA 修復・転写・核酸合成

tyrosyl-DNA phosphodiesterase 1（*TDP1*）、*aprataxin*（*APTX*）、*senataxin*（*SETX*）、*lamin A/C*（*LMNA*）、*phosphoribosyl pyrophosphate synthetase 1*（*PRPS1*）、*mediator complex subunit 25*（*MED25*）、*immunoglobulin mu binding protein 2*（*IGHMBP2*）、*pleckstrin homology domain containing, family G*（*with RhoGef domain*）*member 5*（*PLEKHG5*）、*inhibitor of kappa light polypeptide gene enhancer in B-cells, kinase complex-associated protein*（*IKBKAP*）、*homeobox D10*（*HOXD10*）、*histidine triad nucleotide binding protein 1*（*HINT1*）、*DNA*（*cytosine-5-*）*-methyltransferase 1*（*DNMT1*）などがこれに当たる。主に DNA の修復に関与している *TDP1*、*SETX*、*APTX* などは小脳失調を合併することでも知られている。

8. イオンチャネル

transient receptor potential cation channel,

subfamily V, member 4（TRPV4）, solute carrier family 5（SLC5A7）, sodium channel, voltage gated, type IX alpha subunit（SCN9A）, solute carrier family 12, member 6（SLC12A6）, WNK lysine deficient protein kinase 1（WNK1）などがこれに当たる。チャネルの異常が末梢神経の機能障害を引き起こす。

9. アミノアシル tRNA 合成酵素

alanyl-tRNA synthetase（AARS）, histidyl-tRNA synthetase（HARS）, lysyl-tRNA synthetase（KARS）, methionyl-tRNA synthetase（MARS）, glycyl-tRNA synthetase（GARS）, tyrosyl-tRNA synthetase（YARS）などがこれに当たる。アミノアシル tRNA 合成酵素は，それぞれのアミノ酸に対応しているため，これら以外にも数多く存在する。そのため，今後，遺伝性末梢神経障害の原因として増えることが予想される。

Ⅳ．遺伝子検査

CMT の約 50 ％，脱髄型 CMT の約 70 ％は CMT1A だと考えられている[2][3]。CMT1A を引き起こす PMP22 重複は Sanger 法では検出できないため，遺伝子診断の第一歩は保険収載されている FISH（fluorescence in situ hybridization）法でそれを確認することである。当教室（鹿児島大学神経内科）では，FISH 法で PMP22 重複または欠失を認めなかった CMT および遺伝性末梢神経障害患者の DNA 検体を現在までに全国から 1000 例以上収集している。2007 年からマイクロアレイ法で，2012 年からは次世代シークエンサー（next generation sequencer：NGS）を用いたターゲットリシークエンスによる網羅的遺伝子解析法を構築し実施してきた。

1. マイクロアレイ法

目的遺伝子を PCR 法で増幅し，それを断片化後，標識し，あらかじめ配列がデザインされた DNA オリゴマーを配置したマイクロアレイチップと反応させ，専用のスキャナで信号を読み，配列を決定する方法である。アレイのデザインや蛍光標識して反応させる DNA 検体の組み合わせにより，遺伝子の発現解析や遺伝子多型解析など

様々な用途に応用可能である。当教室が用いた DNA リシークエンスアレイは，25 塩基のオリゴマーの中央部分を A，C，G，T の 4 種類の塩基に変えたものを 4 つ一組で配置し，1 塩基ごとに 1 つずらすことにより配列を決定しようというものである。27 の CMT 原因遺伝子と 10 の候補遺伝子を搭載した CMT 遺伝子診断 DNA マイクロアレイチップを独自にデザインし，5 年間で 545 例に対して解析を行った。その結果，545 例中 71 例（13.0 ％）において病的変異を同定することができたが，変異検出率の低さが問題点として残った。

2. 次世代シークエンサー（NGS）

当教室では 2012 年以降，対象遺伝子を 60 に増やし，Illmina 社製 Miseq® を用いてターゲットリシークエンスを施行した。また，2014 年からは Life Technologies 社の Ion Proton™ システムを用いて対象遺伝子を 72（表❷）に増やし，CMT 包括的遺伝子診断として遺伝性末梢神経障害の遺伝子解析を施行している。NGS の原理は機種により様々であるが，MiSeq® は蛍光標識ヌクレオチドとの反応をイメージとしてカメラで取り込み，塩基配列を決定するものである。Ion Proton™ システムは，ポリメラーゼによりヌクレオチドが DNA 鎖に取り込まれる過程で放出される水素イオン（H^+）を検出することでスキャナやカメラを使用せず塩基配列を決定する。

NGS から出力された膨大な配列データは，既存のソフトウエアを用いて，遺伝子変異や遺伝子多型の有無を判定する。当教室では，CLC Genomics Workbench 5 software を利用し，まずリファレンス配列へのマッピングを行ったのち，クオリティ値や read depth の低い変異は除外する。残った配列から同義変異や公共データベース（1000genome や SNPdb など）に登録されている正常多型を除外する。既存の病的変異が見つかれば遺伝子診断が確定するが，病的意義の不明な新規変異に関しては可能なかぎり家族メンバーの遺伝子検査を依頼し，該当変異の有無を解析（分離解析，segregation analysis）することで，その病的意義を検証している。

表❷　鹿児島大学遺伝性末梢神経障害網羅的遺伝子検査対象遺伝子（2014 年 7 月～）

AARS	APTX	ARHGEF10	BSCL2	DCAF8	DCTN1
DHH	DHTKD1	DNM2	DYNC1H1	EGR2	FBLN5
FBXO38	FGD4	FIG4	GAN	GARS	GDAP1
GJB1	GNB4	HARS	HK1	HOXD10	HSPB1
HSPB3	HSPB8	IGHMBP2	INF2	KARS	KIF1A
LITAF	LMNA	LRSAM1	MARS	MED25	MFN2
MPZ	MTMR2	NDRG1	NEFL	PDK3	PLEKHG5
PMP22	PRPS1	PRX	RAB7	REEP1	SBF1
SBF2	SETX	SH3TC2	SLC12A6	SLC5A7	SOX10
SURF1	TDP1	TFG	TRIM2	TRPV4	TTR
YARS	gene 1	gene 2	gene 3	gene 4	gene 5
gene 6	gene 7	gene 8	gene 9	gene 10	gene 11

解析対象 72 遺伝子（11 の候補遺伝子を含む）

Ion Proton™ システムでの統計解析はまだだが，2012 年 5 月～ 2013 年 12 月まで MiSeq® による 60 遺伝子の解析では，367 例中 79 例（21.5％）に病的変異を同定できており，マイクロアレイ法による解析と比較し変異検出率は倍増した。これまでの当教室の患者蓄積の統計から，発症年齢は 2 峰性であり，20 歳未満と 60 歳前後にピークがみられることがわかった。20 歳未満で家族歴を有する CMT 患者に限ると，その原因遺伝子検出率は約 60％に及ぶ。

Ⅴ．新規原因遺伝子の同定の試み

近年の原因遺伝子の発見は，エクソーム解析に寄与しているところが大きい。エクソン領域は全ゲノム中の約 1％程度にすぎないが，メンデル遺伝病の原因のおおよそ 8 割がエクソン領域に存在するといわれている。したがって，エクソーム解析は原因遺伝子の同定には最も効率的な手法であるといえる。その一方，エクソーム解析から得られるデータは非常に大量であり，原因となる遺伝子変異を同定することは簡単ではない。そのために様々なアプローチが用いられている。最もよく用いられるのは linkage-based strategy という手法で，連鎖解析によって原因遺伝子座が絞り込まれている家系を対象に，その領域に存在する変異の中から共分離する変異を検出する手法である。大きな家系で症例が複数いる場合は問題ないが，近年では少子化や核家族化のため連鎖解析が不十分

であることが多くなっていることが問題である。

当教室では，overlap-based strategy というアプローチ法で新規原因遺伝子の同定を試みている。共通の表現型の複数の罹患者を対象にエクソーム解析を施行し，得られた大量の変異データの中から正常多型を除外し，その中で複数の罹患者間で共有する変異を検索することで候補遺伝子を絞り込むというものである。症例数がある程度多くないと共有する遺伝子変異を絞り込むことは難しいが，家系内の連鎖解析を必要としないというメリットがあり，少子化・核家族化した近年においては有効な手法だと思われる。

当教室では 1000 例を超える CMT 患者の DNA ストックを保有している。既知の原因遺伝子に病的変異をもたない原因未同定の CMT 患者およそ 300 例を対象にエクソーム解析も実施した。得られた大量な変異データから新規原因遺伝子を同定するため，遺伝形式別に 2 つに分けて変異同定を試みている [4]。AD の場合は，タンパク質分子ネットワークデータベースから既知の CMT 原因遺伝子 / タンパクに関連の強いものを中心に，症例間でオーバーラップする遺伝子を検出することで，新規の原因遺伝子を検索している。AR の場合は，loss-of-function が原因になることが多いと考えられるため，AR の家族歴を有する複数の症例からホモ接合性変異をすべて抽出し，その中から複数の症例間でオーバーラップする遺伝子の変異，ナンセンス変異あるいはフレームシフト変異

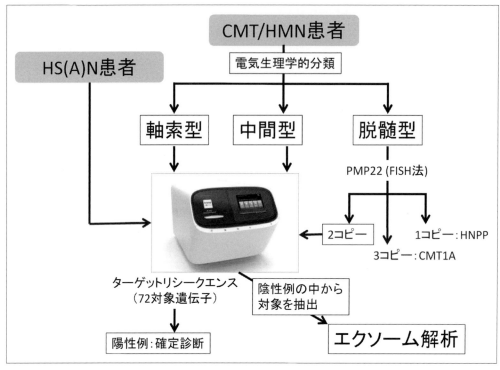

図❶ 遺伝性末梢神経障害網羅的遺伝子診断チャート（鹿児島大学）

などの機能喪失性変異を優先的に抽出することで新規の原因遺伝子を検索している．当教室では，overlap strategy による新規原因遺伝子変異の抽出作業を効率よく自動化した専用ソフトウエアを独自に開発し，既にいくつか同定している．本手法は，他の遺伝子疾患にも応用できるだろう．

孤発例には *de novo*-based strategy が適応される．罹患者とその両親を解析（Trio 解析）し，罹患者で検出された変異から両親の変異を差し引くことで，罹患者のみに認められる変異を抽出するという手法である．

おわりに

近年の遺伝子解析技術の進歩によりゲノム解析のスピードは格段に向上している．当教室で施行している CMT および遺伝性末梢神経障害の網羅的遺伝子解析は，今後の CMT を代表とする遺伝性末梢神経障害の遺伝子診断の方向性や治療研究の基礎となる．現在，当教室では年間約 200 例の CMT 包括的遺伝子検査の依頼を受けており，平均 4 ヵ月ほどで解析結果を出している．最後に当教室の現在施行している遺伝性末梢神経障害の網羅的遺伝子解析チャートを示す（図❶）．

参考文献

1) Roa BB, Lupski JR, et al : Int J Neurol 25-26, 97-107, 1991-1992.
2) Boerkoel CF, Lupski JR, et al : Ann Neurol 51, 190-201, 2002.
3) Szigeti K, Lupski JR, et al : Neuromolecular Med 8, 243-254, 2006.
4) 吉村明子, 高嶋 博, 他 : 神経内科 80, 698-706, 2014.

参考ホームページ

・鹿児島大学大学院医歯学総合研究科神経病学講座神経内科・老年病学
http://www.kufm.kagoshima-u.ac.jp/~intmed3

橋口昭大	
1998 年	鹿児島大学医学部卒業
	同医学部第三内科（現 神経内科・老年病学）入局
2000 年	国立療養所沖縄病院神経内科
2003 年	鹿児島大学医学部第三内科（現 神経内科・老年病学）
2008 年	社団法人八日会 藤元早鈴病院神経内科部長
2010 年	鹿児島大学医学部神経内科・老年病学
2015 年	同助教

第2章 精神・神経疾患の遺伝医学研究・診療各論

9．筋疾患の遺伝医学研究

濱中耕平・西野一三

遺伝性筋疾患を取り巻く状況は大きく変わりつつある。従来，遺伝性筋疾患に治療法はなく，診断の意義は必ずしも大きくなかった。昨今，遺伝性筋疾患に対する多くの治療法が考案されはじめた。そういった治療法の多くは，原因遺伝子特異的，時には原因遺伝子変異特異的なものである。それ故，遺伝子変異の同定が重要となりつつある。こういった遺伝子診断の重要性が増していることを踏まえ，最新の遺伝医学研究におけるトピックスを総覧したい。

はじめに

現在，遺伝性筋疾患に対して，様々な治療法が考案されている。例えば，デュシェンヌ型筋ジストロフィーではエクソンスキッピング法，リードスルー法などがある。本疾患では，ジストロフィンという遺伝子における変異でジストロフィンが正しく作られない。エクソンスキッピング療法は，この変異をもつエクソンをスプライシングで飛ばすことにより，ジストロフィンを作り出す。一方でリードスルー法は，短縮したジストロフィンを作り出すナンセンス変異を対象とし，この変異を読み飛ばすことで全長のジストロフィンを作り出す。いずれも現在治験が行われている。

また，X連鎖性ミオチュブラーミオパチーおよびポンペ病では，ウイルスベクターを用いた遺伝子治療がある。本法は，各病気で変異により機能が失われた遺伝子の正常型をウイルスベクターに載せ，ヒトに感染させることで補充するというものである。本法を用い，上記2疾患を対象とした治験が米国製薬ベンチャーにより行われようとしている。

また遺伝子編集法という，体内でDNAの配列を恒久的に変える方法が注目を集めている。本法は，CRISPR-Cas9と呼ばれるDNA分解酵素によるDNA配列の切断と，その後のDNA修復機構を利用し，DNAの配列を変えることができる。この方法を用い，遺伝性筋疾患のモデル動物において，変異をもつDNA部位を体内で変えることで，遺伝子の機能が回復したことが報告された。将来のヒトへの適用が待たれる。

このように様々な治療法が考案されており，上記以外の遺伝性筋疾患にも原理的に適用可能なものも多い。しかし，これらの治療法を適用するためには，各原因遺伝子・原因遺伝子変異の種類・原因遺伝子変異の場所が正確に知られていなければならない。それ故，これらを正確に遺伝子診断することは，今後患者の治療にとって不可欠となる。近い将来に治療法が開発されるまでに，以下に挙げるような手法を用いて多くの患者で遺伝子変異を同定することが重要である。

■ Key Words

遺伝性筋疾患，遺伝的異質性，表現型異質性，サンガーシークエンス，ターゲットリシークエンス，エクソームシークエンス，RNAシークエンス，遺伝子パネル

Ⅰ．ターゲットリシークエンスによる既知原因遺伝子変異探索

多くの遺伝性筋疾患は遺伝的異質性を示す。つまり，臨床的に同様の筋疾患であっても，様々な原因遺伝子によって引き起こされる。それ故，筋疾患を遺伝子診断するためには，多くの遺伝子をシークエンスする必要がある。従来のサンガーシークエンスでは1つずつの遺伝子を解析することはできたが，これら多くの遺伝子を網羅的に解析するのは不可能であった。逆に，次世代シークエンサーで全遺伝子を解析（エクソームシークエンス）すると，これら多くの遺伝子を網羅的に解析できるが，不必要な遺伝子まで解析してしまうため多くの無駄が生じる。

こういった状況を打破するために，ターゲットリシークエンスが考案された。これは，興味のある対象の遺伝子群（遺伝子パネル）に限定して次世代シークエンスを行うことである。この手法は，上記のサンガーシークエンスとエクソームシークエンスのデメリットを解消している。つまり，サンガーシークエンスと異なり一度に多くの遺伝子を網羅的に解析でき，エクソームシークエンスと異なり安価，早い，データ量が少ない，他疾患に対する偶発的所見を考慮する必要がない，など無駄が少なくなっている。

現在，世界中の診断施設で，遺伝子パネルを用いたターゲットリシークエンスが行われている。遺伝子パネルに含まれる遺伝子は，各診断施設によって様々である[1)-6)]。筋原性疾患の原因遺伝子のみならず神経原性疾患を含むもの，翻訳領域のみを対象とし非翻訳領域を除いたものなど，各々に工夫を凝らしている。しかし，いずれの遺伝子パネルにおいても，従来のサンガーシークエンスより網羅的な解析のため診断率が高く，エクソームシークエンスより読み深度が高いため偽陰性が少なかった[2) 7)]。それ故，ターゲットリシークエンスが現在最も有用な診断方法である。

また，診断のみならず，新規原因遺伝子変異の探索にも用いられている。つまり，既知原因遺伝子のみならず，有力な新規原因遺伝子候補を含んだ遺伝子パネルを用い，既知原因遺伝子のスクリーニングが行われている[1) 4)]。近い将来，このような特殊な遺伝子パネルを用いたターゲットリシークエンスにより，既知原因遺伝子スクリーニングの一環で新規原因遺伝子が同定されると思われる。

Ⅱ．エクソームシークエンスによる原因遺伝子変異探索

上記の方法で既知原因遺伝子に変異が見つからない症例には，エクソームシークエンスが行われている。この手法による新規原因遺伝子発見の狂騒曲は，2015年現在もなお続いている（表❶）[8) 9)]。*ADSSL1* における変異が，縁取り空胞を示す遠位筋優位の筋鞘において同定された[8)]。*ADSSL1* は筋特異的アデニロコハク酸合成酵素をコードしており，イノシン一リン酸からアデノシン一リン酸を合成する経路に関わっている。本遺伝子を，*in vitro*，*in vivo* でノックダウンすると各々細胞死，筋の形態異常がみられた。この表現型は，野生型の *ADSSL1* のトランスフェクションによりレ

表❶　新規原因遺伝子

原因遺伝子	遺伝形式	初発年齢	臨床	筋病理	参考文献
ADSSL1	常染色体劣性	10代	顔面筋筋力低下 下肢・遠位優位の四肢筋力低下 CK 微増	縁取り空胞 タイプ1筋線維優位	8
POPDC1	常染色体劣性	10〜40代	下肢・近位優位の四肢筋力低下 AV ブロック 運動時意識消失 運動時 CK 増	ジストロフィック変化	9

2015年以降に同定された最新の新規原因遺伝子を主に列挙した。CK：クレアチンキナーゼ

スキューされたが，患者で同定された変異型の*ADSSL1*ではレスキューされなかった。それ故，本遺伝子が原因遺伝子であると示された。

また，エクソームシークエンスの結果，筋疾患以外の遺伝性疾患における既知原因遺伝子の変異が同定され，表現型異質性が明らかになることも多い（**表❷**）[8)-12)]。*SQSTM1*における変異が，縁取り空胞性ミオパチーにおいて同定された[13)]。この*SQSTM1*は，筋萎縮性側索硬化症（ALS）を引き起こすことが従来知られていた。一方で，*VCP*・*HNRNPA2B1*・*HNRNPA1*などの遺伝子は，ALSのみならず縁取り空胞性ミオパチーも引き起こし，表現型異質性を示すことが知られていた。同様に，*SQSTM1*もALSのみならず縁取り空胞性ミオパチーも引き起こし，同様の表現型異質性を示すことが今回明らかになった。また，この発見により，縁取り空胞性ミオパチーとALSの密接な関係性が示された。

*HSPB8*における変異が，縁取り空胞と神経原性変化を伴う筋症において同定された[14)]。この*HSPB8*は，シャルコー・マリー・トゥース病2L・遠位遺伝性運動性ニューロパチーⅡaを引き起こすことが従来知られていた。今回，*HSPB8*が縁取り空胞筋症を示すことがわかったことで，*HSPB8*の表現型異質性が明らかになったとともに，縁取り空砲筋症とニューロパチーとの密接な関係性が示された。また，HSPB8は，シャペロン介在オートファジー（chaperon-assisted selective autophagy：CASA）複合体のサブユニットである。他のサブユニットであるBAG3や，CASA複合体と相互作用するDNAJB6も筋疾患を引き起こすことから，骨格筋におけるCASA複合体の重要性が改めて示された。

Ⅲ．新手法によるイントロン深部・非翻訳領域変異探索

上記の手法は，エクソンもしくはエクソン近傍イントロン領域を対象にしている。しかし，イントロン深部は対象にしていない。また，非翻訳領域は変異が見つかっても，その解釈の難しさから無視されることが多い。こういった領域に，未知の原因遺伝子変異が眠っていると思われる。

デュシェンヌ型筋ジストロフィー患者において*DMD*遺伝子のイントロン深部領域で変異が報告された[15)]。本患者は，*DMD*遺伝子エクソン・エクソン近傍イントロン配列が正常にもかかわらず，DMDタンパク質量が低下しており，イントロン深部領域の変異が疑われた。RNAシークエンス解析により，*DMD*遺伝子のRNA量が減少しており，イントロン深部領域を含む異常スプライシングが見出された。このイントロン深部領域周辺のDNA配列を調べたところ，新規のスプラ

表❷　既知原因遺伝子の新規表現型

原因遺伝子	遺伝形式	初発年齢	臨床	筋病理	参考文献
SQSTM1	常染色体優性	40〜50代	左右非対称・遠位優位の四肢筋力低下 CK微増	縁取り空胞 分葉線維	8
HSPB8	常染色体優性	20〜40代	下肢・遠位優位の四肢筋力低下 CK微増〜増	縁取り空胞 タンパク質凝集 神経原性変化	9
TTN	常染色体劣性	10代	近位優位の四肢筋力低下 関節拘縮 CK増	縁取り空胞 カルパイン3染色性低下	10
GMPPB	常染色体劣性	0〜40代	近位優位の四肢筋力低下 認知機能低下	ジストロフィック変化 αジストログリカン染色 正常〜まだらに低下	11
DAG1	常染色体劣性	7歳	CK増	ジストロフィック変化	12

2015年以降に同定された最新の既知原因遺伝子を主に列挙した。上の2つの遺伝子は神経変性疾患において，下の3つの遺伝子は筋疾患において既知であった。CK：クレアチンキナーゼ

イスアクセプターを生む原因遺伝子変異の同定に成功した。

また，先天性重症筋無力症患者において*GFPT1*遺伝子の非翻訳領域の変異が報告された[16]。本患者は，*GFPT1*遺伝子翻訳領域配列・RNA量が正常にもかかわらず，GFPT1タンパク質量が低下しており，翻訳の異常が疑われた。本患者で，3'非翻訳領域における変異が同定された。*in silico*解析により，この変異を含む周辺の配列はmiRNAの結合領域であり，本変異がその結合を強めると予測された。一般に，miRNAの結合は翻訳を阻害することが知られている。本変異もmiRNAの結合を強めることで翻訳を強く阻害していることが示され，その病原性が明らかになった。

これらの研究から，RNAシークエンス解析や新たな*in silico*解析が，これからの遺伝医学研究に重要であると思われる。

Ⅳ．その変異の病原性は確かか？

上記のような遺伝医学的手法の発展に伴い，多くの遺伝子変異が報告されている。しかし，その病原性はどの程度確かなのだろうか。

ゲノム解析のコスト低下により，多くの民族でゲノム解析が行われるようになった。特に，今まで十分に解析されていなかった南アジア人・ラテンアメリカ人での解析が増えつつある。それにより，従来頻度が低いと考えられてきたバリアントでも，これらの民族で頻度が非常に高いものが存在することがわかった[17]。こういったバリアントの中には，過去に病原性変異として報告されたものも含まれていた。

例え病的と報告されている変異であっても，その病原性は必ずしも確実とは限らない。それ故，遺伝子変異情報を臨床の現場で使用するときは，その点を肝に銘じる必要がある。

おわりに

近年の医学研究の進展により，遺伝性筋疾患に対する治療法が考案されはじめている。これらの多くのものは，原因遺伝子特異的・原因遺伝子変異特異的である。それ故，原因遺伝子変異の同定，その正確さが重要になりつつある。

幸い，シークエンス技術の発展に伴い，多くの遺伝性筋疾患において原因遺伝子変異が同定される時代となった。一方で，その病原性が不確かなものも多く含まれていると推察される。それ故，臨床の現場で遺伝子診断結果を利用する場合は，慎重を期する必要がある。

参考文献

1) Evila A, Arumilli M, et al : Neuromuscul Disord 26, 7-15, 2016.
2) Ankala A, da Silva C, et al : Ann Neurol 77, 206-214, 2015.
3) Dai Y, Wei X, et al : Neuromuscul Disord 25, 617-624, 2015.
4) Chae JH, Vasta V, et al : J Med Genet 52, 208-216, 2015.
5) Vasli N, Bohm J, et al : Acta Neuropathol 124, 273-283, 2012.
6) Barat-Houari M, Nguyen K, et al : Eur J Hum Genet 18, 533-538, 2010.
7) Sevy A, Cerino M, et al : J Neurol Neurosurg Psychiatry 87, 340-342, 2016.
8) Park HJ, Hong YB, et al : Ann Neurol 79, 231-243, 2016.
9) Schindler RF, Scotton C, et al : J Clin Invest 126, 239-253, 2016.
10) De Cid R, Ben Yaou R, et al : Neurology 85, 2126-2135, 2015.
11) Cabrera-Serrano M, Ghaoui R, et al : Brain 138, 836-844, 2015.
12) Dong M, Noguchi S, et al : Neurology 84, 273-279, 2015.
13) Bucelli RC, Arhzaouy K, et al : Neurology 85, 665-674, 2015.
14) Ghaoui R, Palmio J, et al : Neurology 86, 391-398, 2016.
15) Gonorazky H, Liang M, et al : Ann Clin Transl Neurol 3, 55-60 2016.
16) Dusl M, Senderek J, et al : Hum Mol Genet 24, 3418-3426, 2015.
17) Exome Aggregation Consortium, Lek M, et al : Nature 536, 285-291, 2016.

濱中耕平
2012 年　京都大学医学部医学科卒業
国立精神・神経医療研究センター神経研究所疾病研究第一部研究生
京都大学大学院医学研究科臨床神経学大学院生

第2章 精神・神経疾患の遺伝医学研究・診療各論

10. ミトコンドリア病

後藤雄一

ミトコンドリア病の特徴は多様性である。病因の多様性として，核DNA上には200近くの原因遺伝子が同定されているし，細胞内にマルチコピーで存在しているミトコンドリアDNAの量的・質的変化が病因になることが知られている。病態の多様性としては，元来ミトコンドリアのもつ機能であるエネルギー産生に加えて，活性酸素産生，オートファジー，母系遺伝などが関係している。これら病因・病態の複雑な関係が，「いかなる臓器症状」，「いかなる発症年齢」，「いかなる臨床経過」，そして「いかなる遺伝形式」という臨床の多様性として表現される。

はじめに

ミトコンドリアは成熟赤血球を除くすべての細胞に存在している細胞小器官で，主にエネルギー産生を担っているが，活性酸素産生，アポトーシス，細胞質シグナル伝達，感染防御機構など，他の生物学的役割をもっていることが知られている。ミトコンドリア内には核DNAとは異なるミトコンドリアDNAが存在し，複製・転写・翻訳を行って，13個のタンパク質を作り出している。ミトコンドリア内で機能しているタンパク質は1500個余りとされているので，その数はわずか0.1%以下にしかならないが，それらは電子伝達系酵素複合体の中心に位置するタンパク質であり，その機能低下は細胞機能障害をきたすどころか，全身の組織・臓器症状をも惹起することが知られている。このようにミトコンドリアの機能障害によって起きる病気を総称してミトコンドリア病という。

I. ミトコンドリア病の定義

ミトコンドリア病をミトコンドリア機能障害による病気全体を指すことに，多くの研究者に異論はないものの，カバーする病気が広汎になりすぎるために，ややその定義を狭めて取り扱うほうが考えやすいところがあり，ミトコンドリア内の，①主にエネルギー代謝に関わる分子群（高乳酸血症を伴うことが多い），②ミトコンドリア生合成に関わる分子群，③ミトコンドリアDNAの維持と発現に関わる分子群，の機能低下を本態とする病気を（狭義の）ミトコンドリア病と呼ぶことが一般的である。

その際よく問題になるのは，3-メチルグルタコン酸尿症やグルタール酸血症など，先天代謝異常症として認識され代謝産物の変化が病気の本態である疾患群の中に，同時に呼吸鎖酵素活性低下などエネルギー産生低下をきたす病気が含まれており，それらをミトコンドリア病と呼ぶかどうかという点である。

■ ***Key Words***

エネルギー産生，電子伝達系酵素複合体，ミトコンドリア病，ミトコンドリアDNA，ホモプラスミー，ヘテロプラスミー，慢性進行性外眼筋麻痺，MELAS，MERRF，閾値効果，レーベル遺伝性視神経萎縮症，良性（可逆性）呼吸鎖酵素欠損症，iPS細胞

ミトコンドリア内でのエネルギー代謝のメインストリームはピルビン酸からアセチルCoAを通してTCA回路に入り，最終的には呼吸鎖酵素系へと連なる代謝経路である．この経路は脂肪酸代謝やタンパク質代謝などとつながっていることから，それらが互いに影響し合った複雑な代謝障害をきたすことは科学的には十分理解できる．一方，病気の定義という点では，国の難病政策においては少なからず問題を抱えることになっており，指定難病は上記の①～③をできるだけ広くカバーする目的の診断基準を策定しているのに対して，小児慢性特定疾患は先天代謝異常症を中核とする診断基準となっており，その整合性をどうするかが課題になっている．

II．ミトコンドリア病の特徴はその多様性にある

1．原因の多様性

ミトコンドリア病の原因には，核DNA上の遺伝子変異とミトコンドリア内部に存在するミトコンドリアDNAの変化がある．すでにミトコンドリア病に関連する核遺伝子は200種類を超えており，最近の次世代シークエンサーを用いた研究でその数は増加の一途をたどっている．

例えば，ミトコンドリア病の中でも重症病型とされているリー脳症において，すでに75種類以上の原因遺伝子（ミトコンドリアDNA変異も含む）が同定されており，その約1/3はこの5年間に新たに発見されたものである[1]．

一方，ミトコンドリアDNAは1細胞内に数千コピー存在している特性があり，質的変化に加えて量的変化も考慮する必要がある．すなわち，質的変化として，欠失/重複，点変異があるが，さらにコピー数が減る状態（欠乏，枯渇）でも病気が発症する（図❶）．

ミトコンドリアDNAについても，次世代シークエンサーを用いたスクリーニング解析方法がほぼ確立できており，点変異の同定と同時に変異率

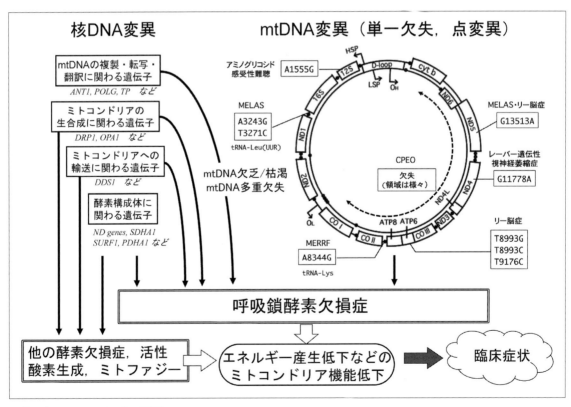

図❶　ミトコンドリア病の原因

も測定できるメリットがある。また単一欠失もほぼ確認できるが，多重欠失の同定は難しい。今後は次世代シークエンス法での解析が，変異率なども同時に測定できる点が大きなメリットとなりうるので，点変異や単一欠失例をスクリーニングする検査の第一選択法になることが予想される（図❷）。

2. 症状の多様性

ミトコンドリアは細胞内エネルギー産生に関わっているので，ミトコンドリア機能低下があると細胞の機能低下もしくは細胞死が起こる。その細胞レベルの変化が組織・臓器レベルの機能低下に陥ったときに臨床症状が出現する。大量のエネルギーを必要とする神経細胞・骨格筋細胞・心筋細胞などが障害を受けやすく，脳・筋・心などの症状が出やすいことはよく理解できる。しかし実際は，ミトコンドリアはあらゆる細胞に存在するので，臨床症状もあらゆるものが出現しても驚くことはない。したがって，ミトコンドリア病患者が眼科，耳鼻咽喉科などをはじめ，神経内科，小児科以外の各臓器の診療科に診てもらう症状を合併することはまれではない（表❶）。

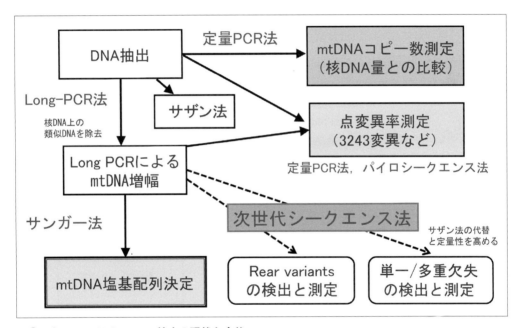

図❷ ミトコンドリアDNA検査の現状と今後

表❶ ミトコンドリア病の症状の多様性

中枢神経	けいれん，ミオクローヌス，失調，脳卒中様症状，知能低下，偏頭痛，精神症状，ジストニア，ミエロパチー
骨格筋	筋力低下，易疲労性，高CK血症，ミオパチー
心臓	伝導障害，WPW症候群，心筋症，肺高血圧症
眼	視神経萎縮，外眼筋麻痺，網膜色素変性
肝	肝機能障害，肝不全
腎	ファンコニー症候群，尿細管機能障害，糸球体病変，ミオグロビン尿
膵	糖尿病，外分泌不全
血液	鉄芽球性貧血，汎血球減少症
内耳	感音性難聴
大腸・小腸	下痢，便秘
皮膚	発汗低下，多毛
内分泌腺	低身長，低カルシウム血症

ミトコンドリアDNA変異で起きるミトコンドリア病では，細胞内ミトコンドリアDNAすべてが変異型の場合（ホモプラスミーという）と一部が変異型の場合（ヘテロプラスミー[用解1]という）がある。ヘテロプラスミーでは，1細胞内に変異型と野生型が混在していることになり，その変異率が細胞ごとで異なることが知られている。

ミトコンドリアDNAの質的・量的異常のうちヘテロプラスミーを示すのは，図❸に示すように，例外はあるものの欠失・重複と転移RNA上の点変異が代表である。特に，3大病型として知られる慢性進行性外眼筋麻痺（CPEO：chronic progressive external ophthalmoplegia），ミトコンドリア脳筋症・乳酸アシドーシス・脳卒中様発作症候群（MELAS：mitochondrial myopathy, encephalopathy, lactic asidosis and stroke-like episodes），赤色ぼろ線維・ミオクローヌスてんかん症候群（MERRF：myoclonus epilepsy associated with ragged-red fibers）は，それぞれ特徴的なミトコンドリアDNA変異をヘテロプラスミーでもつ疾患群である。

また，変異率がある一定の値（閾値）以上にならないと細胞の機能低下が現れないことも知られている（閾値効果[用解2]）。ということは，変異率の高い細胞と低い細胞が混在していて，閾値を超えた高い変異率の細胞が数多く集まっているところは臨床症状が出る可能性があると予想できる。

しかし実際の患者でこのような細胞レベルの状態を把握する方法はなく，ミトコンドリアDNA変異をヘテロプラスミーの状態でもっている患者において，どのような臨床症状が，いつ，どれくらいの重症度で発症するかを予測することは不可能である。この点についての理解を進めるために，iPS細胞を用いる研究が進められている[2]。

変異率の高い細胞が出現する現象として，ボトルネック効果[用解3]という考え方がある。例えば卵の成熟に際して，一時的に細胞内のミトコンドリアDNAが減少して，その後に数が回復することがある。その回復時に変異型が爆発的に増加して，変異率の高い細胞が出現する。このような現象は卵細胞に限らず他の細胞でも起きうることとされている。

3. 経過の多様性

症状の多彩さとともに，その経過も様々である。乳児期早期に貧血もしくは汎血球減少症，膵

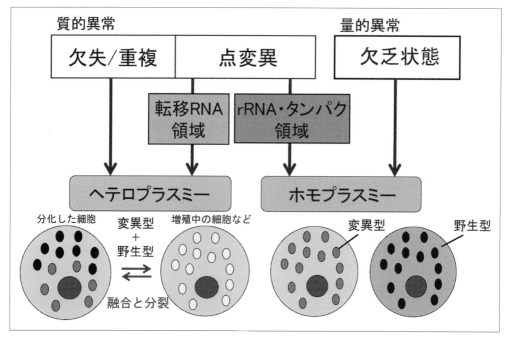

図❸　ミトコンドリアDNA異常の種類

外分泌不全の症状で発症するピアソン病は，交換輸血などを必要とする重篤な臨床症状を示すが，生後6ヵ月を過ぎると自然に貧血が改善してくる。このような自然に症状が軽減する病型として，良性（可逆性）呼吸鎖酵素欠損症（reversible respiratory chain enzyme deficiency）という病気があり，この場合も乳児期に乳酸アシドーシスを含む重篤な臨床症状が生後6ヵ月以降に自然に軽快する[3]。ミトコンドリアDNAの変異で発症するレーベル遺伝性視神経萎縮症の一部の患者でも，数ヵ月から数年の経過で症状が改善してくることが知られている。

一方，多くのミトコンドリア病は進行性の経過をたどり，特に大脳基底核や脳幹の対称性病変を特徴とするリー脳症，脳卒中様の症状を特徴とするMELASなどは急激に進行する場合がある。しかしMELASの場合などは，脳卒中様発作が集中して起きる時期とその後発作がほとんど起きない時期があり，臨床経過の予測が極めて難しい。

III．ミトコンドリア病の治療とケア

1．基本的な診療体制の考え方

ミトコンドリア病の臨床症状の多様性から，治療やケアの内容を画一的に記述することは不可能である。ミトコンドリア病の症状や重症度の多様性を考えると，種々の診療科を備えた総合病院での診療を基本とすることが必要である。小児科医は他科の診療医と連携しながら，患者全体の種々の臨床像を把握して診てゆくことを心がけていただきたい。ただし，かぜなどの軽微な医療的なケアを受ける場合などを考慮して，患者の居住地に近いところにかかりつけ医を見つけておくように指導する。一方，最新の治療情報などを把握する

ために専門医とのコンタクトも取っておくようにする。このような，総合病院を中心とする診療体制の整備がミトコンドリア病患者の医療には不可欠と考える。

このような総合病院を中心とする医療システムを実施するためには，ミトコンドリア病の特徴をよく知る総合医としての小児科医，内科医の存在がキーとなることを強調したい。

2．治療の内容

治療は対症療法と原因治療に分けられる。対症療法は種々の臓器症状に対して行われ，例を挙げればてんかん（抗けいれん薬），糖尿病（インスリンなど），不整脈（ペースメーカー装着など），難聴（人工内耳など）などである。一方，ミトコンドリア機能の上昇を目的に，各種ビタミン剤，コエンザイムQ10，カルニチンなどが投薬されるが決定的な効果があるわけではない。

最近になって，MELAS発作予防のためにアルギニンやタウリンなどを用いる臨床試験が行われるようになってきており，他のミトコンドリア病に対する臨床試験も複数の薬物が試みられている。この流れは世界的なもので，現在10種類程度の臨床試験が動いている。

おわりに

ミトコンドリア病の特徴は多様性である。その特徴を十分理解しながら，原因検索と病態解明を地道に進めることで，新しい治療法が開発できると確信している。新規の原因遺伝子を探索できる次世代シークエンサーを用いるゲノム解析研究といろいろな種類の細胞に分化できるiPS細胞を用いた研究[4]は，特に大きな役割を果たす可能性があると考えられ，更なる研究成果を期待したい。

用語解説

1. **ヘテロプラスミー**：細胞内にはミトコンドリアDNAが数千コピー存在しており，すべてが野生型もしくは変異型の場合をホモプラスミーといい，野生型と変異型が混在している場合をヘテロプラスミーという。ミトコンドリアDNA変異で起きる病気では，このヘテロプラスミーが病気の多様性や発症機序に密接に関係している。

2. **閾値効果**：ヘテロプラスミー状態で存在している変異型ミトコンドリアDNAは，ある変異率（これを閾値という）以上になると細胞の機能障害が生じる。逆に閾値以下の変異率に止まっている場合は，機能的に細胞は障害を受けないと考えられている。

3. **ボトルネック効果**：細胞内に存在するミトコンドリアDNAの数は，ライフサイクルに応じて変化するものと考えられている。特に，始原生殖細胞の時に，細胞あたりのミトコンドリアDNA数は10個前後になる

とされ，その後に変異型ミトコンドリアDNAが優先的に複製されれば変異率の高い細胞が出現する可能性がある（図❹）。

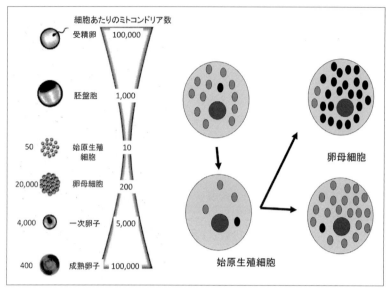

図❹ ボトルネック効果

参考文献

1) Lake NJ, Compton AG, et al : Ann Neurol 79, 190-203, 2016.
2) Yokota M, Hatakeyama H, et al : Hum Mol Genet 24, 4698-4709, 2015.
3) Mimaki M, Hatakeyama H, et al : Ann Neurol 68, 845-854, 2010.
4) Hatakeyama H, Goyo Y : Stem Cells 34, 801-808, 2016.

参考ホームページ

・難病情報センター　ミトコンドリア病
　http://www.nanbyou.or.jp/entry/194

後藤雄一	
1982年	北海道大学医学部卒業 同附属病院小児科医員
1988年	国立精神・神経センター神経研究所微細構造研究部流動研究員 同研究員
1991年	米国スタンフォード大学医学部発生生物学講座研究員/科学技術庁長期在外研究員（併任）
1993年	国立精神・神経センター武蔵病院小児神経科医長
1994年	同神経研究所微細構造研究部室長
1999年	同疾病研究第二部長
2010年	独立行政法人国立精神・神経医療研究センター神経研究所疾病研究第二部長，トランスレーショナル・メディカルセンター副センター長，病院遺伝カウンセリング室医長/臨床検査部遺伝子検査診断室医長（併任）
2015年	国立研究開発法人国立精神・神経医療研究センターメディカル・ゲノムセンター長，疾病研究第二部長，トランスレーショナル・メディカルセンター副センター長，病院遺伝カウンセリング室医長/臨床検査部遺伝子検査診断室医長（併任）

第2章　精神・神経疾患の遺伝医学研究・診療各論

11. てんかん

石井敦士・廣瀬伸一

　てんかんは，外傷・脳卒中・腫瘍や一部の代謝性疾患を除いては，遺伝子の異常による。頻度は人口の 0.4 ～ 0.9％と脳神経疾患の中で高い頻度の疾患である。てんかんの遺伝子研究は次世代シークエンサー（NGS）により革新的に進歩した。特に，病因遺伝子の同定が困難だった孤発発症のてんかんで著しい成果を生み出している。それでも，約 30 ～ 50％の同定率であり，依然多くの課題を抱えている。一方，NGS により同定された遺伝子から，その分子病態がチャネル異常から神経細胞ネットワークの異常へと進展し，新たな研究戦略が試みられている。

はじめに

　てんかんは「大脳ニューロンの過剰な突発的発射に由来する反復性の発作を主徴とする慢性の脳疾患」と定義される。てんかんの原因は，頭部外傷・脳腫瘍・脳卒中・頭蓋内感染症・頭蓋内炎症・周産期脳障害・先天性代謝異常症・脳動静脈奇形・皮質形成異常・神経皮膚症候群などがある。これらによるてんかんは構造的 / 代謝性てんかんであり，一方で遺伝子異常を背景とするものは素因性てんかんと呼ばれる。先天性代謝異常症・脳動静脈奇形・皮質形成障害・神経皮膚症候群は遺伝子異常により生じるが，遺伝子異常とてんかん発症に直接の因果関係が示されていないため素因性てんかんに含んでいない。

　さらにてんかん病態を概念的に表すと，てんかん発症自体は，これらの原因にかかわらず，興奮性伝導・伝達と抑制性伝導・伝達の不均衡により，興奮性が優位になった場合にてんかん発作を生じると考えられる。この不均衡をもたらす原因として，本稿では，遺伝子異常が判明している代謝性 / 器質性てんかんも含むてんかん性脳症と素因性てんかんの遺伝子異常を中心に述べる。

I．てんかんの遺伝子異常

　現時点で，てんかんに関与する遺伝子は 500 遺伝子を超え，てんかん発作を併発する他の疾患（先天性奇形症候群，自閉症スペクトラム，精神発達遅滞）で同定された遺伝子を含めると 1000 遺伝子を超える。これまで，家族性てんかんや良性の経過をたどる素因性てんかんでイオンチャネルをコードする遺伝子の変異が同定された。その後，孤発のてんかん性脳症でも病因遺伝子が同定されたが，転写調整や神経伝達物質放出に係る遺伝子での変異でありイオンチャネルと異なり細胞膜電位に直接影響を及ぼすものではなかった。そのため，イオンチャネルが良性のてんかんの病因と考えられていたが，現在ではさらに遺伝子の同定が進み，てんかん性脳症でも良性てんかんと同じイオンチャネルでの遺伝子変異が発見されている。加えて翻訳調節，細胞接着・細胞骨格，がん関連遺伝子など様々な機能の遺伝子の変異が発見さ

■ Key Words

てんかん，ネットワーク，次世代シークエンサー，Na^+ チャネル，K^+ チャネル，腫瘍関連遺伝子，てんかん原性，シナプス，GABA，てんかん性脳症

れ，てんかんの病因は複雑なものとなっている[1]（**表❶**）。ここでは，イオンチャネル遺伝子と近年報告された腫瘍関連遺伝子とてんかんの関係について紹介する。

1. *SCN1A*遺伝子

*SCN1A*遺伝子は電位依存性Na^+チャネル（$Na_V1.1$）のα1サブユニットをコードする。α1サブユニットは4つのドメイン（DⅠ〜Ⅳ）からなり，各ドメインはリンカーでつながっている。各ドメインは6つの膜貫通セグメント（S1〜6）をもち，S4は電位センサー，S5-6間の細胞外ループをP-ループと呼び，4つのドメインのP-ループがイオン孔を形成する。DⅢ-Ⅳ間の細胞内ループはNaイオン不活化ゲートとして働き，Na^+の細胞内への流入に栓をする。$Na_V1.1$は各1分子のα1サブユニットとβ1またはβ3とβ2またはβ4サブユニットで構成される。βサブユニットは主にα1サブユニットの電位依存性や局在性に関与する。

*SCN1A*遺伝子の変異は素因性てんかん熱性けいれんプラス（GEFS+）で約10%，Dravet症候群では約70%以上で同定される。GEFS+は小児期発症の熱感受性発作を有するてんかん疾患を含む家族性の症候群である。発作型は，多くは全般性であるが，焦点性も認められる。全般性強直間代発作（GTCS），欠神発作やミオクローヌス，失立発作を伴っていたり，独立していたりと表現型や重症度が様々である。大抵は10歳代で発作は消失するが，成人以降も継続することもある。家族内・家族間の症状も多彩であり，広い概念としてGEFS+スペクトラムと呼ばれる。最も軽症で頻度の高い表現型は熱性けいれん（FS）で，6歳以降もFSが継続したり，無熱性けいれんをきたしたりすると，熱性けいれんプラス（FS+）となる。

Dravet症候群は，以前は乳児重症ミオクロニーてんかん（SMEI），SMEI辺縁群（SMEB），SMEI中核群，小児難治大発作てんかん（ICE-GTC）と呼ばれたものを包括した症候群である。発生率は出生2〜4万人に1人と推定される[2]。明確な診断基準はないが，生後1年以内に有熱時または無熱時の片側性または全般性の間代性ある

いは強直間代性発作を初発発作とする。大抵の初発発作は熱性けいれんと考えられ，この時点で積極的に介入されることはほとんどない。しかし，この発作は遷延することが多く，頻回に繰り返される。その後，1〜4歳程度までの間にミオクローヌス，焦点性発作，非定型欠神が付随してくる。これらの発作は，抗てんかん薬への抵抗性を示す。また，カルバマゼピン（CBZ），ラモトリギン（LTG），フェニトイン（PHT）といったNa^+チャネル作用薬により悪化することが多い。発達は，生後1年，多くは初発発作までは正常であるが，2歳までに発達遅滞が現れ，しばしば，てんかん重積を契機に退行する。運動機能も，進行性に錐体路徴候や失調症状を示すことがある。近年では，てんかん発作や頻発するてんかん発射が，認知や行動，精神や運動発達に影響を及ぼすため，てんかん性脳症の1つと考えられている。また，GEFS+スペクトルの最重症の表現型である。小児期の突然死（SUDEP）が他のてんかんに比べて約15倍と非常に高いことが報告されている[3]。

GEFS+では$Na_V1.1$の電気活動をゼロとはしないミスセンス変異，一方Dravet症候群ではフレームシフト，ナンセンス，スプライシングサイト変異といったゼロにするトランケーション変異の報告が続き，Dravet症候群が重症なのはトランケーション変異によると考えられていた。しかし，Dravet症候群でもミスセンス変異が同定され，最新の報告ではDravet症候群の42.3%（n=1448）でミスセンス変異が同定されている[4]。また，ミスセンス変異の54.1%がイオン孔にあり，GEFS+に比べてイオン孔での変異の頻度が高く，Na^+の通過障害が症状の重症化をもたらしていると考えられるが，イオン孔や電位センサー領域以外の変異場所で表現型との相関はみられていない。Dravet症候群では，*SCN1A*遺伝子やプロモーター領域の部分〜全領域欠失（微細欠失）もあり，数例だが重複例も報告されている。われわれの調べでは，Dravet症候群をSMEI，SMEB，ICE-GTCに分けた場合，SMEIでのミスセンス変異は40.4%，微細欠失は7.7%，半数以上はナンセンス変異であった（**表❷**）[5]。

11. てんかん

表❶ 素因性てんかん・早期乳児てんかん性脳症の遺伝子

遺伝子	てんかん病名
イオンチャネル・受容体	
K⁺ チャネル	
HCN1	EIEE24
KCNQ2	良性家族性新生児てんかん，KCNQ2 脳症（EIEE7）
KCNQ3	良性家族性新生児てんかん
KCNMA1	全般性てんかんに伴う発作性ジスキネジア
KCNT1	EIEE14，夜間前頭葉てんかん
KCNB1	EIEE26
KCNA2	EIEE32
LGI1	聴覚症状を伴う常染色体優性部分てんかん
Na⁺ チャネル	
SCN1A	素因性てんかん熱性けいれんプラス，Dravet 症候群（EIEE6）
SCN1B	素因性てんかん熱性けいれんプラス
SCN2A	良性家族性新生児乳児てんかん，EIEE11，Dravet 症候群，West 症候群，Lennox-Gastaut 症候群
SCN8A	SCN8A 脳症（EIEE13）
Ca²⁺ チャネル	
CACNA1H	特発性全般てんかん，小児欠神てんかん
CACNB4	特発性全般てんかん，若年ミオクロニーてんかん
Cl⁻ チャネル	
CLCN2	特発性全般てんかん，若年ミオクロニーてんかん
Ach 受容体	
CHRNA2	
CHRNA4	夜間前頭葉てんかん
CHRNB2	
GABA_A 受容体	
GABRA1	特発性全般てんかん，常染色体優性若年ミオクロニーてんかん，小児欠神てんかん，EIEE19
GABRA6	小児欠神てんかん
GABRB1	West 症候群，Lennox-Gastaut 症候群
GABRB2	知的発達遅滞を伴うてんかん
GABRB3	小児欠神てんかん，West 症候群，Lennox-Gastaut 症候群
GABRG2	Dravet 症候群，素因性てんかん熱性けいれんプラス，特発性全般てんかん，小児欠神てんかん
GABRD	素因性てんかん熱性けいれんプラス，特発性全般てんかん，若年ミオクロニーてんかん
グルタミン酸受容体	
GRIN2B	EIEE27
イオンチャネル・受容体以外	
神経細胞体膜トランスポーター・エネルギー産生	
SLC2A1	特発性全般てんかん，GLUT1 欠損症症候群
SLC13A5	EIEE25
SLC12A5	EIEE34

遺伝子	てんかん病名
ミトコンドリア膜トランスポーター・エネルギー産生	
SLC25A22	EIEE3
グリコシル化	
SLC35A2	EIEE22
ST3GAL3	EIEE15
ALG13	EIEE36
エキソサイトーシス・エンドサイトーシス	
STXBP1	EIEE4
STX1B	素因性てんかん熱性けいれんプラス
NECAP1	EIEE21
DNM1	EIEE31
PRRT2	良性家族性乳児てんかん
細胞内骨格・細胞間接着	
SPTAN1	EIEE5
PCDH19	PCDH19 関連てんかん（EIEE9）
EEF1A2	EIEE33
ARHGEF9	EIEE8
CNTN2	成人型家族性ミオクローヌスてんかん
G タンパク質・細胞内伝達	
PLCB1	EIEE12
GNAO1	EIEE17
CASR	特発性全般てんかん
TBC1D24	EIEE16
GPI アンカー生合成	
PIGA	EIEE20
転写調整	
ARX	EIEE1
翻訳調節	
AARS	EIEE29
DNA 修復	
PNKP	EIEE10
ニューロン新生	
DOCK7	EIEE23
腫瘍関連カスケード	
CDKL5	EIEE2
WWOX	EIEE28
SIK1	EIEE30
DEPDC5	常染色体優性焦点性てんかん
LGI1	聴覚症状を伴う常染色体優性部分てんかん
アポトーシス	
EFHC1	若年ミオクロニーてんかん，若年欠神てんかん
タンパク質 C 末端消化酵素	
CPA6	家族性側頭葉てんかん
プリンヌクレオチド生合成	
ITPA	EIEE35
不明	
SZT2	EIEE18

EIEE：早期乳児てんかん性脳症

表❷ 本邦での *SCN1A* 遺伝子変異の分布（文献5より）

変異	SMEI (n=185)	SMEB (n=62)	Intractable epilepsy (n=201)	P value
同定数（率）	104（56.2%）	26（41.9%）	58（28.9%）	0.001
ミスセンス	42（40.4%）	18（69.2%）	29（50.0%）	0.027
ナンセンス	23（22.1%）	2（7.7%）	9（15.5%）	0.193
フレームシフト	19（18.3%）	2（7.7%）	10（17.2%）	0.422
スプライシング領域	12（11.5%）	1（3.8%）	8（13.8%）	0.402
塩基欠失	0	3（11.5%）	1（1.7%）	0.001
エクソン領域欠失	8（7.7%）	0	1（1.7%）	0.109

2. *SCN2A* 遺伝子

SCN2A 遺伝子は，$Na_V1.1$ と同じ構造である電位依存性 Na^+ チャネル（$Na_V1.2$）の $\alpha 2$ サブユニットをコードする。*SCN2A* 遺伝子の変異は，良性（家族性）新生児乳児てんかん〔B（F）NIE〕，Dravet 症候群，早期乳児てんかん性脳症（EIEE），West 症候群，Lennox-Gastaut（LG）症候群でみられる。B（F）NIE は，生後 28 日〜2ヵ月の間に起こり，焦点発作から始まり全般性発作へとなる。発作は群発型で，重積は稀である。発作は自然寛解し，予後は良好であり発達遅滞を認めない。変異が同定された他の表現型は，てんかん性脳症であり，いずれも発達遅滞を生じ，重症なてんかんである。

これまで，B（F）NIE では 14 症例の変異報告があり，いずれもミスセンス変異である。一方，てんかん性脳症では 33 症例の報告があり，31 症例がミスセンス変異，2 症例がトランケーション変異である。培養細胞による機能解析から，B（F）NIE のミスセンス変異は機能獲得型変異であり，てんかん性脳症の変異は機能喪失型変異であることがわかった[6)7)]。しかし，同じミスセンス変異の場合，遺伝子変異からの区別は現時点では不可能である。

3. *KCNQ2* 遺伝子

KCNQ2 遺伝子は良性（家族性）新生児てんかん〔B（F）NE〕と早期乳児てんかん性脳症（EIEE）に変異が同定される[8)-10)]。*KCNQ2* 遺伝子は電位依存性 K^+ チャネル（K_V7）のサブユニット（$K_V7.2$）をコードする。ニューロンでは K_V7 は $K_V7.2$ と *KCNQ3* 遺伝子がコードする $K_V7.3$ の 4 量体から

なる。$K_V7.2/7.3$ は，6 回膜貫通型セグメント（S1-S6）構造をもち，S4 は電位センサー，S5-S6 間がイオン孔となる。主にニューロン軸索で，電位依存性 Na^+ チャネルによる Na^+ の細胞内流入による脱分極後に開口し，細胞外へ K^+ を流出することで再分極に機能する。

B（F）NE 変異はヘテロ接合性にミスセンスまたはトランケーション変異がみられ，ハプロ不全を病態とする。一方で，EIEE で認めた変異はミスセンス変異のみである。機能解析から，変異はドミナントネガティブ効果を示した[8)]。正常な $K_V7.2$ や $K_V7.3$ と変異型 $K_V7.2$ を発現させた場合，S4 の変異では脱分極を遅延化し，K^+ の非通過がみられる。イオン孔の変異では 50% を超える K^+ 電流の低下をもたらした。C 末端の変異では K_V7 の細胞膜への発現が低下し，チャネル分子の膜輸送障害をもたらした。*KCNQ2* 遺伝子の変異では，症例の積み重ねにより，変異と表現型の相関が明確になることが予測される。また，レチガビンが K_V7 のイオン孔開口を促進させることが報告されており[8)]，KCNQ2 脳症での効果が期待される。

4. *KCNT1* 遺伝子

KCNT1 遺伝子はナトリウム依存性 K^+ チャネル（K_{Na}）をコードする。遊走性焦点発作を伴う乳児てんかん（MPSI）と常染色体夜間前頭葉てんかん（ADNFLE）での変異が同時に報告された[11)12)]。しかし，この ADNFLE 家系で変異をもっていた患者は典型的な ADNFLE と異なり，行動障害や精神発達遅滞や知能遅滞をもっていた。その後，West 症候群にも変異が同定されている[1)]。K_{Na} は，$K_V7.2$ 同様に 6 回膜貫通型の構

造で，S4 が電位センサー，S5-S6 でイオン孔を形成し，過分極に寄与する。変異はヘテロ接合性のミスセンス変異で，多くは細胞内 C 末端に存在する。MPSI で発見された変異は機能獲得型を示した[12]。機能解析で，変異型 K_{Na} は，正常型に比べて電位の依存性や運動挙動に変化はないが，2～3倍もの振幅の電位を産み出した。これは，変異が K_{Na} の C 末端の構造を変化させ，あたかもプロテインキナーゼ C による C 末端のリン酸化が促されたかのように構造的に活性化したためである。また，C 末端は mRNA 結合タンパク質（FMRP）と相互作用し，神経発達に関与するタンパク質合成経路に働く。このため，多彩な表現型を示すことが考えられる。

5. GABA_A 受容体

GABA_A 受容体は GABA が結合すると開孔し，Cl^- が流入する。GABAergic 介在ニューロンの主要な伝達物質抑制を担う受容体である。α，β のほか多種のサブユニットによるヘテロの5量体として働く。脳内では2つずつの $\alpha 1$ と $\beta 2$ と，1個の $\gamma 2$ サブユニットが主な構成サブユニットである。細胞膜への発現には α と β サブユニットが必要であり，$\gamma 2$ サブユニットはベンゾジアゼピン結合ドメインを有している。

$\alpha 1$ サブユニットの遺伝子，GABRA1 遺伝子に特発性全般てんかん，常染色体優性若年ミオクロニーてんかん，小児欠神てんかん，EIEE で変異が報告されている。常染色体優性若年ミオクロニーてんかん家系で見つかったミスセンス変異（p.A322D）は第3膜貫通ドメインに存在し，培養細胞での電気生理学的検証では GABA 作動性電流の低下を認めた[13]。変異の導入により，β，γ サブユニットと受容体を形成できず，小胞体に蓄積し細胞膜に発現しないことが確認された。小児欠神てんかんで見つかった新生フレームシフト変異（S326Qfs*3）は，Cl^- 電流が完全に消失していた[14]。これは，nonsense mediated mRNA decay（NMD）機構により，mRNA の分解を受け，NMD を逃れたものはタンパクに翻訳され小胞体関連分解経路で分解され発現しないためであった。

β サブユニットでは2つの β サブユニットをコードする GABRB1 と GABRB3 遺伝子の変異が West 症候群と LG 症候群2つのてんかんで見つかっている。$\beta 1$ サブユニットをコードする GABRB1 遺伝子の p.F246S，$\beta 3$ サブユニットをコードする GABRB3 遺伝子の p.N110D が West 症候群，GABRB3 の3つのミスセンス変異（p.D120N，p.E180G，p.Y302C）が LG 症候群で報告された。LG 症候群で同定された変異は，細胞膜発現を保ったままシングルチャネルでの開口能が低下していた。一方，West 症候群で同定された3つの変異は全細胞でのピーク電流の大きさはほぼ変化させず，シングルチャネルでの発火間隔を増減することで電流の不活化を変化させる[15]。

$\gamma 2$ サブユニットの GABRG2 遺伝子には13種の遺伝子異常が GEFS+，熱性けいれんに引き続く欠神てんかん，ミオクロニー失立てんかん，Dravet 症候群で報告されている。多くの変異は受容体の機能低下を示すが，変異によりタンパク質が異常な折り畳み構造をとり，細胞膜へ輸送されず小胞体にとどまる現象が報告されている[16]。また，てんかん性脳症のモデル動物であるヘテロ接合性トランケーション変異（P・Q390X）のノックインマウスで，$\gamma 2$ サブユニットが細胞内に凝集・蓄積した結果，caspase-3 の活性化がみられ，神経変性が広範囲かつ年齢依存性に認められた[17]。つまり，てんかんで同定した P・Q390X 変異の $\gamma 2$ サブユニットの代謝や細胞内での結末は，神経変性の結末と同じであるということがわかった。

6. 腫瘍関連カスケード

てんかんで発見された遺伝子には，これまで腫瘍関連遺伝子として認知されていたものも含まれている。**表❶**では CDKL5，WWOX，SIK1，DEPDC5，LGI1 遺伝子を挙げたが他にも多くの遺伝子での変異が報告されている。PI3K，IGF，mTOR 経路の遺伝子変異は皮質形成異常，結節性硬化症，片側性巨脳症といった脳形成異常で同定されている。mTOR 経路は IGF などの成長因子により活性化する同化細胞シグナルに重要

であり，求心・遠心性神経の伸長で必要な経路と考えられる．そのため，mTOR経路の過剰活性により不要な神経接続が形成され，てんかんを発症させることが推測される（図❶）[18]．例えば，*DEPDC5*遺伝子は，アミノ酸付加依存性にmTOR経路を調整するGATOR1複合体を構成するタンパク質の1つである．DEPDC5のハプロ不全によりmTORの抑制が減少する．そのため，mTORの細胞成長や増殖といった働きを乱すことにより，皮質形成異常やてんかんを引き起こすと考えられる．

Ⅱ．遺伝子が明らかにするてんかん機序

てんかん発症は神経ネットワークでの興奮と抑制の不均衡によるものと考えられる[19]．動物での実験では，カイニン酸で興奮性のグルタミン酸受容体を活性化させることで，てんかん発作が誘発すること，臨床的にも，抑制系のアデノシンA1受容体阻害剤であるテオフィリンの過剰投与により，テオフィリン関連けいれんが誘発されることからも整合性がある．脳神経でのシナプス伝達は，主に興奮性伝達はグルタミン酸を伝達物質としてNMDA型やAMPA型のグルタミン酸受容体を介し，抑制性伝達はγ-アミノ酪酸（GABA）を伝達物質としてGABA受容体を介する．そのため，グルタミン酸作動性（GLUergic）興奮系ニューロンとGABA作動性（GABAergic）抑制系ニューロンの機能的不均衡により相対的に興奮性が優位になることによりてんかんを発症する．この優位性は1単位のニューロンでなく，集

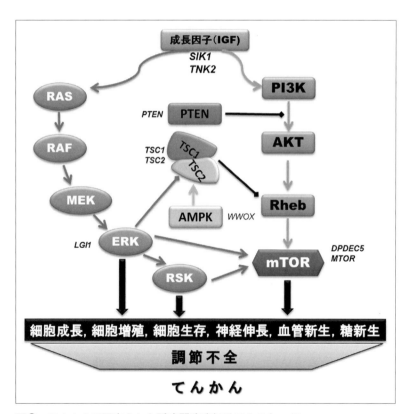

図❶　てんかんで同定された腫瘍関連遺伝子のカスケード
（→）：促進・活性化，（→）：抑制・不活化，斜字：関与する遺伝子名．PI3K/ERK経路とmTOR経路でいくつかの遺伝子が見つかった．ERK，RSK，mTORの活性化により細胞成長や増殖，神経の伸長を及ぼすが，経路の調節が破綻することによりてんかんを発症すると考えられる．

団としてのニューロンである。この集団としてのニューロンの興奮が同期し、てんかん発作を発症しうるまで持続し、一方では興奮系神経回路が新規形成される。この過程をてんかん原性（epileptogenesis）と呼び、一旦てんかん原性を獲得すると、何らかの要因で慢性的に発作間欠期からてんかん発作への移行を生じる。この過程を発作原性（ictogenesis）と呼ぶ。発作原性は言わば発作のトリガーであり、一過性の細胞内外のイオンバランスなどが考えられるが、依然として実験的に証明はされていない。

一方で、「興奮と抑制の不均衡」だけでは説明できないことがある。素因性てんかんでの遺伝子変異は抑制性伝達での機能喪失型（ハプロ不全）が多々みられる。しかし、機能喪失型変異は、興奮性伝達の中でもみられる。例えば、GABAergicのGABA$_A$受容体のトランケーション変異はハプロ不全として働き、抑制性伝達の阻害によりGLUergic優位となりニューロンの集団は相対的に興奮となる。しかし、電位依存性Na$^+$チャネル（Na$_V$1.1）のα1サブユニットをコードするSCN1A遺伝子の変異もまたハプロ不全にもかかわらず発作を生じる。SCN1A遺伝子の変異については、Na$_V$1.1がGABAergic介在性抑制ニューロンに存在していることがマウス実験より示され

たが[20]、現時点ではそれをさらに支持する報告はない。てんかんに関連する遺伝子は500遺伝子以上にもなり、今ではそのほとんどは、ニューロンのシナプス伝達を直接変化させるものではない。このことは、てんかんは、「興奮と抑制の不均衡」だけでなく、他の機序が作用していることを示している。

おわりに

この2～3年で、てんかんの病因の解明は凄まじい勢いで進んだ。これは、技術の進歩により、原因となる遺伝子が次々と発見されたためである。発見されたてんかんの遺伝子のほとんどが相互に作用することがわかってきた。てんかんの多くは、その表現型より、多遺伝子の関与が示唆される。一部の単一遺伝子や単一分子の障害で生じるものでさえも、実際はそれを取り巻く複雑なネットワークが崩壊し、新たな異常なネットワークが構築されることが病態だと考える。近い将来、てんかんのゲノムが網羅され、このネットワークの機能解析が進むことにより、さらなる病態が解明されると考える。また、これらの分子や経路が標的となる新規治療薬の開発が進むことが期待される。

参考文献

1) Allen AS, Berkovic SF, et al : Nature 501, 217-221, 2013.
2) 石井敦士：医学のあゆみ 253, 561-567, 2015.
3) Skluzacek JV, Watts KP, et al : Epilepsia 52 Suppl 2, 95-101, 2011.
4) Meng H, Xu HQ, et al : Hum Mutat 36, 573-580, 2015.
5) Wang JW, Shi XY, et al : Epilepsy Res 102, 195-200, 2012.
6) Kamiya K, Kaneda M, et al : J Neurosci 24, 2690-2698, 2004.
7) Kearney JA, Plummer NW, et al : Neuroscience 102, 307-317, 2001.
8) Orhan G, Bock M, et al : Ann Neurol 75, 382-394, 2014.
9) Singh NA, Charlier C, et al : Nat Genet 18, 25-29, 1998.
10) Weckhuysen S, Mandelstam S, et al : Ann Neurol 71, 15-25, 2012.

11) Aminkeng F : Clin Genet 83, 319-320, 2013.
12) Barcia G, Fleming MR, et al : Nat Genet 44, 1255-1259, 2012.
13) Ding L, Feng HJ, et al : J Biol Chem 285, 26390-26405, 2010.
14) Kang JQ, Shen W, et al : J Neurosci 29, 2833-2844, 2009.
15) Janve VS, Hernandez CC, et al : Ann Neurol 79, 806-825, 2016.
16) Ishii A, Kanaumi T, et al : Epilepsy Res 108, 420-432, 2014.
17) Kang JQ, Shen W, et al : Nat Neurosci 18, 988-996, 2015.
18) Cho CH : Exp Mol Med 43, 231-274, 2011.
19) Staley K : Nat Neurosci 18, 367-372, 2015.
20) Ogiwara I, Miyamoto H, et al : J Neurosci 27, 5903-5914, 2007.

●第 2 章　精神・神経疾患の遺伝医学研究・診療各論

参考ホームページ

・EpilepsyDiagnosis.org
　https://www.epilepsydiagnosis.org/

石井敦士

2007 年	福岡大学医学部医学科卒業
	国立病院機構関門医療センター卒後臨床研修医
2008 年	独立行政法人山口大学医学部附属病院卒後臨床研修医
2009 年	福岡大学病院小児科助手，福岡大学てんかん分子研究所研究員
	福岡大学筑紫病院小児科助手
2010 年	日本学術振興会特別研究員
	九州厚生年金病院小児科レジデント
2011 年	福岡大学病院総合周産期母子医療センター助手
	福岡大学病院小児科助手
2013 年	福岡大学大学院医学研究科先端医療科学系発達小児科学博士課程修了
	福岡大学筑紫病院小児科助手
	福岡大学病院小児科助手
	Duke University, Center for Human Genome Variation, Postdoctoral Research Associate
2014 年	University of Arizona Genetic core, Postdoctoral Research Associate
2016 年	福岡大学病院小児科助手

第2章　精神・神経疾患の遺伝医学研究・診療各論

12．双極性障害の遺伝学

加藤忠史

　近年のシーケンス技術の進歩により，全ゲノムあるいはエクソーム解析がうつ病，双極性障害などの気分障害や，統合失調症などの精神病性障害にも応用されている。双極性障害における全ゲノム / エクソーム解析では，家系解析と症例対照研究が行われており，これまでの研究で示唆されてきたカルシウムシグナリングなどのパスウェイの役割が示されている。また，双極性障害を伴うメンデル遺伝病の稀な変異は，双極性障害の原因解明に有用な可能性がある。近い将来，双極性障害の遺伝的構造が明らかになると期待され，新技術による原因遺伝子変異の同定は，双極性障害の神経生物学的研究を促進すると期待される。

はじめに

　双極性障害は，人口のおよそ1%弱が罹患する疾患であり，躁状態とうつ状態の反復により，社会生活の障害を引き起こす疾患である。リチウムをはじめとする気分安定薬や非定型抗精神病薬が治療に用いられているが，第一選択薬であるリチウムは副作用が強く，安全域が狭いことなど問題も多い。また，初発のうつ状態はうつ病と診断するほかなく，正しい診断までに平均8〜10年を要すると報告されており，原因解明と原因に基づく治療法・診断法の開発が急務である。

　双極性障害では，双生児研究などからゲノム要因の関与が明らかにされており，遺伝率は80%前後と見積もられている。以前は盛んに連鎖解析が行われたが，一致した結果に至っておらず，メンデル型に遺伝する家系は少ないと考えられる。

I．ゲノムワイド関連研究・CNV

1．ゲノムワイド関連研究

　患者・対照群，計24025名におけるゲノムワイド関連研究（GWAS）により，*ANK3*, *ODZ4*, *TRANK1*, *ADCY2*（5p15.31），6q16.1（*MIR2113*, *POU3F2*）という5つの座位とのゲノムワイドで有意な関連が報告されている[1]。その後，32の双極性障害のGWASに関する患者20352名，コントロール31358名におけるメタ解析により，新たに12の座位が見出された[2]。しかし，統合失調症や伸長のGWASに比べ，人数の割にピークが少ないことも指摘されており，精神疾患全般に「失われた遺伝率」の問題が指摘される中で，特に双極性障害においては，ゲノム要因が大きく関与すると言われながら，その同定が遅れていると言える。疾患間の比較では，双極性障害と統合失調症の間に重なりが多いことが指摘されている。

2．ポリジェニックスコア

　双極性障害群で得られたポリジェニックスコア

■ **Key Words**

双極性障害，躁うつ病，ゲノムワイド関連研究，全ゲノム解析，エクソーム解析，デノボCNV，
カルシウム，*MBD5*, *SHANK3*, *POLG*

の解析により，統合失調症のゲノム要因と重なりがあること，創造的な職業の人で高いこと，うつ病患者における自殺企図と関連していること，産後うつ病と関連していることなどが報告されている。

3. パスウェイ解析

ゲノムワイドに有意ではない遺伝子を含めて，どのような遺伝子が双極性障害と関連する傾向があるかという解析も多数行われており，神経興奮，Wnt および Notch シグナリング[3]，CRH（corticotropin-releasing hormone）シグナリング，心筋 β アドレナリンシグナリング，ホスホリパーゼ C シグナリング，グルタミン酸受容体シグナリング，エンドセリン 1 シグナリング，心筋肥大シグナリング[4]，ヒストン H3-K4 メチル化[5]などに多いと報告されている。

4. CNV

統合失調症および自閉スペクトラム症では，デノボ CNV の関与が指摘されているが，双極性障害ではデノボ CNV は関与するとしても若年発症例に限られ[6]，親から伝達される CNV の関与も少ないと報告されている[7]。

II．エクソーム・全ゲノム解析

Ament らは，41 家系 200 名で，Complete Genomics 社のプラットフォームにより全ゲノムシーケンス解析を行った。シナプス機能に関わる遺伝子や GWAS で報告されている遺伝子など，3087 の候補遺伝子に注目して解析を行ったところ，GABA-A 受容体，電位依存性カルシウムチャネルを含む，神経細胞のイオンチャネル遺伝子の稀な変異が多かった。GABRA6 の変異を含む 4 つの稀なコード領域および制御領域の変異が有意に関連していた 26 の候補遺伝子について，独立の 3014 名の患者および 1717 名の対照群についてターゲットリシーケンスを行ったところ，ANK3，CACNA1B，CACNA1C，CACNA1D，CACNG2，CAMK2A，NGF の稀な変異が関連していた。プロモーターおよび非翻訳領域の変異が，より強く双極性障害と関連していた。これらの結果から，神経細胞の興奮性に関わる遺伝子の

制御領域の稀な変異が双極性障害に関連していると考えられた[8]。

Georgi らは，アーミッシュの双極性障害大家系 497 名中 388 名において，SNP ジェノタイピングによる連鎖解析を行うとともに，うち 50 名（双極性障害患者 23 名を含む）で Complete Genomics 社のプラットフォームにより全ゲノムシーケンスを行った。連鎖解析で連鎖傾向のあった座位の機能障害変異に着目し，5 座位の 42 遺伝子がわずかに関連していたが，多重検定の補正を行うと有意ではなかった[9]。

比較的規模が大きく，完成型として出版されたこれら 2 つの研究の他は，得られたデータのごく一部を解析したのみか，規模が小さい予備的な報告である。Goes らは，全エクソーム解析により，937 名の双極性障害患者と 912 名の対照群の症例対照研究および双極性障害多発系 8 家系における連鎖解析を行っている。解析途中の経過報告的な論文によれば[10]，MAPK シグナリング，軸索ガイダンス，神経系，タンパク代謝，神経活性物質受容体相互作用，ハンチントン病，カルシウムシグナリングといったパスウェイに関わる遺伝子の変異が多かったという。Cruceanu らは，3 〜 7 名の罹患者を含む 1 〜 3 世代のリチウム反応性双極性障害の大家系 250 名の全エクソーム解析のプロジェクトを行っている[11]。その予備的な解析で，1 家系で ZNF259 のミスセンス変異 F387L が双極性障害と関連していたことなどが報告されている。Strauss らは，アーミッシュの 4 家系 14 名の罹患者中 7 名で全エクソームシーケンスを行い，見出した 10 の変異に着目し，関連研究を行った[12]。その結果，KCNH7 の R394H（rs78247304）という変異が，大家系 340 名の 14 名で見出された。この変異はカリウムチャネルの機能を変化させた。GWAS でも双極性障害と KCNH7[13] およびその他のカリウムチャネル（KCNMB2[14] および KCNQ2[15]）との関連が指摘されていることから，双極性障害におけるカリウムチャネルの意義が示唆された。Fiorentino らは，99 名の双極 I 型障害の患者で全ゲノムシーケンスを行い[16]，GWAS で関連が指摘された ANK3 と CACNA1C[17] に着

目して解析を行い，結果を 1510 名の双極性障害患者と 1095 名の対照群で確認した。その結果，*CACNA1C* のイントロン変異（rs79398153）および *ANK3* のミスセンス変異（N2643S）が双極性障害と関連していることを見出した。ただし，後者については関連がなかったとする報告もある[18]。Kerner らは，小さな双極性障害家系の同胞 4 名のうち 3 名の罹患者と 1 名の健常者でシーケンスを行って，優性モデルで解析し，いくつかの候補遺伝子を報告している[19]。

われわれは，両親が双極性障害に罹患していない孤発家系において，両親および患者のトリオで全エクソーム解析を行っている。これまでの検討で，デノボ変異が双極性障害の病因に関わっている可能性が示唆されている[20]。

このように，双極性障害の全ゲノム解析および全エクソーム解析は，家系における連鎖解析，症例対照研究，そしてトリオ家系におけるデノボ変異の同定といった様々なアプローチから行われている。いまだ多くの研究は予備的な解析の論文発表あるいは学会発表の段階にとどまっており，本格的なデータはこれからという段階である。

Ⅲ．明らかな病因変異に伴う双極性障害

これまでの精神疾患のゲノム解析は，遺伝子解析の結果を被験者にフィードバックしないという前提で行われる場合が多く，遺伝子解析の結果に基づいて，さらに被験者にコンタクトして研究を進めることは少なかった。しかしながら，最近のゲノム解析技術の進歩に伴い，詳細な臨床情報収集よりもゲノム解析のほうがより簡単に行えるようになり，まずゲノム解析を行い，そこで所見の得られた被験者について，より詳細な表現型分析を行うという，逆表現型解析というアプローチの必要性が指摘されている[21]。逆表現型解析によって表現型定義を洗練させることによって，より確実な遺伝学的知見を得ることができると期待され[22]，このようなアプローチによる研究も行われている。

2q23.1 の *MBD5*（methyl-CpG-binding domain protein 5）を破壊する CNV を有する 22 例（うち

11 例はデノボ）で詳細に表現型を調べた研究では，主要な症状は知的障害，てんかん，自閉症であったが，2 例が双極性障害をもっていたことから[23]，*MBD5* が双極性障害の候補遺伝子と考えられた。*Mbd5* のノックアウトマウスは，運動機能，社会行動が障害されているが，双極性障害関連の表現型については調べられていない[24]。

後シナプス肥厚の足場タンパクである SHANK ファミリー遺伝子の 1 つである *SHANK3* を含む染色体重複は，自閉スペクトラム症，AD/HD（注意欠如多動障害），統合失調症などを伴うことが知られている。Han らは，*Shank3* のトランスジェニックマウスを作製し，表現型を検討した[25]。マウスが多動を示したことから，AD/HD に有効な精神刺激薬を投与したところ，逆に多動が悪化した。このことから，著者らは *SHANK3* の重複をもつ 2 名の症例に電話面接を行ったところ，1 名は AD/HD とてんかん，もう 1 名は双極性障害とてんかんの診断であった。*Shank3* トランスジェニックマウスも，自発性のてんかん発作を示し，多動はリチウムでは改善しなかったが，バルプロ酸により改善した。これらのことから，*SHANK3* の重複は双極性障害の危険因子であり，*Shank3* トランスジェニックマウスはバルプロ酸反応性躁病のモデルマウスになりうると考えられた。

われわれは，慢性進行性外眼筋麻痺（CPEO）などのミトコンドリア病において，71% が双極性障害またはうつ病を併発することや[26]，双極性障害と CPEO が連鎖する家系があること[27]などから，CPEO の原因遺伝子の多面的発現効果により双極性障害やうつ病が現れている可能性を考えて研究を進めてきた。CPEO の原因遺伝子の 1 つである *POLG*（ポリメラーゼγ）のドミナントネガティブ変異のトランスジェニックマウスは，ヒトのうつ状態によく似た反復性のうつ状態を示し，うつ状態では副腎皮質ホルモンの増加，体温リズムの変化などの生理学的変化を認めた[28]。このうつ状態は選択的セロトニン再取り込み阻害薬により減少した。また，このエピソードは，食欲の亢進，過眠という非定型症状を伴い，リチウム投与中止後に増加した。三環系抗うつ薬投与によ

り躁転様の行動量増加を認めた[29]ことと合わせて，双極スペクトラムの特徴を示していた。このマウスで，ミトコンドリアDNA（mtDNA）欠失蓄積部位を探索したところ，視床室傍核（PVT）に蓄積が多く認められ，PVTの機能阻害により，同様の反復性の低活動状態がみられたことから，変異 *Polg* マウスの表現型の原因は，PVTへのmtDNA蓄積によると考えられた。

まとめ

双極性障害の遺伝的構造の解明は，自閉症，統合失調症に比べ遅れているが，現在，出版準備中の論文が多く，今後数年内に，より充実した情報が得られるものと期待される。効果の大きなゲノム変異の同定は，双極性障害の神経生物学的研究をさらに促進するであろう。

本稿脱稿後，筆者らのトリオ家系のエクソーム論文（Kataoka M, Matoba N, et al : Mol Psychiatry 21, 885-893, 2016），Goes らによる多発家系におけるエクソーム解析の論文（Goes FS, et al : JAMA Psychiatry 73, 590-597, 2016）が発表された。

参考文献

1) Muhleisen TW, Leber M, et al : Nat Commun 5, 3339, 2014.
2) Zandi P, Stahl E, et al : The Genetic Dissection of Bipolar Disorder : From Common to Rare Risk Variation, 23rd World Congress of Psychiatric Genetics, Toronto, 2015.
3) Pedroso I, Lourdusamy A, et al : Biol Psychiatry 72, 311-317, 2012.
4) Nurnberger J1 Jr, Koller DL, et al : JAMA Psychiatry 71, 657-664, 2014.
5) The Network and Pathway Analysis Subgroup of the Psychiatric Genomics Consortium : Nat Neurosci 18, 199-209, 2015.
6) Malhotra D, McCarthy S, et al : Neuron 72, 951-963, 2011.
7) Green EK, Rees E, et al : Mol Psychiatry 21, 89-93, 2016.
8) Ament SA, Szelinger S, et al : Proc Natl Acad Sci USA 112, 3576-3581, 2015.
9) Georgi B, Craig D, et al : PLoS Genet 10, e1004229, 2014.
10) Chen YC, Carter H, et al : PLoS Genet 9, e1003224, 2013.
11) Cruceanu C, Ambalavanan A, et al : Genome 56, 634-640, 2013.
12) Strauss KA, Markx S, et al : Hum Mol Genet, 2014. doi : 10.1093/hmg/ddu335
13) Kuo PH, Chuang LC, et al : Prog Neuropsychopharmacol Biol Psychiatry 51, 58-64, 2014.
14) Hattori E, Toyota T, et al : Am J Med Genet B Neuropsychiatr Genet 150B, 1110-1117, 2009.
15) Judy JT, Seifuddin F, et al : Front Genet 4, 87, 2013.
16) Fiorentino A, O'Brien NL, et al : Bipolar Disord 16, 583-591, 2014.
17) Ferreira MA, O'Donovan MC, et al : Nat Genet 40, 1056-1058, 2008.
18) Doyle GA, Lai AT, et al : Bipolar Disord 14, 809-821, 2012.
19) Kerner B, Rao AR, et al : Front Psychiatry 4, 154, 2013.
20) Kataoka M, Matoba N, et al : Exome Sequencing Identifies De Novo Mutations in Bipolar Disorder, 23rd World Congress of Psychiatric Genetics, Toronto, 2015.
21) Stessman HA, Bernier R, et al : Cell 156, 872-877, 2014.
22) Schulze TG, McMahon FJ : Hum Hered 58, 131-138, 2004.
23) Hodge JC, Mitchell E, et al : Mol Psychiatry 19, 368-379, 2014.
24) Camarena V, Cao L, et al : EMBO Mol Med 6, 1003-1015, 2014.
25) Han K, Holder JL Jr, et al : Nature 503, 72-77, 2013.
26) Fattal O, Link J, et al : CNS Spectr 12, 429-438, 2007.
27) Siciliano G, Tessa A, et al : Neuromuscul Disord 13, 162-165, 2003.
28) Kasahara T, Takata A, et al : Mol Psychiatry 21, 39-48, 2016.
29) Kasahara T, Kubota M, et al : Mol Psychiatry 11, 577-593, 523, 2006.

加藤忠史

1988 年	東京大学医学部卒業 同附属病院臨床研修	2001 年	理化学研究所脳科学総合研究センター精神疾患動態研究チームチームリーダー（現職）
1989 年	滋賀医科大学附属病院精神科助手	2015 年	理化学研究所脳科学総合研究センター副センター長（兼任）
1994 年	同大学にて博士（医学）取得		
1995 年	アイオワ大学精神科（10 ヵ月間）（文部省在外研究員）		研究内容：双極性障害の神経生物学的研究（ゲノム，死後脳，動物モデル，細胞モデルなど）
1997 年	東京大学医学部精神神経科助手		
1999 年	同講師		

第2章　精神・神経疾患の遺伝医学研究・診療各論

13．パニック症の遺伝研究

音羽健司・杉本美穂子・佐々木　司

　本稿ではパニック症（panic disorder：PD）の症状，これまでの遺伝研究について述べる。PD の家族研究，双生児研究からは遺伝要因が明らかにされている。分子遺伝学研究では，従来の候補遺伝子アプローチに代わり，全ゲノム関連解析（genome-wide association study：GWAS）が行われるようになり，そのメタ解析も実施されている。PD の発症には環境要因も重要である。遺伝子発現に影響を与えるエピジェネティクスは環境要因によって変化することが報告され，精神疾患との関連も注目されている。以上述べたような遺伝研究から得られた知見がPD の遺伝メカニズム解明の端緒となることを期待したい。

はじめに

　パニック症（panic disorder：PD）は予期せずに突然生じる不安と自律神経機能の異常を特徴とする精神疾患である。以前は不安神経症，心臓神経症などとして神経症の症状として捉えられることが多かったが，1980 年の DSM-Ⅲ以降，PDの疾患基準が明確になったことで，PD の疫学的研究や臨床遺伝学的研究などが進展してきた。DSM-5[1] への改定に伴い，日本精神神経学会・精神科病名検討連絡会の協議により，これまでの「不安障害」の日本語病名が「不安症」へ，「パニック障害」から「パニック症/パニック障害」へと変更された。PD にはパニック発作の出現が必須であるが，パニック発作自体は「いかなる不安症群でも，そして他の精神疾患やいくつかの医学的疾患にも随伴する」ものであり，PD だけに限定されていない。このことは逆に PD が異種性のある遺伝的背景をもった集合体ということを意味しており，統合失調症や双極性障害と比較した場合の遺伝子探索を困難にしている要因の1つとなっている。本稿では，PD の症状やこれまでの遺伝研究について概説し，今後の遺伝研究の方向性についても述べたい。

Ⅰ．症状と疫学

　PD は，数分以内にピークに達する予期しないパニック発作が頻繁に起き，その主要な症状には，心臓呼吸器系の異常（息切れ感，胸痛，動悸，心悸亢進），神経学的異常（めまい，ふらつき感，震戦），消化器症状（吐き気，腹部不快感），自律神経機能の異常（発汗，冷感，熱感），時に「どうにかなってしまうのでは」とか死ぬことへの恐怖などがある（**表❶**）。表に示した 13 症状のうち 4 つ以上を認めた場合にパニック発作と特定する。発作が頻発すると，「また発作が起きるのではないか」という予期不安や発作が生じるような行動の回避が生じる。生涯有病率は 1.5 ～ 3.5% であり，性差は女性が男性の 2 ～ 3 倍高い。発症年齢は男女ともに 20 歳代前半に多く，女性では

■ *Key Words*

パニック症，パニック発作，家族研究，双生児研究，全ゲノム関連解析，メタ解析，パスウェイ解析，環境要因，エピジェネティクス，メチル化

● 第 2 章　精神・神経疾患の遺伝医学研究・診療各論 ●●●●●●●●●●●●●●●●●●●●●●●●●●●●●

表❶　パニック発作の症状（DSM-5）

1	動悸，心悸亢進，または心拍数の増加
2	発汗
3	身震いまたは震え
4	息切れ感または息苦しさ
5	窒息感
6	胸痛または胸部不快感
7	嘔気または腹部の不快感
8	めまい感，ふらつく感じ，頭が軽くなる感じ，または気が遠くなる感じ
9	寒気または熱感
10	異常感覚（感覚麻痺またはうずき感）
11	現実感消失（現実でない感じ）または離人症状（自分自身から離脱している）
12	抑制力を失う，または "どうにかなってしまう" ことに対する恐怖
13	死ぬことに対する恐怖

40 〜 50 歳代にも小さなピークがみられ，二峰性を示すとされている。同時にアルコールや薬物などの物質依存の併存症も高率といわれている[2]。

　PD に特異的な検査所見はなく，身体疾患（例えば，貧血，高血圧などの心血管系疾患，脳血管性障害，甲状腺機能亢進症など）や薬物・薬剤因（例えば，アルコールや降圧剤）によるものを除外するために心電図検査や血液検査などの諸検査が必要な場合もある。PD では脈拍・呼吸数増加などの自律神経症状が生じやすく，特に PD 患者は CO_2 吸入によって健常者や他の精神疾患患者と比較して，強い不安を伴うパニック発作や呼吸数の増加が生じることが報告されている[3]。しかし，CO_2 と PD の関連をみたとする報告が多い一方で，パニック発作のある患者では終末呼気 CO_2 濃度と換気量の変化は正常範囲内であったとする報告もみられている。この CO_2 によるパニック発作の誘発には生理学的な基盤の脆弱性，特にノルアドレナリン系の活性化に基づく神経解剖学的なモデルが提唱されている。また，カフェインもパニック発作を誘発しやすいことが知られている。

　PD の家族研究や双生児研究からは発症に環境要因とともに遺伝要因が関与していることが示唆されている。Crowe らは PD の患者の第一度親族における発症率は 24.7％であるのに比べ，一般対

照群では 2.2％で，患者家族では発症のリスクが有意に高いことを指摘している[4]。最近の 19 の家族研究データをまとめた結果から，相対危険度は 3 〜 17 倍であることが報告されている[5]。そのうち，5 つのデータでメタ解析[用解1]を行った結果，相対リスクは 5 倍であった。また双生児研究では，一卵性双生児のほうが二卵性に比較して発病一致率が高くなっており，Kendler らの女児を用いた研究によると，一致率は一卵性 24％に対して二卵性は 11％であった[6]。さらに Hettema らは，双生児研究においてパニック障害の遺伝率を 43％と報告している[7]。環境要因では，喪失体験や孤独，社会的なサポートが失われることなどが PD の発症と関係していることが報告されており，生活上のライフイベントもまたその発症に関与していることが知られている。このことから遺伝・環境両面から PD の成因を探っていくことが必要である。

Ⅱ．分子遺伝学研究

　PD の分子遺伝学研究は，連鎖解析，候補遺伝子アプローチを用いた関連解析を中心にこれまで多数の研究が実施されてきた。また，近年はゲノム全体にわたって多型を網羅的に探索する全ゲノム関連解析（genome-wide association study：GWAS）も複数の集団で実施され，それらのメタ解析も実施されている。本項では，これらの研究から得られた PD の遺伝要因の知見を概観する（**図❶**）。

　連鎖解析の結果から多数の領域が疾患に関連すると報告されてきた。しかし，複数の研究で関連が報告された，または関連が見出された領域内の遺伝子が独立した研究で報告された部位は 4q31-q34，9q31，13q，14q，22q に限られる[8]。これらの領域についても，最近実施された複数の連鎖解析の結果からは異なった領域が報告されるなど，明らかな関連部位は見出されていない[9]。

　候補遺伝子アプローチを用いた関連解析についての研究はこれまでに 1000 以上の一塩基多型（single nucleotide polymorphisms：SNP）を含む 350 以上の遺伝子について実施されてきた[8]。候補

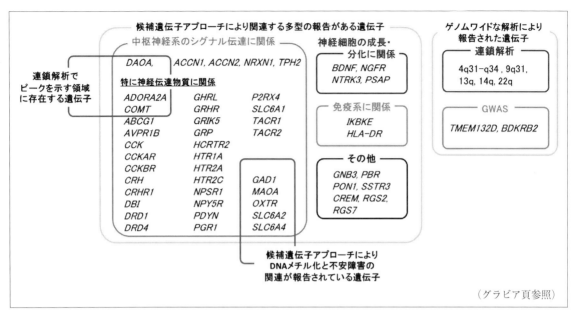

図❶ PDで関連が報告されている遺伝要因

遺伝子は主にSSRIの治療効果やcholecystokinin（CCK），アデノシンの効果といった臨床的な知見に基づく遺伝子，不安様の行動に関わる遺伝要因を探索した動物モデルによる研究成果に基づく遺伝子，そして他の精神疾患で関連が見出された遺伝子から選択されてきた[8]。McGrathらによる系統的なレビューによると，なかでもcatechol-O-methyltransferase（COMT），セロトニントランスポーター（5-HTTLPR），brain-derived neurotrophic factor（BDNF）内の多型に関する報告が多い[10]。しかしながら，報告されている多くの候補遺伝子については独立したサンプルセットで複数回にわたり関連が見出されている遺伝子は少ない[8]。最近Howeらは，これまでに行われたPDの関連解析の包括的レビューを行い，3つ以上の報告のあった20遺伝子23多型部位についてのメタ解析を行った。その結果，欧米人集団でCOMT（rs4680）とtransmembrane protein 132D（TMEM132D）（rs7370927, rs11060369）にPDと統計的有意な関連が認められた[9]。

近年，複数の集団を対象に行われているGWAS研究とそれらのメタ解析の結果からは，PD関連遺伝子として特にヨーロッパ集団において上述のTMEM132D（rs7370927, rs11060369）が同定されている[9)11]。これら2つのSNPsについては不安の強さと扁桃体の大きさとの関連が[12]，SNP rs11060369についてはリスクアリルが脳内のTMEM132DのmRNAの発現の増加に関与することが報告されている[13]。一方アジア人集団のGWASに関しては，筆者らの研究グループが日本人PD患者を対象に行ったGWASのメタ解析を実施した（PD患者1147名，健常者2578名）。その結果，全ゲノムレベルで有意な関連を示すSNPは見出せなかったが，GWASデータを用いてPDに関連するパスウェイ解析[用解2]を実施したところ，免疫系パスウェイがPDに有意な関連を示し，それらの関連にHLA遺伝子が寄与している可能性があるという知見を得た[14)15]。そこでHLAのタイピングを実施し，HLA-DRB1*13:02が有意な関連を示すという結果を得た[15]。また筆者らは，コピー数変異（copy number variation：CNV）についても日本人PD患者を対象にゲノムワイドで解析を行っている。その結果，自閉症や他の神経疾患でも報告されている領域である16p11.2で疾患群に重複部位が有意に多いという興味深い知見を得た[16]。

このように，現在までの遺伝研究では少数ではあるが興味深い PD 関連遺伝要因が示唆されている。しかし，これらの大半で集団間や研究間で一致した見解が得られていないことも事実である。これは PD に関連する遺伝要因が集団間で異なっている可能性や，個々の研究のサンプル規模が小さく，研究結果に偽陽性や偽陰性が含まれてしまっていることに起因すると考えられている。そこで Otowa らはこれまでで最大規模となる 9 つの欧米人を対象とした GWAS のメタ解析（18000名）を行い，2 つの部位（3q12.3 と 2p21）に全ゲノムレベルで有意な結果を得た[17]。今後，より確実な知見を得るためには，このようなメタ解析を実施するなどさらに大規模なサンプルを用いた解析の実施が必要であろう。

Ⅲ．メチル化

不安症やストレス因関連障害の発症には，環境要因が大きな影響を与えていることが推察される。近年，塩基配列の変化を伴わず，遺伝子発現に変化を与えるエピジェネティクスの分野が注目されている。エピジェネティクスの最も重要な機序の 1 つである DNA のメチル化は，ストレスなどの環境要因によってその状態が変化することが報告されており，精神疾患とメチル化の関連についても研究が行われている。

PD とメチル化の関連を調べた研究は多くはないが，少数の関連するメチル化部位が報告されている。Domschke らの研究では，女性の PD 患者において，グルタミン脱炭酸酵素をコードする *Glutamate Decarboxylase 1*（*GAD1*）のプロモーターとイントロン 2 に存在する CpG サイトのメチル化の低下[18]，*MAOA* のプロモーターとエクソン/イントロン 1 の CpG サイトのメチル化の低下が報告されている[19]。また PD と本態性高血圧に共通したストレスとエピジェネティクスの関連を調べた研究では，ノルアドレナリントランスポーターをコードする *NET* のプロモーター領域の高メチル化が，転写因子であるメチル化 CpG 結合タンパク質，MeCP2 の結合を介して発現を抑制することが報告されている[20]。これらは特

にヒトの不安症の研究についての結果であるが，モデル動物を対象とした研究においても，ストレスや神経系に関わる遺伝子のメチル化と不安様のフェノタイプとの関連が多数報告されている[21]。

現時点で報告されているヒトの研究の多くはサンプル規模が小さく，また脳組織ではなく末梢組織（血液など）から抽出した DNA を用いてメチル化を測定しているなどの限界があるため，今後さらなる研究が実施され，エピジェネティックな変化と PD の関連が明らかにされることが期待される。

おわりに

本稿では，PD の症状および遺伝疫学研究（家族・双生児研究，分子遺伝学研究，エピジェネティクス）を中心に述べた。PD は弱い効果をもつ多数の遺伝部位が関係していると考えられる。そのため，PD の遺伝子研究においては解析対象サンプル規模の拡大，すなわち大規模な研究コンソーシアムによるメタ解析が有効である。さらに，PD は異種性のある遺伝的背景をもつと推測されるため，遺伝負因の強い多発家系を対象とする生物学的な反応，例えば CO_2 に反応しやすい群を対象とするなどの集団の均質化を図る必要もあろう。その例として，最近『Nature』に報告された，うつ病を対象とした CONVERGE（The China, Oxford and Virginia Commonwealth University Experimental Research on Genetic Epidemiology）の GWAS 結果が参考になる[22]。Flint と Kendler らは，精神科に入院中の重症な「メランコリー型」うつ病患者と健常対照者を含む中国人 17000 人を対象に GWAS を行い，10 番染色体に位置する関連遺伝子 2 ヵ所を見出した。また，彼らは GWAS に通常のアレイを用いずに，next generation sequencing（NGS）を行った。今後は，対象サンプル規模の拡大に伴い，疾患発症に強い効果をもつ rare variants も見出される可能性がある。さらに，環境要因の影響を遺伝解析に含めることも必要である。環境要因による遺伝的修飾として PD とエピジェネティックの関連についての報告も増えている。以上述べたような遺伝解析の

進展とともに，PD の早期診断・治療につながる遺伝メカニズムの解明が進むことを期待したい。

用語解説

1. **メタ解析**：個々の研究から得られた結果を集計し，そこで得られた知見を統合するための統計解析。個々の研究のサンプル規模が小さく有意な結果を見出せない場合や，複数の研究で得られた結果が一致しない場合などに有用である。また，有意な結果のみが発表されやすい出版バイアスの影響や一部の有意な研究による影響についても検討される。

2. **パスウェイ解析**：遺伝子は単独で機能しているわけではなく，その他の遺伝子と相互作用している。そうした遺伝子やタンパク質の相互作用を経路図として表したものをパスウェイという。マイクロアレイ解析など，発現値の増減する遺伝子が有意に多く含まれるパスウェイを統計的に抽出することで疾患に特有の生物学的経路を推定できる。

参考文献

1) American Psychiatric Association : Diagnostic and Statistical Manual for Mental Disorders 5th ed, American Psychiatric Association, 2013.
2) 音羽健司：精神神経疾患ビジュアルブック, 197-199, 学研メディカル秀潤社, 2015.
3) 谷井久志：臨床精神医学 39, 389-396, 2010.
4) Crowe RR, Noyes R, et al : Arch Gen Psychiatry 40, 1065-1069, 1983.
5) Schumacher J, Kristensen AS, et al : J Med Genet 48, 361-368, 2011.
6) Kendler KS, Neale MC, et al : Psychol Med 23, 397-406, 1993.
7) Hettema JM, Neale MC, et al : Am J Psychiatry 158, 1568-1578, 2001.
8) Maron E, Hettema JM, et al : Mol Psychiatry 15, 681-701, 2010.
9) Howe AS, Buttenschøn HN, et al : Mol Psychiatry 21, 665-679, 2016.
10) McGrath LM, Weill S, et al : Dev Psychopathol 24, 1179-1193, 2012.
11) Erhardt A, Akula N, et al : Transl Psychiatry 2, e156, 2012.
12) Haaker J, Lonsdorf TB, et al : Transl Psychiatry 4, e357, 2014.
13) Erhardt A, Czibere L, et al : Mol Psychiatry 16, 647-663, 2011.
14) Otowa T, Kawamura Y, et al : Transl Psychiatry 2, e186, 2012.
15) Shimada-Sugimoto M, Otowa T, et al : Brain Behav Immun 46, 96-103, 2015.
16) Kawamura Y, Otowa T, et al : J Hum Genet 56, 852-856, 2011.
17) Otowa T, Hek K, et al : Mol Psychiatry, in press.
18) Domschke K, Tidow N, et al : Prog Neuropsychopharmacol Biol Psychiatry 46, 189-196, 2013.
19) Domschke K, Tidow N, et al : Int J Neuropsychopharmacol 15, 1217-1228, 2012.
20) Esler M, Eikelis N, et al : Ann N Y Acad Sci 1148, 338-348, 2008.
21) Shimada-Sugimoto M, Otowa T, et al : Psychiatry Clin Neurosci 69, 388-401, 2015.
22) CONVERGE consortium : Nature 523, 588-591, 2015.

音羽健司

1998 年	東京大学医学部医学科卒業
	同附属病院分院研修医
2002 年	同大学院医学系研究科
2007 年	同医学部附属病院精神神経科助教
2015 年	帝京平成大学大学院臨床心理学研究科教授

第2章　精神・神経疾患の遺伝医学研究・診療各論

14. 統合失調症

橋本亮太

　統合失調症は，主に思春期・青年期に発症し，幻覚・妄想などの陽性症状，意欲低下・感情鈍麻などの陰性症状，認知機能障害などが認められ，多くは慢性・再発性の経過をたどり，社会的機能の低下を生じる精神障害である。統合失調症は家族集積性が高く，その遺伝要因に着目したゲノム研究がなされ，大規模サンプルによる GWAS によって 108 ものリスク座位の同定に成功し，これらの遺伝子に基づいた創薬が期待されている。統合失調症の遺伝カウンセリングにおいては，遺伝そのものだけでなく妊娠とくすりの関係についても説明を求められることが多く，偏見の問題も含めて一般の遺伝カウンセリングとは異なる配慮が求められる。

はじめに

　統合失調症は，主に思春期・青年期に発症し，幻覚・妄想などの陽性症状，意欲低下・感情鈍麻などの陰性症状，認知機能障害などが認められ，多くは慢性・再発性の経過をたどり，社会的機能の低下を生じる精神障害である。

　統合失調症の原因は不明であるが，統合失調症は家族集積性が高く，遺伝要因と環境要因の両方によって発症すると考えられている。その遺伝率は約80％と高く，遺伝要因に着目したゲノム研究が全世界でなされている。本稿においては，統合失調症の臨床的特徴，遺伝学的研究，そして統合失調症における遺伝カウンセリング例について述べる。

I．統合失調症の臨床的特徴

　統合失調症は，主に思春期から青年期に発症する脳の病気であり，人口の約1％が罹患する頻度

の高い精神障害である。統合失調症の診断基準は表❶[1] のとおりであるが，その症状としては，陽性症状（実際には存在しない声が聴こえる幻聴や，事実とは異なることを確信する妄想）や陰性症状（活動性が低下し，毎日を無為に過ごす意欲低下や，自らの殻に閉じこもる自閉や感情的な反応が乏しくなる感情鈍麻）などが認められる。また，特徴的な症状の存在が必要なだけでなく，半年以上持続することや，社会機能の低下を生ずること，そして他の精神疾患だけでなく身体疾患や物質の影響を除外する必要がある。

　統合失調症の病因はいまだ不明であるが，治療法としては大きく分けて生物学的治療法と心理社会学的治療法がある。生物学的治療法の中心的な役割を果たすのは抗精神病薬であり，修正型電気けいれん療法が用いられる場合もある。心理社会学的治療法で特に重要であるのは，デイケアや作業所といわれる場における精神科リハビリテーションである。抗精神病薬は多数あるが，どの抗

■ *Key Words*

統合失調症，抗精神病薬，common-disease common variant（CDCV）仮説，
全ゲノム関連解析（GWAS），common-disease multiple rare variant（CDRV）仮説，
中間表現型仮説，妊娠とくすり

表❶　DSM-5 による統合失調症の診断基準

A. 以下のうち 2 つ（またはそれ以上），おのおのが 1 ヵ月の期間（または治療が成功した際はより短い期間）ほとんどいつも存在する。これらのうちの少なくとも 1 つは，(1) か (2) か (3) である。
(1) 妄想
(2) 幻覚
(3) まとまりのない発語（例：頻繁な脱線または滅裂）
(4) ひどくまとまりのないまたは緊張病性の行動
(5) 陰性症状（すなわち情動表出の減少，意欲の欠如）

B. 障害の始まり以降の期間の大部分で，仕事，対人関係，自己管理などの面で 1 つ以上の機能のレベルが病前に獲得していた水準より著しく低下している（または，小児期や青年期の発症の場合，期待される対人的，学業的，職業的水準にまで達しない）

C. 障害の持続的な徴候が少なくとも 6 ヵ月間存在する。この 6 ヵ月の期間には，基準 A を満たす各症状（すなわち，活動期の症状）は少なくとも 1 ヵ月（または，治療が成功した場合はより短い期間）存在しなければならないが，前駆期または残遺期の症状の存在する期間を含んでよい。前駆期または残遺期の期間では，障害の徴候は陰性症状のみか，もしくは基準 A に挙げられた症状の 2 つまたはそれ以上が弱められた形（例：奇妙な信念，異常な知覚体験）で表されることがある

D. 統合失調感情障害と「抑うつ障害または双極性障害，精神病性の特徴を伴う」が以下のいずれかの理由で除外されていること：
(1) 活動期の症状と同時に，抑うつエピソード，躁病エピソードが発症していない
(2) 活動期の症状中に気分のエピソードが発症していた場合，その持続期間の合計は，疾病の活動期および残遺期の持続期間の合計の半分に満たない

E. その障害は，物質（例：乱用薬物，医薬品）または他の医学的疾患の生理学的作用によるものではない

F. 自閉スペクトラム症や小児期発症のコミュニケーション症の病歴があれば，統合失調症の追加診断は，顕著な幻覚や妄想が少なくとも 1 ヵ月（または，治療が成功した場合はより短い）存在する場合にのみ与えられる

精神病薬においてもドーパミン D2 受容体の阻害作用が認められることから，統合失調症の病態にはドーパミンが関わっていると考えられてきた。抗精神病薬は大きく 2 つに分けられ，第一世代の抗精神病薬（定型抗精神病薬ともいわれる）と第二世代抗精神病薬（非定型抗精神病薬ともいわれる）がある。前者よりも後者のほうが，症状改善度，治療反応率，脱落率，再発率，副作用に関して優れていることが知られており，日本の統合失調症の薬物治療ガイドラインにおいては海外のガイドラインと同様に，第二世代抗精神病薬をまず選択することが推奨されている[2]。また，抗精神病薬以外の向精神薬である気分安定薬，抗うつ薬，ベンゾジアゼピン，睡眠薬，抗てんかん薬などについては，有効性と安全性を勘案した有用性が示されておらず，日本のガイドラインにおいては使用しないことが勧められている[2]。

Ⅱ．統合失調症の遺伝学的研究

統合失調症では家族集積性が認められることから，常染色体優性遺伝疾患であるという仮説のもとに連鎖解析が行われた。しかし，十分な成果が得られなかったため，common-disease common variant（CDCV）仮説にて研究が行われるようになった。

CDCV 仮説とは，頻度の高い病気が遺伝性である場合に，家系が異なっていても頻度の高い同じリスク多型をもち，そのようなリスク多型は多数あり，それぞれのリスク多型の効果は小さいと考える仮説である。統合失調症の遺伝研究においては，この仮説に従って主に患者対照関連解析が行われてきた。初期においては，数十症例の患者サンプルと数十症例の健常者において遺伝子多型の頻度の違いを検討することが行われ，多数の遺伝子が関連するとされてきたが，さらに大き

●第2章　精神・神経疾患の遺伝医学研究・診療各論　●●●●●●●●●●●●●●●●●●●

なサンプルサイズにおける追試試験において再現性が認められないということが繰り返されてきた。最近は，統合失調症のゲノム研究における世界的なコンソーシアムが結成され，数万症例以上の患者サンプルと健常者において全ゲノム関連解析（gemone wide association analysis：GWAS）が行われて108ものリスク座位の同定に成功している[3]。ここには，抗精神病薬の作用部位と考えられているドーパミンD2受容体が含まれており，その妥当性も示されたと言える。しかし，そのオッズ比は1.1程度と小さく，これらによって80％という高い遺伝率は説明できないため，さらなる検討が必要とされている。

そこで，common-disease multiple rare variant（CDRV）仮説や中間表現型仮説に基づく研究がなされている。CDRV仮説とは，頻度の高い病気が遺伝性である場合に，家系が異なっていても頻度の低い同じリスク遺伝子をもつと考える仮説である。前述のGWASの技術では十分に検討できなかったrare variant（頻度1％未満）により高い遺伝率が説明できる可能性があるとされている。具体的には，コピー数多型（copy number variation：CNV）やrare mutation（特にストップコドンの挿入やアミノ酸の変異が起こる機能的なもの）が候補とされ，いくつかの成果が出てきており今後期待がもてる仮説であるが，稀な多型を対象とするため解析にはCDCV仮説よりも多数の症例を必要とする。

統合失調症のリスク遺伝子は，その発症リスクを直接的に高めるのではなく，統合失調症にて認められる特徴的な神経生物学的な障害である中間表現型を規定し，その結果，統合失調症の発症リスクを高めるという考え方が中間表現型の概念である[4]。その中間表現型の具体例としては，脳画像，認知機能，神経生理学的所見などが挙げられ，この量的な形質に着目する中間表現型と遺伝子との関連研究はより少ない数のサンプル数でリスク遺伝子を同定できるという利点があるもののサンプル収集の困難さという問題点があるが，本邦では筆者が代表を務めるCOCORO（Cognitive Genetics Collaborative Research Organization，認

知ゲノム共同研究機構）[5]を中心に盛んになされている。

Ⅲ．統合失調症の遺伝カウンセリングの例

統合失調症は家族集積性があることが知られており，また大変残念なことではあるが偏見をもつ人もいるという現状から，遺伝カウンセリングを求められることがある。統合失調症は多因子疾患であり，常染色体優性遺伝病や常染色体劣性遺伝病のようにはっきりとした遺伝的リスクを説明することはできないが，その一方で，特有の心配を口にする患者（女性がほとんど）やその家族が多い。よくある質問としては，「統合失調症って遺伝するのですか？」と「妊娠に関して，お薬を飲んでいて影響はありませんか？」の2つがある。その答えの例を以下に述べるが，遺伝の知識がなくてもわかりやすいように説明するだけでなく，病気だけでなく偏見に苦しむ患者に対しての配慮も必要であるため，一部正確性を欠く内容もあるかもしれないが，概ねこのように説明している。そうするとよく納得していただくことが多く，この問題についてどのように考えるかということについて，患者やその家族が適切に判断できると考えている。また，このセッティングは，大阪大学医学部附属病院の統合失調症専門外来であり，地域の主治医からの紹介を受けて，詳細な検査を行って，患者・家族に疾患教育を行い，それを主治医にフィードバックして今後の治療に生かしていただくものであり，自分が主治医として長年フォローしているセッティングではないことを付け加えておく。

1．Q1：統合失調症って遺伝するのですか？

A：統合失調症は遺伝要因と環境要因によって発症するとされていますが，その要因はまだ解明されていません。遺伝子が同定されているわけではないため，遺伝子検査を行うと診断できたり，遺伝するかどうかがわかるというわけでもありません。統合失調症の遺伝要因は，いわゆる遺伝病とされる常染色体優先遺伝疾患のように，親が病気だったら子どもは50％の確率で病気になると

いうものではなく，例えば，親が背が高かったら子供も高いことが多いとか，親の血圧が高かったら子供も高いことが多いというような「似る」というイメージで考えてもらうとよいと思います。例えば，一般人口では発症率は約1％ですが，親が統合失調症の場合には，子どもが統合失調症を発症する確率は約10％です。これを，10倍リスクが高くなると捉えるのか，100人の子どもを産んだら1人ぐらい統合失調症を発症するのが，10人子どもを産むと1人ぐらい発症することになると捉えるかは，個人の考え方に大きく依存します。普通は，お子さんは2～3人までが多いわけですから，あまり関係ないと思う人もいれば，ちょっとでも可能性が高まるのは問題だと思う人もいます。実際には，統合失調症だけでなく，他にもいろんな遺伝疾患や「似る」という意味では高血圧などの他の病気もたくさんありますし，どの病気をどれだけ気にするかということが，個人によって大きく異なりますので，この情報を参考にして，パートナーやご家族とよく相談されるとよいと思います。

2. Q2：妊娠に関して，お薬を飲んでいて影響はありませんか？

A：統合失調症は再発が多い病気であり，再発の定義によりますが，2年間抗精神病薬を服薬をしない場合にはその間に約98％が再発すると言われています。その中には，服薬を中断してすぐに再発する患者もいれば，1年間全く問題なかったのに突然再発する患者もいて，それを予測する方法は現在ありません。薬をやめて再発した場合には，妊娠・出産そして，その後長く続く育児を普通に行うことは大変困難な状態になり，それどころではない状態になることは，現在のようによくなる前のことを考えていただくと容易に想像できると思います。また再発した場合に，服薬を再開することで元の状態まで改善する保証はありませんし，再発前と比較して薬が効きにくくなったり認知機能障害が進行することが臨床上観察されています。よって，妊娠・出産・育児が可能なレベルまで改善した統合失調症患者においては，再発予防が最も重要であると言えます。すなわち，

妊娠・出産・育児を行うためには，抗精神病薬の服薬の継続が必須であるということです。

では次に，抗精神病薬の服薬における妊娠・出産・育児への影響を考えてみましょう。妊娠に対して皆さんが最も心配されるのは先天異常が起こるのではないかという問題です。先天異常そのものは，通常の出産の3～4％に起こるものであり，そのうちの約1％である全体の0.03～4％が薬が原因と考えられていますので，そもそも一定の確率で起こることであり，薬によるものは非常に少ないと考えてください。各薬剤の胎児への危険度については，米国の薬の認可を行う施設の基準がよく用いられます。その基準によると，あなたが服用しているXXXXという抗精神病薬は，危険性を否定することはできないお薬とされおり，潜在的にあるかないかわからないリスクよりも益のほうが上回った場合には服用するとされる薬です。よって，薬を服用する必要がある患者であるあなたには潜在的なリスクを上回る利益があると考えられ薬を服用することが勧められます。XXXXという抗精神病薬のように服用した患者数が非常に多い薬においては，後から胎児への影響の調査を行って危険性が示されることがありますが，この薬ではまだそのようなデータは出ていませんので，危険性を示す確かな証拠があるとはいえません。だからと言って安全と言えるわけではありませんが，薬の服用が必要な統合失調症患者の薬について，ヒトで試験を行って危険性がないことを立証する研究は，再発のリスクに伴う患者への不利益が大きすぎると考えられることから，行われていません。このような事情を考えると，あくまでも危険性を否定することはできませんが，あなたには必要な薬なので必ず服用を継続する必要があります。

一方，あなたは，危険性を示す確かな証拠がある薬や妊娠中は禁忌とされるベンゾジアゼピンや気分安定薬を服用していますが，これらは統合失調症について有用であるという確かなデータはなく，できれば中止したほうがよいと思われます。ただし，統合失調症患者の平均値という意味では，効果が示されておらず，副作用が起こりうること

●第2章　精神・神経疾患の遺伝医学研究・診療各論

から有用でないという結論になっているわけですが，個人個人においては，効果が認められる方もいれば悪化する方もいるわけです。あなたについては，その効果があるかどうかはわかりませんので，徐々に減量してできるだけ中止したほうがよいと思われます。まずは，主治医の先生に相談してみましょう。育児の際の授乳に関しては，向精神薬は乳汁に移行することが知られていますので，母乳は用いないほうがよいと思われます。これは，母乳以外でも育てることは可能ですので，無理に母乳を用いずに，服薬を継続することがよいと思います。

このような相談をする患者には，現在，結婚・妊娠・出産に直面している患者だけではなく，まだ結婚しておらず妊娠・出産が現実的ではない患者や，その後必要となる育児を行うことが可能な自立した生活ができていない患者なども多いという現実がある。しかし，何かの行動を起こすにあたっては，様々な状況を想定してから実行に移すということは，生きていくうえで必要な術であるともいえる。よって十分に情報を提供したう

えで，もし実際にそのような可能性があるパートナーができた際には，パートナーや家族と一緒に受診してもらえれば，いつでも具体的な相談にのることができることを説明することにしている。追記になるが，2015年6月から，FDAはここで説明に用いた医薬品の胎児危険度分類を廃止して，新たなルールを適応したが，まだこの情報は反映されていない[6]。なお本邦では，国立成育医療研究センター（妊娠と薬情報センター）でも情報を提供している[7]。

おわりに

統合失調症の遺伝学的研究は，世界的なコンソーシアムによる多施設共同研究から，108のリスク座位が見出された。この遺伝子リストに新たな統合失調症の治療薬のヒントが隠されていることが期待される。統合失調症に対する偏見の多くは，その症状のみならず，なかなか良くならない一群の患者が存在することによると考えられる。遺伝学的研究の発展から新たな創薬がなされ，これらの患者がより良くなることにより，統合失調症を克服できる時代が来ることを期待している。

参考文献

1) American Psychiatric Association : Diagnostid and Statistical Manual of Mental Disorders 5th ed(DSM-5), 2013.
2) 日本神経精神薬理学会（統合失調症薬物治療ガイドライン）
   http://www.asas.or.jp/jsnp/csrinfo/03.html#20150924
3) Schizophrenia Working Group of the Psychiatric Genomics Consortium : Nature 511, 421-427. 2014.
4) 橋本亮太, 大井一高, 他：日生物精医会誌 23, 9-14, 2012.
5) COCORO（Cognitive Genetics Collaborative Research Organization - 認知ゲノム共同研究機構）
   http://www.sp-web.sakura.ne.jp/lab/cocoro.html
6) FDA（FDA Pregnancy Category Changes）
   http://dailymed.nlm.nih.gov/dailymed/index.cfm
7) 国立成育医療研究センター（妊娠と薬情報センター）
   http://www.ncchd.go.jp/kusuri/index.html

参考ホームページ

・大阪大学大学院医学系研究科精神医学教室分子精神医学研究グループ
　http://www.sp-web.sakura.ne.jp/lab/index.html

橋本亮太

1995 年　大阪大学医学部卒業
　　　　　同医学部付属病院神経科精神科研修
1996 年　同大学院医学系研究科内科系精神医学専攻
　　　　　（医学博士）
2000 年　Molecular Neurobiology Section, National
　　　　　Institute of Mental Health, National
　　　　　Institutes of Health
2002 年　Clinical Brain Disorders Branch, NIMH, NIH
2003 年　国立精神・神経センター神経研究所疾病研
　　　　　究第三部第一研究室長
　　　　　国立精神・神経センター武蔵病院併任医師
2006 年　大阪大学大学院医学系研究科子どものここ
　　　　　ろの分子統御機構研究センター特任助手 /
　　　　　精神医学教室（兼務）
2011 年　大阪大学大学院大阪大学・金沢大学・浜松
　　　　　医科大学・千葉大学・福井大学連合小児発
　　　　　達学研究科附属子どものこころの分子統御
　　　　　機構研究センター准教授 / 大阪大学大学院
　　　　　医学系研究科精神医学教室（兼任）

第2章 精神・神経疾患の遺伝医学研究・診療各論

15. 自閉症スペクトラム障害

安田由華

自閉症スペクトラム障害（ASD：autism spectrum disorders）は，幼児期早期から発症する神経発達障害であり，①社会的相互作用とコミュニケーションの困難さ，②限定された反復的で常同的な行動・興味・活動を中核症状とする。遺伝カウンセリングにおいては，正確な診断を行うこと，遺伝子検査の診断率やその価値について話し合うこと，患者中心の医療を行うこと，継続的に報告された知見を取り入れること，そして個別の臨床的特徴や経過に基づいて最適な評価計画を行うことが重要である。

はじめに

自閉症スペクトラム障害（ASD：autism spectrum disorders）は，①社会的相互作用とコミュニケーションの困難さ，②限定された反復的で常同的な行動・興味・活動を中核症状とする幼児期早期から認められる神経発達障害と定義される（DSM-5）。1943 年に Kanner が初めて自閉症を報告してから現在まで，ASD の疾患概念は改変を重ねてきた。前版の DSM-Ⅳ において，広汎性発達障害（PDD：pervasive developmental disorders）と総称されていたが，DSM-5 では名称そのものが ASD と変更され，いくつかの下位分類が削除された。また，DSM-Ⅳ では認められていなかった注意欠如・多動性障害（AD/HD：attention-deficit hyperactivity disorder）との並存が認められた。このような疾患定義の変更は，疾患頻度や遺伝率，遺伝子研究などに影響を与えていることを念頭において論文にあたる必要があるだろう。

ASD は，家族研究から，遺伝率が〜 95 ％と非常に高く，遺伝因子の関与が強いと考えられている。ASD の有病率は 0.2 〜 1.0 ％で，男女比は 4：1 と男性に多い。また，遺伝因子と環境因子が組み合わさった多因子疾患であると考えられている。疾患概念の拡大と普及により，過去 20 年間で有病率が劇的に増加したことから注目を浴び，世界中で特に遺伝子研究を中心として精力的な研究が行われている。本稿では，これまでに蓄積された研究成果を踏まえ，DSM-5 による ASD の診断，予後，治療法，遺伝学的検査に関する情報を提供し，実際の遺伝カウンセリングで役立つよう論考を進めさせていただきたい。

Ⅰ．ASD の診断的特徴

ASD の症状は，発達とともに次第に顕在化し，典型的には生後 2 年目までに気づかれる。一方で，社会との相互関係の障害であるため，各々の症状の程度や置かれる環境によっては，必ずしも幼少期に明確になるとは限らない。障害がごく軽度の場合は，社会的に自立して生活することが可能と考えられる。しかし，社会生活を営むうえでストレスを受けやすく，不安や抑うつなどを呈しやすい。そのため，成人してから診断を求める場合もある。

■ **Key Words**
自閉症スペクトラム障害（ASD），自閉症，神経発達障害，広汎性発達障害（PDD），多因子疾患

診断基準の①社会的相互作用とコミュニケーションの障害とは，言語的および非言語的な障害を指す。言語的な障害とは，完全に会話が欠如しているものから言葉の遅れ，会話の理解が乏しい，反響言語，格式ばった字義どおりの言語の使用などを指し，多くのASD罹患者において言語的障害を認める。非言語的な障害とは，他者の行動の模倣の障害，他者との情動の共有の障害が認められる。しばしば，一方的なコミュニケーションとなる。知的能力障害群や言葉の遅れのない成人では，複雑な社会的手がかりを用いることが困難なために，周囲の状況に合わせて自分の振る舞いをコントロールすることに障害がある。状況に合わせた視線，身振り，顔の表情，あるは声の抑揚などをコントロールすることの障害を認める。②限定された反復的で常同的な行動・興味・活動は，運動，発声，行動の繰り返しや，習慣への頑ななこだわり，変化への適応の障害といった，柔軟性の障害を指す。また，視覚，聴覚，味覚，嗅覚，触覚などの感覚の過敏さ・鈍感さや，特異な興味などが認められることも特徴の1つとして挙げられる。

診断は，臨床医の診察と評価によって行われる。臨床医の診察，養育者，本人や周囲の人からの情報など多角的な情報の質と量に比例して，診察の妥当性，信頼性が上がる。症状の評価ツールとしては，本人の行動観察によって評価するAutism Diagnostic Observation Schedule（ADOS）や，養育者より発達・生育歴を聴取するthe Autism Diagnostic Interview（ADI-R）などがある。実臨床においては，統合失調症や気分障害，適応障害などがASDと診断されているケースがしばしば認められ，熟練した臨床医による診断が不可欠である。

ASDの症状は生涯を通じて継続する。しかし，経過中に学習や代償的な機能を活用することで，より適応的となることである。天才的な能力を有する場合があり，このような能力をサバン能力と呼ぶ。いずれにしても個々の能力に合った適所を見つけることができるような人は，成人期に自立した生活や労働をしている。ASD罹患者の多く

は，知能の障害を併せもっている。平均以上の知能を有していても，能力のプロフィールにばらつきがあることが多く，知能と比べて期待される適応が得られないことが多い。運動面の不器用さ，自傷行為，社会適応に際して不安や抑うつなどを呈しやすく，二次的に精神疾患を発症することもある。ASDの根本的な治療方法は，残念ながら見出されていない。特有の特性と個々人の特性に合わせて，社会的に適応的な行動がとれるよう働きかけたり，対症療法的に薬物療法が行われる。

II．ASD の遺伝学的研究

ASDの遺伝率は，これまでの研究に最近の海外の大規模コホートを併せても，50〜95％と推定されている。両親が同じ兄弟では3〜10％程度と報告されている[1]。再発リスクは性別によって異なり，罹患者が女性の場合は7％，男性の場合は4％のリスクとなる[1]。仮に複数の罹患者がいる場合には，少なくとも30％の再発リスクがある[1]。現状としては，具体的な数字を伝える際には，これらの研究では，DSM-5の定義しているASDの診断基準よりも，より自閉症の臨床症状を拡大して用いているものが多いことに注意が必要である[1]。拡大概念を用いた場合，診断率は高くなるからである。いずれにせよ，病因として，相加的遺伝効果と非共有環境効果[用解1]が支持されていることは伝えてもよいかもしれない。現在のところ，ASDには根治的な治療方法がないため，遺伝カウンセリングを実施する際には，個別のケースに沿った慎重な対応が求められる。

1. 遺伝要因と発症機構のモデル

ASDの遺伝要因としては，頻度（common, rare and very rare），遺伝形式（常染色体遺伝性，X連鎖性，de novo多型），変化のタイプ（構造的-異数体），コピー数多型（CNV：copy number variant），indel（挿入や欠失），一塩基多型（SNV: single nucleotide variant），作用機序（相加的，劣性，優性，半接合）といった，すべての遺伝的リスク構造をとるとされる。これまでのゲノムワイド関連解析では個々のSNPの効果が非常に弱く，サンプルサイズが不足しているために検出が困難

であった。しかし，非常に多くのSNPの多遺伝子リスクがASDの変異の主たる要因である可能性が考えられている。

稀なリスク遺伝子多型は，非常に軽微な効果しか及ぼさない。ASDの遺伝子研究が進むにつれて，リスクとなる遺伝子の異常は拡散するばかりで収束しないのではないかとさえ思われたが，最近のASDのコホート研究における全ゲノムシークエンスでは，過去に遺伝子解析やターゲットシークエンスで見出されたASD関連変異が再現されてきている。

現在，極めて詳細に同定できる稀な染色体の再配列が明らかになり，超顕微鏡的欠失や重複（CNVか，より小さな構造的多型），SNV，小欠失や重複のすべてがリスクとなりうる[2]。

稀な変異は，罹患していない親からの遺伝か，あるいは減数分裂における配偶子形成の間に，*de novo*変異として起こりえる[2]。常染色体性の機能を喪失する*de novo*のSNVは優性遺伝し，非常に大きなリスクとなる[2]。タンパク質の機能を障害するような変異は，優性遺伝してリスクに大きな影響を及ぼすか，または両方の対立遺伝子に障害を起こして劣性遺伝するか，あるいはX連鎖劣性遺伝する[2]。

遺伝的な要因以外のASDのリスクはあるが，そのメカニズムはいまだ明確ではない。父と母の年齢はリスクと関連がある[2]。父が高齢であるほど*de novo* SNVとCNVの率が増える[2]。父の年齢と比較して，母の年齢については検証が進んでいないが，母が高齢であるほど染色体異常のリスクとなることは知られている[2]。

これらの知見より，ASDの遺伝的な発症機構モデルとしては，遺伝したありふれた多型と稀な多型の両方が感受性を決め，そこに高リスクの遺伝的な因子（*de novo*，劣性，X連鎖性の多型）や非遺伝性の因子が加わって，易罹患性の閾値を上回るとASDを発症するのではないかと考えられるようになってきている[2]。

2. 染色体異常

染色体異常は，ASDにおいて一貫して報告され，広範囲の染色体に散在している。染色体マイクロアレイ解析（CMA：chromosomal microarray）は，臨床的な遺伝子検査として有用である。比較ゲノムハイブリダイゼーション（CGH：comparative genomic hybridization）とSNPアレイの2種類の異なる方法を用いてゲノムのCNV解析が行われる。ASDの推定CNV頻度は5～21％であり，ASDと関連が深いと考えられている染色体部位は，ASDにおいて一般的に認められる[1][3]。例えば，16p11.2におけるCNVは，ASD罹患者において0.5～1％の頻度で認められると報告されている[1]。このようにCMAは，発達の障害や先天異常がある場合に第一段階の検査となる[3]。例えばASDに加えて，小頭症，てんかん，先天異常，外表奇形を認める「complex ASD」においては，CMA検査を行うことで診断率が上がる。その他，診断率が上がるものとしては，発達上の障害や精神科的問題のある家族歴がある場合が挙げられる。CMAにより異常が認められたら，*de novo*かどうかを確かめるために家族歴を聴取し，両親についても検索することが勧められる。

3. 単一遺伝子疾患

ASDは，一般集団と比較して，単一遺伝子疾患に多く認められることが知られている[1][4]。2015年に報告された過去の168本の論文のメタアナリシスによると，12の単一遺伝子病において，ASD様の表現型が以下の割合で認められた。Rett's syndrome（女性のみ61％），Cohen syndrome（54％），Cornelia de Lange syndrome（43％），tuberous sclerosis complex（36％），Angelman's syndrome（34％），CHARGE syndrome（30％），fragile X syndrome（男性のみ30％，男女22％），neurofibromatosis type 1（18％），Down syndrome（16％），Noonan's syndrome（15％），Williams' syndrome（12％），22q11.2 deletion syndrome（11％）[4]。相対危険度とオッズ比は，一般集団と比較して，Rett's syndromeとCohen syndromeにおいて最も高かった[5]。しかし，単一遺伝子疾患は，ASD罹患者の1％以上を占めない。これは，遺伝子疾患が判明したら，あえてASDの診断を求めないことによるかもしれない。他に同定可能な原因がない場合，これらの遺伝子について検査

を行うことができるだけのエビデンスがあると言えるだろう。

4. 代謝性疾患群とミトコンドリア異常症

代謝性疾患との関連は多く報告されているものの，比較的まれで，典型的には常染色体劣性遺伝形式をとる[1]。ほとんどの代謝性疾患は，発生率は低いが大きな影響を及ぼすものの，代謝性疾患の検査が推奨されるとまでは言えない[1]。まずは，てんかんや錐体外路徴候（不随意運動，ジストニア，パーキンソニズム），発育不全，神経系の退行などの，代謝性疾患をうかがわせる病歴の有無を確認する必要がある[1]。ミトコンドリア病はASDとの関連が報告されているが，代謝性疾患と同様に，臨床的に筋緊張の低下，3歳以降の繰り返す退行現象，複数の器官の障害などの特徴的な症状を認めた場合に検索を行うことが推奨される[1]。

おわりに

本稿で述べたとおり，ASDの遺伝カウンセリングにあたっては，まず厳密な診断が必須である。遺伝子診断を行った後には，遺伝的な要因が同定できた場合にも，できなかった場合にも療育やケアの指針となるようカウンセリングを行う。明確な遺伝要因を同定できなかった場合には，データに基づいたASDの再発リスクを説明する。ASDの最新の遺伝子研究の結果を統合しているリサーチリソースデータベースとして，the Simons Foundation Autism Research Initiative（SAFRI）が公開されている。2016年10月現在，同サイトにupされている最新のデータによると，ASD関連遺伝子は826，CNVは約2000報告されている。関連遺伝子はCategories 1から6までスコアリングされており，数字が少ないほど信頼性が高い。最も信頼性の高いCategorie 1には，現在16の遺伝子がリストアップされている。このようにして発見された遺伝子には，脳の発達に必須のADNP（activity-dependent neuroprotective protein）遺伝子，心臓の異常との関連もあるANK2（ankyrin 2）遺伝子，クロマチンリモデリング因子の1つであるCHD8（chromodomain helicase DNA binding protein 8）遺伝子などが挙げられている。見出された遺伝子は，細胞やモデル動物などを用いて，その機能を検証し，ヒトにおける表現型が検討されて，ASDの病態解明および治療方法の確立に役立てられるよう研究が進められている。今後，このような遺伝学的なアプローチがASDの画期的な治療法に結びつくことが大いに期待される。

用語解説

1. **非共有環境効果**：環境効果には，共有環境効果と非共有環境効果がある。共有環境が家庭環境などの一卵性双生児において共有される環境の影響であるのに対し，非共有環境とは家庭外の個々人の環境の影響である。

参考文献

1) Schaefer GB, Mendelsohn NJ : Genet Med 15, 399-407, 2013.
2) De Rubeis S, Buxbaum JD : Hum Mol Genet 24（R1），R24-31, 2015.
3) Tammimies K, Marshall CR, et al : JAMA 314, 895-903, 2015.
4) Geschwind DH, State MW : Lancet Neurol 14, 1109-1120, 2015.
5) Richards C, Jones C, et al : Lancet Psychiatry 2, 909-916, 2015.

参考ホームページ

・the Simons Foundation Autism Research Initiative（SAFRI）
　https://sfari.org/

安田由華

2003 年	大阪大学大学院医学系研究科精神医学教室博士課程修了 大阪府立精神医療センター
2004 年	医療法人栄和会 大同クリニック
2005 年	大阪大学大学院医学系研究科精神医学教室
2008 年	同大学院医学系研究科附属子どものこころの分子統御機構研究センター疾患関連分子解析部門 / 精神医学教室
2010 年	同大学院医学系研究科精神医学教室
2015 年	同医学部附属病院オンコロジーセンター / 精神医学教室 特任助教

第2章 精神・神経疾患の遺伝医学研究・診療各論

16．神経内科疾患のファーマコゲノミクス

莚田泰誠

薬物応答性とゲノム情報との関連を調べることを目的としたファーマコゲノミクス研究の進展により，薬物治療開始前に薬効や副作用のリスクを予測可能な一塩基多型（SNP）などのゲノムバイオマーカーが報告されつつある。これらのゲノムバイオマーカーが，その臨床的有用性が実証されたうえで臨床に導入されれば，事前の遺伝子検査の結果に基づいて，治療薬を選択したり投与量を調節したりすることにより，維持用量への速やかな到達や集団全体における副作用の発現頻度の低下などが可能となる。

はじめに

ファーマコゲノミクス（pharmacogenomics：PGx）は，薬を意味する接頭辞 pharmaco と genomics からなる造語であり，「薬物応答と関連する DNA 及び RNA の特性の変異に関する研究」と定義されている（平成 20 年 1 月 9 日，厚生労働省医薬食品局審査管理課長・安全対策課長通知）。すなわち，薬の作用とゲノム（遺伝）情報を結びつけることにより，特定の患者における効果や副作用などの薬物応答性に関連する遺伝因子を見出し，個人個人に合った薬を適切に使い分けることをめざす研究分野がファーマコゲノミクスであり，そのために用いる一塩基多型（SNP）などのゲノム情報はゲノムバイオマーカーと呼ばれる。事前の遺伝子検査により，個々の患者における薬物応答性を治療開始前に予測することができれば，ファーマコゲノミクスに基づく，より安全で適切な薬物治療の提供が可能となる。

ファーマコゲノミクスにおいて対象となる遺伝子検査は，体細胞遺伝子検査と遺伝学的検査（生

殖細胞系列遺伝子検査）に分けられる。体細胞遺伝子検査で明らかになった遺伝子変化は世代を超えて伝わることはないが，生殖細胞系列遺伝子検査には，「世代を超えて受け継がれる」，「一生変化しない」，「血縁関係にある親族の遺伝型や表現型が比較的正確な確率で予測できる」などの特性が存在する。近年，がん治療の分野では，がん細胞における遺伝子変異や融合遺伝子を調べる体細胞遺伝子検査技術が大きく進展し，非小細胞肺がん治療薬ゲフィチニブにおける *EGFR* 変異検査，大腸がんに用いられる EGFR 抗体薬セツキシマブにおける *RAS* 変異検査などの例にみられるように，治療効果予測のための体細胞変異診断が現実のものとなっている。

一方，生殖細胞系列遺伝子検査においても，抗がん薬イリノテカンによる好中球減少症の発症リスクを予測するための *UGT1A1* 遺伝子多型検査が 2008 年に保険適用された。本稿では，神経内科疾患において，生殖細胞系列遺伝子検査に適用可能なファーマコゲノミクス研究の成果として，抗てんかん薬誘発性薬疹の発症リスクの予測およ

■ *Key Words*

ファーマコゲノミクス（PGx），全ゲノム関連解析，GWAS，*HLA-A*31:01*，VKORC1，CYP2C9，CYP4F2，カルバマゼピン，ワルファリン，薬疹

203

●第 2 章　精神・神経疾患の遺伝医学研究・診療各論

びワルファリンの至適投与量の予測について述べる。

Ⅰ．抗てんかん薬誘発性薬疹

カルバマゼピン，フェニトイン，フェノバルビタールなどの抗てんかん薬は，薬疹を起こしやすいことが知られている。特に，スティーブンス・ジョンソン症候群（Stevens-Johnson syndrome：SJS），中毒性表皮壊死症（toxic epidermal necrolysis：TEN）および薬剤性過敏症症候群（drug-induced hypersensitivity syndrome：DIHS）などの重症薬疹は予後が極めて悪いため，てんかん治療の開始前にこれらの薬疹の発症リスクを予測することは極めて重要な課題である。2004 年，台湾の研究グループにより，カルバマゼピンによる SJS-TEN の発症リスクに関連するゲノムバイオマーカーとして HLA-B*15:02 が同定された[1]。台湾漢民族においては，44 人の SJS 患者の全員が当該アレルを有しており，算出されたオッズ比は 2,504 であった。すなわち，カルバマゼピンによる重症薬疹を回避するためのバイオマーカーとして HLA-B*15:02 は極めて優れていることが示された。しかしながら，HLA アレルの頻度には人種差があり，台湾人では 5.9％である HLA-B*15:02 のアレル頻度は，東南アジア人の集団においては同程度（タイ人：8.2 〜 8.5％，マレーシア人：2.0 〜 16％）である一方，日本人や白人では 0.1％

未満であり[2]，カルバマゼピン誘発性薬疹の発症リスクを予測するためのゲノムバイオマーカーとして利用することはできない。

そこで筆者らは，日本人におけるカルバマゼピン誘発性薬疹のゲノムバイオマーカーを同定することを目的として，カルバマゼピンを服用した日本人患者のうち，薬疹を起こした 77 例（SJS-TEN：6 例，DIHS：36 例，多形紅斑型：16 例，播種状紅斑丘疹型：6 例，紅斑型：2 例，紅皮症型：1 例，固定薬疹：1 例，分類なし：9 例）について，全ゲノム上の約 60 万ヵ所の SNP を対象とした全ゲノム関連解析（genome-wide association study：GWAS）および HLA タイピングによるケース-コントロール関連解析を行った[3]。その結果，HLA-A*31:01 がカルバマゼピン誘発性薬疹と関連する遺伝因子であることを明らかにした〔表❶，オッズ比 9.5（95％ CI 5.6-16.3），P ＝ $1.09×10^{-16}$〕。筆者らの報告の直後，McCormack ら[4]が同様の手法を用いて，白人においても HLA-A*31:01 がカルバマゼピン誘発性薬疹と関連することを報告したことにより，異なる人種においてもカルバマゼピンによる薬疹の発症リスクを予測できるゲノムバイオマーカーであることが示された。

筆者らの解析において，カルバマゼピンによる薬疹発症群と非発症群における HLA-A*31:01 保有者の頻度はそれぞれ 58.4％および 12.9％であっ

表❶　日本人におけるカルバマゼピン誘発性薬疹と HLA-A*31:01 の関連

	症例数（％）			P 値	オッズ比 (95% CI)
	HLA-A*31:01 陽性	HLA-A*31:01 陰性	計		
薬疹発症群					
すべての薬疹	45（58.4）	32（41.6）	77	$1.09×10^{-16}$	9.5 (5.6-16.3)
DIHS	21（58.3）	15（41.7）	36	$2.06×10^{-9}$	9.5 (4.6-19.5)
SJS-TEN	5（83.3）	1（16.7）	6	$2.35×10^{-4}$	33.9 (3.9-295.6)
その他の薬疹	19（54.3）	16（45.7）	35	$4.74×10^{-8}$	8 (3.9-16.6)
薬疹非発症群	54（12.9）	366（87.1）	420	－	－

DIHS：drug-induced hypersensitivity syndrome，SJS-TEN：Stevens-Johnson syndrome-toxic epidermal necrolysis

た。すなわち，カルバマゼピンによる薬疹発症患者のうち，*HLA-A*31:01* で説明できるものは約60％であった。日本人におけるカルバマゼピン誘発性薬疹の発症率を3％とすると，*HLA-A*31:01* を有する患者をカルバマゼピンによる治療から除外することにより，薬疹発症頻度は約1％に低下することが予測された。また，*HLA-A*31:01* の有無を薬疹発症リスクの予測診断法に用いた場合の陽性的中率および陰性的中率は，それぞれ12.0％および98.6％と計算された。すなわち，*HLA-A*31:01* を用いた遺伝子検査において，*HLA-A*31:01* 陽性を示したためカルバマゼピン誘発性薬疹の発症リスク型と判定された患者の約8人に1人に薬疹が発症すると予測された。

興味深いことに，筆者らによるサブグループ解析において，薬疹症例をタイプ別に解析した場合（SJS-TEN，DIHS およびその他の薬疹），いずれのグループにおいても *HLA-A*31:01* との関連は有意であり，オッズ比も高い値を示した（表❶）。上述の白人における報告においても，過敏症症候群，播種状紅斑丘疹型および SJS-TEN のいずれのタイプの薬疹においても，*HLA-A*31:01* との有意な関連がみられたことより[4]，異なる病態と考えられている SJS-TEN と DIHS およびその他の薬疹の発症のメカニズムにおいて *HLA-A*31:01* という共通の遺伝因子が関与する可能性が示された。

その他の抗てんかん薬による薬疹に関する検討も行われている。抗てんかん薬ラモトリギンは小児にも適応を有し，また双極性障害における気分エピソードの再発・再燃抑制にも適応があることで期待されている新しい機序を有する薬であるが，重症薬疹の発症頻度が極めて高いことが報告されており，2008年の販売開始時より「警告」をはじめ「重要な基本的注意」，「重大な副作用」の項において，SJS-TEN などの重篤な皮膚障害に関する注意喚起が行われてきた。最近，報告された白人患者46例における GWAS では，ラモトリギン誘発性薬疹と関連する SNP は検出されなかった[5]。ラモトリギンをはじめ薬疹を起こしやすい薬による発症リスクを事前に予測することが

可能な，さらなるゲノムバイオマーカーを同定することができれば，患者におけるメリットは極めて大きいと考えられる。

Ⅱ．抗凝固薬ワルファリンの至適投与量の予測

ワルファリンは世界的に繁用されている抗凝固薬であり，経口投与可能な血栓塞栓症治療薬である。しかしながら，維持用量において20倍以上の個人間変動がみられ[6]，過少および過量投与はそれぞれ血栓形成および出血性副作用の原因となる。2006年の Budnitz ら[7]の報告では，米国において救急治療室行きとなる副作用の原因となる薬の中では，ワルファリンはインスリンに次いで2番目に報告数が多く，年間約43,000例と推定された。実際のワルファリン治療では，患者から採取した血液のプロトロンビン時間を標準化した指標である international normalized ratio（INR）に基づく血液凝固能のモニタリングが必須である。通常，心原性脳塞栓症の発症予防を目的とした外来治療の場合は，初回投与量1～2 mgでワルファリン導入を開始し，INR が目標範囲に入るように投与量を微調整するため，適切な維持用量に達するまでには長期間を要することも多い。

筆者らは，日本人ワルファリン服用患者1,515例（維持用量 1 mg/day 以下：811例，4 mg/day以上：704例）について GWAS を実施したところ，最も P 値が小さい SNP はビタミン K エポキシド還元酵素複合体1（*VKORC1*）のプロモーター領域に存在する rs9923231（P = 8.7×10^{-31}）であり，次いでチトクローム P450 2C9（*CYP2C9*）上の rs10509680（P = 3.8×10^{-7}）であった[8]。VKORC1 はプロトロンビン，第 X 因子，第 IX因子などのビタミン K 依存性血液凝固因子の活性化に必要な還元型ビタミン K の生成に関与する。ワルファリンは VKORC1 を阻害することによって抗凝固作用を発揮する（図❶）。また，CYP2C9 はワルファリンの主代謝酵素であり，経口投与されたワルファリンは消化管からの吸収後，肝において CYP2C9 によって 7- 水酸化体に代謝されて抗凝固活性を失う。これらの SNP に

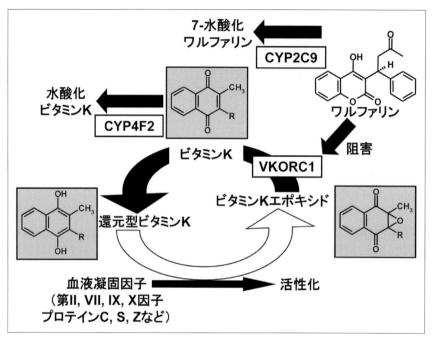

図❶ ビタミンKサイクルとワルファリン感受性関連遺伝子

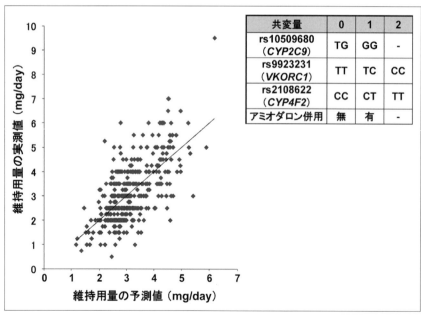

図❷ 遺伝子型情報および患者の臨床情報を組み込んだワルファリン開始用量決定アルゴリズム

維持用量の予測値(mg/day) = 1.823954 − (0.023583*年齢) + [1.118196*体表面積(cm^2)] + [0.697966*rs10509680(*CYP2C9*)] + [1.386091*rs9923231(*VKORC1*)] + [0.22656*rs2108622(*CYP4F2*)] − (0.755881*アミオダロンの併用の有無)

おける遺伝子型情報を共変量とした多変量ロジスティック回帰分析により，さらなるワルファリン感受性関連 SNP としてビタミン K 代謝酵素であるチトクローム P450 4F2（*CYP4F2*）上の rs2108622 を同定した（P = 2.6×10^{-8}）。さらに，上述の SNP の遺伝子型情報，患者の年齢，体表面積および CYP2C9 阻害薬である抗不整脈薬アミオダロンの併用の有無の情報を組み込むことにより，ワルファリン維持用量を予測するためのアルゴリズム（計算式）を構築した（**図❷**）。このアルゴリズムはワルファリン維持用量の個人間変動の約43％を説明することが可能であり，治療開始前における個々の患者に適切なワルファリン開始用量の決定に有用であることが示された。

おわりに

　ゲノム情報と薬物応答性の関連性を臨床に応用するためには，遺伝子検査の結果に基づいた治療薬や用量を選択することが患者に有利であること（臨床的有用性）を前向き臨床研究で実証しなければならない。筆者らのグループでは，上述の遺伝子多型を用いた遺伝子検査の有用性を実証するために，日本人患者を対象とした Genotype-Based Carbamazepine Therapy（GENCAT）Study および Genotype-Based Warfarin Therapy（GENWAT）Study を 2011 年に開始した。これらの前向き臨床研究によって臨床的有用性が実証されれば，遺伝子検査の診断薬としての製造承認取得，保険適用に向けて大きく前進することになり，より安全で適切な患者に優しいオーダーメイド投薬につながることが期待される。

参考文献

1) Chung WH, Hung SI, et al : Nature 428, 486, 2004.
2) http://www.allelefrequencies.net/
3) Ozeki T, Mushiroda T, et al : Hum Mol Genet 20, 1034-1041, 2011.
4) McCormack M, Alfirevic A, et al : N Engl J Med 364, 1134-1143, 2011.
5) McCormack M, Urban TJ, et al : Pharmacogenomics 13, 399-405, 2012.
6) Mushiroda T, Ohnishi Y, et al : J Hum Genet 51, 249-253, 2006.
7) Budnitz DS, Pollock DA, et al : JAMA 296, 1858-1866, 2006.
8) Cha PC, Mushiroda T, et al : Hum Mol Genet 19, 4735-4744, 2010.

莚田泰誠	
1986 年	金沢大学薬学部製薬化学科卒業
1988 年	同大学院薬学研究科修士課程修了 北陸製薬株式会社入社
2003 年	理化学研究所遺伝子多型研究センター入所
2013 年	同統合生命医科学研究センターファーマコゲノミクス研究グループグループディレクター（改組に伴う名称変更）

第2章 精神・神経疾患の遺伝医学研究・診療各論

17．心理的形質と双生児研究

安藤寿康

　あらゆる心理的形質には遺伝の影響があり，家族を類似させる共有環境の影響は少なく，環境要因としては一人一人に固有の非共有環境が大きいことが，双生児法を用いた行動遺伝学研究から明らかにされている。一般に，併存する形質の間は遺伝によって媒介されており，それは分子遺伝学的研究からも支持されるようになってきた。環境の選択や形質の発達的な変化にも遺伝要因が関わる。不一致一卵性のエピジェネティクスの差異は，遺伝子発現のダイナミズムを知る最新の方法として注目されている。

はじめに

　心理的形質（心の働き）が，身体的・病理的形質と同じように遺伝子の影響を受けること，つまり遺伝的形質であるということは，いまや疑問の余地のない事実として認識されている … と本稿の冒頭で宣言したいのだが，現実には「遺伝の影響を受けている」と聞けば「遺伝によって決まっている」と曲解し，それと正反対の「遺伝の影響など全く受けず，環境によって決まっている」と主張したがる人々が，まだ少なからずいるというのが実情である。

　だが心理的形質がヒトの生命現象の一側面である限り，生命現象をつかさどる遺伝子の影響を受けるのは地動説と同じくらい自明なことである。このことを明らかにし続けてきたのが双生児研究を基礎とした行動遺伝学である。本稿では，Ⅰで行動遺伝学の主要な方法論である双生児法の原理とその基本的な知見を，またⅡでその発展的な知見を紹介し，Ⅲで分子生物学的成果と最近注目されるエピジェネティクス[用解1]研究について概観する。

Ⅰ．双生児法と行動遺伝学の3原則

1．双生児法の原理

　「心理的形質も遺伝的形質である」と聞いたとき，文学の素材になるような心の微妙なあやまでもが遺伝子の影響を受けているというと，荒唐無稽と感じるかもしれない。人の心は，季節の変わり目の何気ない風景の変化に気づいたり，密かに心を寄せた異性とすれ違ってときめかせたりと，偶然の出来事との邂逅で大きく変わるものであり，遺伝子などとは全く無関係だと思われるからだ。だが行動遺伝学者は，そんな心の動きにすら遺伝の影響があるのではないかと考えて調べてみたくなる。そして「あなたは美しい景色に感動しやすいですか」とか「片思いの人と偶然出会ったとき，強く心をときめかせますか」などという無粋な質問を，たくさんの双生児の人たちに「とてもそう思う＝5」から「全くそう思わない＝1」までの5段階などに評定してもらい，似たようなことをたずねる数問から十数問の質問項目の回答

■ **Key Words**

行動遺伝学，知能，パーソナリティ，うつ，統合失調症，精神疾患，遺伝と環境，共有環境，非共有環境，構造方程式モデリング，不一致一卵性，エピジェネティクス

と併せて得点化して,「センチメンタリティ」とか「社会的感受性」などといった名前をつけて,きょうだい間の類似性を比較してみるのである。

ここであらゆる遺伝子と家庭環境を共有する一卵性双生児のほうが,家庭環境は共有するが遺伝子は一卵性の半分しか共有しない二卵性双生児よりも,お互いによく似通っていたとしたら,そんな心の動きにも遺伝の影響が関わっていることの強力な状況証拠となる。そして実際にそうなのだ。

一卵性双生児は,自然が産んだクローン,遺伝的には同一人物である。しかも,たいていは同じ家で同じ両親のもときょうだいとして育つ。それは二卵性双生児でも変わらない。ただ二卵性は遺伝的には普通のきょうだいと同じ程度の遺伝的な違いがあり,両親から受け継がれた遺伝子をきょうだい2人が共有する確率は全体で1/2である。つまり一卵性と二卵性では,生育環境は等しいが,遺伝的には前者が後者の2倍似ているということになる。

そのような彼らに,心理的形質の個人差を投影できるようなしかけ(パーソナリティ検査や知能検査のような心理検査)を経験させると,必ずといっていいほど一卵性のほうが二卵性よりも高い類似性を示す。それが心理的形質に遺伝の影響があることを示す証拠となる。様々な心理的形質について,その類似性を相関係数や一致率という統計量で比較した図❶が,その証拠のごく一部である[1]。ご覧のように多くの形質では,一卵性の類似性は二卵性の類似性のおおむね2倍であり,遺伝子の共有度と対応していることがわかるだろう。しかし,同じ遺伝子と環境を共有する一卵性といえども,完全な一致を表す「1」には及ばない。一卵性でもこのように「違う」のは,一人一人に固有で,きょうだいでも共有されない環境から受ける経験のせいであると考えられる。それを「非共有環境」の影響という。しかし図の知能や学業成績のように,二卵性の類似性が一卵性の半分よりも高い場合には,遺伝要因以外にその表現型を類似させる要因があることがうかがえる。それこそ,一緒に育った環境,すなわち「共有環境」がその原因である。

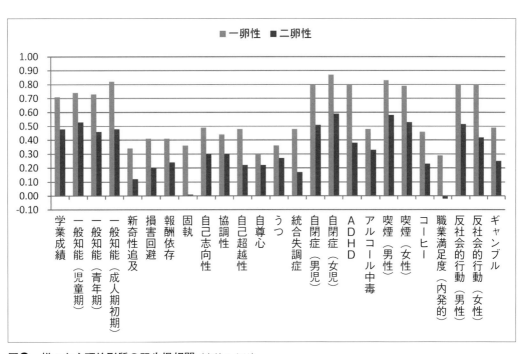

図❶　様々な心理的形質の双生児相関（文献1より）

2. 行動遺伝学の3原則

かくして，一卵性と二卵性の類似性のデータから，遺伝要因と2種類の環境要因（共有環境と非共有環境[用解2]）の影響力の大きさを推定することができる．その推定には構造方程式モデリング[用解3]という高度な統計手法が用いられ，それを用いた図❶のデータからのこれらの推定値が図❷に表されている[1]．

この図はもちろんあらゆる心理的形質を網羅したものではないが，おおむねこの研究領域の結果を代表するものであり，そのポイントは以下の3点に要約できる．

① あらゆる形質には遺伝の影響がある
② 共有環境の影響はないか，あっても相対的には少ない
③ 非共有環境の影響は大きい

これを行動遺伝学の3原則[2]といい，数多くの行動遺伝学研究によって頑健に支持されている．

第1原則「あらゆる形質には遺伝の影響がある」と第3原則「非共有環境の影響は大きい」は，あわせて「あらゆる心理的形質には遺伝要因と環境要因の両方がいずれも無視できないほど関与している」ということを示している．これは「遺伝か，環境か，どちらか」という二者択一の問題設定や議論は成り立たないことを意味する．これはほとんどの人にとって，あまりにもありきたりに聞こえてしまう．だが私たちの脳の情報処理力は想像以上に貧困で，遺伝のことを考え出すと環境のことを忘れ，環境を考えると遺伝に思い至らなくなり，その両方を同時に考えるのは専門家といえども実は想像以上に難しい．なぜある人がある独特の行動をしたのかを説明するとき，そうさせているその人自身の遺伝的条件と環境条件の両方があることを必ず想定しなければならない．

第2原則は一般に家庭環境や親の影響の予想外の小ささを意味する．ただし認知能力や学力，反社会的行動と親子間の愛着などでは，例外的に共有環境の影響がみられる．いずれも若年の頃の傾向で，家庭環境やきょうだい関係の共有がそれなりにシステマティックに有意な機能を果たしていることがわかる．

遺伝の影響が大きいことは，必ずしも遺伝子を特定しやすいことを意味しない．事実はむしろ逆

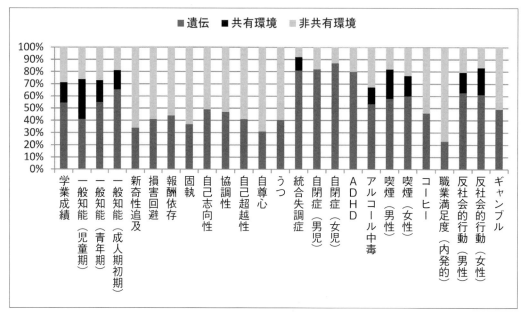

図❷ 様々な心理的形質の遺伝・共有環境・非共有環境の割合（文献1より）

で，こうした心理的形質の責任遺伝子探究はいずれも少数の効果量の大きな遺伝子特定に結びついていない。これが「失われた遺伝率」問題である。とはいえ，全ゲノム情報を利用しSNPs（一塩基多型）レベルの個人間の類似性を利用したGCTA（genome-wide complex trait analysis）[3] [用解4] では，そのレベルの変異が少なくとも遺伝率の半分程度は説明するところまでこぎつけている[4] [5]。さらに遺伝子間の交互作用まで考慮すると，数十個の遺伝子でおおむね遺伝の影響を説明しつくせる可能性すら示唆されるようになってきた[6]。

Ⅱ．遺伝と環境の複雑な関係

今日の双生児データを用いた行動遺伝学の研究の世界は，こうした「どの形質は遺伝の影響がどれくらいあるか」というだけの単純なリサーチクェスチョンでは，もはや科学論文として価値がない時代になっている。第1原則が「あらゆる形質には遺伝の影響がある」というように，遺伝の影響を示すだけではあまりに陳腐だからである。いま構造方程式モデリングという手法を用いると，

①ある形質と別の形質との関係が遺伝と環境によってどのように媒介されているか

②ある形質とある環境条件との関係が遺伝と環境によってどのように媒介されているか

③ある形質の発達的変化が遺伝と環境によってどのように媒介されているか

のような問いに答えることができる。

1．形質間の遺伝的関連

異なる形質間の遺伝と環境の関連性の研究は，うつ病と不安障害，統合失調症と双極性障害，自閉症とADHDなど，併存しやすい様々な精神疾患や発達障害が，環境要因ではなく遺伝要因によって媒介されていることを示してきた[7] [8]。しかもその遺伝要因は，健常者にもみられるパーソナリティの個人差に関わる遺伝要因でもあり，それぞれの疾患に特異的なのではなく，ディメンショナル（次元的）なものである[9]。この知見は，全ゲノム関連研究（GWAS）で見出された関連遺伝子の多面発現性からも支持される[10]。これは

逆に，表面上異なる症状を導いているのは何らかの特定の環境要因，あるいは何らかの限られた遺伝的素因と特定の環境要因との間の交互作用であることを示唆する。こうした環境条件を患者個人ごとに探す手がかりを与えてあげることも，遺伝カウンセリングでは必要になるだろう。

2．環境も遺伝的形質である

環境も遺伝要因の表現型として理解できる。なぜなら環境は外側からランダムに与えられるものばかりではなく，自分自身の遺伝的素因を反映する能力やパーソナリティによって主体的に選び取り，設計したりするからである。例えば親の養育行動の23％が遺伝によって説明されるという報告がある[11]。

3．遺伝的影響の発達的変化

心理的形質に及ぼす遺伝の影響は，歳を経て様々な環境のもとで経験を積むにつれて減少するように思われる。しかし実際には逆に増加する場合が少なくない。それは特に知能指数に関して頑健な知見があり[12]，また外在化問題やうつ，不安でも発達に伴う遺伝率の上昇がみられる[13]。特に知能の場合，遺伝要因は発達を通じての安定性だけでなく，発達に伴う新しい遺伝要因の発現による変化も，複数の双生児や養子の縦断追跡研究で示されている[14]。

Ⅲ．エピジェネティクス－一卵性双生児の違いが開く新しい遺伝子像

図❶と図❷に戻ってみて改めて気づくのは，一卵性双生児でも差がかなりあるということ，つまり非共有環境の影響が相対的に大きいということである。これまでの行動遺伝学で，この非共有環境は「鵺」のような存在だった。それは有象無象のランダムな環境の影響の総体で，その実体がほとんどの場合つきとめようがなかったからだ。環境の実体がつかみにくいのは今も変わらない。しかし遺伝子の発現過程に関わるエピジェネティクスがつきとめられるようになった今日，この一卵性の差が，同じ遺伝条件の人間が，どれほどエピジェネティックな差異を示し，それが精神疾患などの心理的形質と関わりをもつのかを実証でき

●第2章　精神・神経疾患の遺伝医学研究・診療各論

表❶　心理的形質の不一致一卵性双生児によるエピジェネィクス研究（文献15より改変）

	表現型	試料	主な結果	対象者	文献
1	青年期うつ	口腔内粘膜	脳内で再現可能な2つのメチル化の異なる場所あり	不一致一卵性18組	16
2	アルツハイマー病	側頭新皮質（補正なし）	DNAメチル化レベルの有意な減少	不一致一卵性1組	17
3	自閉症スペクトラム障害	リンパ芽球様細胞（補正なし）	73ヵ所で異なるCpGアイランドのメチル化	男性不一致一卵性3組	18
4	自閉症スペクトラム障害（ASD）	全血	文献で既に指摘された遺伝子領域で異なるメチル化	ASDと関連形質で不一致の一卵性34組，一致一卵性5組	19
5	双極性障害	全血	GPR24の上流領域のメチル化低下	不一致一卵性11組	20
6	双極性障害	リンパ芽球様細胞	PRIELのメチル化低下	不一致一卵性1組と23人の血縁のないケース群，および18人の血縁のない統制群	21
7	大うつ病	全血	ZBTB20遺伝子内の領域で高度メチル化	不一致一卵性50組	22
8	主要な精神病（統合失調症とうつ）	全血	ST6GALNAC1のプロモーター領域過メチル化	不一致一卵性22組	16
9	統合失調症	全血	PUS3の上流領域に過メチル化	不一致一卵性11組	16
10	統合失調症	リンパ芽球様細胞	DRD2遺伝子の5'-制御領域のメチル化パターンが罹患したヒトの間で類似	不一致一卵性1組と一致一卵性1組	23

る強力なエビデンスを提供するようになりつつある。なぜなら不一致一卵性は年齢，性別，コホート効果，母体の状況，そして子宮内環境にはじまる様々な生育環境条件といった交絡要因がコントロールされていることからである。

　この領域はまだ萌芽的な段階であり，いまのところ**表❶**に載せるような小規模な研究報告があるのみではある[15)-23)]。このうち比較的大きな不一致一卵性のサンプルで自閉症と関連する特性を検討した研究[19)]では，これまでにエピジェネティックな変化が報告されているGABRB3，AFF2，NLGN2などの遺伝子に罹患者と被罹患者の間のDNAメチル化の差異が見出されているほか，統合失調症と双極性障害という2大神経疾患にST6GALNAC1遺伝子のプロモーター領域の過メチル化がみられた[20)]ことも，既存の研究と一貫している。

　エピジェネティックな遺伝子発現の変化は組織によって異なるが，今のところ全血あるいはリンパ芽球様細胞のように組織特異的でないサンプルを利用せざるを得ない。こうした点での技術的改善とともに，現在計画されている世界的な不一致一卵性コンソーシアムによって十分なサンプルサイズが得られ，併せて組織的な環境の差異に関する情報とリンクさせることによって，精神疾患のような心理的形質の治療や予防，そしてその発現過程メカニズムに関する知識に基づく的確な遺伝カウンセリングが可能になることが期待される。

おわりに

　双生児研究はヒトの遺伝研究の「いろは」であり「XYZ」でもある。それはある形質が遺伝子の影響を受けているかを最初に確認する方法であり，また実際に特定の遺伝的変異，エピジェネティックな変異を「実装」した生身の人間が，それ以外のあらゆる遺伝情報と環境を共有しながら，特定の心理学的特徴をどのように発現させるのかを最終的に見極める方法でもあるからだ。この研究を進展させるには，大規模な双生児協力者のレジストリーが必要であり，現在わが国では慶應義塾大学と大阪大学がそうした取り組みを行っているが，将来的には全国的な規模に展開させ，世界の双生児研究チームとの連携を強めていかねばならない。

用語解説

1. **エピジェネティクス**：DNA への化学的修飾によって遺伝子発現に変化が生ずる現象のこと。遺伝子発現を抑制する DNA メチル化や促進するヒストンのアセチル化などがあり，遺伝情報の制御過程に関わるメタ遺伝情報として近年注目が集まっている。世代間に伝わることがある。

2. **共有環境と非共有環境**：環境要因のうち家族の成員を類似させる影響の総体を共有環境，類似させなくさせる影響の総体を非共有環境と呼ぶ。それは物理的に共有しているかしていないかの違いではないことに注意。同じ親の子育ての仕方が，一卵性双生児のきょうだい間で違った意味をもって作用するとしたら，それは共有環境ではなく非共有環境となる。

3. **構造方程式モデリング**：複数の変数の相関関係の背後に潜在する因子とその因果関係をモデル化し，その関連の大きさを推定する多変量解析の手法。仮説として立てたモデルが実測データとどのくらい一致するかを示す適合度が得られるので，単なる統計的記述のためではなく，仮説検証のための強力なツールとして利用される。Mplus，AMOS，OpenMx などのプログラムによって実行できる。

4. **GCTA（genome-wide complex trait analysis）**：全ゲノム複雑形質分析。任意の2者間の SNPs（一塩基多型）の共有度と表現型との類似性をもとに遺伝率を求める手法。一般に1つの SNP の表現型の説明率は極めて小さいが，全ゲノムの変異を相加的に合わせると，ある程度の分散が説明できる。しかし，それでも双生児法が示すほどの大きさにならないことから「失われた遺伝率」問題と呼ばれた。しかし，最近改善されている。

参考文献

1) 安藤寿康：遺伝と環境の心理学 - 人間行動遺伝学入門，培風館，2014.
2) Turkheimer E：Curr Dir Psychol Sci 9, 160-164, 2000.
3) Yang J, Lee SH, et al：Am J Hum Genet 88, 76-82, 2011.
4) Davies G, Armstrong N, et al：Mol Psychiatry 20, 183-192, 2015.
5) Gaugler T, Klei L, et al：Nat Genet 46, 881-885, 2014.
6) Arnedo J, Svrakic DM, et al：Am J Psychiatry 172, 139-153, 2015.
7) Kendler KS, Neale MC, et al：Arch Gen Psychiatry 49, 716-722, 1992.
8) ジャン KL，安藤寿康，他（監訳），佐々木掌子，敷島千鶴，他（訳）：精神疾患の行動遺伝学 - 何が遺伝するのか，有斐閣，2007.
9) Ono Y, Ando J, et al：Mol Psychiatry 7, 948-953, 2002.
10) Gatt JM, Burton KLO, et al：J Psychiatr Res 60, 1-13, 2015.
11) Avinun R, Knafo A：Pers Soc Psychol Rev 18, 87-102, 2014.
12) Tucker-Drob EM, Briley DA：Psychol Bull 140, 949-979, 2014.

13) Bergen SE, Gardner CO, et al：Twin Res Hum Genet 10, 423-433, 2007.
14) Briley DA, Tucker-Drob EM：Psychol Sci 24, 1704-1713, 2013.
15) Castillo-Fernandez JE, Spector TD, et al：Genome Med 6, 60, 2014.
16) Dempster EL, Wong CCY, et al：Biol Psychiatry 76, 977-983, 2014.
17) Mastroeni D, McKee A, et al：PLoS One 4, e6617, 2009.
18) Nguyen A, Rauch TA, et al：FASEB J 24, 3036-3051, 2010.
19) Wong CCY, Meaburn EL, et al：Mol Psychiatry 19, 495-503, 2014.
20) Dempster EL, Pidsley R, et al：Hum Mol Genet 20, 4786-4796, 2011.
21) Kuratomi G, Iwamoto K, et al：Mol Psychiatry 13, 429-441, 2008.
22) Davies MN, Krause L, et al：Genome Biol 15, R56, 2014.
23) Petronis A, Gottesman II, et al：Schizophr Bull 29, 169-178, 2003.

安藤寿康	
1981 年	慶應義塾大学文学部卒業
1986 年	同大学院社会学研究科博士課程修了
1987 年	慶應義塾大学文学部助手
1997 年	博士（慶應義塾大学大学院社会学研究科教育学）
2001 年	慶應義塾大学文学部教授

遺伝医学・遺伝カウンセリング関連書籍

単行本
遺伝カウンセリングのための
コミュニケーション論
京都大学大学院医学研究科遺伝カウンセラーコース講義

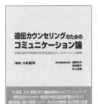

編　者：小杉眞司
　　　　　　（京都大学大学院医学研究科教授）
通年講義担当者：
　　　　　浦尾充子
　　　　　鳥嶋雅子
　　　　　村上裕美
定　価：本体 5,000円＋税
型・頁：A4変型判、404頁

遺伝子医学MOOK 別冊
いまさら聞けない『遺伝医学』

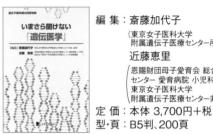

編　集：斎藤加代子
　　　　　　（東京女子医科大学
　　　　　　附属遺伝子医療センター所長・教授）
　　　　近藤恵里
　　　　　　（恩賜財団母子愛育会 総合母子保健
　　　　　　センター 愛育病院 小児科
　　　　　　東京女子医科大学
　　　　　　附属遺伝子医療センター非常勤講師）
定　価：本体 3,700円＋税
型・頁：B5判、200頁

遺伝子医学MOOK 別冊
遺伝カウンセリングハンドブック

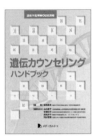

編　集：福嶋義光
　　　　　　（信州大学医学部教授）
編集協力：山内泰子・安藤記子・
　　　　　四元淳子・河村理恵
定　価：本体 7,429円＋税
型・頁：B5判、440頁

遺伝子医学別冊／遺伝子医学の入門書
これだけは知っておきたい
遺伝子医学の基礎知識

監　修：本庶　佑
　　　　　　（京都大学大学院医学研究科教授）
編　集：有井滋樹・武田俊一・
　　　　　平井久丸・三木哲郎
定　価：本体 3,800円＋税
型・頁：B5判、320頁

遺伝子医学MOOK 28号
ますます臨床利用が進む遺伝子検査
- その現状と今後の展開そして課題 -

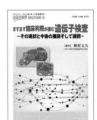

編　集：野村文夫
　　　　　　（千葉大学医学部附属病院
　　　　　　マススペクトロメトリー検査診断学寄付
　　　　　　研究部門客員教授）
定　価：本体 5,350円＋税
型・頁：B5判、268頁

遺伝子医学MOOK 10号
DNAチップ／マイクロアレイ臨床応用の実際
- 基礎,最新技術,臨床・創薬研究応用への実際から
今後の展開・問題点まで -

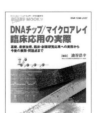

編　集：油谷浩幸
　　　　　　（東京大学先端科学技術研究センター教授）
定　価：本体 5,810円＋税
型・頁：B5判、408頁

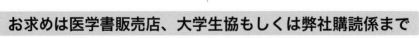

お求めは医学書販売店、大学生協もしくは弊社購読係まで

発行／直接のご注文は

株式会社 メディカルドゥ

〒550-0004
大阪市西区靱本町 1-6-6　大阪華東ビル 5F
TEL.06-6441-2231　FAX.06-6441-3227
E-mail　home@medicaldo.co.jp
URL　http://www.medicaldo.co.jp

第３章
精神神経遺伝カウンセリング 各論

第3章 精神神経遺伝カウンセリング各論

1. 精神・神経難病疾患の遺伝カウンセリングに参加するカウンセラー（神経内科専門医，臨床遺伝専門医，認定遺伝カウンセラー）の役割と考え方

千代豪昭

遺伝カウンセリングが対象とする遺伝性疾患には妊娠・出産に伴う領域，小児期の発達・障害に関するもの，外科的治療が必要なもの，家族性腫瘍，精神・神経疾患など臨床各科にまたがる広い領域がある。精神・神経疾患には進行性で治療が困難なものが多く，成人期の発症でクライエントの不安だけでなく，家族を巻き込んだ対応が必要になることも多い。綿密な家系資料の収集や遺伝子診断，医療・福祉資源との連携など「遺伝カウンセリング技術」を総動員しなくてはならないことも多い。このような精神・神経疾患の遺伝カウンセリングの領域で，遺伝カウンセリングの医療に占める役割をカウンセリングの進め方の中で具体的に紹介する。

はじめに「遺伝カウンセリングの歴史と精神・神経疾患の関わり」

遺伝カウンセリングという用語を最初に使ったのは，アメリカの人類遺伝学者リードで，1950年代の中頃のことと言われている。遺伝学はもともと品種改良や育種学の基礎理論として始まったが，20世紀になると帝国主義という国際情勢のもとで遺伝学は優生学の基礎理論となった。未熟で誤った理論が第二次大戦の悲惨な行為の一因になったという反省から優生学は否定されたが，1950年代になるとワトソン，クリックのDNA構造の解明，ヒト染色体の核型決定など近代遺伝学の成果を背景に，遺伝学の知識や技術を人類の幸福に役立てることはできないかという議論がアメリカを中心に起こった。遺伝カウンセリングは

過去に過ちを犯した反省と人類遺伝学者達の切実な思いから生まれた1つの結論である。その特徴は，過去の優生学からの脱却と科学的な事実に基づいたカウンセリング（対話過程）の提供であり，戦前の優生政策で行われた公的権力による法的規制（例えば優生法，堕胎法など）を否定し，クライエントの自律的決定を重視したことで優生学からの脱却をめざした。遺伝カウンセリングがアメリカで発祥したことには1つの背景がある。精神・神経疾患の代表であるハンチントン症の罹患者頻度はアメリカの白人ではわが国の10倍も高い。もともとハンチントン症の変異遺伝子の発生は北欧に源があると考えられているが，アメリカの建国に伴い，集団遺伝学でいう創始者効果によって白人集団の遺伝子頻度が高まったという仮説がある。対話のやり方や再発確率を求める方法（Bays

■ *Key Words*

遺伝カウンセリング，優生学，認定遺伝カウンセラー，臨床遺伝専門医，カプランの精神均衡理論，ロジャースのカウンセリング理論，行動変容，自律的な決定，基礎データの収集，包括的医療，主治医・患者関係

の確率計算法），表現度や浸透率の概念などもハンチントン症をモデルに研究された。また疾患遺伝子の遺伝子座が4番染色体（4p16.3）にあり，遺伝子（CAG塩基配列の繰り返し異常）診断が最初に可能になったのも本症である。

Ⅰ．遺伝カウンセラーや臨床遺伝専門医の役割と専門性

黎明期（1960年代）の遺伝カウンセリングの担い手は人類遺伝学者や人類遺伝学に詳しい医師であった。わが国ではミレニアムを迎えて遺伝カウンセラー（認定遺伝カウンセラー）や臨床遺伝専門医の資格制度が確立し[1]，精神・神経疾患の遺伝カウンセリングにも参入するようになった。資格制度を立ち上げるにあたって，これらの遺伝医療の専門職と診断・治療を担当する主治医（例えば精神・神経専門医）との役割分担が議論された。遺伝医療の専門スタッフも遺伝性疾患の基本的な疾患情報は学んでいるが，認定遺伝カウンセラーは非医師であり，臨床遺伝専門医もその専門的背景は異なる場合が多い。初期には専門医を中心に「主治医と患者の間に専門家ではない第3者が入ってほしくない」，「患者は疾患情報と治療を求めて専門医を受診しているので，第3者が入る意味はない」，「遺伝カウンセラーが主治医の指導性を冒すのではないか」など危惧の声も聞かれた。しかし「患者中心の医療」という現代医療[2]の背景，「患者の自律的な決断を支援する遺伝カウンセラーの役割」，「遺伝カウンセラーの主治医・患者関係をより強固にする役割」，「検査診断技術の発達により，出生前診断や発症前診断など倫理的な配慮が必要な場面」が増加したこと，そして包括的な医療サービスに連結する必要のある難病において遺伝カウンセラーの「コーディネート能力」などが理解されて，精神・神経疾患の領域でも遺伝カウンセリング専門職のニーズが高まってきた。臨床遺伝専門医については，遺伝カウンセリングに加えて遺伝学的な診断・遺伝子検査について深い知識と技術をもっていることから，共に主治医と協力して医療サービスの質を高める役割が評価されている。次に遺伝カウンセラーの役割

について，カウンセリングの進行に沿って具体的に解説したい。

Ⅱ．精神・神経難病の遺伝カウンセリングでカウンセラーが担当する業務

1．カウンセリングの形態

クライエントが他施設の主治医から遺伝カウンセラーに紹介されてくる場合，同一施設に遺伝診療科や遺伝カウンセリング室がある場合，行政の保健・医療サービスの一環として遺伝カウンセラーが参加する場合，当事者団体の患者相談会に遺伝カウンセラーが参加する場合など，カウンセリングの形態は色々であろう。カウンセリングはカウンセラーとクライエントが1対1で対面するのが原則であるが，主治医と遺伝カウンセラーが同一施設で勤務する場合は，チームカンファレンスや症例検討会を利用して事前に主治医と情報交換することが可能である。現在では，スカイプなどインターネット回線を利用したテレビ会議も可能な時代であるから，チームとして対応する機会は増えてくるだろう。たとえ，遺伝カウンセラーが単独でカウンセリングを行う場合も臨床遺伝専門医や主治医と連携をとりながら，チームの一員として包括的医療をめざす心構えは重要である。なお，POSに基づくカウンセリングの記録は医療従事者の共通言語であるからチーム医療を進める場合に役立つことを知っておこう。

2．最初の出会い

クライエントとの最初の出会いは遺伝カウンセラーにとって極めて重要である。「このカウンセラーは自分の悩みを聞いてくれそうだ」とクライエントが感じた場合は，あとのカウンセリングがスムーズにいき，クライエントの行動変容も起こりやすい。

次に，最初の出会いで「カウンセリングが可能かどうか」も判断しなければならない。危機感が異常に高まっている場合や，背景に精神医学的な疾患が感じられる場合はカウンセリングを進めてはならない。カプランの精神均衡理論[3]（図❶）で説明すると，第3段階と第4段階ではカウンセリングは困難なことが多く，心理専門職や精神科

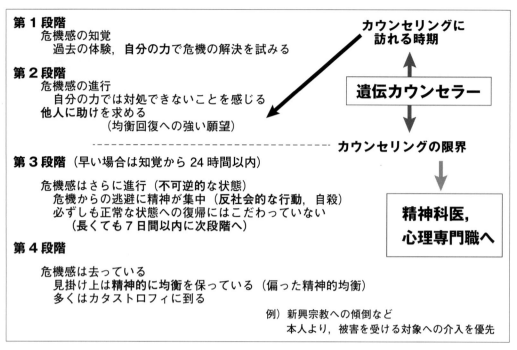

図❶ カプランの精神均衡理論
遺伝カウンセリングの適応（カプランの精神均衡理論から）

医との連携が必要となる。不可逆的な段階（精神的に安定していた前の段階への復帰願望が，強い危機感のために失われている）といわれる第3段階では言動だけでなく，基本的な日常生活（食事，睡眠，身なり，家族・友人関係など）が崩壊していることが多い。自殺や反社会行動が起こる危険がある。第4段階では一見，精神的均衡が保たれているように見えるが，カウンセリングを進めていくと，極めて偏った均衡であることが判明する（医療や社会の拒否，信仰への傾きなど）。このように最初の数分間の対話で得ることは多い。

3．基礎データの収集

基本的には，①家系資料などの遺伝学的データ，②医学的データ，③クライエント情報の3つを中心に資料の収集を行う。「遺伝・医学的なデータ」としては家系図など家系資料と遺伝子の発現に関する情報がある。罹患状況については主治医から提供される検査・臨床診断データのレベルからクライエントの伝聞情報まで色々な段階があり，専門職としての評価が重要である。遺伝子診断の既往がある場合はクライエントを経由して医療機関から情報収集することもある。精神・神経疾患には常染色体優性遺伝病，常染色体劣性遺伝病，X連関遺伝病など多くの遺伝様式があり，発病予測には遺伝学的な診断が重要な資料となる。「クライエント情報」としては，クライエントの健康状態だけではなく，家族歴，宗教観，人生観，社会・経済的な背景，心理的背景など病気の受け入れ（受容）や受療行動につながる情報を収集する。これらの基礎データを収集する段階から既にカウンセリングは始まっていて，クライエントの社会的な背景や性格的なプロファイリングを行っていかねばならない。「病歴聴取」として基礎資料の収集を他職種に役割分担させると，カウンセリングに有用なデータを聞き漏らす危険がある。特に家系資料の聴取は専門的技術が必要である。基礎資料を聴き取っていく過程でクライエントの疾患への理解度だけでなく，人生観や信条などがわかってくる。

POSでは「患者に存在するすべての問題点を

リストアップする」ことが重要で，「遺伝性疾患と関係のある問題だけのリストアップ」とか，「自分が解決できそうな問題だけをリストアップ」してはいけない。カウンセラー自身が解決できない問題点は他の専門職と連携して解決をめざさねばならない。

4. カウンセリングの方略についてアセスメント

遺伝カウンセラーは家系情報や診断情報をもとに「遺伝学的な背景」について確認し，クライエントに疾患が伝わっているかどうか，次世代への再発の確率についてアセスメントする。遺伝カウンセリングは医療カウンセリングの背景が強いので科学的なエビデンスと推論の背景をしっかり記録しておかねばならない。次にクライエントが何を求めてカウンセリングに来訪したか，効果的に好ましい行動変容につなぐ方法など，カウンセリング的なアセスメントも重要である。これらの考察からカウンセリングの方略を考え，実行していかねばならない。

カウンセリングを進める過程で「新たな問題点」が派生してくるのが普通である。疾患に関する情報不足，クライエントの行動変容を阻害する要因（本人の価値観や体験はもとより，自己対処機制の問題，人間関係など色々な問題）が明らかになってくる。カウンセリングの方略を修正しながら総合的な解決をめざす。

カウンセリングを1度で完結させようと考えてはならない。情報提供が中心の対応であれば1度の面接で終了することも多い。この場合もクライエントが正しく理解したかどうか，その後のクライエントの行動が好ましく変化したかどうか確認が必要である。再度の面接による確認を行わなくても多くの場合は看護師や他の職種からの伝聞情報も役立つことが多い。カウンセラー自身が解決できないような問題については，他職種（医療職，保健・福祉の専門職，その他の資源）との連携，役割分担について計画する。

5. クライエントの自律的な決断の援助

人権主義に基づく現代生命倫理学では自律原則は最も重要な基本原則である。医師は医療の専門家であり，患者が医師のもとを訪れる時は診断や治療以外の相談はしないのが普通である。しかし，患者にとって病気だけが人生の重大事ではない。患者は自分の病気や医療について正しく理解したうえで自分の人生や生き甲斐にどう役立てるか個々に判断していく。精神・神経疾患については専門医の受診から遺伝子診断，発症前診断，出生前診断などの診断を受けるべきかどうか，仕事や結婚など将来の生活設計に関わることなど，患者や家族が決断しなくてはならないことは多い。情報提供だけではなく，クライエントを全人格的に理解したうえで決断に付きあうことが重要になる。

クライエントの自律的決断といっても，医学や社会規範の立場からも矛盾しない決断が好ましい。強い指示に従った決断は持続しないのが普通だし，医学常識や社会規範に外れた決断は結果的にクライエントや家族に生じるカタストロフィから当事者の不利益につながりやすい。医療の拒否，自殺など反社会的な決断に至らないよう予防することもカウンセラーの役割である。行動変容を阻害する要因としては，誤った情報，仕事や社会的要因，本人の自己対処規制の未熟性など色々ある。対話過程で原因を見つけだし適切に介入して好ましい自律的決断へと誘導する。ロジャースのカウンセリング理論[4]では，①クライエントの気持ちをカウンセラーが絶対的に受容する，②カウンセラー自身が自己確立（自分だったらどうするか，正確な情報をもとに信念をもっていること。しかし，「指示」はしない）していること，③対話を継続できる技術をもっていること，この3つの基本的態度をもとにクライエントが自然にカウンセラーの考え方を学んだり受け入れていくことをめざす。

6. クライエントの不安や苦悩への対応

精神・神経疾患には家族関係や仕事など生活が安定してから発病する疾患も多い。発病による障害の中には自らの人間性の崩壊など深刻な恐怖もある。安易な発症前診断はクライエントにとって対応不可能な問題を引き起こすことがある。正確な情報の理解をめざし，クライエント本人の困難を乗り越える力を信じて勇気づけや側面援助を調

整するのが遺伝カウンセラーの役割であるが，ク
ライエントの精神的脆弱性などカウンセリングの
継続に困難を感じた際には心理専門職との連携を
考える。遺伝カウンセリングの現場でもクライエ
ントのパニック障害など危機的な状況について一
時的に心理介入しなければならないことがある。
危機介入と呼ばれるが，自殺や反社会的行動の予
防を目的とした短期的対応である。厳密には遺伝
カウンセリングではないし，経験が少ない遺伝カ
ウンセラーが行うのは危険を伴うので精神科医や
心理専門職との連携をためらってはならない。

7. 包括的な医療をめざしたコーディネーション

　精神・神経疾患では家族の一員の長期にわたる
闘病など包括的な医療をめざした体制づくりが必
要となる場合がある。医療以外の援助体制の存在
もクライエントの自律的な決断に大きく影響す
る。本書第3章-2で実際に事例として紹介して
あるので参考にしていただきたい。遺伝カウンセ
ラーにとってコーディネーション作業は重要な役
割業務である。医療従事者だけではなく，行政・
福祉関係の専門家や民間資源（患者会その他）と
の連携や紹介が必要になる場合も多い。このよう
な考えから遺伝カウンセリングは POS（クライ
エント中心，問題解決型）思想に基づいて計画遂
行していくほうがよい。

8. 情報提供

　遺伝予後の推測には正確な診断が重要である
が，臨床診断のレベルから遺伝子診断のレベルま
で段階がある。遺伝カウンセラーは遺伝子と形質
（病気）の発現について血縁を通じて伝わる機構，
浸透率や表現度の問題など，遺伝子診断で何がわ
かるか，何がわからないのか，クライエントに理
解できるようわかりやすく伝える専門職である。
臨床遺伝専門医は診断技術についても具体的な情
報をもっているので，主治医に対しても相談に応
じることができる。情報化社会の恩恵として，専
門サイトや専門的データベースから最新の遺伝子
情報が入手できる時代となり，情報収集は遺伝カ
ウンセラーの重要な業務になったが，同時にク
ライエントもインターネットの様々なサイトから
疾患情報を得ていることを認識しておかねばなら

ない。素人と専門家の間で情報の量と質の差が縮
まっている時代である。遺伝カウンセラーは人類
遺伝学や遺伝医学の正確な知識や理解をもってい
ることが専門職である所以なのだから日頃の勉強
を怠ってはならない。

9. 主治医・患者関係を強化して最善の医療をめざす

　医療において主治医と患者の信頼関係は極めて
重要である。特に難病では医療機関を渡り歩く患
者が珍しくない。医療機関を選ぶのは患者の権利
であり，患者の医師に対する不信感や，より良
い医療をめざす患者の気持ちには耳を傾けねばな
らないが，主治医への信頼感の欠如は，患者の強
度の不安，過度な期待や理解不足，クライエント
自身の精神医学的な背景が見られることが少なく
ない。患者の不安や不満を受け入れたうえで主治
医・患者関係を修復したり強化することもカウン
セラーの役割である。クライエントの医療への信
頼感にヒビを入れるような言動は遺伝カウンセリ
ングの禁句である。

　また，遺伝カウンセラーは診断行為とクライエ
ントの受療行動についても理解しておかねばなら
ない。行動理論では「予期しない悪い知らせ」は
受容困難のため好ましい受療行動が起こりにくい
と考える。一般の医療モデルでは自覚症状があ
り，医師を受診して診断を受ける。この場合は病
気の診断や治療についてもある程度の予測がある
ため，好ましい受療行動が起こりやすい。一方，
血縁の発病のために，自覚症状や十分な知識がな
い状況で自らの発病の可能性が「唐突に」判明し
た場合とか，「自分は大丈夫だろう」とか「よく
わからない」ままに検査を勧められて発症前診断
を受けた時など，受容困難や自殺など反社会的行
動が起こりやすい。精神・神経難病では発症前診
断は特に慎重に対応しなければならない。

おわりに

　認定遺伝カウンセラー制度が資格化されておよ
そ10年が経過した。国民はもちろん，医療従事
者への知名度が必ずしも高くなかったこと，しか
も大学における学部教育の専門性は様々な分野か

らの出身者であったことも影響して医療への参入には大変な困難を伴った。しかし，ゲノム科学を主流とする生命科学の進歩により遺伝医学の検査・診断技術が進み，生殖医療や一部の先端医学の現場では既に遺伝カウンセリングは必須の医療補助行為になった。認定遺伝カウンセラーの活動もようやく国民に知られる時代になってきた昨今である。精神・神経疾患の診療においても遺伝カウンセリングのニーズはますます増加するだろう。背景には患者中心の医療思想もあるが，医療を提供する立場からは「新しい技術への過度の期待」が生まれやすいし，クライエント側にも「理解不足から誤った期待感や不安」がある。また，「行き過ぎた商業主義」へ対しても遺伝カウンセラーは中立的に対応し，クライエントの不利益を予防し，誤った期待による暴走を防ぐという「社会的役割」を強く自覚してほしい。

参考文献

1) 千代豪昭：分担研究課題「認定遺伝カウンセラーの養成と資格認定に関する研究」，厚労科学研究「遺伝子医療の基盤整備に関する研究」2002 年度報告
2) 千代豪昭, 黒田研二：学生のための医療概論第 3 版, 医学書院, 2010.
3) G カプラン（新福尚武 訳）：予防精神医学, 朝倉書店, 1970.
4) 千代豪昭：クライエント中心型の遺伝カウンセリング, オーム社, 2008.

千代豪昭

1971 年	大阪大学医学部卒業
1973 年	神奈川県立こども医療センター遺伝染色体科
1975 年	兵庫医科大学遺伝学講座 西ドイツキール大学小児病院細胞遺伝部
1984 年	金沢医科大学人類遺伝学研究所臨床部門主任
1994 年	大阪府立看護大学（学部・修士・博士課程）
2006 年	お茶の水女子大学大学院遺伝カウンセリングコース（修士・博士課程）
2012 年	南相馬市立総合病院放射線健康カウンセリング外来室長 クリフム夫律子マタニティークリニック

専門：人類遺伝学，先天異常の疫学，遺伝カウンセリング学

第3章 精神神経遺伝カウンセリング各論

2．精神・神経遺伝カウンセリングの実際

千代豪昭

　精神・神経疾患の遺伝カウンセリングは遺伝に関する共通した問題に加えて，①すでに自己確立し，家族など人間関係ができ上がった成人期発症のものが少なくないこと，②闘病は進行性で長期にわたり，治療が困難なものが少なくないこと，③人格の荒廃など人間性が損なわれるという本人の恐怖感，周囲の介護不安など心理的対応が必要になるなどの特徴をもつ。遺伝カウンセラーとしては，疾患に関する情報提供だけでなく，遺伝の仕組みや診断・治療など生殖・受療行動の調整や教育，心のケアや事故の防止，包括的なケアをめざした地域医療資源とのコーディネーションなど，カウンセラーが学んだあらゆる技術を総動員して対応しなくてはならない。事例をもとに，精神・神経疾患の遺伝カウンセリングについて紹介する。

はじめに

　本書第3章-1で精神・神経遺伝カウンセリングの領域での遺伝カウンセラーの役割，基本的なカウンセリングの進め方についてまとめた。遺伝カウンセラーはクライエントにとってアクセスしやすい医療従事者の一人として遺伝病をもった患者や家族の不安に対応し，好ましい受療行動を促すことにより，本人や家族を最適な医療につなげる専門的な役割がある。遺伝カウンセラーが自己研鑽するためには，上級者のスーパービジョンを受ける，臨床遺伝専門医や各科専門医との症例検討会，各種研修会など色々な方法があるが，事例検討も効果のある学習方法である。事例をもとに実際の遺伝カウンセリングについて解説するが，個人情報保護のため，事例は複数の事例をもとに作成した仮想事例であることを断っておきたい。また，遺伝性の精神・神経疾患には代表的なハンチントン症をはじめ多くの種類があり，カウンセ

リング事例集も多いので成書[1]を参考にしていただきたい。

I．事例1：遺伝カウンセラーの長期にわたる包括的な援助例

　クライエントはある大学神経内科でALD（副腎白質ジストロフィー）[用解1]と診断された50歳の男性。他施設の主治医から「2人の娘への遺伝についてカウンセリングしてほしい」と紹介された事例。約束の来訪日にクライエントの夫は妻と一緒に遺伝カウンセリング室を訪れた。遺伝カウンセラーは現状の把握が必要と考えて病院受付からカウンセリング室までクライエントが歩行移動する姿を密かに観察し，軽度の歩行障害を確認した。クライエントはあるレストランの料理長で，最近になって指先の振戦，軽い歩行障害が気になり神経内科を受診，入院検査して診断された。診断は家族歴に加え，臨床診断と生化学的検査で確定した。初回のカウンセリングではカウンセラーは主

■ Key Words

遺伝カウンセリング，包括的な援助，ALD（副腎白質ジストロフィー），早期発症型アルツハイマー病，発症前遺伝子診断，POS遺伝カウンセリング記録，神経線維腫症（NF2）

治医の依頼に応えてX連関劣性遺伝病の発病と遺伝について夫婦に情報提供したが，対話を重ねるうちに，この事例では遺伝病が存在するために派生する多くの問題点に対して包括的に対応する必要性を感じた。初回カウンセリングでカウンセラーがリストアップした問題点は下記のとおりである。

- 生活基盤の脆弱さ（これまで大黒柱だった夫の失業）
- 妻の理解力，言動に不自然さを感じた。「妻は神経科に通って薬をもらっている（夫）」とのこと
- 19歳の長女はパート勤務，交友関係は親にわからない点が多い。夫は「娘が自分の病気について理解しようとしない」と感じている。次女はまだ高校生
- クライエント本人は疾患の特性だけでなく，家族関係の脆弱性をよく理解していて，将来に強い不安を感じている。「親戚には車椅子の者が多く，仲がよかった叔父も『進行性麻痺症』と言われて長年の闘病生活のあと，つい最近亡くなった。親戚が集まると，『うちの家系は男の子が病気になる』と話していたが，今回，自分が発病して初めてその理由がわかった（夫）」と述懐

このような背景のため，カウンセリングと並行して生活支援の継続が必要と判断し，クライエントの了解のもとに，管轄する保健所に協力を要請した。カウンセラーは保健所に出向いて地区担当保健師に病状説明を行い今後の援助計画について相談した。保健師はすぐに訪問活動を実施して，以下の事項をカウンセラーに報告してくれた。

- 地区担当保健師による継続的な訪問を約束。遺伝カウンセラーも含めて定期的な主治医連絡を行うとのこと
- 原疾患の公的医療扶助申請がまだだったので，主治医に連絡して手続を進め，障害者手帳の獲得をめざす
- 妻が統合失調症であり，通院治療中であること。こちらも今後の連絡の約束と公的扶助の申請を行うこと

- 訪問して長女と面談。交友関係が派手なので性教育を実施したこと。父親の病気についてほとんど理解していないので時間をかけて面談していくとのこと

カウンセラーは妻の主治医とも連絡をとり，日常生活はもちろん，夫の介護も問題ないことを確認した。当時はクライエントの行動能力は十分保たれていたので，複数回にわたって面談したが，その後，クライエントから面談を希望することが増加してカウンセリングは継続的に行われた。約2年後，歩行不能になって将来に悲観していたクライエントをいかに勇気づけ，自己確立させていくか悩んでいたカウンセラーは，カウンセリング中にクライエントが仕事への夢を捨てきれないでいることを知った。カウンセラーは，社会福祉士から障害者の公的開業資金援助制度の存在を知った。カウンセラーは社会福祉士を交えて家族と相談した結果，クライエントは小さな食堂の開業を決意した。進行性の病気であるため神経内科の主治医は開業に反対であったが，カウンセラーは「短い期間でも今後の長い闘病の心の支えにでもなれば」と応援することにした。開業3年目には包丁が握れなくなり尿失禁など症状の進行のため閉店することになったが，この3年間は妻や娘が一生懸命に店を手伝い，クライエントは「自分の人生で一番楽しい時期だった」と述懐している。その後，15年以上，保健所と連携した介入を続けたが，途中で長女の事故妊娠が発覚してクライエントがパニックになり，保健師と協力しながら対応したこともある。その後，2人の娘の結婚や妊娠などのエピソードが続き，出生前診断を含む遺伝カウンセリングなど，そのつど個別に援助を行っている。また，全国各地に散らばっているクライエントの親戚から遺伝カウンセリングの依頼が相次ぎ，図❶のような個別のカウンセリングが行われた。15年後にクライエント夫婦は揃って同じ施設に入所したが夫は発病20数年後に亡くなった。

この事例は精神・神経難病の遺伝カウンセリングの典型例だと考えている。遺伝カウンセラーの役割の1つは「疾患が存在することにより派生す

●第3章　精神神経遺伝カウンセリング各論

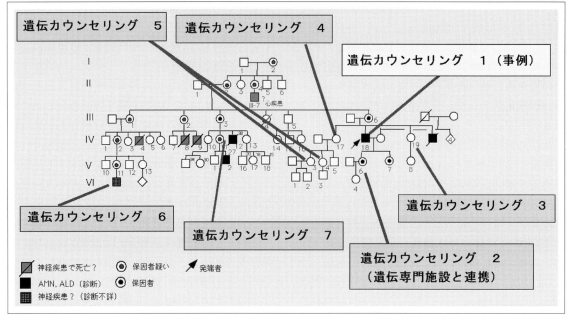

図❶　行われた個別カウンセリング

る問題点の包括的な解決をめざす」ことにある。身内から情報を得た遠隔地の親戚から相談依頼が相次いだことも、疾患が「血縁の病気」で地元には秘匿したい遺伝性疾患としての特殊性や、遺伝カウンセラーが不足してる現状が理解できる。遺伝カウンセリングは1対1の密室で行われがちな心理カウンセリングと異なり、医療の一環として行われる対人サービスであることも理解していただきたい。

Ⅱ．事例2：ある発症前診断事例（報道番組から）

遺伝性神経難病の告知について、報道事例を紹介したい。2000年4月にNHKで放映されたドキュメント（一部、記憶が定かではないので多少の脚色をお許しいただきたい）をもとに、その後の経過を加えたものである。

主人公はジェフという30歳台の青年。最近亡くなった母親は、叔父（母親の弟）と同じ早期発症型アルツハイマー病[用解2]であったことが遺伝子検査の結果、判明した。ジェフは小さい頃から叔父に可愛がられ、いまでも入院中の叔父を見舞っているが、叔父はジェフのことがわからない状態である。ジェフは亡き母親の主治医から、「この病気は常染色体優性遺伝病なのでジェフが病気の遺伝子を保有している確率は50％であること、遺伝子検査で簡単にわかるが、もし保有していると発病は免れない」と語った。ジェフは1年間も迷ったあげく、遺伝子検査を行う決心をした。検査の結果、恐れていた遺伝子変異が確認された。叔父も母親も40歳前半で発病したので、「自分が正常でいられるのはあと10年」と考え、苦しみ悩んだあげく、医師の勧めでカウンセリングに通うことにした。遺伝カウンセラーは週1度、3ヵ月にわたって「あなたは勇気ある人間、これまで通りに困難を乗りきっていける」と自己確立をめざしたカウンセリングを行い、ジェフは少しずつ落ち着いてきた。1年後、ジェフはある女性と出会い、結婚した。「先のことは考えない、今の幸せを大切に、毎日毎日を過ごす」と明るく語るジェフの姿で、ドキュメントは終了した。登場人物はすべて実在の人物で、さすが遺伝医療やカウンセリングなど遺伝病の社会対応が進んだアメリカだと筆者は感動した。しかし、その後、関係者から

撮影が終わった半年後にジェフが自殺したことを聞いた。

　事例は発症前診断の是非に議論が向きやすいが，診断告知の原則について理解を深めてほしい。診断告知の目的は患者に好ましい受療行動を起こし，本人の健康に利することにある。医師のみが行うことができる専門行為である。患者に好ましい受療行動に向かう条件としてカウンセリングの理論を応用すると，

- 患者が自らの健康に関する「異常」を認識している
- 患者の自己対処機制（セルフコーピングメカニズム）が正常なこと
- 診断を受け入れることにより生じる結果が容認できること（正しい理解，現状の把握，将来の見通し）
- 診断を拒否した場合の将来の見込みを正しく理解していること
- 医療者への信頼感，社会的支持（家族，友人，社会，医療者など）の存在

がポイントになる。一般の医学診断のモデルでは，多くの場合，患者は自らの健康の異常を認識して医師のもとを訪れる。もし背景となる疾患の診断が確定されても自分の身体の異常を説明できるものであり，それが受容可能であれば，その後の治療を受ける覚悟ができることが多い。例外として健康診断などで「思わぬ病気が発見される」ことがある。当然ショックは大きいだろうが，もともと健康診断の目的とその利益（健康診断は早期発見・治療効果がある疾患を対象としていて，決して難病の発症前診断ではない）を理解している限り，受療行動は正常に起こることが多い。遺伝子診断も診断確定を目的として行われる限り，患者の受療行動に与える影響は従来の医学診断と変わりはない。自己対処機制により個人差はあるが，受容には一定の時間がかかる。肉親の予後の悪い疾患の発病や不幸によって，「それまで考えもしなかった」自らの発病の可能性に直面した場合，その受容は困難で，受療行動が遅れる場合や反社会的行動に移行する場合がある。個々の遺伝性疾患は稀なものが多く，理解が素人には難しいこと，

遺伝子の異常は「個人の否定」や「血族の問題」ととられやすいこと，特に治療が困難で予後が悪い場合は受容は難しくなる。

　わが国では診断確定後の患者の医療・社会支援体制が整備されていないことを理由に発症前遺伝子診断については学会を中心に慎重な態度をとっている。しかし，ハンチントン症など一部の疾患では，これまで人類遺伝学的な方法（年齢別罹患者累積度数分布データを使って確率計算する，いわゆるベイズの確率計算法）を利用して発病予測（確率診断と確定診断の違いはあるが）を行ってきたこともあり，当事者団体を中心に発症前遺伝子診断の受け入れについて議論が続いている[2]。現代生命倫理学の立場から，当事者の自律的な決断に任せるべきだという意見（事例はその思想に沿ったもの。その場合は遺伝カウンセラーや心理職の時間をかけたカウンセリングが必須）もあるが，わが国では予後絶対不良の遺伝性疾患について発症前診断は慎重であるべきという意見が強い。事例について，なぜジェフは自殺したのだろうか。遺伝カウンセラーの立場からは「人生は連続性をもっており，1つの結果だけで判定してはならない」は難病支援の原則であり，QOLの概念でもある。「今日，この一瞬を有意義に過ごそう」は勇気づけの基本でもある。「もし検査しなかったらジェフにどんな人生があったのか」比較することはできないので永遠の議論である。

Ⅲ．事例3：POS記録による予後の悪い遺伝病の遺伝カウンセリング例

　予後の悪い疾患をどう告知しながら，遺伝カウンセリングを行うべきかという事例である。本事例は脳外科医からの依頼により行ったもので，「予後があまり良くないことも告知しているが，両親の病気への理解が十分でないので，遺伝専門医の立場から介入してほしい」と紹介されてきたというシナリオで作成してある。POS記録[3]の形でまとめてあるので参考にしてほしい。

1. 神経線維腫症（NF2）用解3の遺伝カウンセリング

S：「家族には同じ病気がないのに，なぜ遺伝病

なのか」

O：

1）これまでの経過：

娘は中学生の時に片耳性突発性難聴が発生し，精密検査を受けたところ脳内腫瘍が発見され手術。その後，20歳の現在に達するまでに何度か頭蓋内腫瘍の摘出手術を受けた。背中に café au lait 斑があり，臨床的に NF2 と診断され現在にいたっている。

2）両親の病気の理解：

診断名としては神経線維腫症，またはレックリングハウゼン氏病と言われてきた。「良性の腫瘍が身体のあちこちにできるが，手術して取れば命には あまり別状がない」と理解している。「最初に左耳の突発性難聴で始まり，検査の結果，腫瘍があちこちに見つかり，診断名がついた（父親）」。難聴の原因が聴覚神経にできた腫瘍であることも理解している。

3）娘の健康についての理解：

「片耳が聞こえないけど，見た目には健康そのもの（父親）」，「付き合っている男性がいて，相手さえよければ結婚させてやりたい（夫婦）」，「今回，右耳にも腫瘍が見つかっていて，『右耳も聞こえなくなったら』とひどく心配している（母親）」

4）家系情報：

家系メンバーに難聴，脳腫瘍などの患者は見つからない。

5）遺伝の理解：

診断された時からこの病気は遺伝病と聞いていたが，これまで詳しい説明がなかった。親戚にも同じ病気がないのに，どうして遺伝病なのか不思議に思っていた。娘が結婚したいと言っていて，その場合，遺伝が問題になるのかという不安があった。「本日は娘から『私に子供を生めるかどうか，よく聞いてきて』と頼まれて来た（父親）」，「娘は姉と違って，自分からすすんで書籍やインターネットなど調べたりはしないと思う（母親）」

A：

1）脳外科の診断は NF2。娘には cafe-au-lait 斑があると記載されているが，この症状は NF2 にも見られることがある。NF1 と NF2 の病気につ いて両親に説明。レックリングハウゼン氏病は NF1 について用いるべきことも話した（「そういえば外科の先生は NF2 と言っていた（妻）」）。責任遺伝子は 22 番染色体上にある merlin 合成に影響する抑制遺伝子。神経鞘腫の原因となる。浸透率 100％の常染色体優性遺伝病で発生頻度は約 4 万人に 1 人。半数は新生突然変異が原因であるが，両親に発現していないので，夫婦いずれかの配偶子形成過程における新生突然変異によるものと考えられる。罹患者の同胞の姉と妹が病的遺伝子をもっている可能性は一般頻度を越えないと考えてよい。娘が出産した場合の再発確率は 1/2。上記を図解しながら説明。十分な理解を得た。

2）遺伝子診断を行わなくてもよいかという質問について：

遺伝子は単離されているが，本症の遺伝子診断はわが国ではコマーシャルに検査可能な段階ではない。世代を増すごとに発症年齢が若年化する傾向や，いくつかの病型（早期発症タイプ，晩期発症タイプ，その他のタイプ）が知られているが，遺伝子変異との関連や機構は不明。娘は単発例だが，臨床像および病理検査で神経鞘腫を診断されているので診断学的には十分と思われる。出生前診断については，遺伝子近傍の DNA 多型を利用した成功例が報告されている。両親を含めた検査で有効な多型マーカーが見つかった場合は比較的容易に実施できるが，倫理的な問題を避けて通れない。夫婦の求めに応じて，出生前診断のことも簡単に説明した。「外科の先生の話と同じ（妻）」と反応。

3）事例における問題点：

本症の予後に関する認識が十分ではない。遺伝カウンセリングでは本症の予後は良好と扱うのが一般的だが，過去の報告では本症の患者で 50 歳を過ぎて延命している者は比較的稀なことが報告されている。カルテによると，娘の発症年齢は 10 歳であり，脳内にかなりの数の腫瘍が見つかっている。いわゆる若年型（Wishart type/severe type）の可能性も考えられる。右耳の聴覚神経鞘腫が近い将来に難聴の原因になることは確実であろうと予想されるし，診断については主治

医と相談が必要だが，このタイプの発病後の平均余命が15年という報告もある（主治医の「悪い予後」とはこのことをさしたものと推定。本日のカウンセリングでは「良性」疾患と考えて対応）。夫婦の理解としては，「耳が聞こえなくなったらかわいそうだ（母親）」，「寝たきりになるかも知れないと言われている（母親）」，「結婚も考えている（夫婦）」，「ガンマナイフ治療がいいと聞いている」などの会話からは予後の悪さに関する危機感がいまひとつ伝わってこなかった。「主治医が告知を避けている可能性」もあるので遺伝カウンセリングでは対応に細心の注意が必要。このような背景から次のような話題をもった。

4）予後を話題とした本日のカウンセリング：

予後については主治医の正式な告知を待つべきである。本日は「長生きできるかどうか」を話題に取り上げ，「いかに長く人生を生きるか」ではなく「いかに有意義に人生を生きるかが大切だと思うが」といったきわどい会話を試みたが，父親が諸手をあげて共鳴してくれ，あまり危機的には受け取らなかったようだ。プラスイメージ強調の一法として，レックリングハウゼン氏病（NF1）では良性の腫瘍だけでなく，悪性腫瘍を発生する場合があることを話し，NF2にはそのようなことは起こりにくいことを話したが，かえってホッとさせたかも知れない。本日は，「頭蓋内腫瘍は予後が悪いこともあるので，NF2では早期に発見・診断して適切な医学管理を行うことが大切。娘さんは難聴が起こったことで早期に発見できて運が良かったのかも。これまでのところ最高の医療を受けている」といった会話にとどめ，主治医と相談することにする。ガンマナイフ治療について質問を受けたが，カウンセラーの知識が不十分なので宿題として預かった。

5）結婚について：

娘本人が予後に危機感がないことが背景にあるのかも知れないが，娘に付き合っている男性がいるとのこと。結婚をどう思うかとの両親の質問に対して，「結婚が病気の進行に影響を与えることはないし，妊娠も可能だと思う。たとえ限られた期間であっても双方の合意のもとであれば結婚を

否定する理由はない」とのカウンセラーの立場からの基本的な考え方を説明。ただ，病気の告知が十分ではないことが明らかであり，この状態で結婚の話を進めることはカタストロフィが訪れる危険がある。父親から「男性同伴で娘とカウンセリングしてもらえないか」と依頼を受けたが，病気の話と結婚のカウンセリングを同時に行うことは難しい。「3月にMRIを撮ることになっている。今度は娘本人に結果を聞きに行かせるのでその時にカウンセリングしてくれないか」との父親の提案を受け入れ，調整（主治医と連携）を行うことを約束。

6）娘へのカウンセリングの準備情報：

娘は就職している。性格は「どんくさい（母親）」，「のびのびしている（父親）」，「いままで苦労したことがない（母親）」など，良家のお嬢さん風。病気については「良性の腫瘍ができやすい体質」と考えているようで，これまでの受診も親と同伴。検査結果についても「仕事を休むわけにはいかないので，お母さんが聞いてきて（娘）」が多いとのこと。新たに右耳に大きな腫瘍が見つかったことについて娘には告げていない。「悪い病気とは言っていないので，いまさら頭の中に腫瘍があるとは言えない（母親）」から，娘の自分の病気に関する認識はかなり偏っている可能性がある。3月に予定している面談に先立って主治医と今後の方針について相談が必要。特に娘の心理的な対応力を評価しておく必要がある。

7）主治医との連携：

告知が関わってくるので早急に主治医と連携態勢を組むことが必須。主治医が告げていないことをカウンセラーが告げることはできない。あくまでカウンセリングは主治医・患者関係の援助であるというスタンスをとりたい。

P：

1）来年3月に娘本人にカウンセリング。目的は病気の受容援助と心理的援助。それまでに何らかの症状発現の可能性があるので機会があればカウンセリング時期が早まる可能性も考えておく

2）本日のカウンセリング記録を主治医に送付（両親に了解を取得）

●第3章　精神神経遺伝カウンセリング各論 ●●●●●●●●●●●●●●●●●●●●●●●●●●●●●

3）フォロー。看護師から母親に時々電話連絡をすることを約束

　事例の転帰について。両親へのカウンセリングから僅か1ヵ月後に娘の健常な耳に難聴が起こった。手術を受けたが聴覚は改善しなかった。結婚の話は立ち消え，娘とのカウンセリングも実現しなかった。1年後に再度脳外科手術を受けたが，寝たきりの状態になり，間もなく肺炎で死亡。娘本人とのカウンセリングは実現しなかったが，両親とは娘の死後に面接。両親の希望もあり，娘の姉夫婦，妹の結婚・妊娠時にも個別にカウンセリングを行った。

おわりに

　3つの精神・神経疾患の遺伝カウンセリング事例を紹介した。個人情報保護のため複数の事例から1つの事例を構成しているが，個々のエピソードはすべて実際の話である。精神・神経疾患は難病が多く，遺伝カウンセリングは幅広い技術が必要となる。筆者は医師ではあるが，精神・神経領域が専門ではない。そのためにクライエント中心型の遺伝カウンセリングの立場から包括的医療を視野に入れた遺伝カウンセリングをめざしてきた経過がある。本書の読者には専門医，臨床遺伝専門医，非医師遺伝カウンセラー，保健医療従事者，心理職など幅広い領域の方々がおられるはずである。それぞれの専門性を生かして，「クライエントや家族の利益をめざした」カウンセリングを実行していただきたい。

　近年，遺伝医学や生殖医療の発達により，遺伝子検査や着床前診断はすでに遺伝カウンセリングの重要なテーマになっているし，近い将来にはゲノム編集技術も視野に入れておかねばならない。これらの技術が暴走せずに患者や家族の利益に結びつくよう，遺伝カウンセリングの役割は大きい。

用語解説

1. ALD（副腎白質ジストロフィー，adrenoleukodystro-phy）[4]：X連鎖劣性遺伝病。罹患者頻度2万～5万人に1人。Xq28に遺伝子座がある *ABCD1* 遺伝子変異による。極長鎖脂肪酸の分解障害が病因。35%は小児型で神経障害は重篤（映画「ロレンツォのオイル」は遺伝カウンセラー必見）。40～50%は成人型で20歳以上で発症。個人差があるが症状は緩慢に進行（事例）。小児型と成人型が同一家系に出現することも知られている。

2. 早期発症型アルツハイマー病[4]：人種差はあるが，アルツハイマー病（ほとんどは孤発例）の約10～25%に常染色体優性遺伝を示す家族性アルツハイマー病（FAD：familial autozomal dominant）がある。家族性の一部（10%以下）が早期発症型（事例）。責任遺伝子としては，*PSEN1*，*PSEN2*，*APP* などが知られていて遺伝子診断可能。

3. 神経線維腫症（neurofibromatosis）[4]：Ⅰ型（NF1）とⅡ型（NF2）がある。共に常染色体優性遺伝病。前者は色素斑（café au lait斑）を伴い，レックリングハウゼン氏病として知られる。後者は22番染色体上のmerlin異常が原因。NF2の罹患者頻度はNF1の1/10程度で37000人に1人。半数は新生突然変異による。NF1，2ともに医学的な管理は必要だが，生命予後は一般に良好。NF2にも様々な神経系腫瘍が発生するが，特徴的な聴覚神経鞘症など頭蓋内腫瘍は早期発見・治療が重要で生命予後を左右する。特に小児のat risk（無症状保因者）について定期的なMRI検査が有効。NF1と同様に遺伝子が大きいこと，体細胞レベルの突然変異（モザイク）例があることから，事例の時代には遺伝子診断は困難であったが，変異スキャン技術が向上し，近年ではかなりの確率で診断が可能になった。

参考文献

1）千代豪昭：遺伝カウンセリング，面接の理論と技術，医学書院，2000.

2）Aウェクスラー（武藤香織，額賀淑郎 訳）：ウェクスラー家の選択，新潮社，2003.

3）千代豪昭：クライエント中心型の遺伝カウンセリング，オーム社，2008.

4）新川詔夫 監修，福嶋義光 編集：遺伝カウンセリングマニュアル（改訂第2版），南江堂，2003.

千代豪昭

1971 年	大阪大学医学部卒業
1973 年	神奈川県立こども医療センター遺伝染色体科
1975 年	兵庫医科大学遺伝学講座
	西ドイツキール大学小児病院細胞遺伝部
1984 年	金沢医科大学人類遺伝学研究所臨床部門主任
1994 年	大阪府立看護大学（学部・修士・博士課程）
2006 年	お茶の水女子大学大学院遺伝カウンセリングコース（修士・博士課程）
2012 年	南相馬市立総合病院放射線健康カウンセリング外来室長
	クリフム夫律子マタニティークリニック

専門：人類遺伝学，先天異常の疫学，遺伝カウンセリング学

第3章　精神神経遺伝カウンセリング各論

3．出生前診断と発症前診断

近藤恵里・浦野真理・斎藤加代子

遺伝性神経・筋疾患は，出生前診断あるいは発症前診断の対象となることがある。希望者に対しては，チーム遺伝医療の体制のもとにガイドラインを遵守し，慎重な遺伝カウンセリングを行いながら実施の検討がなされる。遺伝カウンセリングの留意点は疾患によって異なるところがあり，また同じ疾患でもクライエントの背景や心理状況は様々であるため，症例ごとに寄り添って一緒に考え，クライエントの自己選択を支えていく必要がある。検査実施に際しては，結果が陽性であった場合の見通しが熟慮されていること，心理社会的なサポートを継続できる体制が整えられていることが大切である。

はじめに

出生前診断と発症前診断は，遺伝カウンセリングの中でも心理社会的なサポートがひときわ重要であり，症例ごとにクライエントの背景と心理状態を見極めながら，慎重に進めていかなくてはならない。臨床科主治医，臨床遺伝専門医，臨床遺伝カウンセラー，臨床心理職，看護職，ソーシャルワーカーなど，多職種のスタッフが連携できる専門性の高い体制（施設）のもとで対応すべきである。本稿では，遺伝性神経・筋疾患における出生前診断・発症前診断の適応とその遺伝カウンセリングの流れについて，総論的な解説をする。疾患別の各論（ケーススタディー）については，後の稿を参照されたい。

Ⅰ．出生前診断

1．出生前診断の適応について

出生前診断の適応は，単一遺伝性疾患において

は「新生児期もしくは小児期発症の重篤な遺伝性疾患」に限られる。遺伝医療の健全な将来のために作成された遺伝関連10学会による「遺伝学的検査に関するガイドライン」[1]では，表❶のように定められている。このうち遺伝性神経・筋疾患における概要は，表の(3)の(d)，(e)，(f)に相当する。実施にあたっては各施設の倫理委員会の承認を受ける必要がある。

表の(3)の(d)にあたる疾患としては，Duchenne型筋ジストロフィー（DMD）が挙げられる。家系内に同疾患の男児がいる，あるいは女性本人のcreatine kinaze（CK）値が高く保因者であることが判明している，などの背景がある。出生前診断はまずY染色体特異的遺伝子（amelogenin primer）を用いて男女判定から行う。胎児が女児であった場合にはDMD非罹患と判定し，保因者かどうかの診断はこの時点では行わない。女児が成人に達する頃，改めて保因者診断をしたいかどうか遺伝カウンセリングを行い，本人の自己決

■ *Key Words*

出生前診断，発症前診断，遺伝カウンセリング，心理社会的支援，遺伝学的検査に関するガイドライン，Duchenne型筋ジストロフィー，福山型筋ジストロフィー，脊髄性筋萎縮症，筋強直性ジストロフィー，ハンチントン病，脊髄小脳変性症，球脊髄性筋萎縮症，survivor's guilt

3. 出生前診断と発症前診断

表❶　出生前診断の適応（文献1より）

(1) 妊娠前半期に行われる出生前検査及び診断には，羊水，絨毛，その他の胎児資料などを用いた細胞遺伝学的，遺伝生化学的，分子遺伝学的，細胞・病理学的方法，及び超音波検査などを用いた物理学的方法などがある。
(2) 出生前検査及び診断として遺伝学的検査及び診断を行うにあたっては，倫理的及び社会的問題を包含していることに留意しなければばらず，とくに以下の点に注意して実施しなければならない。 　(a) 胎児が罹患児である可能性（リスク），検査法の診断限界，母体・胎児に対する危険性，副作用などについて検査前によく説明し，十分な遺伝カウンセリングを行うこと。 　(b) 検査の実施は，十分な基礎的研修を行い，安全かつ確実な検査技術を習得した産婦人科医により，またはその指導のもとに行われること。
(3) 絨毛採取，羊水穿刺など，侵襲的な出生前検査・診断は下記のような場合の妊娠について，夫婦からの希望があり，検査の意義について十分な理解が得られた場合に行う。 　(a) 夫婦のいずれかが，染色体異常の保因者である場合 　(b) 染色体異常症に罹患した児を妊娠，分娩した既往を有する場合 　(c) 高齢妊娠の場合 　(d) 妊娠が新生児期もしくは小児期に発症する重篤なX連鎖遺伝病のヘテロ接合体の場合 　(e) 夫婦いずれかが，新生児期もしくは小児期に発症する重篤な常染色体劣性遺伝病のヘテロ接合体の場合 　(f) 夫婦いずれかが，新生児期もしくは小児期に発症する重篤な常染色体優性遺伝病のヘテロ接合体の場合 　(g) その他，胎児が重篤な疾患に罹患する可能性のある場合

定が重視される。胎児が男児であった場合は，発端者が有するDMD遺伝子変異の同定を実施する。

　表の(3)の(e)の例としては，福山型筋ジストロフィーや脊髄性筋萎縮症Ⅰ型などが挙げられる。常染色体劣性疾患の場合には，既に患児を育てている夫婦が対象になることが多い。診断では，胎児における原因遺伝子変異の同定のほか，原因遺伝子領域にあるマイクロサテライトDNAマーカーを用いて多型解析を行う。多型解析では保因者であるかどうかも判明するため，将来その子にどう伝えるかも考慮する必要がある。

　表の(3)の(f)の例としては，母親が筋強直性ジストロフィーに罹患している場合が相当する。筋強直性ジストロフィーはトリプレットリピート病であり，リピートの伸長サイズと臨床症状の相関が認められ，特に母親からの表現促進現象が知られている。つまり本症の出生前診断においては，既に前児を先天性で出生しているか，流産，死産，または新生児期の死亡を経験していることも多く，母親は自分の遺伝子変異が伝わることで重症化することに罪責感を抱きやすい。妊娠によって母親の病態が悪化していることもあり，遺伝カウンセリングは種々の配慮をもって行うべきである。

　以上のように，疾患により検査方法や留意点が

違うため，希望する夫婦が十分に理解できるように情報提供する必要がある。

2. 出生前診断における遺伝カウンセリングの進め方

　神経・筋疾患の出生前診断を希望する夫婦に対しては，遺伝カウンセリングは**表❷**のような流れで行うことが多い。

　出生前診断のための検査実施と，その結果を受けての胎児に対する意思決定は，時間的な制約を受けることが特徴である。一般に出生前診断は妊娠中の女性に大きな葛藤をもたらすため，冷静に考える時期として，妊娠する前に熟慮できる遺伝カウンセリングをスタートすることが重要である。とはいえ，妊娠をしてから慌てて相談を受ける場合もあり，発端者や両親の遺伝情報，遺伝学的検査が実施可能な施設の有無，妊娠週数などから，技術的・時間的に出生前診断が可能か否かを評価し，冷静に対応しなければならない。

　初回のカウンセリングでは，クライアントが来院した目的を把握することが重要である。出生前診断についての相談と一言にいっても，検査を受けるかどうかという迷いをもっていたり，家族の意向との違いに不安を抱えていることもあり，クライアントの心理的状況は様々である。続いて，診断の対象となる遺伝性疾患について，頻度，自然歴，再発率，心理社会的な支援の状況などの情

●第3章　精神神経遺伝カウンセリング各論 ●●●●●●●●●●●●●●●●●●●●●●●●●●●●●●●●●●●●●●●

表❷　出生前診断遺伝カウンセリングの流れ

	遺伝カウンセリング内容	心理的側面のフォロー
1回目 妊娠前	• 来訪の目的，発端者の情報聴取 • 疾患に関する情報提供 • 遺伝カウンセリングプロセスの説明 • 発端者の診断確定検査と出生前診断のための検査についての説明 • 出生前診断が罹患児と判定された場合についての意思確認 • 出生前診断の受検希望があれば，発端者の遺伝子診断，家族の多型解析実施	クライエントの心理的状況，夫婦の価値観の把握，検査後のフォローの希望，児が亡くなって間もないようであれば危機介入
2回目	• 多型解析などの結果開示 • 夫婦の意思再確認	結果が罹患児だった場合についての考えを聞く
(必要に応じて倫理委員会に審査申請)		
3回目 妊娠判明時	• 出生前診断の意思確認 • 同意書に署名 • 検査結果が罹患児だった場合についての意思確認と，妊娠を諦める場合の医療機関の検討	
4回目 結果開示	• 検査結果開示 • 妊娠継続の場合のフォローアップ体制，出産体制の整備	結果が罹患児：妊娠を諦める場合には，処置後にフォローの連絡を入れて面接。妊娠継続の場合には，産前産後もフォロー 結果が非罹患児：1ヵ月後にフォローアップの連絡

報提供を行う。既に発端者や両親の遺伝情報として説明されている場合でも，出生前診断を考慮する際には再度十分な説明を行い，夫婦で理解の差はないかを評価しながら，正確な認識を確認する。施行される遺伝学的検査についての具体的な説明も行う。ことに胎児の細胞を得る侵襲的方法について，絨毛採取と羊水穿刺のどちらがよいかは，クライエントが利点やリスクを理解して決めることが大切である。得られる診断結果（情報）の限界についても伝えておく。

遺伝カウンセリングを経た熟慮の結果，出生前診断を受けるか受けないか，またその理由についても，クライエントが見出す方向性は様々であり，それぞれの選択を尊重した対応・支援を行っていく。出生前診断を受けると決めた夫婦には，検査の結果，胎児が罹患児と判明した場合に妊娠を中断するのか，継続するのかについて，十分に話し合っておいてもらうことが肝要である。実際に直面した際，夫婦で一致させていた意見は，その場の動揺を軽減し，罹患児を諦めるという重い選択にも向き合えるように働くはずである。罹患児とわかって妊娠継続を選択する夫婦は，出産までの

長い間，児を受け入れていくために様々な葛藤に直面する可能性がある。このような不安に対しても情緒面のサポートを行うとともに，出産後に社会的な資源を利用できるよう手配を行う。

Ⅱ．発症前診断

1．発症前診断の適応について

疾患が発症する前に，将来の発症をほぼ確実に予測することを可能とする発症前診断においては，検査実施前にクライエントが当該疾患に関する情報について十分に理解し，かつ検査後の見通しを自身でよく認識した後に実施する必要がある。ことに遺伝性神経・筋疾患の発症前診断は，発症前の予防法や発症後の治療法が確立されていない疾患の発症前診断に相当する。「疾患が発症するかどうかわからない」ストレスからの解放を求めて希望されるが，検査前後のクライエントにおける心理的影響は計り知れず，意思決定およびその後のサポートには慎重な配慮が必須である。心理職による心理検査も取り入れた多職種のチーム医療によって，継続的な支援が行われる。

検査実施にあたっては，日本医学会「医療にお

ける遺伝学的検査・診断に関するガイドライン」[2] および遺伝関連10学会による「遺伝学的検査に関するガイドライン」が示されており（**表❸**）[1]，実施施設ではこれに基づいた実施手順（規定）を設けていることが多い。遺伝性神経・筋疾患において発症前診断の対象となるのは，ハンチントン病，脊髄小脳変性症，筋強直性筋ジストロフィー，球脊髄性筋萎縮症などが代表的である。発症前診断のつもりで来院されるクライエントの中には，既に当該疾患の初期症状が認められていることも

あり，場合によっては神経内科専門医による診察を依頼するなど，診療科を超えた連携が必要となる。

2. 発症前診断の遺伝カウンセリングの進め方

当施設で実施している発症前診断における遺伝カウンセリングの手順を**表❹**に示した。

ガイドラインと同様に，当施設においても発症前遺伝子診断の指針を設け，以下の要件についてクライエントとともに熟慮しながら遺伝カウンセリングを実施してきた。

表❸ 発症前診断の適応（文献1より）

(1) 有効な治療法及び予防法の確立されていない疾患の発症前検査においては，以下の全ての要件が満たされない限り，行ってはならない。
  (a) 被検者は判断能力のある成人であり，被検者が自発的に発症前検査を希望していること。
  (b) 同一家系内の罹患者の遺伝子変異が判明しているなど，遺伝学的検査によって確実に診断できること。
  (c) 被検者は当該疾患の遺伝形式，臨床的特徴，遺伝学的検査法の詳細についてよく理解しており，検査の結果が陽性であった場合の将来設計について熟慮していること。
  (d) 遺伝学的検査後及び結果が陽性であった場合には発症後においても，臨床心理的，社会的支援を含むケア及び治療を行う医療機関が利用できること。
(2) 有効な治療法及び予防法の確立されていない疾患の発症前検査は，前項の要件がすべて満たされている場合に限り，かつ当該疾患の専門医，臨床遺伝専門医，精神医学専門医などを含む複数の医師により，可能な限り，臨床心理専門職，看護師，ソーシャルワーカーなどの協力を得て，複数回の遺伝カウンセリングを行った上で，検査の実施の可否を慎重に決定する。

表❹ 発症前診断遺伝カウンセリングの流れ

	実施内容
1回目	• 病気を発症している方，および家系内の血縁者の情報を収集する • 疾患の概要を説明する（遺伝形式，病状，遺伝子診断についてなど） • 発症前遺伝子診断についての意思確認 • 陽性であったときの将来設計について，文書にし，次回までに持参してもらう • 同伴者の来院を促す場合もある
2回目	• 発症前遺伝子診断についての再度の意思確認 • 陽性であったときの将来設計について，説明してもらう • 臨床心理士による個別面接
3回目	• 発症前遺伝子診断について，もう一度意思を確認する • 心理検査実施
4回目	• 発症前遺伝子診断の最終的な意思確認 • 心理検査，面接の結果開示 • 同意書を作成し，採血。別の日に，もう一度採血。計2回の採血を行う
5回目	• 遺伝子検査の結果開示。結果は直接口頭で告げる。郵送や電話による結果開示はしない
診断結果開示後	• 陰性だった場合： 　通常カウンセリングに来られた方と同様，1ヵ月後に遺伝子医療センタースタッフより連絡をし，状況を伺う • 陽性だった場合： 　結果告知後，1週間後，2週間後，1ヵ月後，3ヵ月後，6ヵ月後，1年後にカウンセリングを行う。これ以降は，半年～1年に1回の間隔でカウンセリングを行い，心理社会的側面を含めた支援をしていく

①成人であること

②本人自らの意思であること

③発端者（家系内の病気を発症している人）の遺伝子に関する正確な情報が得られること。いまだ遺伝子変異が判明していない場合には，発症前診断実施前に発症者の遺伝子診断が可能で，遺伝子変異を同定できること

④疾患の遺伝や遺伝子，あるいは病状について，理解している

⑤検査結果が陽性であったときの将来設計について，ある程度の見通しをもっている

⑥遺伝子診断後および発症後に心理社会的な支援を含んだフォローが可能な医療機関があること

現在，治療法のない遺伝性神経難病についての発症前診断は，未成年の at risk 者については検査実施の対象とはされない。対象者が成人になったときに自分の意思で遺伝学的検査を受けるか受けないかを判断する必要がある。また成人の at risk 者には「知る権利」とともに「知らないでいる権利」も保障されなければならず，検査実施が強制ではないことをクライエントが理解するべきである。家族内の葛藤を反映し，at risk 家系員の誰か，例えば配偶者に強く勧められて来談される場合も多い。家族それぞれに個別対応すると，実は誰かに強いられて来談し，本人自らの意思ではなかったことが判明した事例もある。at risk 者や本人以外の家族は，陰性の結果を確認したい，あるいはさせたいと思って来院するが，常染色体優性遺伝形式であれば，50％（1/2）の確率で等しくリスクがあることを考えなければならない。そのため，個々の家族の話や思いを聞くことができる体制は必須で，発症前診断の遺伝カウンセリングには複数の遺伝医療スタッフの協力を得る必要があるだろう。そして，複数回の遺伝カウンセリングのもとに検査の実施の可否を慎重に考慮することが求められている。

遺伝カウンセリングの経過において，発端者の遺伝学的検査による診断は重要なポイントである。特に発症前診断の場合には発端者の検査結果が明示できることも必須になる。相談者によっては発端者の診断名を誤認している場合や検査結果がはっきり証明されていない場合があり，原因遺伝子が特定していなければ，未発症者の検査で陰性に出たとしても検査結果の信用性に欠けるため，確認の作業をするべきである。

さらに遺伝学的検査が陽性だった場合について，検査前に熟慮すべきなのは言うまでもない。陽性の結果を得て，発症すると想定し，様々な点から自分の人生を見つめる作業も欠かせない。また家系の中で発症した場合の援助者は誰になるか，家族関係を再考する必要も出てくるだろう。発症前診断を受ける同胞が複数いる場合は検査結果に違いが出ることもある。同胞間の葛藤が生じる可能性も想像してもらい，その場合に自分はどのように対応できるかを話し合うことも含まれる。望んでいた「陰性」の結果を受けた後で抑うつなどの精神症状を呈するクライエントがいることが知られており（survivor's guilt：自分だけ健康で申し訳ないという自責の念），また発症した家族を介護しなければならないという義務感が強くなるクライエントがいることもわかっている。結果が出た後の自分をどれだけ客観的に分析でき，どのような心構えをもって検査に臨むかを考えていく必要がある。

以上のように，発症前に遺伝学的検査を受けることが自分自身にとってどんな意味をもつのか，様々な観点から考えていくことが肝要である。治療法が確立していない神経・筋疾患の発症前診断については安易な実施はなされるべきではなく，慎重な対応が望まれる。来談者やその家族によって対応は様々となる。1つの例を提示しながら，発症前診断を考えてみたい。

クライエントの A さんは 30 歳女性。父親（50 歳代）は 40 歳くらいから不随意運動が出現し，まっすぐに歩くのが難しくなったため，神経内科を受診し，遺伝学的検査を行い，ハンチントン病と診断された。父親は日常生活の些細なことでかっとしやすくなり，精神安定剤を内服するようになった。母親は病気を直視したくないようで，極力話題にするのを避けていた。発症のリスクが 50％あると知って，自分は発症前検査を受けたほうがよいのか，受けないほうがよいのか迷い，カ

ウンセリングを受けたいと来院された。

　初回はハンチントン病の症状・遺伝について，遺伝学的検査の方法，ガイドライン，発症前診断の当センターのプロセス，発症前診断のメリット・デメリットなどを臨床遺伝専門医から聞いた。キーパーソンは母親になるが，父親の介護に精いっぱいであり，自分の遺伝について話をするのは難しいとのことだった。数回の遺伝カウンセリング後，彼女は「今は発症前診断を受けない」という決定をした。クライエントは実家から離れた場所で仕事に就いていたが，父親の介護を手伝うために帰郷することを考えていた。遺伝カウンセリングを通じて，自分の考えを改めて見つめ，発症するかどうかを知ったところで，介護のために親元に帰る選択をした自分の行動を変えるつもりはないことに気づいた。それならば遺伝学的検査の結果が陽性か陰性かを知らないほうが専念できるのではないかと結論を出したとのことであった。

　この症例の場合には，母親が疾患の話を避けていることから，クライエントは家族内にも相談できず，疾患の詳しい話もできないでいたが，数回の遺伝カウンセリングで自分の考えを表出し，揺れる気持ちを整理していき，両親との関係，仕事のこと，自分をとりまく様々な状況について考えていった。

　今後の遺伝医学の発展で，多くの疾患の原因遺伝子が同定されると考えられるが，技術の進歩に追いつくほど人間の感情は変化していない。検査を受ける，受けないに関わらず，相談できる体制があることが望ましく，クライエントの遺伝カウンセリングを含めた心理社会的な支援がますます求められていくと考えられる。

おわりに

　誰もが遺伝学的検査の情報を容易に入手できる時代となった。情報があるがゆえに漠然とした不安が生じ，安心を求めて検査を希望する場合も少なくない。しかし，その時点で，先に待ち構える様々な問題までを想像できる人は多くないだろう。遺伝子解析技術の進歩の一方でもたらされる生命倫理的あるいは心理社会的な課題を社会全体に向けて啓発し，遺伝リテラシーの向上に努めていく必要があると考える。

参考文献

1）遺伝医学関連学会（日本遺伝カウンセリング学会，日本遺伝子診療学会，日本産科婦人科学会，日本小児遺伝学会，日本人類遺伝学会，日本先天異常学会，日本先天代謝異常学会，日本マススクリーニング学会，日本臨床検査医学会，家族性腫瘍研究会）：「遺伝学的検査に関するガイドライン」
http//jshg.jp/resources/data/10academies.pdf
2）日本医学会：「医療における遺伝学的検査・診断に関するガイドライン」
http://jams.med.or.jp/guideline/genetics-diagnosis.pdf

近藤恵里	
1991 年	東京女子医科大学医学部卒業
1995 年	同大学院小児科学修了
	同小児科学教室入局
2005 年	同附属遺伝子医療センター
2012 年	同非常勤講師

第3章 精神神経遺伝カウンセリング各論

4．精神神経遺伝カウンセリングの実際（ケーススタディ）
1）ハンチントン病

吉田邦広

　ハンチントン病は極めて浸透率の高い常染色体優性遺伝病であり，舞踏病，認知・精神機能障害を主症状とする。*HTT* 遺伝子内の CAG 反復配列の過剰伸長が原因であるが，CAG 反復数により発症年齢や臨床像はかなりばらつきがある。現時点では有効な予防法や治療法がなく，発症からの平均余命は 15 ～ 20 年とされる。確定診断された患者はもとより，介護する家族や血縁者に対しての心理社会的支援が強く求められる。特に at risk である患者の子供に対する遺伝カウンセリングは，発症前遺伝子診断に象徴されるように遺伝医療の中では中核的課題の 1 つである。

はじめに

　遺伝医療において，ハンチントン病（Huntington's disease：HD）は遺伝性精神・神経疾患の中では最も象徴的な疾患の 1 つである。1979 年に始まる The Venezuela Huntington's Disease Project の成果として，1983 年に原因遺伝子座が同定され，さらに 10 年後の 1993 年には原因遺伝子 *HTT* が同定されたことは，プロジェクトを主導した Wexler 父娘の壮絶なインサイドストーリーとともに強く記憶されている[1]。今や精神・神経疾患の中で，世界中で最も数多くの発症前遺伝子診断（predictive genetic testing, 以下，発症前診断）が行われているのが HD である。極めて高い浸透率[用解1]を有する常染色体優性遺伝病であり，ほぼ確実に将来の発症・非発症を予見できるからである。一方で現時点では有効な予防法や治療法がなく，運動，認知・精神機能が徐々に荒廃していく病気であることから，発症前診断には注意深く周到にプログラムされた遺伝カウンセリングが不可欠である。このことを反映して，1990 年代から HD の発症前診断に対するガイドラインが世界各国で整備されてきた[2)-8)]。当院遺伝子診療部において，遺伝性神経疾患の発症前診断ガイドラインを策定した際にも，これら先行するガイドラインを参考にした。なお IHA/WFN のガイドライン[6] については，その後，改訂版というべきものが公表されているので[9]，是非参考にしていただきたい〔以下，〔Recommendations（REC），Comments（COM）〕は IHA/WFN 改訂ガイドラインによる[9]〕。また，HD では実際に発症前診断を受けた方のその後の生活変化，心理状態，遺伝子差別の実情などの調査結果も多数報告されている[10)-13)]。

　本稿では，遺伝カウンセリングの実際として，HD の発症前診断を希望されたクライエントを提示しながら，その課題や対応をまとめる。

■ Key Words

ハンチントン病，ポリグルタミン病，表現促進現象，parental bias，浸透率，発症前遺伝子診断，中間型アレル，舞踏病，anticipatory guidance，multidisciplinary approach，前駆期（prodromal 期）

Ⅰ. HD の遺伝カウンセリングにおける臨床遺伝学的な留意点

1. 発端者の遺伝子検査

　HD は運動障害（舞踏病），認知症，精神症状が主症状である。舞踏病により随意運動が障害されるため発語困難がみられる。また，認知症による理解力や判断力の低下，抑うつ，落ち着きのなさ，無為，無関心，無頓着，易怒性，脱抑制など多彩な精神症状がみられる。これらはいずれも発端者から遺伝子検査のインフォームドコンセントを得にくくする要因である。たとえ病初期であっても，発端者の遺伝子検査に際しては，発端者やその家族の実状を熟知したキーパーソン（多くの場合は発端者の配偶者か，非罹患の片親）の同席が必要である。このことは結果が出た後の家系内開示をどのように行うかという問題にも大きく関わってくる[14]。

2. アレルサイズと浸透率

　HD は *HTT* 遺伝子エクソン 1 内の CAG 反復配列の過剰伸長が原因である（ポリグルタミン病）。CAG 反復数 26 以下は正常アレル，36 以上は病原性アレルと考えられる。病原性アレルの中でも CAG 反復数 40 以上は完全浸透アレルとみなされるが，CAG 反復数 36 ～ 39 は不完全浸透アレルであり，このアレル保因者では高齢でも無症状の場合がある。一方，CAG 反復数 27 ～ 35 は中間型アレル（intermediate allele）と呼ばれる。欧米では一般人口の 2 ～ 6％が中間型アレルを保有するとされる[9]。このアレル保因者自身は HD の発病を免れるが，次世代に罹患者が出る可能性がある。不完全浸透アレルや中間型アレルのために一見，優性遺伝性の家族歴が確認できないことがありうる。

3. 遺伝子型と臨床型の対応

　CAG 反復数と発症年齢には有意な逆相関がみられる。ただし，実際に CAG 反復数から発症年齢を予測することは困難である。特に通常，成人型患者でみられることが多い 40 台の CAG 反復数では，同一の CAG 反復数であっても発症年齢にはかなり幅がある。発症年齢だけではなく，臨床症候や病気の進行速度なども CAG 反復数から正確に予測はできない。

4. 表現促進現象と parental bias

　CAG 反復配列は不安定で，継代される際により伸長することがある。特に変異アレルが（母親からではなく）父親から継代される際には CAG 反復数が伸長しやすい（parental bias）。父親由来では CAG 反復数は平均 + 6.1 であるが，母親由来では + 0.6 というデータがある[15]。CAG 反復数の増加に伴って，一般に下の世代では発症年齢の若年化や症状の重症化が生じる（表現促進現象[用解2]）。20 歳以下で発病する若年型 HD では，通常 CAG 反復数 > 60 であるが，若年型の ～ 80％は父親から変異アレルを受け継いでいるとされる。表現促進現象のために子の世代が親の世代より先に症状が顕性化することもありうる。

Ⅱ. 遺伝カウンセリングの実際

　遺伝カウンセリングの実例として，HD の発症前診断を希望して受診されたクライエントを提示する。

（1）初回カウンセリング

クライエント：A さん，30 歳代男性（独身，一人暮らし）。ハンチントン病患者会を通して当院を紹介された。

家族歴：父親が臨床的に HD と診断されているが，遺伝子検査は未施行。50 歳頃～抑うつを発症，55 歳頃～不随意運動が目立ちはじめた。現在（65 歳）は自宅療養中で日常生活動作はほぼ全介助（主介護者は A さんの母親）。弟 B さん（両親と同居）は父親の病気の詳細は知らない（この時点では）。父親の両親は父親が幼い頃に死別し詳細は不明，家系内に他に HD 発症者は確認できなかった。

　A さんは 10 年ほど前に医師から父親の病気を聞かされ，遺伝性疾患であることも知った。「それ以来，常に頭の中に HD のことがあって何をやっても楽しめない」，「父親のような惨めな姿にはなりたくない」，「本当は陰性かも知れないのに，これからもずっと HD を意識しながら生きるのはつらい」などと語った。病気に対する知識は一通りあり，遺伝的なリスクについても認識で

きていた。言葉の端々に「検査して陰性であることを確認したい，HD から開放されたい」という思いが垣間みえた。一方で陽性であった時の心構えや人生設計は十分にできていないように思えた。結婚などの具体的な予定はなく，主たる動機は不確かさの解消と思われた。発症前診断に関して，第三者からの強要はなく，あくまで自身の自発的な意思からの欲求であると考えられた。

初回時は HD に関する知識の整理，*HTT* 遺伝子変異の説明，当院における発症前診断の対応指針の説明を行った。また結果が陰性・陽性のいずれの場合についても，その後の自身の生き方についての見通しをもつこと（anticipatory guidance）の重要性を伝えた。

＜ポイント＞

発症前診断では本人の自発的な意思であることを確認することが最も重要である［REC 2，COM 2］。ただ，このことを直接的に聞くのではなく，発症前診断を希望した動機，時期，受診に至るまでの経緯，将来計画などを詳しく聞く中で確認していくべきことであると思う。時には恋人や婚約者，あるいはその両親からの暗黙の強要が潜んでいる場合がある。発症前診断の動機として，不確かさの解消は最も多いものである。次いで，結婚や挙児に関する意思決定，仕事や生活の仕方に関する計画などが挙げられる[7)8)16)]。

（2）2 回目

初診時から A さんは「書字の際に時々手が震える，書字が下手になった」，「物を落とすことがある」と訴えていた。また，自身が将来 HD を発症する確率は「75％くらい」と答えた。遠方からの来院であったため，同日，神経学的な診察，精神科医との面談を行った。神経内科的にも精神科的にも特に問題がないとのことで A さんはずいぶん安堵したように見えた。

＜ポイント＞

遺伝カウンセリングの過程で神経学的・心理学的な評価は重要である（ただ，IHA/WFN の改訂ガイドライン[9)]では必須ではないという記載があり［REC 6.2］，クライエントがこれらを拒んだら先に進まないという態度は正当化されないと

している［COM 6.2]）。もしかして，prodromal 期（後述，**図❶**）の HD である可能性が捉えられるかも知れない。実際に HD 発症前診断を希望しながら，すでに HD の症状や徴候がみられることを理由に発症前診断プロトコールから除外される事例がある[8)16)]。ただし，上記を理由に機械的に除外することは危険であり，こういう方にはより慎重な対応が求められる［COM 5.2.6]。また，クライエントの性格傾向や精神状態を知ることは，その後の対応を考えるうえでも有用であると思われる。検査前の精神状態は結果開示後のメンタルヘルスを予測する重要な要因とされるからである[10)13)]。特に情緒不安定や抑うつなど精神的な問題を抱えているような場合は検査を急がずにじっくりと時間をかけるべきである[2)]［REC 2.5]。

（3）3 回目

母親と一緒に来院。別々に遺伝カウンセリングを実施した。母親は A さんを「言い出したらきかない性格」，「もし陽性であったらどうなるか不安…」と語った。A さん本人の検査希望は一貫して変わらなかった。父親の遺伝学的な診断を確認することの必要性を説明し，母親，A さんから承諾を得て，父親の主治医に連絡を取ることになった。

＜ポイント＞

クライエントの身近な方（非発症の片親，配偶者，同胞など）との面談も重要である。これらの方は将来的にクライエントの主支援者になる可能性が高い。これは主支援者に対して病気に関する正確な知識を提供し，発症前診断がもつ種々の問題点を共有する場ともなる。このことはクライエントの孤立感を和らげることにもつながる。IHA/WFN の改訂ガイドライン[9)]でも遺伝カウンセリングの全過程で同伴者を伴うことを勧めているが［REC 3]，一方でこれはケースバイケースであるとも述べている［COM 3]。

母親は息子 2 人の HD に対する知識や認識が大きくかけ離れていくことに不安を感じていたが，同じ at risk であっても全く別の人格であることから，現時点で積極的に B さんに HD や A

1) ハンチントン病

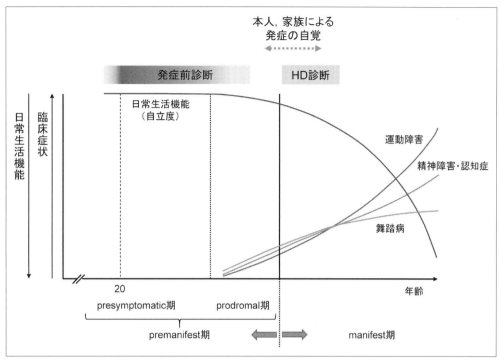

図❶　成人型 HD の自然史と発症前診断（文献 19 より改変）

HD の症状が明らかになった時期を manifest 期, それ以前を premanifest 期と呼ぶ。premanifest 期の中でも manifest 期に近い時期を prodromal 期と称する。この時期には, 注意深く観察すると些細な症状がみられるが, まだそれらが HD に起因するものかどうか確定的ではない。発症前診断はこの premanifest 期に行われるが, 年齢の下限は国によって異なる［REC 2.1, COM 2.1］。IHA/WFN の改訂ガイドライン[9]では年齢の下限を 18 歳としているが, ここでは本邦の実情に即して 20 歳とした（ただ, 改正公職選挙法により 2016 年 6 月 19 日から選挙権が 18 歳に引き下げられたことを踏まえれば, 今後は本邦でも IHA/WFN の改訂ガイドライン[9]に準ずる方向に向かうと思われる）。

さんの現状を伝える必要はないと考えた。今後, B さんから何かしらのアプローチがあった際にどのように情報開示していくかを母親と相談していくことになった。

(4) 4 回目

父親の遺伝子検査の結果, *HTT* 遺伝子変異を確認したことを A さんと母親に伝えた。2 人とも「覚悟はしていたが, もしかして○○病院の誤診では…という期待もあった」とのこと。A さんは「10 年間ずっと苦しかったが, 仕事も続けてきた。陽性であっても今の生活は続けられると思う」。

＜ポイント＞

発症前診断を行ううえでは, 発端者の遺伝学的な確定診断は必須である［REC 6.1］。なお, 現在では *HTT* 遺伝子検査が保険収載されており, 患者の *HTT* 遺伝子検査は商業ベースで可能である。

(5) 5 回目

A さんの心理検査を施行。「神経過敏で強迫的な性格傾向あり, ストレス耐性は低い。一方で要求水準が高く, 誇大な自己像を描きがち, 病気は本人の完璧主義を揺るがす脅威と認識されている。結果によってはかなり被害的あるいは攻撃的になる可能性がある」と分析された。A さんには *HTT* 遺伝子の CAG リピート数によりかなり正確な発症時期が特定できるとの誤解があり, 正した［REC 5.2.4, COM 5.2.4］。

(6) 6 回目

精神科医との面談により心理検査の結果を説明した。精神科医師のコメントとして「不安耐性が

低く，今後とも十分な anticipatory guidance が必要。ただし，このまま検査をしないでフォローを続けることも相当につらいことではないか…」。

(7) 7回目

Aさん「検査を受けたい気持ちに変わりはない。もうこれ以上，中途半端などっちつかずの状態はいや。はっきりさせないと前に進めない。結果が陽性なら，かなり落ち込むだろうが，今の仕事をやれるところまで頑張る，結婚はしない，発病する前から定期的に診てほしい。発病するまでの時間を有意義に過ごして，かつ発病に備えて準備する」。

＜ポイント＞

クライエントの性格傾向をどのように評価し，それを先の遺伝カウンセリングやフォローアップに生かしていくかは重要な課題である。この点にこそ多職種がチームとして対応する（multidisciplinary approach）意味がある[COM 2.9]。また時間をかけて遺伝カウンセリングを繰り返すことは，クライエントが十分なanticipatory guidance を行う時間を確保するという意義がある。

その後，倫理委員会で審議，承認を得た。

(8) 8回目

最終的な意思確認を行い，母親とともに採血した。発端者である父親の検体を含めて3名の検体に対して，2ヵ所の施設で独立して *HTT* 遺伝子検査を行った。

(9) 9回目

再度，結果を聞く意思を確認したうえで[REC 8.4]，Aさん，母親に対して結果（"陰性"）を伝えた。採血から約40日後であった。以後は，遠方でもあったため電話によるフォローアップとした。

＜ポイント＞

結果の開示は直接，面談のうえで伝えるのが原則である。電話やメールでの結果開示はしてはならない[REC 8.5]。また，必ずそれまでに遺伝カウンセリングに同席した方を同伴してもらう。結果開示後は，たとえ結果が陰性であってもしばらくは定期的なフォローアップが必要である。結果開示後にどのような時期に遺伝カウンセリングを行うかは検査を行う前にあらかじめクライエント側と相談しておくべきである[REC 9.1]。特に最初の連絡は結果開示後1週間以内に取ることが推奨されている[REC 9.2]。その後の遺伝カウンセリングの時期や頻度は個々のクライエントによるが，クライエントからの要望があれば，いつでも対応できる体制を整えておく[Rec 9.1]。

このように約2年にわたり関わった事例である。ここでは誌面の都合上，受診前，遺伝カウンセリング期間中，結果開示後の電話やメールによるやり取り，遺伝子診療部のカンファレンスでの討議内容などは割愛し，経時的な概略のみを示した。なお，その後，Bさんも父親の病気がHDであることを知ることになり，2回ほど当院にて遺伝カウンセリングを行った。Aさんのように発症前診断の希望は表出されず，その後は要望に応じて遺伝カウンセリングを継続していくことになった。

おわりに

HD の発症前診断に焦点を当てて，遺伝カウンセリングのポイントを解説した。これはあくまでHD の発症前診断を希望するクライエントに対してどう対応すべきかという client-centered の視点である。最後にそれとは別の視点，disease-centered の視点から見た発症前診断を考えてみたい。HD，アルツハイマー病，脊髄小脳変性症など神経変性疾患に共通することであるが，実際に患者自身あるいは身近な家族が気づくよりずいぶん前から神経変性は始まっている。HDでは，このような病的過程が進行しつつありながら，まだはっきりした臨床症状が出現する前の時期は，prodromal 期（前駆期）あるいは premanifest 期と呼ばれる（図❶）[17)-19)]。この時期は特に最近，疾患バイオマーカーの開発，早期の治療介入という観点で注目されている[17) 18)]。発症前診断陽性者（対照としての陰性者も）を継続的にフォローアップすることは，この時期の病態を解明し，疾患の自然史を知るうえで極めて重要である。

用語解説

1. **浸透率（penetrance）**：病因となる遺伝子型をもつ人の中で実際に病気の症状や症候をもつ人の割合を示す。0〜1（あるいは0〜100%）で表される。ハンチントン病のように遅発性の成人発症の疾患では年齢依存性に浸透率が高くなる。
2. **表現促進現象（genetic anticipation）**：反復配列（リピート）伸長病においては，しばしば病因となる過剰伸長した反復配列は不安定であるため，世代を経て親から子に伝わる時により伸長する。これによって，子の世代では発症年齢が若年化したり，臨床症状が多彩かつ重症化する。この現象を指す。筋強直性ジストロフィー，歯状核淡蒼球ルイ体萎縮症，ハンチントン病などでは，しばしば顕著な表現促進現象がみられる。

参考文献

1) アリス・ウェクスラー，（武藤香織，額賀淑郎 翻訳）：ウェクスラー家の選択 遺伝子診断と向き合った家族，新潮社, 2003.
2) Quaid KA : J Genet Couns 1, 277-302, 1992.
3) Craufurd D, Tyler A, et al : J Med Genet 29, 915-918, 1992.
4) Bennet RL, Bird TD, et al : J Genetic Couns 2, 123-137, 1993.
5) Benjamin CM, Adam S, et al : Am J Hum Genet 55, 606-617, 1994.
6) International Huntington Association (IHA) and the World Federation of Neurology (WFN) Research Group on Huntington's Chorea : Neurology 44, 1533-1536, 1994.
7) Decruyenaere M, Evers-Kiebooms G, et al : Genet Counsel 6, 1-13, 1995.
8) Mandich P, Jacopini G, et al : Ital J Neurol Sci 19, 68-74, 1998.
9) MacLeod R, Tibben A, et al : Clin Genet 83, 221-231, 2013.
10) Almqvist EW, Bloch M, et al : Am J Hum Genet 64, 1293-1304, 1999.
11) Licklederer C, Wolff G, et al : Am J Med Genet Part A 146A, 2078-2085, 2008.
12) Erwin C, Williams JK, et al : Am J Med Genet Part B 153B, 1081-1093, 2010.
13) Paulsen JS, Nance M, et al : Prog Neurobiol 110, 2-28, 2013.
14) Klitzman R, Thorne D, et al : Am J Med Genet Part A 143A, 1835-1849, 2007.
15) Stevanin G, Dürr A, et al : Eur J Hum Genet 8, 4-18, 2000.
16) Simpson SA, Besson J, et al : Clin Genet 41, 326-330, 1992.
17) Papp KV, Kaplan RF, et al : Brain Cogn 77, 280-291, 2011.
18) Weir DW, Sturrock A, et al : Lancet Neurol 10, 573-590, 2011.
19) Reilmann R, Leavitt BR, et al : Mov Disord 29, 1335-1341, 2014.

参考ホームページ

・日本ハンチントン病ネットワーク
http://www.jhdn.org/

・難病情報センター
http://www.nanbyou.or.jp/

・Gene Reviews Japan
http://grj.umin.jp/grj/huntington.htm

・信州大学医学部附属病院遺伝子診療部遺伝ネットワーク
http://www.shinshu-u.ac.jp/hp/bumon/gene/genetopia/index.htm

吉田邦広	
1984 年	信州大学医学部医学科卒業
	同医学部内科学第三講座（脳神経内科，リウマチ・膠原病内科）入局
1992 年	東京都臨床医学総合研究所臨床遺伝学研究部門
1994 年	米国国立衛生研究所
1998 年	信州大学医学部内科学第三講座講師
2000 年	同医学部附属病院遺伝子診療部准教授
2005 年	同大学院医学系研究科加齢適応医科学系専攻分子細胞学（神経可塑性分野）准教授
2009 年	同医学部附属病院難病訪問診療センター センター長
2010 年	同医学部神経難病学講座特任教授

第3章　精神神経遺伝カウンセリング各論

4．精神神経遺伝カウンセリングの実際（ケーススタディ）
2）ミトコンドリア病

後藤雄一

ミトコンドリア病の遺伝カウンセリングのポイントは，その臨床像の多様性に由来する診断の難しさと，遺伝様式の多様性，特に母系遺伝形式[用解1]のわかりやすい説明に集約される。診断については，診療科の担当医，病理・生化学・遺伝子診断を行う施設と連携して，どこまで，どのような診断アプローチを行うかの判断を行うことが重要である。母系遺伝については，その機序と発症との関係をできるだけ明確に説明し，特にヘテロプラスミーで起きる病態では発症予測が困難であることを理解してもらうことが重要である。

はじめに

ミトコンドリア病に関する遺伝カウンセリングでは，遺伝子検査を含む診断にまつわる相談と遺伝形式についての相談が多い。ミトコンドリア病の特徴である「多様性」は，ここでも重要になる。本稿では，遺伝カウンセリングの際に説明するポイントをまとめ，加えてミトコンドリア病に対する生殖補助医療について解説する。

Ｉ．ミトコンドリア病遺伝カウンセリングのポイント

1．ミトコンドリア病の遺伝学的検査の特徴（表❶）

ミトコンドリア病の遺伝カウンセリングにおいて，病気の説明を行う際に最も重要なことは，ミトコンドリア病の「多様性」を理解してもらうことである。特に病因として，核DNA上の遺伝子（核遺伝子）変異

とミトコンドリアDNA（mtDNA）の変化がある。その結果，遺伝様式としてはメンデル遺伝（常染色体優性，常染色体劣性，X連鎖性）と母系遺伝，時に突然変異のこともある。

このような多様な病因を明らかにする目的で遺伝学的検査が行われる。遺伝カウンセリングにおいて，遺伝学的検査の目的や限界を説明する機会は多いと予想されるので，そのポイントをまとめておく。

表❶　ミトコンドリア病の遺伝学的検査の特徴

1. 病理検査，生化学検査が遺伝学的検査とともに重要
   （検査の専門性，QCのために専門施設での検査が望ましい）
2. 検体の種類が問題になる
   （骨格筋など罹患臓器が有用）
3. mtDNA全周シークエンスは必須
   （未知の変異の場合に，詳細な機能解析が必要になる）
4. 病因核遺伝子の数が急激に増加しており，対応が必要
   （生化学検査→核遺伝子 or NGSによる網羅的な解析）
5. 重篤なmtDNA変異の場合に，生殖補助医療が応用可能
   （着床前診断は一部の変異で可能）
6. 指定難病の診断基準に，遺伝学的検査が含まれている

■ Key Words

ミトコンドリアDNA，赤色ぼろ線維，骨格筋生検，母系遺伝，ヘテロプラスミー，ホモプラスミー，MELAS，リー脳症，生殖補助医療，核移植

（1）病理検査，生化学検査が遺伝学的検査とともに重要

ミトコンドリア病の確定診断には，遺伝学的検査だけでは十分ではない。特にmtDNAの変化で起きる疾患の場合は，罹患臓器を用いた遺伝学的検査に加えて，病理検査・生化学検査が必要になる。一方で，病理検査や生化学検査だけでミトコンドリア病と確定しようとしても困難であるケースもある。代表的なミトコンドリア筋病理所見である赤色ぼろ線維（ragged-red fiber：RRF）は，年長者の筋では比較的よく認めるものであり，老化とともにmtDNAに変異が入ったことによると推測される。mtDNAも二次的に変化する場合があるということである。また生化学検査においても同様で，測定できる酵素活性はそもそも限定されており，また複合的に呼吸鎖酵素複合体の活性が低下している場合に，ある酵素活性の低下で派生した活性酸素が別の呼吸鎖酵素活性を低下させる例も報告されている。つまり，活性低下が証明されてもそれが一次的かどうかが重要で，当該酵素複合体をコードする遺伝子群に変異が同定できることが理想である。遺伝学的検査・病理検査・生化学検査の結果のすべてを揃えることは困難な症例であっても，この3種の検査結果を総合的に判断する考え方は重要であり，現行の診断基準もそのコンセプトを踏襲している。mtDNAの変化は骨格筋でよく保持されていること，3種の検査すべてを行うことができることから，診断プロセスで骨格筋生検を重視するのはこのような理由である。

核遺伝子の変異で起きる病気は病理検査や生化学検査が困難な症例が多く，そのために遺伝学的検査に頼るという状況は否めない。しかし，核遺伝子の変化が見つかった場合でも，線維芽細胞や罹患臓器・組織で機能解析を行うことが望ましく，その意味でも骨格筋生検と皮膚線維芽細胞の樹立を同時に行っておくことで，mtDNAと核遺伝子の検査の両者を見越した診断プロセスを踏めることは重要であることを強調したい。

病理検査や生化学検査は，それぞれ専門的な知識と技術が必要であるために，診断拠点として活動している施設にコンサルトすることが必要になる。厚労省やAMEDの難病研究班がその種の検査・研究施設の情報を公開している。また，新たな核遺伝子変異の病因解析，ミトコンドリア病関連遺伝子における偶発的所見に対する相談なども上記の研究施設に問い合わせることができる。

（2）検体の種類が問題になる

核遺伝子の病気の場合は，血液を用いたDNA検査で個体全体を代表していると考えられるので，検体は血液・口腔粘膜など採取しやすい組織が用いられる。一方，mtDNAの検査の場合はそうはいかず，例えばMELASの原因遺伝子変異である3243変異を同一患者で骨格筋と血液で調べた研究では，血液では変異が検出できない，もしくは検出が困難であるということがある（図❶）。現在では，検出感度が高い定量インベーダー法，定量PCR法，パイロシークエンス法，NGSを用いた方法などが出てきているが，血液では診断が困難な症例のあることを念頭に置いて診断にあたることに変わりはない。

（3）mtDNA全周シークエンスは必須

ミトコンドリア病の病型にほぼ対応して，特徴的なmtDNA変異が存在していることはよく知られている。しかしながら，例えばMELASでは主要な変異以外の点変異や欠失が同定されることもしばしばあることから（図❷），現在は病型に縛られずmtDNA全体を調べることがルーチンになってきている。臨床現場では，検査会社などで病型ごとのmtDNA検査をまず行い，そこで変異が見つからなかった時に，骨格筋生検などを考慮してミトコンドリア病検査・研究施設での検査を依頼するというのが妥当なアプローチと考えられる。

（4）病因核遺伝子の数が急激に増加しており対応が必要

すでにミトコンドリア病関連の原因核遺伝子は200を超えており，これらを網羅的に調べる方法は候補遺伝子パネル解析やエクソーム解析などがある。どちらも研究として行われている段階であるので，研究施設へのコンサルトが必要である。

243

● 第3章 精神神経遺伝カウンセリング各論　4. 精神神経遺伝カウンセリングの実際（ケーススタディ）

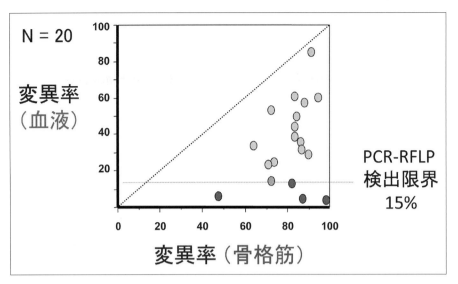

図❶　3243変異の検体の種類による変異率の相違

3243変異は最も頻度の高い変異であるが，同一患者の骨格筋と血液を調べると，常に骨格筋での変異率の高いことが判明している。なかには，以前検査に用いられたPCR-RFLP（PCR restriction fragment length polymorphism）では変異率の検出限界が15%程度であり，この方法では血液の3243変異を検出できない。すなわち血液では診断ができず，骨格筋が必要ということになる。

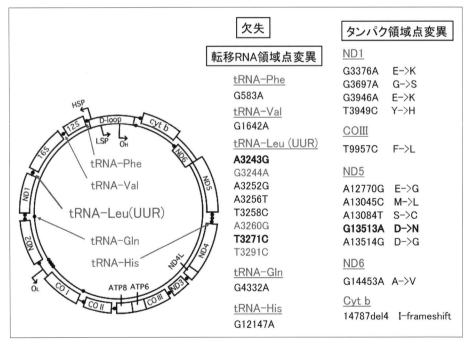

図❷　MELASに認めるmtDNA変異

ミトコンドリア病で最も頻度の高い病型であるMELASの原因遺伝子変異は，その約80%が3243変異，3271変異，13513変異であるが，それ以外のmtDNA変異が多数報告されている。また，核遺伝子の*POLG1*変異例も報告された。

244

（5）重篤な mtDNA 変異の場合に，生殖補助医療が応用可能

一部の mtDNA 変異には，出生前診断が可能なものがある。これについては，後で解説する。

（6）指定難病の診断基準に遺伝学的検査が含まれている

ミトコンドリア病は指定難病に認定されており，表❷のような診断基準が定められている。主症候として取り上げた臓器は，骨格筋，中枢神経，心，肺，腎，血液，肝，内分泌，膵，眼，耳であるが，ミトコンドリア病の臨床症状の多様性から考えて，すべて網羅しているとはいえない。

遺伝学的検査は検査所見の1つとして挙げており，陽性の場合は主要な所見として位置づけてある。

2. 母系遺伝の説明ポイント

受精の際に，ミトコンドリアおよび mtDNA がどのように振る舞うかを図❸に示した[1]。最終的に受精卵の mtDNA はすべて母由来になっている。したがって，母が変異 mtDNA も有している場合，それが卵を介して子に伝わることは理解しやすい。しかし，変異 mtDNA が子に伝わることと病気が発症することとは別のことであることを十分説明する必要がある。

表❷　ミトコンドリア病（指定難病）の診断基準

1. 主要項目
   （1）主症状
   ① 進行性の筋力低下，横紋筋融解症，または外眼筋麻痺を認める。
   ② 知的退行，記銘力障害，痙攣，精神症状，一過性麻痺，半盲，皮質盲，ミオクローヌス，ジストニア，小脳失調などの中枢神経症状のうち，1つ以上を認める。または手足のしびれなどの末梢神経障害を認める。
   ③ 心伝導障害，心筋症などの心症状，または肺高血圧症などの呼吸器症状，または糸球体硬化症，腎尿細管機能異常などの腎症状，または強度の貧血などの血液症状，または中等度以上の肝機能低下，凝固能低下などの肝症状を認める。
   ④ 低身長，甲状腺機能低下症などの内分泌症状や糖尿病を認める。
   ⑤ 強度視力低下，網膜色素変性などの眼症状，感音性難聴などの耳症状を認める。
   （2）検査・画像所見
   ① 安静臥床時の血清または髄液の乳酸値が繰り返して高い，または MR スペクトロスコピーで病変部に明らかな乳酸ピークを認める。
   ② 脳 CT/MRI にて，大脳基底核，脳幹に両側対称性の病変などを認める。
   ③ 骨格筋生検や培養細胞，または症状のある臓器の細胞や組織でミトコンドリアの病理異常を認める。
   必要に応じて，以下の検査を行い，
   ④ ミトコンドリア関連酵素の活性低下，またはコエンザイム Q10 などの中間代謝物の欠乏を認める。または，ミトコンドリア DNA の発現異常を認める。
   ⑤ ミトコンドリア DNA の質的・量的異常，またはミトコンドリア関連分子をコードする核遺伝子変異を認める。

2. 参考事項
   （ア）病理検査
   　　特異度が高い。骨格筋病理における，酵素活性低下，または赤色ぼろ線維（ゴモリ・トリクローム変法染色における RRF：ragged-red fiber），高 SDH 活性血管（コハク酸脱水素酵素における SSV：strongly SDH-reactive blood vessel），シトクローム c 酸化酵素欠損線維，電子顕微鏡によるミトコンドリア病理学的異常を認める。または，骨格筋以外でも症状のある臓器の細胞・組織のミトコンドリア病理異常を認める。核の遺伝子変異の場合は，培養細胞などでミトファジーの変化や融合・分裂の異常を確認する。
   （イ）酵素活性・生化学検査
   　　特異度が高い。罹患組織や培養細胞を用いた酵素活性測定で，電子伝達系，ピルビン酸代謝関連および TCA サイクル関連酵素，脂質代謝系関連酵素などの活性低下（組織：正常の20％以下，培養細胞：正常の30％以下）を認める。または，ミトコンドリア DNA の転写，翻訳の低下を認める。
   （ウ）DNA 検査
   　　特異度が高い。病因的と報告されている，もしくは証明されたミトコンドリア DNA の質的異常である欠失・重複，点変異[3]や量的異常である欠乏状態（正常の20％以下）があること，もしくはミトコンドリア関連分子をコードする核遺伝子の病的変異を認める。
   （エ）心症状の参考所見
   　　心電図で，房室ブロック，脚ブロック，WPW 症候群，心房細動，ST-T 異常，心房・心室負荷，左室側高電位，

異常 Q 波，左軸偏位を認める．心エコー図で，拡張型心筋症様を呈する場合は左心室径拡大と駆出率低下を認める．肥大型心筋症様を呈する場合は左室肥大を認める．拘束型心筋症様を呈する場合は心房の拡大と心室拡張障害を認める．心筋シンチグラムで，MIBI 早期像での取り込み低下と洗い出しの亢進，BMIPP の取り込み亢進を認める．

(オ) 腎症状の参考所見
タンパク尿〔試験紙法で 1+（30 mg/dl）以上〕，血尿（尿沈査で赤血球 5/HPF 以上），汎アミノ酸尿（正常基準値以上）を認める．血中尿素窒素の上昇（20 mg/dl 以上），クレアチニン値の上昇（2 mg/dl 以上）を認める．

(カ) 血液症状の参考所見
強度の貧血（Hb 6 g/dl 以下），もしくは汎血球減少症（Hb 10 g/dl，白血球 4000/μl 以下，血小板 10 万/μl 以下）を認める．

(キ) 肝症状の参考所見
中等度以上の肝機能障害（AST，ALT が 200 U/L 以上），血中アンモニア値上昇（正常基準値以上）を認める．

(ク) 糖尿病の参考所見
血糖値（空腹時 ≧ 126 mg/dl，OGTT 2 時間 ≧ 200 mg/dl，随時 ≧ 200 mg/dl のいずれか）と HbA1c（国際標準値）≧ 6.5%〔HbA1c（JDS 値）≧ 6.1%〕

(ケ) 乳酸値
安静臥床時の血中乳酸値，もしくは髄液乳酸値が繰り返して，2 mmol/L（18 mg/dl）以上であること，または MR スペクトロスコピーで病変部に明らかな乳酸ピークがある．

3. ミトコンドリア病の診断
確実例 (1) ①〜⑤のうち 1 項目以上あり，かつ (2) ①〜⑤のうち 2 項目以上を満たすもの（計 3 項目必要）
疑い例 (1) ①〜⑤のうち 1 項目以上あり，かつ (2) ①〜⑤のうち 1 項目以上を満たすもの（計 2 項目必要）

4. 難病事業の対象範囲
上記のミトコンドリア病確実例と疑い例のいずれかの症例のうち，重症度分類において，中等症もしくは重症に分類されるものを対象とする．

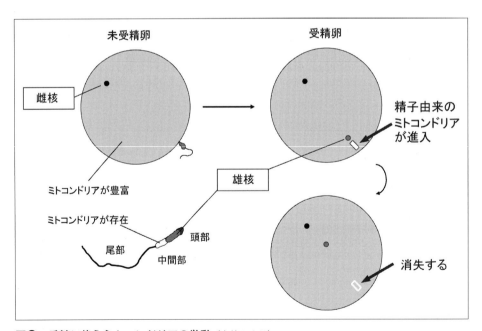

図❸　受精に伴うミトコンドリアの挙動（文献 1 より）

未受精卵の細胞質にはミトコンドリアが多数存在し，60 万〜 80 万個の mtDNA が存在している．一方で，精子には中間部と呼ばれる部位に少数のミトコンドリア（と mtDNA）が存在しているのみである．受精の際，精子の頭部が卵に進入し，父由来核ゲノムが卵に導入される．一方，精子由来ミトコンドリアは卵に進入できないか，進入しても卵の中で積極的に消滅させられることが判明している．したがって，最初から未受精卵にある母由来の変異 mtDNA は子に伝わるが，精子由来の変異 mtDNA は子に伝わらない．これが，母系遺伝のメカニズムである．

（1）突然変異の可能性

最近の研究で，mtDNAにはかなりの確率で突然変異が起きていることが報告された（図❹）[2]。母の血液を調べても発症した子の病的点変異が見つからない症例も散見される。したがって，mtDNA変異で起きる病気はすべて母系遺伝であるという説明は間違っており，この事実を伝えるだけでも母のストレスが軽減されるはずである。

（2）ヘテロプラスミーの病気とホモプラスミーの病気

変異mtDNAで起きる病気の中で，ヘテロプラスミーの病気とホモプラスミーの病気がある（本書第2章-10参照）。ヘテロプラスミーで起きる病気の代表が3243変異で起きるMELASであり，ホモプラスミーで起きる病気の代表が8993変異で起きるリー脳症である（表❸）。

3243変異の場合，母の卵巣内にある卵細胞は種々の変異率をもつ細胞で構成されている。受精卵の中の3243変異が高い比率であれば，その後の発生において高い変異率が保持されて，病気が発症する可能性はより高いことは容易に予想されるが，実際に病気になった子の受精卵での変異率

対象の検体：3168人　新生児臍帯血　Fluorescent Last cycle PCR 測定感度1.8%

種類	陽性例	母の血液で陰性
1555 A→G	2 (4.4, 4.4)	−
3243 A→G	4 (32.7, 10.2, 1.7, 0.5)	2/4
3460 G→A	3 (42.5, 18.4, 12.9)	−
7445 A→G	0	−
8344 A→G	0	−
8993 T→G	0	−
11778 G→A	3 (100, 74.8, 56.5)	1/2
13513 G→A	0	−
14459 G→A	0	−
14484 T→C	3 (100, 100, 89.1)	0/1
	15 (0.47%)	3/7

少なくとも出生200人に1人には点変異が存在

3243変異は，その内の33%を占める

新生変異は10万人に107人の割合（1000人弱に1人）

図❹　mtDNAの突然変異（文献2より）

3000人以上の新生児臍帯血を用いた研究で，ミトコンドリア病の原因となりうる10個の主要な変異を検出感度1.8%で調べた結果である。15例が陽性で，全体の0.47%であったため，少なくとも出生200人に1人には病的点変異が存在することになる。また母の検体がある陽性例7例のうち，母の血液では陰性であったものが3例存在した。これにより，新生突然変異は10万人に107人（1000人弱に1人）という割合であることが判明し，ミトコンドリアDNAの突然変異は比較的多いことがわかった。

表❸　3243変異と8993変異の違い

	3243変異	8993変異
変異mtDNAの存在様式	ヘテロプラスミー	ホモプラスミー
細胞・組織での違い	大きい	少ない
症状の多様性	大きい	少ない
発症前/出生前診断の可能性	今のところない	ある

●第3章 精神神経遺伝カウンセリング各論　4. 精神神経遺伝カウンセリングの実際（ケーススタディ）●●●●●●●●

を調べることはできず，このあたりの研究はモデル動物ができるまでは不明のままであろう。一方で，受精卵では比較的変異率が低くても，発生の途中で高い変異率の細胞が出現して病気になるという可能性も否定できない（図❺）。どちらにしても，3243変異の場合は，患者の細胞・組織ごとの変異率の違いが大きく，そのため臨床症状の多様性が惹起される。したがって，出生前診断を行って変異の有無や変異率を調べることは可能であるが，将来病気が発症するかどうかの判断ができないため，診断そのものが無意味になってしまう。

8993変異の場合，リー脳症ではほぼ全身の細胞でホモプラスミーになっている。組織・細胞の違いが少なく，症状の多様性も少なくなる。したがって，羊水や絨毛，場合によっては受精卵を用いて，8993変異の比率が著しく高い場合は，将来的にリー脳症を発症する可能性が高いため，出生前診断が可能になる。しかしながら，通常リー脳症の母は8993変異をヘテロプラスミーで有しており，卵巣内の卵細胞には種々の変異率のものが混在している。出生前診断で90％以上の高い比率の受精卵の判断は容易であるものの，中等度の変異率の場合の判断は難しい。変異率が何％以下であれば大丈夫という経験値が示されているが，本当に信用してよいかわからない。

Ⅱ．ミトコンドリア病に対する生殖補助医療

ミトコンドリア病に対する生殖補助医療は，診断と治療に大別される。診断においては，前述した出生前診断のことであり，ホモプラスミーで起きる病気の場合に羊水・絨毛や受精卵（の一部）を用いた検査が行われる。海外でも出生前診断を

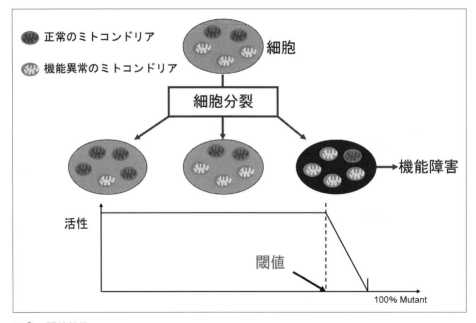

図❺　閾値効果

変異mtDNAと野生mtDNAが1細胞内に混在している状態をヘテロプラスミーと称するが，細胞ごとで変異mtDNAの比率（変異率）が異なっている。生化学的な研究で，細胞内の変異率がある一定の値（閾値）以上にならないと酵素活性低下や細胞機能障害が現れないことが示されている。図では細胞内に正常のミトコンドリアと機能異常のミトコンドリアがあるように記載しているが，このような状態は分化した細胞（骨格筋，心筋など）でミトコンドリア同士が融合・分離ができない場合に生じる。培養細胞のように癒合・分離が容易な細胞形態では，変異率が平均化されていると考えられる。

認めている国と認めない国があり，その対応には大きな差がある。日本においては，ある程度の実施例があるものの実数は少ないと考えられる。その理由は，検査施設が限定されていること，検査結果の解釈の難しさ，倫理的な判断など，施行する環境が整っているとは言いがたい。

　一方，治療については，核移植がトピックスである。英国において臨床研究として2015年2月に認められた新しい治療法である。内容は，mtDNA変異を有しない女性の未受精卵から核を除去し，病因となるmtDNAを有する母と配偶者（父）由来の受精卵から取り出した核を移植する方法である。これにより，変異mtDNAの比率が極めて低い受精卵が得られ，変異mtDNAによる病気の発生を予防しようという考えである。た

だし，核DNAについては父と母由来であるが，mtDNAについては別の女性由来であるので，2人の母が存在することになる。この点で倫理的に問題があると考える欧米各国がほとんどである。日本においては，この点の論議がなされておらず，学会・難病研究班からの早急な見解発表が望まれる。

おわりに

　ミトコンドリア病の遺伝カウンセリングは，病気そのものの複雑さゆえにわかりにくくなっている。しかし，病気の特性を理解することで説明内容も明確になる。特にメンデル遺伝とは異なるmtDNAの特徴と多様性の内容を丁寧にクライアントに説明することが重要であろう。

参考文献

1) Kaneda H, et al : Proc Natl Acad Sci USA 92, 4542-4546, 1995.
2) Hannah R, et al : Am J Hum Genet 83, 254-260, 2008.
3) MITOMAP
   http://www.mitomap.org/

後藤雄一	
1982 年	北海道大学医学部卒業 同附属病院小児科医員
1988 年	国立精神・神経センター神経研究所微細構造研究部流動研究員 同研究員
1991 年	米国スタンフォード大学医学部発生生物学講座研究員 / 科学技術庁長期在外研究員（併任）
1993 年	国立精神・神経センター武蔵病院小児神経科医長
1994 年	同神経研究所微細構造研究部室長
1999 年	同疾病研究第二部部長
2010 年	独立行政法人国立精神・神経医療研究センター神経研究所疾病研究第二部部長，トランスレーショナル・メディカルセンター副センター長，病院遺伝カウンセリング室医長 / 臨床検査部遺伝子検査診断室医長（併任）
2015 年	国立研究開発法人国立精神・神経医療研究センターメディカル・ゲノムセンター長，疾病研究第二部部長，トランスレーショナル・メディカルセンター副センター長，病院遺伝カウンセリング室医長 / 臨床検査部遺伝子検査診断室医長（併任）

第3章　精神神経遺伝カウンセリング各論

4．精神神経遺伝カウンセリングの実際（ケーススタディ）
3）筋強直性ジストロフィー

酒井規夫

　筋強直性ジストロフィーは Duchenne 型筋ジストロフィーについで頻度の高い筋疾患であり，常染色体優性遺伝形式の疾患である。また表現促進現象を認め，特に母親からの遺伝で重症の先天型の罹患が多いことが遺伝カウンセリングにおいても重要なポイントとなる。臨床症状は筋症状のみならず，内分泌異常，白内障，糖尿病，前頭部禿頭，性腺機能障害，知的障害など多岐にわたる。また，発症前診断，出生前診断なども課題となる疾患であり，その対応は多面的で専門的なものである。

はじめに

　筋強直性ジストロフィーの発症頻度は約1万人に1人と，Duchenne 型筋ジストロフィーについで頻度の高い筋疾患であり，神経筋疾患の中でも遺伝カウンセリングの現場では需要も高い疾患である。また表現促進現象があり，同じ家系においても臨床症状の差が大きいこと，症状も筋症状以外にも全身の様々な症状があることから，診療上の様々な問題点もあり，遺伝カウンセリングにおいてその意義は大きく，この疾患に関する理解は基本的なものと考えられる。本疾患には *DMPK* 遺伝子異常による1型（DM1）と *CNBP* 遺伝子異常による2型（DM2）が知られているが，本邦で DM2 の報告は稀であり，本稿は DM1 について記述する[1]。

Ⅰ．遺伝カウンセリングにおける臨床遺伝学的問題点

　遺伝カウンセリングの場面においてしばしば問題となるこの疾患の特殊性について簡単まとめておく。

1．臨床型

　先天型，古典型，軽症型に通常分類され，発症年齢，臨床症状，重症度などがそれぞれ異なり，違う疾患のようにバリエーションが大きいことが特徴である。また原因遺伝子 *DMPK* の CTG リピート数の大きさとの相関があるとされるが，絶対ではなく他の因子が症状・重症度に関与すると考えられる。

2．遺伝形式

　常染色体性優性遺伝疾患であり，罹患者は男女とも発症する。ただ，患者は男性のほうが重症になる傾向があり，診断されやすいために男性患者のほうがやや多いとされる。罹患者の子どもへは

■ **Key Words**

表現促進現象，CTG リピート，先天型，ミオトニー，白内障，不整脈，出生前診断，発症前診断，DM1/DM2，*DMPK* 遺伝子

50%で遺伝する。ただ，上記の先天型の場合は母親が罹患していることが大半であるとされる。また新規突然変異はないとされ，両親の症状がほとんどなくても，前変異型としてCTGリピートが35～49のものをいずれかがもっていると考えられる。

3．表現促進現象

優性遺伝として次の世代に伝わっていくが，生殖細胞でCTGリピートが変化し，主には伸長するために，世代を経るに従って症状が重症となることがある。この現象を表現促進現象と呼ぶ。ただし，必ず伸長するわけではなく，ほとんど同じことや稀には短くなっている症例報告もある。また精子より卵子形成中での伸長が著しいことから，特に先天型の出生は母親が罹患していることがほとんどである。

4．先天型

本疾患の中で最も重症型で，出生直後から筋緊張低下，呼吸不全で気づかれることも多い。前述のように母親が罹患していることが多く，母親のCTGリピートが300以下なら10%，300以上なら60%で先天型になると言われている。また，臨床経過としては生直後が最も重症であり，筋力などはゆっくり改善し，呼吸管理も不必要になったり，1歳では無理でも4～5歳で歩行可能になる症例もあることは，家族の疾患理解にとって重要なことである[2]。

5．性格特徴

先天型では知的な発達も遅延することが知られており，より軽症な病型においても様々な程度の認知症，性格変化などがみられる。遺伝カウンセリングにおいても，罹患者はしばしば病識が低く，治療の必要性に無頓着であったり，説明に対する理解が悪いこともあるため，必要に応じてパートナーなどのキーパーソンの同席が望ましいことがあることは理解しておくべきである[3]。

II．遺伝カウンセリングの具体的場面

1．発端者の診断から子どもの発症前診断が問題になる場面

【症例1】

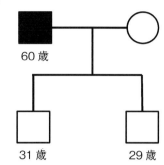

父親60歳，若い頃からスポーツはそんなに得意ではなかったが，大学卒業後，企業に就職し勤務には特に支障なかった。40歳で糖尿病，48歳で白内障の診断を受けている。55歳頃から握力が弱くなった感じがして，最近は階段を上るのが苦になってきたため，近医を受診し，神経内科を紹介された。臨床経過と斧様顔貌，グリップミオトニア，パーカッションミオトニアを認め，本疾患を疑われ，主治医により*DMPK*遺伝子のCTGリピートを検索したところ，120回と伸長が認められ診断された。

(1) 受診理由

遺伝カウンセリングには父親と長男が来談。目的は，長男は今までは特に健康上の問題はなかったが，結婚を目前にしており，自分への遺伝を心配して受診となった。長男は検診でも糖尿病や心電図異常もなく，顔つきも父とは特に似ていないとのこと。ただ，弟は面長の顔で父と似ているとのこと。まだ結婚相手には言っていないが，今後相手にどのように説明したらいいのかわからない。

(2) 遺伝カウンセリングのポイント

① まず，父親も診断がついたばかりなので，疾患説明について十分行うことは，父親の今後の診療についても，また症状もない長男にとっても疾患のイメージを正しくもってもらうために重要である。

②父親は既に臨床診断のみならず，遺伝子検査も終わり，確定診断がついているため，2人の息子には50％の確率で遺伝していると考えられることを説明する．また，父親からの遺伝の場合は，通常，表現促進はあまりないことも理解してもらう．

③発症前診断については，治療法が確立していない神経難病についてはデメリットもあり，慎重に行うことになっていることを理解してもらう．今後の生活設計を考えるうえでどうしても必要と考える場合には，できればキーパーソンとなる人と一緒に専門施設での継続的なカウンセリングを受けた後に検査に望むことが望ましいことを説明する．

④また，遺伝子検査を行わなくても内分泌学的検査，不整脈の検査などについては確定診断前に行い，必要なら診療開始することができることも説明する．

⑤発症前診断の1つの目的が挙児を考えて，出生前診断を考えてのことであれば，これもまた出生前診断の適応についての審議など慎重な対応が必要なことも説明しておく．女性からの遺伝の場合には先天型になる可能性もあるが，男性からの遺伝ではその可能性は低く，検査の適応は低くなることも説明する．

⑥今回は受診していないが，弟は顔貌の類似性から罹患が疑われ，今後希望があれば遺伝カウンセリングの受診が望ましいことも押さえておくことは重要である．

2. 新生児期に先天型筋ジストロフィーの診断が家系内で初めてついた場面

【症例2】

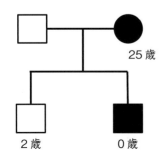

25歳女性．長男は2歳で健常．次男を産院で出産したところ，全身の筋緊張低下があり，呼吸も弱く，人工呼吸管理のもと，NICUのある大学病院に搬送となる．母親が産院退院の後，大学病院で次男の病状説明を聞いたときに，主治医が母親の斧様顔貌に気づき，母親の生育歴を聴取すると，小学校の頃から体育は苦手で，特に妊娠してから疲れやすく，最近はペットボトルが開けにくいことを感じていることなどを聴取することができた．母親を神経内科に紹介し，ミオトニー所見と筋電図所見から筋強直性ジストニアの臨床診断を受ける．その後，次男の遺伝子検査を両親の同意のもと施行し，CTGリピートが1200回であることを確認した．

(1) 受診理由

次男の主治医から，遺伝カウンセリングの受診を勧められ，夫婦で来談する．母親は子どもの今後の経過を心配しており，夫は妻の今後の症状の進行について心配しているとのこと．

(2) 遺伝カウンセリングのポイント

①まず，疾患の臨床情報について説明する．先天型の筋緊張性ジストロフィーの経過が出生後が一番重症であり，成長に伴って筋力などもついてくることなどについて説明．また一方，発達の遅れなどが想定されるため，訓練や呼吸器感染症などに注意することなどについても説明することは重要．

②また，母親も臨床的に診断されているため，今後は神経内科での継続的な診療が望ましいこと，不整脈，糖尿病，白内障など医学的介入によって改善する症状がいろいろあることなどの理解を促し，夫にもよく理解してもらうようにする[4]．

③2歳の長男は発達の明らかな遅れはないとのことなので，おそらくは健常と考えられるが，軽症罹患の可能性がありうること，その場合には小児神経専門医への受診が望ましいことについて言及する．

④次の挙児希望がある場合には，50％の確率で遺伝することを説明する．もし出生前診断の希望がある場合には，妊娠前に改めて遺伝カウンセ

リングが必要なこと，またそのときには母親の遺伝子検査による確定診断があらかじめ必要なことなどを説明しておくことが望ましい。

3. 女性患者の妊娠から出生前診断が問題になる場面

【症例3】

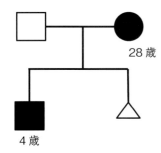

28歳女性は，第1子が出生後に先天型筋強直性ジストロフィーの診断を受けており，現在4歳となっている。母親は斧様顔貌があり，第1子の妊娠中から筋力低下の自覚症状を認めていた。第1子はCTGリピートが1000回で，その後，母親も遺伝子検査により400回のCTGリピートの診断を受けている。最近妊娠したことが判明し，産婦人科で妊娠8週と言われている。

(1) 受診理由

出生前診断を希望して来談を希望。第1子の主治医から，次子も50％の確率で罹患し，また先天型になる可能性も十分あることを聞いており，希望すれば出生前診断が可能であることを理解している。夫婦とも検査には前向きの考え方をもっている。

(2) 遺伝カウンセリングのポイント

①母親のCTGリピートも300回以上であり，次子が罹患した場合には先天型など重症になる可能性は少なくない。出生前診断の適応審議について，施設でどのように対応しているのかをまず説明し，実施に向けての手順などについて説明する。

②遺伝子検査の結果は，CTGリピートの長さそのものは通常羊水検査では解析困難であり，羊水検査は臨床症状の重症度については情報がないことを説明し，検査の限界を説明する。つまりCTGリピートが伸長しているアレルをもっていても，母親と同じ程度かさらに伸長しているのかについては判断できない検査であることを説明する。

③出生前診断は検査結果として正確なリピート数が解析できない可能性があること，羊水採取には侵襲性があり0.3％程度で胎児の流産などにつながる可能性のある検査であること，また検査には心理的なことも含めてメリットとデメリットがあることなどを十分に説明する。

④また，この検査は胎児の妊娠の継続か中絶かの選択に影響するものであり，結果説明を含めた遺伝カウンセリングは必ず夫婦揃って来談することが必要であることを説明する。

⑤妊婦は妊娠中に症状が進行することもあるために，妊娠中の管理も経験のある産科が望ましいことについて説明する。特にウテメリンの使用はその副作用のために慎重投与が必要であることに留意が必要である。

おわりに

筋強直性ジストロフィーの遺伝カウンセリングは，遺伝カウンセリングにおける様々な要素が含まれており，疾患特性を十分理解したうえで，また発症前診断，出生前診断，着床前診断などの検査における手順についても十分経験があることが望ましい。逆に，この疾患の遺伝カウンセリングの経験をすることにより，遺伝カウンセリングの多くの場面の経験になるとも言える重要な疾患である。

実際には罹患者の遺伝子検査は保険収載されていることや，発症前診断，出生前診断は保険が使えないことや，受け入れ施設は全国でも限られており，これらの情報を入手したうえで行うことが必要となる，専門性の高い遺伝カウンセリングでもある。

今後は遺伝子検査の可能な施設や治療経験のある施設が増えていくことが望ましいと考えられる。

● 第 3 章　精神神経遺伝カウンセリング各論　　4.　精神神経遺伝カウンセリングの実際（ケーススタディ）

参考文献

1) Bird TM : GeneReviews® [Internet], Myotonic Dystrophy Type 1, 2015.
2) Ho G, Cardamone M, et al : World J Clin Pediatr 4, 66-80, 2015.
3) Turner C, Hilton-Jones D : J Neurol Neurosurg Psychiatry 81, 358-367, 2010.
4) Rudnik-Schöneborn S1, Zerres K : Eur J Obstet Gynecol Reprod Biol 114, 44-53, 2004.

参考ホームページ

・難病情報センター
　http://www.nanbyou.or.jp/entry/718
・神経・筋疾患者登録 Remudy
　http://www.remudy.jp/myotonic/about_md/index.html
・専門家が提供する筋強直性ジストロフィーの臨床情報
　http://plaza.umin.ac.jp/~DM-CTG/

酒井規夫	
1987 年	大阪大学医学部卒業 同医学部附属病院研修医 大阪警察病院小児科嘱託医
1994 年	大阪大学医学部博士課程修了，医学博士 大阪府立母子保健総合医療センター研究所 （流動研究員）
1996 年	ドイツ GSF- 哺乳類遺伝学研究所研究員（～ 1998 年）
1999 年	大阪大学医学部小児科学教室助手
2005 年	同大学院医学系研究科小児発達医学講座講師
2009 年	同大学院医学系研究科小児科学講座准教授
2015 年	同大学院医学系研究科保健学専攻成育小児科学教授

第3章　精神神経遺伝カウンセリング各論

4．精神神経遺伝カウンセリングの実際（ケーススタディ）
4）精神疾患の遺伝を患者家族とどう話し合うか

石塚佳奈子・尾崎紀夫

　精神疾患の診断やリスク評価において，詳細な家族歴の聴取と丁寧な診察は必要不可欠である。稀な症候群を除き，現時点で有用な臨床遺伝学的検査は存在しない。しかし，近い将来に臨床経過の予測や家族のリスク評価の一環として遺伝学的検査が組み込まれることは間違いない。臨床家は世界の流れを把握し，遺伝学の知識を身につける必要があるとともに，相談者の人生に及ぼす影響に配慮して，科学的知見に基づいた正確な情報提供と疾病説明に努めたい。

はじめに

　母親の育て方が統合失調症や自閉スペクトラム症の原因とされ，母親に対する不当な介入が日常的に行われていたのはほんの数十年前のことである[1]。この考えは大規模な養子研究などによって否定されたが，いまだに精神疾患に対する根強い偏見や極端な遺伝因論や環境因論が存在するのは事実である[2]。例えば，精神疾患との強い関連が知られる22q11.2欠失症候群[3]の遺伝カウンセリングにおいて，精神疾患のリスクは必ずしも言及されていなかった。その背景に，精神疾患に対する遺伝カウンセラーの偏見や誤解が大きく影響したと指摘されている[4]。遺伝カウンセラーのような医療関係者ですらこのような現状であることを念頭において，遺伝カウンセリングを行う臨床家は，相談者の不要な自責感や過剰な苦悩に配慮し，科学的知見に基づいた正確な情報提供と疾病説明を心がけたい。

I．ケーススタディ

　このやり取りが正解というわけではなく，あくまで一例である。自分が遺伝カウンセラーの立場ならどのように対話するかを考えながらお読みいただきたい。

1．遺伝の寄与が大きい多因子疾患

　46歳の女性が主治医からの紹介状を持ってやってきた。紹介状によれば，24歳発症の統合失調症で，病状は安定している。遺伝学的検査を希望しているという。本人から聴取した生育歴，現病歴は以下のとおりである。

　「同胞3名，第1子，長女。健診で異常を指摘されたことはなく，大きな病気をしたこともない。大人しい性格だった。成績は中程度で，小中高校と目立った問題はなかった。高校卒業後は地元企業の事務職についた。23歳で職場結婚して退職。24歳の時に統合失調症を発症したが，夫は病気のことをよく理解してくれており，調子が悪い時は家事を肩代わりするなど協力的である。28歳

■ Key Words
臨床遺伝学的検査，遺伝環境相互作用，生物学的基盤，家族歴，リスク予測因子，遺伝因論，環境因論，SNP，CNV，*de novo* 変異

の時に生まれた一人娘は健康で，この春，大学に進学した。40歳から近所で販売のパートをしている。パート先には病気のことを話してあり，たまに調子を崩して欠勤することもあるが，楽しく続けている」

「今まで主治医の言うとおりに薬を飲んできたけれど，こんなに調子がいいので，もう飲まなくてもいいのではないか。親兄弟親戚に1人も精神科の病気にかかった人がいないのに，自分だけが精神疾患にかかるのはおかしい。実は病気ではないかもしれない。はっきりさせたいので遺伝子検査をしてほしい。本当に病気であるのなら，娘も自分が発症した年齢に近づいてきたのでそろそろ覚悟させたい」

相談内容は2つ，自分の疾病に関することと娘の発症リスクである。よく話題になる項目だが，なぜ，今，このタイミングで遺伝カウンセリングを受けに来たのか。これまで安定して暮らしていた患者が急に遺伝学的検査を希望することに疑問をもってほしい。精神科の初診では，本人の困っている事柄（いわゆる「主訴」）と本日初診するに至った理由をそれぞれ確認して，患者のニーズと治療者の方針をすり合わせてから治療導入するのが常である。遺伝カウンセリングも同様であろう。突然，遺伝学的検査を希望した相談者の心情を踏まえ，自分の疾患をどう理解しているかを確認した。

「統合失調症は遺伝する病気と聞いたので，統合失調症になったのは両親のせい。この病気は父から遺伝したと思う。父は風変わりでこだわりが強く，小さい頃から自分は父に似ていた。母は口うるさく，長女だった自分にいつも厳しかったので，それも原因かもしれない。遺伝病だから自分ではどうしようもない。実際，『薬でコントロールするしかない』と主治医に言われた。家族や職場の人たちもそのようにわかってくれていて，調子が悪い時は無理をせずに休ませてもらっている。自分がもつ統合失調症の悪い遺伝子が娘に遺伝していないといいけれど，そのことについて娘や夫と話したことはない。そう思っていたらインターネットで遺伝子検査を見つけた。家族に内緒で受けてみたら，『精神疾患のリスクは一般の人の0.83倍』という結果が返ってきたので戸惑っている。他人よりリスクが小さいのに，どうして自分は統合失調症なのか。何か悪いことをしたせいなのか。本当は統合失調症ではないのかもしれない。他人の結果が送られてきた可能性もある。主治医には聞けないし，家族にも話せない。悩みが増えるばかりでつらいので，きちんとした遺伝子検査を受けたい」

(1)「遺伝も環境も」多因子疾患に対する遺伝要因の評価

精神疾患は病因病態がはっきりしないこともあってか，極端な遺伝因論か環境因論いずれかの解釈に陥りやすい。遺伝という用語がもつ意味も人によって様々である。本来，genetics は遺伝継承とともに，生物の多様性を明らかにする学問であった。しかし，genetics が遺伝学という日本語に訳された段階で，遺伝がもっぱら親から子への継承という意味として使われるようになった[5]。遺伝要因とは，親から継承したものと，その個体だけに新たに生じたものの両方によって個体の素因を規定する生物学的基盤である。精神疾患は極めて多数の遺伝要因と環境要因が複雑に作用している。統合失調症を遺伝病だと説明する精神科医はいないはずだが，患者家族がこのように誤解しがちであることは知っておきたい。

先天性の奇形症候群，知的能力障害，自閉スペクトラム症の児に対する臨床遺伝学的検査はすでに米国臨床遺伝学会（American College of Medical Genetics）のガイドラインで診断評価の一環として採用されているが[6][7]，後述するように，ほとんどの精神疾患は複雑な遺伝要因をもつことから臨床遺伝学的検査は行われていない。それに対して，商業ベースの遺伝子検査は誰でも簡単に受けられるようになってきた。これらの遺伝子検査は一塩基多型（SNP）を利用しているものの，これまでに精神疾患への関与が示唆されたSNPs は数千にものぼり，個々の SNP の影響はオッズ比で1.2を超えない[8]。一般人口の統合失調症リスクである1%が1.2%になりうるという

情報は，統計学的には意味があっても個人にとって有用な情報にはなり得ない。このような根拠のない数字に不安を煽られた患者家族が遺伝カウンセリングに来る例は今後増えると思われる。

遺伝について次のように説明した。

遺伝にはメンデル遺伝性疾患のように，親からの遺伝継承が発症の直接原因となるものもある。しかし，ほとんどの精神疾患はメンデル遺伝を示すような家族歴は確認されず，発症を決定づける特定の原因遺伝子というものはない。個人の生物学的基盤，いわゆる疾患のなりやすさには複数の遺伝子変異が影響しており，この遺伝子変異には親から継承した変異と，個人だけに新規に生じた変異の両方が含まれる。複数の遺伝子変異と環境要因が相まって病気の発症に至る。

すると，相談者は涙を流しながら語った。

「いままで自分の病気は両親のせいで決まっていたのだと思い込んでいた。最初から病気になると決まっていたのではないこと，自分が病気になりやすい体質とはいえ，それだけで発症するわけではないことはわかった。だとすると，自分の心がけを良くして生活習慣を整えていれば，病気にならずに済んだのだろうか。努力すれば調子を崩さなかったのだろうか。家族や職場の人たちの優しさに甘えていたようで申し訳ない」

この相談者のように，遺伝によって特定の疾患に罹患することを運命づけられている，という極端な遺伝因論をもっていた人が，発症は個人のもつ発症脆弱性としての遺伝要因と環境要因が相互作用した結果であると理解したとき，このように環境要因を調整できなかった自分を責めることが多いので注意を要する。

遺伝環境相互作用は，本人のもつ生物学的基盤と環境の負荷が閾値を超えた時に症状を呈する，という遺伝環境モデルで説明される。ただし，遺伝要因と同じく，発症の契機となる環境要因も一義的には決められない。環境の意味するところも一般的な定義とは異なる。例えば疫学的に統合失調症との関連が知られる環境要因は，周産期合併症，都会育ち，転居，冬季出生などである[9]。個人ではコントロールしにくい要因であり，単独で生物学的関与を説明できるものはなく，この要因をもつ人のほとんどは発症しない。心がけの及ばない環境要因についての説明を忘れないようにしたい。

(2) 多因子疾患の近親再発率

娘のリスクはどのように考えたらよいか。リスク予測は，家族歴に基づくものと，臨床症状に基づくものに分けられる。従来，家族歴がある血縁者の発症リスクは疫学研究に基づいて説明されてきた。**図❶**に統合失調症の生涯有病率を示す[10]。これは全体の傾向をつかむのに大変有益だが，評価時期によって診断が異なったり，診断者によって過小評価・過大評価になったり，発症前に評価されていたり，家族内集積性を加味していないといった問題がある。疫学データから言えることは，発症が遺伝要因だけで規定されるものではないこ

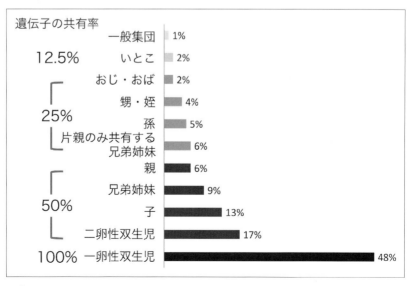

図❶　統合失調症の生涯有病率

と，家族歴のある人のリスクは一般より高いことくらいである．図にはリスクの数字を示したが，具体的な数値はそれ自体が一人歩きしやすいため，安易に遺伝カウンセリングで用いないことをお勧めしたい．今も昔も，最も確立されたリスク予測因子は家族歴である（**表❶**）[11]．一般に血縁者は自分のリスクを過剰に見積もることが多く，娘は母の症状を見て自分も同じ病気になると確信していることがある．このような場合には，娘に対して疾患の説明や見通しを丁寧に説明することも大切な遺伝カウンセリングである．家族歴は信頼性の高いリスク予測因子であり，いつ発症するかもしれない不安を抱えながら日々を過ごす気持ちに寄り添いたい．

一方，丁寧な臨床評価によって軽微な精神症状，いわゆる at risk 状態を的確に見出すものが臨床症状によるリスク評価である．予防的介入として，リスクの高い人や家族に対する対人関係療法，問題解決方法の有効性が報告されている[12]．

2. 遺伝の寄与が大きくない多因子疾患

ここまでは統合失調症，双極性障害，自閉スペクトラム症など遺伝的基盤が大きい疾患の例である．うつ病，パニック障害，不安障害など，環境要因の寄与が相対的に大きい疾患について簡単に説明する．例えばうつ病は，予測因子として先行する不安症状と家族歴が知られ[13]，発症率は，環境上の負荷がなければ遺伝的リスクと無関係であるのに対して，ストレスになる出来事が起きると遺伝的要素が関与するという遺伝環境相互作用がみられる（**図❷**）[14]．環境要因の関与が大きいこれらの疾患では，発症予防をめざした介入の効果が期待できる．例えば認知行動療法は，とうてい実現不可能なことをめざしたり物事を必要以上に否定的に

とらえたりといった傾向を，本人が自覚して自分自身で修正することをめざす．このような思考形式を身につけることでうつ病の発症率が減ったと報告されている[13]．遺伝カウンセリングによって疾病の知識や遺伝環境の関係を家庭内で共有し，環境を調整することは発症予防に有効だと思われる．

おわりに

精神疾患の遺伝カウンセリングには，遺伝の関与が明らかであるにもかかわらず，現時点で

表❶　家族歴に基づくリスク評価（文献 11 より）

高いリスク
1. 第一度近親 1 人が若年発症
2. 第一度近親 2 人が罹患
3. 第一度近親 1 人が晩期または発症時期不明
かつ第二度近親 1 人が若年発症の類縁疾患に罹患
4. 第二度近親で父母の親族 2 人が罹患
少なくとも 1 人は若年発症
5. 父母の親族 3 人以上が罹患
6. 両親の両方に中程度のリスクの家族歴

中程度のリスク
1. 第一度近親 1 人が晩期または発症時期不明の罹患
2. 第二度近親 2 人が晩期または発症時期不明の類縁疾患に罹患

標準リスク
1. 罹患した親族がいない
2. 父母いずれかの家系の第二度近親 1 人のみ罹患
3. 家族歴不明
4. 家族歴が不明の養子

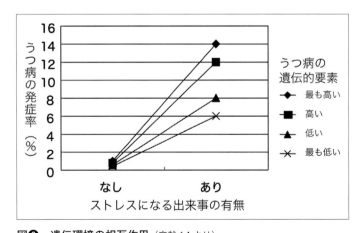

図❷　遺伝環境の相互作用（文献 14 より）

はっきりとした検査のない難しさが横たわっている。ほとんどの精神疾患は複数の遺伝子と環境，その相互作用による多因子疾患であり，有効な遺伝学的検査はない。一方で，2009年に精神疾患に関するほぼすべての遺伝学的検査に対して否定的な姿勢を示していた国際精神科遺伝学会（International Society of Psychiatry Genetics）も，2014年には，まだ臨床適応ではないが，コピー数変異（CNVs）が診断後の経過や予後予測に有用となりうること，*de novo*変異を確認することの意義に言及している[15]。

CNVに関しては本書第1章-2をご参照いただくのがよいが，血縁者のリスク評価にも用いられることが期待される。「統合失調症の姉をもつ人が，子のリスクは4%と説明されたのに，実子3人が統合失調症を発症した」といったような多発家系は，図❶に基づく発症リスクの評価では理解しづらい。仮に発端者が疾患関連CNVをもつ場合，未発症の家族が同じCNVを保有していればリスクはそれぞれのCNVに依存し，保有していなければリスクは一般人と同程度と推定できる[3]。ただし，発端者と同じCNVをもっていても発症しないこともあるし，同じ疾患に罹患するとも限らない，といった浸透率，多面発現的効果

と，体細胞モザイク・生殖細胞モザイクの評価の難しさ，網羅的な遺伝学的検査における偶発的な結果の扱いが課題である[16]。臨床に用いるまでにはさらなる知見の積み重ねが必要だが，近い将来，臨床経過の見通しを立てたり家族のリスクを評価したりするうえで遺伝学的検査が組み込まれることは間違いない。例えば，日本では知的能力障害や自閉スペクトラム症の人に対する遺伝学的検査はほとんど行われていない。一方で，米国臨床遺伝学会のガイドラインや米国精神医学会の診断基準DSM-5では既知の遺伝子疾患を特定することが求められており，実際に，知的能力障害の半数以上，自閉スペクトラム症の10%以上の人が疾患関連CNVやSNVを保有すると報告されている[17][18]。臨床家は遺伝学の知識を身につけるとともに世界の流れを把握する必要があるだろう。

医療関係者ですら精神疾患を正しく理解しているとは言えない現状において，相談者の苦悩は想像に難くない。遺伝カウンセリングは，最新の遺伝学的知見を熟知して，理解しやすい形で伝えることとともに，相談者に寄り添い，その人生に希望をもたらすものでありたい。

参考文献

1) Harrington A : Lancet 379, 1292-1293, 2012.
2) 尾崎紀夫：精神神経学雑誌 109, 786-796, 2007.
3) Gershon ES : Am J Psychiatry 170, 968-976, 2013.
4) Morris E, et al : Genet Med 15, 713-720, 2013.
5) 鎌谷直之：遺伝 66, 283-288, 2012.
6) Shaffer LG : Genet Med 7, 650-654, 2005.
7) Schaefer GB, et al : Genet Med 15, 399-407, 2013.
8) Purcell SM, et al : Nature 506, 185-190, 2014.
9) Gejman PV, et al : Annu Rev Genomics Hum Genet 12, 121-144, 2011.
10) Gottesman II : Schizophrenia Genesis: The origins of madness, 203, WH Freeman, 1991.
11) Scheuner MT, et al : Am J Med Genet 71, 315-324, 1997.
12) Addington J, Heinssen R : Annu Rev Clin Psychol 8, 269-289, 2012.
13) Munoz RF, et al : Annu Rev Clin Psychol 6, 181-212, 2010.
14) Kendler KS, et al : Am J Psychiatry 152, 833-842, 1995.
15) http://ispg.net/genetic-testing-statement/
16) Boone PM, et al : Genet Med 15, 45-54, 2013.
17) Gilissen C, et al : Nature 511, 344-347, 2014.
18) Sanders SJ, et al : Neuron 87, 1215-1233, 2015.

石塚佳奈子	
2004 年	名古屋大学医学部医学科卒業 名古屋第一赤十字病院臨床研修医，小児科
2008 年	名古屋大学附属病院精神科
2010 年	成精会刈谷病院精神科
2014 年	名古屋大学大学院医学系研究科精神医学分野博士課程

第3章　精神神経遺伝カウンセリング各論

5．認定遺伝カウンセラー制度と教育トレーニング

山内泰子

　認定遺伝カウンセラー制度はわが国における遺伝カウンセリング担当者（非医師）を養成するものである。専門教育は認定遺伝カウンセラー養成課程設置の大学院で行われる。実践を支える基本的な知識（人類遺伝学・遺伝医学，カウンセリング理論と技術，倫理や社会）と態度を身につけ，どの領域でも対応できる基盤を修得する。認定試験に合格・資格取得後も継続的な研修が課せられている。就職後の現場に応じた最新の知識およびトレーニングを積み，医師などの関連識者との協同が肝要で，広く関わる領域の専門家の協力が不可欠である。

はじめに

　認定遺伝カウンセラー制度は，臨床遺伝専門医制度とともに，わが国における遺伝カウンセリング担当者を養成するものである。非医師を対象としており，日本人類遺伝学会と日本遺伝カウンセリング学会が共同で認定している[1)2)]。認定遺伝カウンセラーは，遺伝に関する問題に直面した方々を支援する保健・医療の専門職である。認定資格取得には，認定されたカリキュラムによる認定遺伝カウンセラー養成課程（以下，認定養成課程）が設置された大学院修了後，認定遺伝カウンセラー認定試験（以下，認定試験）に合格しなければならない。認定遺伝カウンセラーの認定期間は5年である。更新にあたっては学会・研修会の参加や発表，遺伝カウンセリングの実績，研究成果報告などの研鑽が定められている。

　専門家教育として，大学院生には認定養成課程で認定されたカリキュラムに沿った講義・演習および遺伝カウンセリング実習が行われている。修士論文も課せられる。加えて，関連学会などが主催する学会・研修会・セミナー参加などが勧められている。認定遺伝カウンセラー資格取得後も継続した教育トレーニングが不可欠である。資格更新単位の対象となる研修会・セミナーや学会が提示されており，参加者間での情報交換こそ遺伝カウンセリングの質向上に役立っている。日本認定遺伝カウンセラー協会（協会）による研修会や認定遺伝カウンセラーによる地域・分野ごとの勉強会も開催されている。広く遺伝カウンセリングに関わる講演会や公的制度などの情報発信は，協会メーリングリストを通じて全認定遺伝カウンセラーが共有できる体制が整えられている。大学院での専門家教育に加えて，認定資格取得後も継続した教育トレーニングが課せられており，教育内容は遺伝医療の進展に伴う追加・見直しが行われている。あらゆる診療科で遺伝医療が実施されている現在，認定遺伝カウンセラーの質向上のために，新たに必要とされる領域を見極め，今後とも関わる領域の専門家にご協力を仰ぐ必要がある。

■ *Key Words*

認定遺伝カウンセラー，遺伝カウンセリング担当者，認定遺伝カウンセラー養成課程，到達目標，標準カリキュラム，認定遺伝カウンセラー制度委員会，専門性，認定遺伝カウンセラー認定試験，日本人類遺伝学会，日本遺伝カウンセリング学会

Ⅰ．認定遺伝カウンセラー制度

認定遺伝カウンセラー制度規則第1章，第1条に「この制度は質の高い臨床遺伝医療を提供するために臨床遺伝専門医と連携し，遺伝に関する問題に悩むクライエントを援助するとともに，その権利を守る専門家としての認定遺伝カウンセラーを養成・認定することを目的とする」と記載されている。この目的を達成するために，日本遺伝カウンセリング学会と日本人類遺伝学会が認定遺伝カウンセラー認定制度を設け，2005年にスタートした（**表❶**）。

認定遺伝カウンセラー制度委員会（以下，委員会）では以下の6項目（①認定試験受験者の受験資格の審査に関すること，②認定試験の問題作成および実施に関すること，③認定遺伝カウンセラーの登録および認定証の交付に関すること，④その他認定遺伝カウンセラーの認定に関すること，⑤大学院養成課程および認定研修会の認定に関すること，⑥認定遺伝カウンセラー指導者資格の認定に関すること）が審議される。

(1) 認定試験受験者の受験資格の審査に関すること

認定遺伝カウンセラーとして認定を受けようとする者は，認定試験に合格しなければならない。受験するには委員会が認定した認定養成課程（**表❷**）を修了し修士の学位を持っている者（あるいは委員会が受験資格を認めた者），かつ受験申請時に日本遺伝カウンセリング学会と日本人類遺伝学会のいずれかの会員歴が2年以上継続している者である。原則として上記の双方の学会員であることが望ましい。受験にあたって，認定養成課程在学中に同席した遺伝カウンセリングのログブックを提出することが義務づけられている。なお，経過措置は2010年で終了された。現在，経過措置での認定試験の受験はできない。

(2) 認定試験の問題作成および実施に関すること

認定試験は遺伝カウンセリングに関する筆記試験および面接試験で，年1回実施される（臨床遺伝専門医認定試験と同日同時刻に実施）。筆記試験は臨床遺伝専門医との共通問題のほか，認定遺伝カウンセラーに特化した専門記述問題から構成される。面接では，提示事例による遺伝カウンセリングのロールプレイが課せられてきた。

(3) 認定遺伝カウンセラーの登録および認定証の交付に関すること

認定試験に合格し，認定手数料を納付した者を日本遺伝カウンセリング学会および日本人類遺伝学会に推薦し，日本遺伝カウンセリング学会および日本人類遺伝学会の両理事長が認定遺伝カウンセラーとして認定する。認定遺伝カウンセラーと認定された者には，認定遺伝カウンセラー認定証を交付する。

(4) その他認定遺伝カウンセラーの認定に関すること

認定遺伝カウンセラーの認定期間は5年であ

表❶　認定遺伝カウンセラーの専門性（文献2より）

1. 遺伝医療を必要としている患者や家族に適切な遺伝情報や社会の支援体勢等を含むさまざまな情報提供を行い，心理的，社会的サポートを通して当事者の自律的な意思決定を支援する保健医療・専門職である。
2. 医療技術を提供したり，研究を行う立場とは一線を画し，独立した立場から患者を援助する。
3. 遺伝カウンセリングについて一定の実地修練を積んだ後に資格認定される専門職で，下記の要件を満たす。
   - 最新の遺伝医学の知識をもつ
   - 専門的なカウンセリング技術を身につけている
   - 倫理的・法的・社会的課題（ELSI）に対応できる
   - 主治医や他の診療部門との協力関係（チーム）を構成・維持できる

表❷　認定遺伝カウンセラー養成課程設置大学院（開設年度）

札幌医科大学大学院	（2015年度）
岩手医科大学大学院	（2016年度）
東北大学大学院	（2013年度）
新潟大学大学院	（2016年度）
千葉大学大学院	（2005年度）
北里大学大学院	（2003年度）
お茶の水女子大学大学院	（2004年度）
東京女子医科大学大学院	（2008年度）
信州大学大学院	（2003年度）
藤田保健衛生大学大学院	（2014年度）
京都大学大学院	（2005年度）
近畿大学大学院	（2005年度）
川崎医療福祉大学大学院	（2005年度）
長崎大学大学院	（2009年度）

（2016年5月現在，国内14校）

●第3章　精神神経遺伝カウンセリング各論 ●●●

る。ただし，認定を更新することができる。なお，日本遺伝カウンセリング学会および日本人類遺伝学会，いずれかの学会員でなくなったときや認定遺伝カウンセラーとして信用失墜行為のあったとき，制度委員会は認定を取り消すことができる。認定遺伝カウンセラーとして認定された者は，日本認定遺伝カウンセラー協会に入会する。

(5) 大学院養成課程および認定研修会の認定に関すること

認定養成課程には3つの要件（①学位授与機構に認可された修士号を授与できること，②課程担当教員に認定遺伝カウンセラーの指導が可能な臨床遺伝専門医制度による指導医，認定遺伝カウンセラー，認定遺伝カウンセラー指導者が含まれていること，③教育カリキュラム「遺伝カウンセラーのための到達目標」に掲げる内容に達しているもの）を求めている（**表❸**）。

認定研修会は，その内容が「遺伝カウンセラー養成のための到達目標」に合致し，遺伝医療の普及を目的に継続開催していることが必要で，受講者の学習到達度を適正な方法で評価し，単位取得証明書が発行できることとなっている。なお，単位数は委員会が定める。

表❸　認定遺伝カウンセラーの養成カリキュラム（文献2より）

〔1〕認定遺伝カウンセラーとしての専門研修を受ける前に以下の教科目については大学レベルの教育を受け，科目履修制度等を利用して単位取得しておくことを条件とする
　　a．人間科学系科目
　　　　人間発達学，心理学（または臨床心理学，コミュニケーション学，カウンセリング論），倫理学（または生命倫理学，看護倫理学）
　　b．自然科学・医療系科目
　　　　生物学，化学（または一般化学，化学概論），遺伝学（または人類遺伝学，分子遺伝学，生命科学），統計学，医学概論（または医療概論，医療科学，看護概論），公衆衛生学（または保健医療福祉論，基礎保健学）

〔2〕履修科目とその到達目標
　　Ⅰ　遺伝カウンセリングの実践を支える専門的基礎知識
　　1．人類遺伝学・遺伝医学
　　　1）遺伝学史
　　　　・現代遺伝学が辿った歴史的背景を理解している
　　　2）細胞遺伝学
　　　　・細胞分裂と染色体分離を理解し・説明できる
　　　　・染色体の基本構造を理解し・説明できる
　　　　・染色体異常の種類と発生機序について理解し，説明できる
　　　3）分子遺伝学
　　　　・DNA・RNA・遺伝子の基本構造を理解し，説明できる
　　　　・DNAの複製・修復について基本的事項を理解し，説明できる
　　　　・遺伝子発現について基本的事項を理解し，説明できる
　　　　・遺伝子変異および多型について基本的事項を理解し，説明できる
　　　　・DNA診断・技術について基本的事項を理解し，説明できる
　　　4）メンデル遺伝学
　　　　・染色体・遺伝子の知識をもとにメンデル遺伝学の基本法則を理解し，説明できる
　　　5）非メンデル遺伝
　　　　・多因子遺伝・細胞質遺伝を理解し，説明できる
　　　　・非メンデル遺伝の一部を細胞遺伝学・分子遺伝学的に説明できる
　　　6）集団遺伝学と遺伝疫学，家系分析
　　　　・メンデル遺伝学を集団に応用し，遺伝子頻度，保因者頻度，罹患者頻度，突然変異率などのメンデル遺伝学の基本概念を説明できる
　　　　・臨床遺伝学における集団遺伝学の重要性を理解できる
　　　　・家系分析の基本を理解し，説明できる
　　　　・遺伝様式を確認し遺伝子の伝わり方や発現について説明できる

7）遺伝生化学
- 生体内分子の機能と代謝について基本的事項を理解し，遺伝医学的に説明できる

8）生殖・発生遺伝学
- 生殖の機構を理解し，その異常を説明できる
- 発生の分子機構について基本的事項を理解し，説明できる

9）体細胞遺伝学
- 体細胞遺伝学について基本的事項を理解し，説明できる

10）腫瘍遺伝学
- がん関連遺伝子を説明できる
- 腫瘍の発生機序を遺伝学的に説明できる
- 遺伝性腫瘍について説明できる

11）免疫遺伝学
- 免疫応答の遺伝について基本的事項を理解し，説明できる
- 血液型の種類と遺伝について理解し，説明できる
- 組織適合性とその遺伝について説明できる

12）遺伝医学・遺伝医療
- 遺伝医療を実施するにあたり，臨床遺伝専門医と遺伝カウンセラーの専門的な役割を理解し，医療・保健・福祉システムとの効果的連携について説明できる
- 遺伝カウンセリングが対象とする主な疾患について，臨床像，疫学，診断法，治療，再発予防，ケアの基本事項について理解し，説明できる（メンデル遺伝病，多因子遺伝，染色体異常，がん，生活習慣病）臨床遺伝学における遺伝学的異質性の診断の重要性を理解し，遺伝子診断の概略を説明できる
- 遺伝マーカースクリーニングの概略を理解し，説明できる
- 出生前医療（受精卵・出生前診断を含む）の基本的事項を理解し，説明できる
- 遺伝子治療の現状について理解し，説明できる
- わが国の遺伝医療システムについて理解し，説明できる
- ゲノム機能科学についての現状と将来の展望について理解し，説明できる

2. カウンセリング理論と技法
- カウンセリングの主要理論と技法を理解している
- 人間発達論やパーソナリティー理論の基本を理解し，主要な心理検査法を理解している
- アセスメント面接法と行動観察法の基本を理解している
- 主要な精神科的疾患の臨床的特長を理解し，精神科領域の専門職との連携について理解している
- 危機介入理論を理解し，危機的状況のアセスメント，危機介入技術について理解している

3. 遺伝医療と倫理
- 生命倫理学の歴史，インフォームドコンセント，先端医療・生殖医療の現場における生命倫理学諸問題を理解している
- 遺伝医療に関する国内外の規制等を理解している
- 遺伝医療特有の倫理問題を理解している

4. 遺伝医療と社会
- 社会福祉の歴史，社会保障，公的扶助，児童・母子福祉，障害者福祉，老人福祉，地域福祉，医療福祉など社会福祉の基礎を理解している
- 社会福祉援助技術（ソーシャルワーク）の基礎を理解している
- 保健医療福祉関連法規を理解している

Ⅱ　遺伝カウンセリングの実践技術の目標
1）クライエントとの人間関係を築くことができる
2）クライエントの問題事・心配事を明確化できる
3）クライエントの持つ遺伝学的背景をアセスメントできる
- 家系資料を適切な方法で収集し，家系図を書ける
- 必要な遺伝学的情報を得ることができる
- クライエントが受けている医療について必要な情報を得ることができる
- 遺伝問題の有無を判断することができる
- 再発危険率の推定ができる
- アセスメントの結果を科学的に記録できる
4）遺伝問題から生じる心理・社会的問題を支援できる
- 心理・社会的問題を明確化できる
- クライエントの問題認知状況をアセスメントできる

- クライエントのコーピングをアセスメントし，適切に介入できる
- グリーフカウンセリング，危機介入ができる
- カウンセリングの限界を理解し，他の専門職と連携する時期について判断できる

5) クライエントの課題・問題の明確化・意思決定に必要な情報を提供できる
- 人類の遺伝学的荷重とクライエント自身が抱える遺伝学的リスクをわかりやすく説明できる
- 検査・診断・治療・生活に関する情報を提供できる
- クライエントが活用できる専門職・機関に関する情報を提供できる
- クライエントが活用できる社会資源に関する情報を提供できる

6) クライエントの意思決定を支持し，支援する
- 専門職・機関との連携をとることができる
- 家族ダイナミックスを支援できる
- サポートグループへの紹介ができる
- 個々の事例について適切にフォローアップを行うことができる

Ⅲ　認定遺伝カウンセラーの態度目標

1) 医療従事者の一員としての自覚をもって行動できる
- 認定遺伝カウンセラーは医療技術を提供する立場ではないが，医療チームの一員であるとの自覚をもって行動できる
- 認定遺伝カウンセラーが担当すべき業務範囲を理解し，クライエントから求められても診断類似行為や治療に関する判断・指示を行わない
- クライエントが受けている医療を理解し，主治医との人間関係を損なわないよう配慮できる
- 臨床遺伝専門医やその他の専門職の役割を理解し，連携を重視して行動することができる
- 最新の医療・遺伝医学に関する情報収集を行い，常に自己研鑽を怠らない
- 遺伝カウンセリングの科学的な側面を理解し，科学的な思考ができるよう自己研鑽を怠らない
- カウンセリングについて科学的な記載を残し，適切な方法で管理できる
- 守秘義務の原則を理解し，医療人として行動できる

2) 認定遺伝カウンセラーとしてクライエントを支援する立場で行動できる
- 認定遺伝カウンセラーの立場を理解し，常にクライエントの利益を考えて行動できる
- クライエントの人権を尊重し，家族や人間関係を配慮した態度で接することができる
- クライエントの不安に対して常に共感的態度で接することができる
- クライエントの自律的決定を尊重し，非指示的態度で接することができる
- コミュニケーション技術や心理学的介入技術について，常に自己研鑽を怠らない

3) ELSI（倫理・法律・社会的事項）の基本的事項を理解し，社会人として公正な立場で行動できる
- 生命の尊厳を重視する基本的態度でクライエントに接することができる
- 法律，倫理規範，社会通念を配慮する基本的態度と倫理的に公正な態度でクライエントに接することができる
- 現代医療や社会的対応の限界を理解し，クライエントにとって最良の選択を可能にする調整や支援をすることができる

（6）認定遺伝カウンセラー指導者資格に関すること

　認定遺伝カウンセラー指導者資格とは，委員会が審査した後に認定遺伝カウンセラー制度による認定指導者として委員会が委嘱する者である。

Ⅱ．認定遺伝カウンセラーの教育トレーニング

　認定遺伝カウンセラーは遺伝医療の専門家であり，遺伝医療を求めて相談に訪れるクライエントに対しては臨床遺伝専門医をはじめとする医療スタッフおよび関連の専門職と協力して応じる，チーム医療の一員である。このため，認定遺伝カウンセラーになるためには，臨床遺伝学や遺伝カウンセリングに関する基本的な知識，技能，態度を学ぶことが重要である。クライエントは患者本人ばかりでなく，家族や関わる人々（医療，福祉，教育，就労などの支援者）を含む来談者であり，その来談理由は様々である。認定遺伝カウンセラーには遺伝学の専門性とカウンセリングの専門性および多職種連携の協調性が要求される。

　到達目標に応じた履修科目から構成されたカリ

キュラムによる専門教育が認定養成課程で行われている。認定遺伝カウンセラー資格取得後も学会・研修会（セミナー）の参加，研究（論文や学会発表を含む），遺伝カウンセリングの実績などの研鑽を積むことが課せられており，認定資格更新の条件となっている。大学院での専門家教育と認定資格取得後に分けて示す。

1. 遺伝カウンセラーの到達目標と一般目標

到達目標に応じてリストアップされた履修科目により定められたカリキュラムに従って，認定養成課程での専門教育が実施されている[2]。

(1) 一般目標（GIO）

遺伝医療の現場において臨床遺伝専門医や他の医療スタッフと協力して相談に訪れたクライエント（来訪者）に臨床的で科学的な情報を提唱し，クライエントが遺伝子診断，遺伝子治療を含む医療や生殖行動など日常生活の場において自らの意思によりこれらの情報を有効に活用して，自分や家族のQOLを向上できるように援助するために必要な臨床遺伝学，カウンセリングに関する基本的な知識・技術・態度を学ぶ。

(2) 到達目標（SBO）

1) 知識レベル

人類遺伝学の基礎知識，代表的な疾患の臨床像・自然歴・診断法・治療法に関する基本的知識をもち，発生予防，医学的管理，社会的資源の活用法などを知っている。遺伝子診断の基礎を理解し，発見された遺伝子異常についてクライエントへの情報提供やカウンセリングを行うための基本的知識を修得している。認定遺伝カウンセラーとして活動するためにわが国の医療・福祉システムや制度・倫理および法的背景について必要な知識を修得している。

2) 技術レベル

遺伝医療のニーズにあった家系情報を収集し，家系図にまとめることができる。クライエントがもつ問題の遺伝学的リスクを正しく推定できる。クライエントと好ましい人間関係をつくるためのコミュニケーション技術をもっている。クライエントに共感的理解と受容的な態度を示しながら非指示的カウンセリングを行うことができる。クライ

エントの心理的課題に認定遺伝カウンセラーの立場から介入でき，家族など周囲との人間関係を整理し，患者や家族のQOLを向上させるための指導技術をもっている。遺伝医学の最新情報，専門医療情報，社会資源情報，患者の支援団体情報を収集し，その情報をクライエント自身が活用できる形で提供したり，臨床遺伝専門医との連携，専門医療機関や地域行政機関と連携調整を行い，クライエントが最良の遺伝医療を受けることができるように調整する技術をもっている。専門職として常に最新の遺伝情報にアクセスしたり，臨床遺伝専門医とのミーティング，研修会への出席，学会活動など自己学習の手段を修得している。

3) 態度レベル

認定遺伝カウンセラーは遺伝医療を支える医療スタッフの一員であると同時に，医療技術を提供する主治医の立場からではなく，クライエントの側に立って最良の選択を行えるように援助することが求められていることを自覚し，臨床遺伝専門医，主治医，他の医療・福祉スタッフとの間で好ましい人間関係を作り出すための調整技術と態度を身につけている。また医療スタッフの一員として，ジュネーブ宣言とヘルシンキ宣言の主旨を遵守したうえ，クライエントの利益に深い配慮をはらいながら活動する態度を身につけている。クライエントに対してはカウンセリングマインドを基本とし，社会通念や倫理規範にも十分に配慮しながら科学的なカウンセリングを行う態度を修得している。

2. 認定養成課程の標準カリキュラム

各認定養成課程におけるカリキュラムは，認定遺伝カウンセラー制度委員会による標準カリキュラム[2]に従って構成されている（**表❹**）。さらに，各大学院独自の工夫〔学院修了要件（単位数など）や実習・演習の扱いを含む〕がなされている。

標準カリキュラムは，10科目（基礎人類遺伝学(1)，基礎人類遺伝学(2)，臨床遺伝学，遺伝サービス情報学，遺伝医療と社会，遺伝医療と倫理，遺伝カウンセリング概論，遺伝カウンセリング，遺伝カウンセリング実習，遺伝カウンセリング研究）で構成されている。

●第3章　精神神経遺伝カウンセリング各論

表❹　認定養成課程の標準カリキュラム（文献3より）

科目	単位	時間	方法
基礎人類遺伝学(1) 1) 遺伝学史, 2) 細胞遺伝学, 3) 分子遺伝学, 4) メンデル遺伝学, 5) 非メンデル遺伝, 6) 集団遺伝学と遺伝疫学, 家系分析, 7) 遺伝生化学・薬理遺伝学, 8) 生殖・発生遺伝学, 9) 体細胞遺伝学, 10) 腫瘍遺伝学, 11) 免疫遺伝学	**4**	**60**	**講義**
基礎人類遺伝学(2) 染色体・DNA検出と正常・異常の識別 家系図作成・遺伝確率	**2**	**60**	**演習**
臨床遺伝学 遺伝医学・遺伝医療	**2**	**45**	**講義(1)** **演習(1)**
遺伝サービス情報学 遺伝関連情報・情報検索方法	**1**	**30**	**演習**
遺伝医療と社会 遺伝医療と社会	**1**	**15**	**講義**
遺伝医療と倫理 遺伝医療と倫理	**2**	**45**	**講義(1)** **演習(1)**
遺伝カウンセリング概論 保健医療の場に来る健康問題を持つ人々の心理的特性とその対応の基本	**1**	**15**	**講義**
遺伝カウンセリング 事例によるカウンセリングの実際, 含む文献購読	**3**	**75**	**講義(1)** **演習(2)**
遺伝カウンセリング実習 遺伝カウンセリングを行っている施設で遺伝医, 遺伝カウンセラーの指導のもとで 実践的に学ぶ	**6**	**180**	**実習**
遺伝カウンセリング研究	**8**		**演習**

注)　• 1単位の時間数は, 講義15時間, 演習30時間, 実習30時間で計算, 遺伝カウンセリング研究は単位数のみで提示
　　　• その他の修士課程カリキュラム（例：学生の卒業学部の専門性に対して選択科目を課している場合など）は別途
　　　• カリキュラムの詳細については専門コースの独自の工夫があるべきと考えているが, 日本遺伝カウンセリング学会誌24(2), 63-78, 2004の到達目標に合致したものであること
　　　• 大学院修了要件（単位数など）や実習・演習の扱いについては専門コース所属の大学院の規定に従ってかまわないが, 到達目標が達成されていることが条件

(1) 基礎人類遺伝学(1)

1) 遺伝学史, 2) 細胞遺伝学, 3) 分子遺伝学, 4) メンデル, 5) 非メンデル遺伝, 6) 集団遺伝学と遺伝疫学, 家系分析, 7) 遺伝生化学・薬理遺伝学, 8) 生殖・発生遺伝学, 9) 体細胞遺伝学, 10) 腫瘍遺伝学, 11) 免疫遺伝学。

人類遺伝学の基礎（上記の領域）から教科書（トンプソン＆トンプソン遺伝医学など）を使い, 系統的に学ぶ。

(2) 基礎人類遺伝学(2)

染色体・DNA検出と正常・異常の識別, 家系図作成・遺伝確率。

なお, 染色体・DNA異常の表記や家系図作成は, 国際ルールに従った記載が求められる。

(3) 臨床遺伝学

遺伝医学・遺伝医療。代表的な遺伝性疾患を中心に学び, 遺伝カウンセリングに必須である臨床遺伝学を習得する。

(4) 遺伝サービス情報学

遺伝関連情報・情報検索方法。

(5) 遺伝医療と社会

遺伝医療と社会。

(6) 遺伝医療と倫理

遺伝医療と倫理。遺伝カウンセリングにおいて生じる倫理的課題を検討できるように, 生命倫理学を中心に学ぶ。

(7) 遺伝カウンセリング概論

保健医療の場に来る健康問題をもつ人々の心理

的特性とその対応の基本。

(8) 遺伝カウンセリング

事例による遺伝カウンセリングの実際，含む文献購読。遺伝カウンセリングに関わるあらゆる事柄について講義と演習で学ぶ。遺伝カウンセリングロールプレイ（模擬患者の協力を得る場合もある）なども実施されている。家族会について学ぶ機会でもある。

(9) 遺伝カウンセリング実習

遺伝カウンセリングを行っている施設で臨床遺伝専門医，認定遺伝カウンセラーの指導のもとで実践的に学ぶ。各領域の遺伝カウンセリング〔周産期，小児期，成人期（腫瘍，神経，他）〕の実際を学ぶ。最も多くの時間をかけている科目である。修士課程1年生後期から2年生で実施されることが多い。まず，遺伝医療の専門家による遺伝医療・遺伝カウンセリングが実施されている外来（遺伝子診療部，遺伝外来など）に同席する。遺伝カウンセリング担当者として行う遺伝カウンセリングの事前準備と情報収集（医療情報およびクライエント情報），アジェンダセッティングから始まるクライエントへの対応を目の当たりにして，専門職としての態度を体得する。専門領域の異なる複数の医師（臨床遺伝専門医）や施設のもとで学ぶことは重要である。遺伝カウンセリング記録を作成し，内容について指導を受ける。遺伝カウンセリング記録では，遺伝カウンセリングのテーマ・主な相談内容（診断名を含む）や家系図のほか，遺伝カウンセリングの内容として，①来談目的，②遺伝カウンセリングにいたるまでの概略，③クライエントの情報，④遺伝カウンセリングの具体的内容（提供した情報など），⑤アセスメント・クライエントの様子，⑥今後のプランなどを記載する。遺伝カウンセリング記録作成を修得するためには標準カリキュラムで示された時間の数倍かかるのが通常である。

(10) 遺伝カウンセリング研究

認定養成課程は大学院に設置されており，在学中に遺伝カウンセリングに関する研究を行い学位論文（修士論文）を作成している。文献研究や症例を基にした観察研究，調査研究，遺伝医療・遺伝医学に関する実験研究など様々である。これらの成果の学会報告などを課している認定養成課程が多い。

なお，認定養成課程には以下の3つの条件がある。①学位授与機構に認可された修士号を授与できること，②課程担当教員に認定遺伝カウンセラーの指導が可能な臨床遺伝専門医制度による指導医，認定遺伝カウンセラー，認定遺伝カウンセラー指導者が含まれること，③教育（講義，実習を含む）カリキュラムが「遺伝カウンセラー養成のための到達目標」に掲げる内容に達しているものであること。認定にあたっては認定遺伝カウンセラー制度委員会による書類（標準カリキュラムに応じた養成課程の具体的なカリキュラムとシラバスなど）提出による審査がある。また，認定養成課程の認定期間は5年のため，更新のたびにカリキュラムなどが確認されている。

遺伝医療の現状を鑑みて，各認定養成課程における講義および演習の詳細な内容は，工夫・改善が継続的になされている。学外の専門家による講義などを取り入れているなど，設置された大学院の特徴を生かした講義（大学院カリキュラムを含む）も実施されている。また，在学中に日本人類遺伝学会や日本遺伝カウンセリング学会ほか，関連学会の学術集会や研修会に参加する認定養成課程の学生は多い。

3. 認定遺伝カウンセラー資格取得後の教育トレーニング

認定遺伝カウンセラー資格の認定期間は5年のため，更新にあたっては定められた研鑽が求められる。

認定遺伝カウンセラーは日本人類遺伝学会あるいは日本遺伝カウンセリング学会会員であることが必要要件となっている。遺伝医療や遺伝カウンセリングに関連した学術集会・研修会・セミナーが実施されており，専門職としてのスキルアップに重要な機会となっている。認定遺伝カウンセラー資格更新のための研修として単位が認められている研修会・学術集会を**表❺**に示す。このほか，認定遺伝カウンセラーは職務上関わる多様な領域

● 第 3 章　精神神経遺伝カウンセリング各論

表❺　認定遺伝カウンセラー資格更新のための研修（学術集会，研究会，セミナーなど）（文献 4 より）

日本人類遺伝学会，日本遺伝カウンセリング学会，日本医学会総会，日本先天代謝異常学会，日本小児遺伝学会，日本遺伝子診療学会，日本家族性腫瘍学会，National Society of Genetic Counselors，International Congress of Human Genetics，American Society of Human Genetics，American College of Medical Genetics，European Society of Human Genetics，East Asian Union of Human Genetics, Societies（RAUHGS），精神科遺伝学世界会議（ECPG）
染色体研究会，出生前医学研究会（各地），臨床細胞分子遺伝研究会，国立精神・神経医療研究センター遺伝カウンセリングセミナー，日本ダウン症研究会，聖路加国際病院遺伝診療部主催講演会，遺伝性神経難病ケア研究会，東北遺伝医学セミナー，中四国出生前医学研究会，日本染色体遺伝子検査学会
遺伝医学セミナー（日本人類遺伝学会主催），遺伝医学セミナー入門コース（日本人類遺伝学会主催），遺伝カウンセリング研修会（日本遺伝カウンセリング学会主催），遺伝カウンセリングアドバンストセミナー（日本遺伝カウンセリング学会主催），遺伝カウンセリングリフレッシュセミナー（日本家族計画協会主催），家族性腫瘍セミナー（日本家族性腫瘍学会主催），臨床細胞遺伝学セミナー，先天代謝異常学会セミナー

の学術集会や研修会に参加している。

　また，全認定遺伝カウンセラーが日本認定遺伝カウンセラー協会（協会）に入会しているので，教育トレーニングばかりでなく，遺伝医療に関わる新しい情報がメーリングリストを通じて共有できる体制が整っている。専門（疾患など）に特化した講演会や地域で実施される勉強会などの情報や，遺伝カウンセリングに関わる相談が相互にできるようなシステムも設置されている。協会による認定遺伝カウンセラーに特化した課題についての研修会も定期的に開催されている。

まとめ

　認定遺伝カウンセラーは，認定遺伝カウンセラー制度委員会のもと，大学院に設置された認定養成課程で定められた科目について専門教育を受けている。認定遺伝カウンセラー資格の認定期間は 5 年のため，更新にあたっては定められた研鑽が求められる。なお，認定遺伝カウンセラーは専門職として関わる遺伝医療の進展に伴い，常に最新の情報を得なければならない。認定養成課程はもとより，認定遺伝カウンセラー資格取得後こそ，継続的な教育トレーニングが不可欠であり，研鑽を積むことが求められている。あらゆる診療科でゲノム医療が実施される中，遺伝情報の取り扱いやデータの解釈，新たな遺伝学的検査および倫理的課題など学ぶべき課題は多い。臨床遺伝専門医をはじめとする医師や医療職者，遺伝カウンセリングに関わるあらゆる専門職との連携を大切に，クライエントに対して質の高い遺伝カウンセリングが実施できるようスキルアップに努めなければならない。これまでの領域に限らず，広く新たな知識や技術を得るべく門戸を開く必要がある。

※本論文は，遺伝子医学 MOOK 別冊 / シリーズ：最新遺伝医学研究と遺伝カウンセリング「シリーズ 1　最新遺伝性腫瘍・家族性腫瘍研究と遺伝カウンセリング」（300 ～ 309 頁）より転載しております。

参考文献

1) 医療における遺伝学的検査・診断に関するガイドライン，日本医学会，2011 年 2 月.〈HP〉
2) 認定遺伝カウンセラー制度委員会，認定遺伝カウンセラー制度について
http://plaza.umin.ac.jp/~GC/About.html
3) 日本遺伝カウンセリング学会誌 24, 63-78, 2004.
4) 認定遺伝カウンセラー制度委員会，研修記録簿（資格更新用書類）
http://plaza.umin.ac.jp/~GC/ForCounsellor.html

参考ホームページ

- 認定遺伝カウンセラー制度
  http://plaza.umin.ac.jp/~GC
- 日本人類遺伝学会
  http://jshg.jp
- 日本遺伝カウンセリング学会
  http://www.jsgc.jp
- 日本認定遺伝カウンセラー協会
  http://plaza.umin.ac.jp/~cgc

山内泰子	
1992 年	帝京大学医学部衛生学講座助手
1993 年	同衛生学公衆衛生学講座助手
2006 年	信州大学大学院医学研究科医科学専攻修士課程修了
	財団法人ヒューマンサイエンス振興財団研究支援員
2007 年	お茶の水女子大学大学院特任講師
2009 年	川崎医療福祉大学医療福祉学部医療福祉学科准教授
	同大学院医療福祉学研究科医療福祉学専攻指導教員補佐
2016 年	川崎医科大学附属病院遺伝診療部認定遺伝カウンセラー

好評発売中

遺伝カウンセリングのための
コミュニケーション論
京都大学大学院医学研究科遺伝カウンセラーコース講義

編者：小杉眞司（京都大学大学院医学研究科社会健康医学系専攻 医療倫理学/遺伝医療学分野（遺伝カウンセラーコース）教授）

通年講義担当者：浦尾充子（京都大学大学院医学研究科社会健康医学系専攻 医療倫理学/遺伝医療学分野（遺伝カウンセラーコース）非常勤講師）
　　　　　　　鳥嶋雅子（京都大学医学部附属病院遺伝子診療部遺伝カウンセラー）
　　　　　　　村上裕美（京都大学医学部附属病院遺伝子診療部遺伝カウンセラー）

定価：本体 5,000円＋税、A4変形判、404頁

●基礎編
1日目　遺伝カウンセラーのコミュニケーション 基本的な考え方
2日目　遺伝カウンセラーの基本的態度と内側（内的照合枠）からの理解
3日目　共感的理解を理解する
4日目　遺伝カウンセリングの流れおよび信頼関係（ラポール）の形成
5日目　ノンバーバルコミュニケーションの重要性
6日目　電話受付の留意点
7日目　臨床遺伝専門医と共に実施する遺伝カウンセリング
8日目　遺伝カウンセリングにおける情報提供
9日目　遺伝カウンセリングにおける意思決定支援
10日目　医療ソーシャルワーカー（MSW）の事例から学ぶ ～クライエント支援のためのコミュニケーション～
11日目　喪失体験の理解
12日目　ライフステージとメンタルヘルス
13日目　家族面接における遺伝カウンセラーの役割
14日目　遺伝カウンセリングの終了とフォローアップ
15日目　遺伝カウンセリングにおける倫理
16日目　障害と社会の理解
17日目　遺伝カウンセリングと防衛機制
18日目　遺伝性の病（illness）と共に生きるということ
夏休みの宿題（1）日本人のコミュニケーション
夏休みの宿題（2）試行カウンセリング

●実践編
1日目-I　事前準備：京大の遺伝カウンセラーコースでのロールプレイの授業の流れ
1日目-II　事前準備：病院実習の流れ、記録の方法、情報の取り扱い
2日目　循環器の疾患（マルファン症候群）の遺伝カウンセリング
3日目　難聴の遺伝カウンセリング
4日目　視覚障害（網膜色素変性）の遺伝カウンセリング
5日目　当事者団体と関係機関との連携（網膜色素変性の場合）
6日目　NICUにおける支援とグリーフワーク
7日目　家族性腫瘍のクライエントの支援について
8日目　出生前検査に伴う遺伝カウンセリング
9日目　進行性で治療法のない遺伝性疾患に関する発症前検査を希望して来談した人との遺伝カウンセリング～危機への準備を主に考える～
10日目　親から子に『遺伝』について伝える
11日目　性分化疾患（完全型アンドロゲン不応症）の遺伝カウンセリング
12日目　遺伝カウンセリング室を作ろう！
13日目　ゲノミックカウンセリングと未来
14日目　難しいクライエントのアセスメントと対応
課外授業　心理アセスメントについて＋体験学習

●特別講義　立ち止まって考えて欲しいテーマ
（11件）

お求めは医学書販売店、大学生協もしくは弊社購読係まで

発行／直接のご注文は

株式会社 メディカルドゥ

〒550-0004
大阪市西区靱本町 1-6-6　大阪華東ビル 5F
TEL.06-6441-2231　FAX.06-6441-3227
E-mail　home@medicaldo.co.jp
URL　http://www.medicaldo.co.jp

第4章
倫理的・法的・社会的問題

第4章　倫理的・法的・社会的問題

1．患者登録と情報

木村　円

希少疾患の国際的な臨床開発において患者登録は重要な役割を果たしている。Remudy は，神経筋疾患の臨床研究基盤の構築を推進する国際的組織 TREAT-NMD alliance の重要なメンバーとして，わが国におけるナショナルレジストリーを運用してきた。治験・臨床研究の推進，登録者と最新の医療・臨床研究に関する情報共有に貢献している。対象疾患の拡大とともに，臨床開発に資する自然歴研究，市販後安全性調査データベースへの展開をめざしている。登録情報を厳密に管理するシステムは，ICT テクノロジーの進展と医療ビッグデータ時代の倫理的課題や法改正に対応し，さらなる進化が望まれる。

I．背景

分子生物学の進展によって遺伝性疾患の原因遺伝子が同定され，遺伝子解析に基づく診断が可能となった。疾患の病態解明によって遺伝子変異を対象にした治療法の開発が進み，臨床開発のフェーズに入ると治療薬の対象となる患者数，疾患の自然歴，評価すべき臨床的アウトカムなどの臨床試験を実施するための情報が必要である。単一遺伝病のほとんどが患者数が極めて少ない希少疾患であり，グローバル開発の見地からも国際協調に基づく患者登録が重要な役割を果たしている。

近年，筋ジストロフィーや脊髄性筋萎縮症をはじめとする遺伝性の神経筋疾患などの希少疾患の治療法開発が急速に進展してた。ナンセンス変異によるデュシェンヌ型筋ジストロフィー（DMD）を対象とした治療薬 ataluren（Translarna®）は2014 年にヨーロッパで条件付承認を受け，2016 年1月現在，世界7ヵ国で発売され，すでに 200 人以上のナンセンス変異を有する DMD 患者が

治療を受けている。dystrophin 遺伝子のエクソン51 スキップ薬として，drisapersen は FDA（米国医薬食品局）に新薬としての承認申請が行われ，2016 年1月承認には及ばなかったものの，EMA（欧州医薬品庁）において承認申請中である。eteplirsen も FDA に新薬として承認申請されている。idebenone は第Ⅲ相試験で有効性が認められ FDA に新薬申請を提出するための事前相談が進んでおり，これ以外にも複数の治験薬の臨床試験が進行中である。また GNE ミオパチー（縁取り空胞を伴う遠位型ミオパチー）に対するアセノイラミン酸（シアル酸）徐放剤（Ace-ER）は，EMA に条件付承認を前提とした承認申請を受け付けられたと発表されており，本邦でも東北大学を中心に多施設共同試験が進行中である。

筋ジストロフィーをはじめとする遺伝性筋疾患は，そのほとんどすべてが希少疾患であり，国際協調に基づく研究基盤によって国際共同開発が進展できるようになった。近年，創薬のグローバル化が進み製薬企業の研究開発投資効率は年々低下している。一方で，わが国を含む先進国では政策

■ **Key Words**
患者登録，レジストリー，Remudy，TREAT-NMD，希少疾患，臨床開発

として医療費の公平分配を鑑みた費用対効果が重視され，生命に関わる疾患の治療薬開発に重点が置かれはじめている。治療法が確立されていないアンメットメディカルニーズである重篤な希少疾患の治療法開発に対し，規制当局による研究開発支援策が拡大されている。希少疾患薬の開発では，①試験規模が小さく，②成功確率が高いうえ，③先行する治療薬がなく，④欧米で高薬価が付与されることから，企業の研究開発投資効率は高い。近年の米国における承認薬の半数はオーファン指定などの優遇措置を受けており，希少疾患を対象とした製薬ベンチャービジネスが成長する背景となっている。こうした希少疾患領域のグローバル開発の経験を通じ，国際的なプラットホームとして臨床研究基盤の整備が重要であることが共通認識となった。この重要なピースの1つが希少疾患レジストリーである。

Ⅱ．希少疾患の登録と治験・臨床研究への利用

2007 年，TREAT-NMD（Translational Research in Europe‒Assessment and Treatment of Neuro-muscular Diseases, network of excellence for neuro-muscular diseases）が，ヨーロッパ委員会（European Commission）の第 6 次 Framework Program（FP6）と AFM（Association Francaiscontre les Myopathies）のグラントによって構築された。欧州を中心に神経筋疾患の診断，患者のケア，新たな治療法の開発を目的に，患者および支援団体，医療者やヘルスケアに携わる職種，研究者・製薬企業，規制当局が協調し，活動が続けられている。TREAT-NMD は個々の研究のサポートではなく，治療薬開発や診療ケアの普及を含む神経筋疾患克服のための大規模な臨床研究の基盤整備を推進する点で際立っている。米国国立衛生研究所（National Institutes of Health：NIH）ほか，欧州以外（アジア・オセアニアなど）の研究機関も参加し世界的規模のネットワークとして発展し，2012 年 1 月からは世界的な TREAT-NMD alliance となった。この中で重要なパートと位置づけられているのが国際的な患者登録

データベース TREAT-NMD Global Database の構築[1]で，これまでに存在していた各国や各地域もしくは小規模なネットワークで構築されていた患者データベースを，登録項目を統一することで統合したものである。2007 年から，ジストロフィン異常症（Duchenne/Becker muscular dystrophy：DMD/BMD）[2]と脊髄性筋萎縮症（spinal muscular atrophy：SMA）[3]のグローバルレジストリーが始まり，欧州や北米だけでなく日本を含めたアジア地域の各国にも新たな患者登録データベース構築が促進されてきた。原則として各国に存在する患者登録データベースの運営を基本とし，憲章（Charter for TREAT-NMD patient database/registry）にのっとった運営，各国のデータベースの代表者の選出（TREAT-NMD Global Database Oversight Committee：TGDOC）と代表者会議の開催，登録項目の統一（tool kit），各国のデータベース関係者を一同に集めたトレーニング（TREAT-NMD Curator's Training Course）の開催などを通じ世界に浸透している。集約された情報は医薬品開発に携わる研究者や製薬企業に提供され，多くの企業および研究者によって臨床試験の計画や参加者のリクルートのために利用されている。また臨床試験の準備として標準的治療の均てん化[4]や治療による費用対効果を検討するための経済的負担の調査研究[5]も実施された。

Ⅲ．わが国におけるナショナルレジストリー

神経筋疾患患者登録 Remudy は，日本のナショナルレジストリーとして国立精神・神経医療研究センターに事務局を置き，2009 年 7 月より dystrophinopathy（DMD/BMD）[6]，2012 年 6 月より GNE ミオパチー[7]，2014 年 10 月より筋強直性ジストロフィー（担当事務局：大阪大学神経内科 高橋正紀先生）の登録を運用し，TREAT-NMD alliance との国際協調により国際規模での疾患の疫学を明らかにしつつある[2]。2016 年 2 月末現在，dystrophinopathy（DMD/BMD）登録依頼件数は 1467，GNE ミオパチー登録依頼件数は 172，筋強直性ジストロフィー登録依頼件数

は 433 である。国内では保険診療外の扱いとなる *dystrophin* 遺伝子シークエンス解析サービスを提供してきた。Remudy は，TREAT-NMD なども通じて国内外の研究者・臨床開発企業に対し情報開示，臨床試験の参加者リクルートに関わる情報提供を実施してきた（2016 年 2 月末現在，合計 24 回）。また登録者・協力医療機関に対して臨床開発研究や医療などにかかる継続的な情報提供とともに，登録データの解析を行い，ステロイド薬の DMD に対する有効性など診療のために有用な情報を提供している[8]。疾患の詳細な自然歴解明のためにクオリティーコントロールされたデータの収集方法について検討している。また希少な難治性筋疾患を中心に対象疾患の拡大を検討し，臨床研究の基礎的なデータを提供する準備を進めている。

2015 年より健康・医療戦略の一環として臨床開発環境整備推進会議によって，クリニカル イノベーション ネットワークの構築を含めた疾患レジストリーを活用した臨床研究・治験における臨床開発の環境整備を推進する具体的な方策の検討が始まった。国際的には，TREAT-NMD，CINRG および EMA から条件付で承認された Translarna® の開発を担当している PTC Therapeutics 社が共同で，長期にわたる有効性・安全性の評価のために情報を収集する post marketing surveillance（PMS，長期市販後調査, Phase Ⅳ）のためのプラットホームが提案され，2015 年から運用が開始されている。これは 1 つの治療薬・開発企業のためのものではなく，これから承認される複数の治療薬・開発企業のために，共通して PMS のための情報を収集する仕組みとされ，臨床開発の後期に入った希少疾患薬開発を継続して支援するための重要な取り組みである。

国際協調により進められてきた研究基盤整備の進展は，研究者間のコンフリクトを調整することで成功を納め，臨床試験の計画・実施のスピードアップを実現し，さらに企業経営におけるコンフリクトを調整し，新しい治療薬発売後の展開に対応するという新しい局面を迎えている。

Ⅳ．登録情報の解析と遺伝カウンセリングへの応用

情報技術の進展によって，また希少疾患登録の取り組みを通じて，患者・家族や関わる医療者が病気の診断や治療研究に関する正確な情報にアクセスできる仕組みが整えられつつある。一方で共有されるべき情報量が増えるにつれ，臨床現場において担当医や担当遺伝カウンセラーが，それぞれの疾患について最新の医療情報をアップデートできる体制作りも重要である。今まで治療法がなかった状況から新規治療法が開発され臨床応用が進んでいることは，患者・家族の QOL や療養生活のあり方にも大きな影響を及ぼす可能性が大きく，医療者，患者・家族，研究者・開発担当者の間での正確な情報共有が望ましい。

現在，Remudy に登録された情報の詳細な解析が進められている。軽症型であるベッカー型筋ジストロフィー（BMD）の臨床情報は，若年患者の予後を予測するためにも将来の DMD に対するエクソンスキッピング治療後の結果を予測するうえでも貴重な情報となりうる。また筋ジストロフィー臨床研究 Remudy 登録班の研究グループでは，女性ジストロフィン症（女性ジストロフィン異常症）患者および女性ジストロフィン変異保有者，特に患者の母親への遺伝カウンセリングを含む情報提供，健康管理の必要性および登録に関する研究が進められている。2014 年には全国遺伝子医療部門連絡会議に加盟する 104 施設に遺伝カウンセリング担当者を対象とした調査研究が実施された。DMD/BMD 患者，女性ジストロフィン症患者および女性ジストロフィン変異保有者を含む母親に対する遺伝カウンセリングでは，遺伝形式や骨格筋症状の可能性についてはよく説明されているが，一方で心筋症や中枢神経症状の可能性，麻酔を含めた出産時の注意点などの健康管理に関する情報が十分に伝えられていないケースがあることがわかった[9]。特に女性ジストロフィン症患者では，骨格筋の症状が軽微であっても併発する心筋症に対する予防的・先制医療的な観点からの治療アプローチが重要である[10]。患児の治療と

ともに母親の遺伝情報を含むインフォメーションについて，遺伝医療の専門家と筋ジストロフィーを専門とする臨床医との十分な情報共有が，心理・社会的な背景から特別の配慮のもとに行われるべきである。今後,デュシェンヌ型筋ジストロフィー診療ガイドラインの改定にあわせて，わが国における女性ジストロフィン症（女性ジストロフィン異常症）の疫学・自然歴に関するエビデンスの集積をめざした取り組みが必要である。

Ⅴ．個人情報保護

2015 年の第 60 回人類遺伝学会において，増井徹（慶應義塾大学医学部臨床遺伝学センター）は「医療ビッグデータ時代の医科学研究と臨床遺伝学の倫理的課題」と題した講演を行い，「わたくしのものであって，わたくしだけのものではない」という表現で，個人の責任と権利，同時に両方向的な共有システム（sharing）を考えていくことの大切さ，ゲノム情報の共有性・社会性ゆえのゲノムリテラシーの重要性に言及した。これは医療，医学・生物学研究，特許，企業化，倫理，個人情報の保護といった関連するすべての場面で継続して議論されるべき課題だと考えている。

個人情報，臨床情報，ゲノム情報は厳格に保護される必要がある。一方，研究の発展にはプロジェクトや国を越えたデータシェアリングが，特に患者数が少ない希少疾患，難病の分野では極めて重要であり世界中で進められている。2014 年 3 月，世界規模で臨床情報・ゲノム情報の共有を促進するための国際プロジェクト Global Alliance for Genomics and Health（GA4GH）が発足し，これによってデータ共有のためのフレームワーク（Framework for Responsible Sharing of Genomic and Health-Related Data）が作成された。一方，EU ではデータ保護規制（regulation）によって個人データ保護の強化が進められ，この中で医療・健康情報やゲノム情報も対象になることが想定されている。わが国においても個人情報保護法の改正が行われた。今後，政令によって個人情報，医学・医療情報，ゲノム情報の取り扱いについて明確化される。

われわれは Remudy ウェブ登録システムを設計するにあたって，①登録者のプライバシー保護とセキュリティ対策を最も重要視し，②データを創薬・臨床研究の目的に利用する際に価値ある情報を維持することができるように検討を重ね，現在も微調整を行いながら運用している。今後も，改正された法律を厳守し，登録者にとってさらに使いやすいシステムに向けて改良を継続していきたい。将来的には難病新法に基づく新しい難病登録システムと協調し，すべての難治性疾患の治療開発に貢献できるシステム作りをめざしている。

まとめ

希少疾患の治療開発のために国際協調による臨床研究基盤として患者登録が果たしてきた役割は大きい。継続的な運用，対象疾患の拡大，クオリティーコントロールされた自然歴研究，市販後安全性調査のためのデータベース構築が次なる課題である。患者登録システムは，急速に発展する ICT テクノロジーと医療ビッグデータ時代の新しい倫理的課題や法改正に対応し，さらなる進展が望まれている。

参考文献

1) Bladen CL, Rafferty K, et al : Hum Mutat 34, 1449-1457, 2013.
2) Bladen CL, Salgado D, et al : Hum Mutat 36, 395-402, 2015.
3) Bladen CL, Thompson R, et al : J Neurol 261, 152-163, 2014.
4) Rodger S, Woods KL, et al : J Neurol 262, 629-641, 2015.
5) Landfeldt E, Lindgren P, et al : Neurology 83, 529-536, 2014.
6) Nakamura H, Kimura E, et al : Orphanet J Rare Dis 8:60, 2013.
7) Mori-Yoshimura M, Hayashi YK, et al : Orphanet J Rare Dis 9:150, 2014.
8) Takeuchi F, Yonemoto N, et al : J Neurol 260, 3023-3029, 2013.
9) 小林道雄, 石崎雅俊, 他：臨床神経学 56, 407-412, 2016.
10) 足立克仁：医療 60, 603-609, 2006.

●第4章　倫理的・法的・社会的問題

参考ホームページ

・Remudy
　http://www.remudy.jp

・TREA-NMD
　http://www.treat-nmd.eu

・GA4GH
　https://genomicsandhealth.org

木村　円	
1993 年	熊本大学医学部卒業 同医学部附属病院第一内科入局
1995 年	水俣市立総合医療センター内科・神経内科
2001 年	熊本大学大学院医学研究科博士課程修了（医学博士） 同医学部附属病院神経内科医員
2002 年	University of Washington, Department of Neurology, Senior Fellow
2008 年	熊本大学医学部附属病院神経内科助教
2011 年	国立精神・神経医療研究センタートランスレーショナル・メディカルセンター臨床研究支援部早期・探索的臨床試験室長

第4章 倫理的・法的・社会的問題

2. ハンチントン病と患者会

三原寛子

　ハンチントン病は遺伝性疾患のため家族間でも病気について話し合うことが難しい。特にat-risk者の心理的苦悩は大きい。そこで当会は当事者たちが悩みを打ち明け互いに励まし合う場として機能してきた。さらに医療福祉分野の専門家からアドバイスを受け，日本語版ハンチントン病統一評価尺度の策定や臨床試験に協力し，新薬承認という成果を享受できた。一方，患者会との関わり方は当事者と医療関係者とで異なる。双方の立場を経験した自身の経験から患者会と医療関係者との誤解や過剰な期待を避け，良好な関係性を保つための相互理解について提案したい。

はじめに

　ハンチントン病（HD）と私は，患者家族・at-risk者[用解1]・医療関係者[用解2]と3つの立場で関わってきた。患者会である日本ハンチントン病ネットワーク（JHDN）に会員として参加し，会員との痛みを分かち合いつつも医療関係者として居心地の悪さを感じることもしばしばあった。なぜなら医療関係者には耳の痛い話を聞かされるからである。当会では「患者や家族が悩みを打ち明けて互いに励まし合う場」を提供しており，「長い療養生活の間に蓄積された不満や不信を訴えるだけの場」にならないようにしている。将来に向けて，より良い療養生活や治療法の開発を進めていくにあたっては医療関係者との協力が不可欠である。そこで患者会と医療関係者の双方の誤解を解消し相互理解を深めていく方法を考えたい。

I. JHDN の歴史

　当会の創立は15年前の2000年3月のホームページ立ち上げに遡る。しかし，その始まりを考えるには偉大な先輩である海外の患者会のあゆみから紐解いて，当会の背景を説明してゆく。

1. 海外の患者会

　1967年アメリカで有名なフォーク歌手ウッディ・ガスリー氏がHDで亡くなり，妻のマージョリー・ガスリー女史は新聞広告を出し，同じ立場の家族とともに病気と闘う決意表明をした。また1973年カナダでラルフ・ウォーカー氏が家族会を発足した。1974年この2人が初めて会合をもったことがHDの国際的な患者会の始まりで，現在では国際ハンチントン協会（The International Huntington Association：IHA）として活動している。

2. JHDN の発足

　当会の発足のきっかけは1997年にシドニーで開催されたIHAと世界神経学機構（World Federation of Neurology：WFN）との国際会議に2人の日本人研究者が参加したことだった。これをきっかけに日本でも患者会をつくろうとする動きがあることが新聞で紹介された[1]。この記事を読んだ，あるat-risk者の女性が「患者会をつく

■ Key Words

ハンチントン病，遺伝性疾患，at-risk者，当事者，日本語版ハンチントン病統一評価尺度（UHDRS），臨床試験，患者会，医療関係者

● 第4章　倫理的・法的・社会的問題　●●●

りたい」と新聞社に連絡したことで，HDに関心をもつ支援者が集まった。そして，1999年のオランダでの国際会議には，この女性と研究者らが参加し，日本はIHAから準加盟国として迎えられた。さらに2000年3月にホームページが立ち上がり，これがJHDNのスタートとなった[2]。「ハンチントン病と関わることで，あなたの生き方は変わるのか？　どんな可能性を秘めているのか？人生を楽しめるのか？」というキャッチフレーズが決まり，今でもホームページの冒頭に掲げられている。このフレーズは「この病気から逃げることはできないという覚悟と，それでも楽しく生きていこう」という決意を表している。2001年には会報を発行し，ホームページを通じて知り合った数名が集まって初会合をもった。当初は会員も少なく，会報は研究者や国立療養所病院などに送付していた。その後，新聞やテレビ番組などメディアで取り上げられる機会も増え，電話やメール相談も増加している。このようにインターネットの普及により当会が産声を上げ，成長したといっても過言ではないが，その活動の中心は今でも地道な相談活動である。海外の患者会が寄付を募り，病気に関する治療法の研究を進めていくスタイル[3]であるのとは対照的である。

3. 会員について

　現在の会員数は2015年9月1日現在で92名（当事者87名，賛助会員7名）となっている。賛助会員はHD患者と関わりのある医療・福祉関係の専門家である。

　この会での「当事者」[用解3]の定義は，患者やその配偶者および兄弟姉妹・子ども・従兄弟・従姉妹などの血縁者である。まず，患者は病気の進行と仕事や家庭生活が上手く進まない現状を受け入れることに苦悩する。結婚している場合には配偶者との関係が悪化することも少なくない。一方で献身的な配偶者は，まず義理の親，次に配偶者，そしてわが子の3代にわたって介護し続けるケースもある。また患者の子どもや血縁者たちは，介護の身体的負担や医療費などの経済的負担だけでなく，将来発病する可能性のあるat-risk者としての恐れや苦悩も合わせもっている。例えば，

at-risk者は結婚してよいのか，子どもをもってよいのか，そのために発症前遺伝学的検査を受けるべきなのかを悩み，既に子どもがいる者はどうやって子どもに告知すべきかを悩む。さらに病気の親や兄弟姉妹を介護しながら自分だけ元気でいることに罪悪感すら覚える者もいる。それぞれの立場で異なる事情を抱えているため介護者の何気ない一言が患者を傷つけることもある。at-risk者が告知された時の気持ちを述べることで，どのように告知すべきか迷っている者の参考になることもある。いずれにしても会員の共通の願いはHDの治療法の確立であり，その目標に向かって支え合っている。

Ⅱ．JHDNの活動

　主な活動は交流会での情報交換，会報やホームページでの情報発信，電話やメールによる相談であり，また学会での講演や学生への講義を通じてHDに関する啓発活動，さらに臨床試験へ参加し治療法の開発にも協力している。なかでも最も注力しているのが情報発信であり，それが会員数の維持につながっていると思われる。

1. 会報の作成と送付

　会報は年に2回作成している。専門家による医療福祉関連の記事を掲載して，大変な療養生活の中でも会員が希望を見出せる内容づくりを心がけている。送付先は会員に加え医療関係者や病院の医療連携室など約80ヵ所である。さらに患者会用の展示ブースが設けられる学術集会にも積極的に参加し，チラシや会報を配布している。これらの情報を見た医師や遺伝カウンセラーからの紹介がきっかけとなり入会希望につながることもある。

2. 交流会の開催

　入会希望者には，なるべく総会や交流会などの会合に参加してもらい雰囲気を体験してから入会を決めてもらっている。入会希望者のニーズが会の活動方針と合致するかを確認することによりミスマッチを防ぐことが重要だからである。入会希望者には何らかの悩みや相談事があり，その内容を会合で自ら述べてもらうことで本人が気づかな

278

かった問題点までも明らかになる。また相談を受ける既会員も入会希望者への理解が深まり，賛助会員からは専門家の視点でのコメントをいただけるので，参加者全員が様々なケースへの対応を学ぶ貴重な機会でもある。

3. 啓発活動

HD という病気を医療関係者に知ってもらうために専門家向けのセミナーや研修で講演する機会も増えてきた。また大学や看護学校の授業で医学生や看護学生向けにも講義を行っている。介護の苦労話だけでなく HD の遺伝性疾患としての特徴を当事者の立場から説明し，HD を通じて遺伝性疾患との関わりを考えていただく機会を提供している。

4. 治療法の開発への協力

これまで臨床試験・治験に関与することはほとんどなかったが，2009 年，日本語版ハンチントン病統一評価尺度（Unified Huntington's Disease Rating Scale：UHDRS）[用解4] の妥当性検証において患者の会員が被検者として協力した。その後，希少疾病用医薬品・希少疾病用医療機器開発振興事業の一環として，既に米国 FDA では承認されていたテトラベナジンの臨床試験に一部の会員が協力した。その後テトラベナジン投与者でUHDRS スコアの改善が有意にみられたことから2013 年 2 月には保険収載されるに至った。

Ⅲ．HD と私との関わり

私が父の病名を知ったのは高校 3 年生で，父を亡くしたときだった。それ以前から同じような症状の親戚を目にしていたので子ども心にも何かあることは感じていた。父の介護で体調を崩して先に亡くなった母のことを思うと父の存在は許し難かったが，その不可思議な言動も病気が原因だとわかり安堵すら感じられた。一方で家族のために犠牲となった母の肉体的負担だけでなく誰にも相談できない精神的負担は，いかばかりであったか。at-risk 者の自分が両親のような不幸を繰り返さないために進路を変更して医療の道に進むことに決めた。

ちょうど成人を迎える頃に当会と関わり，様々

な生き方を見聞した。at-risk 者として結婚も出産も諦めた人，病気の妻を介護する献身的な夫，発症前遺伝子検査を受けようか迷っている人。それらの人々の想いを自分なりに解釈し，パートナーの理解もあって結婚・出産・育児を経験できた。その後も漠然とした不安をもって過ごしていたが当会の活動に参加することが不安を和らげる方法の 1 つだと感じるようになった。なぜなら，この活動が根治療法の確立につながると信じているからだ。HD に限らず，あらゆる病気の治療法の開発には研究者・製薬会社を含む医療関係者・患者との連携と協力が欠かせない。前述のようなテトラベナジンの事例は医師から当会に相談があり協力が実現した。このような良好な関係を継続していくためには互いの立場を理解する必要がある。

1. 患者と家族の立場

患者や家族が病気を受容するまでに時間がかかるのはよく知られている。そして HD 患者が医療機関を継続的に受診するのが困難な原因は様々であるので今までに経験した事例を紹介する。

（1）通院させない家族

発病がわかっても医療機関を受診しないことがある。まだ軽症で患者本人にも病識が乏しく在宅療養ができているので，患者に病名を知らせてもショックを受けるだけで可哀想だと家族が考えているためである。投薬により不随意運動や不眠などの症状を軽減できるかもしれないが，当事者たちが医療や介護サービスを希望するまで見守る必要がある。

（2）通院拒否する患者

精神症状や暴力行為が前面に出る患者は通院を拒否する例が少なくない。家族は入院を希望するが受入先は精神病院となることが多く，場合によっては入院時に警察の手を借りることもある。その後の家族関係の悪化が心配される。

（3）医療関係者への不信感

HD への理解が不十分なまま遺伝学的検査を受け病名を告げられるケースでは医療関係者への不信感を訴えることがある。別の診断が下されることを期待して医療機関を次々と受診するドクターショッピングを繰り返し，病気に対する否定的な

イメージがさらに強まってしまう恐れがある。

　残念ながらこれらの困難事例を即座に解決する力は持ち合わせていないが事例の蓄積により患者会として解決の糸口を提案してきた。時間が解決してくれることもあるが解決策は相談者自身に見つけてもらうしかない。

2. at-risk 者の立場

　at-risk 者は両親のいずれかが患者であり，もう一方が介護者であることが多い。告知を受けた際，それまでに患者が受けていたケアによって病気に対する受容が大きく異なる。患者が十分なケアを受けていた場合は病気への恐怖も少なく，周囲に多大な迷惑をかけていた場合は病気への否定感が強い。最近では発症前遺伝子検査を国内でも受けることが可能になったが，遺伝カウンセリングを複数回受けて最終的に検査を受けさせてもらえなかったという不満も聞かれる。当たり前だが，経済的にも時間的にも余裕があり，陽性と判明したときに支えてくれる協力者がいる人しか検査が受けられないのである。そして病気への否定感が強いままで検査を受けて陰性と判明した人は患者会から離れていき，陽性と判明した人と検査を受けるべきか迷っている人が患者会に相談に来ているのが現状だ。

Ⅳ. 患者会の役割と提案

　上記の問題点を改善するために次のような提案をして医療関係者の協力をお願いしたい。

1. 知識の普及とフィードバック体制

　不確かな情報を患者会として提供するのは慎まなければならず，すべての当事者に正しい知識をもってもらうことは容易ではないため医療関係者の協力を得て知識の普及を図っている。例えば遺伝カウンセラーから事例の説明を受け自分と同じようなケースがあることを知り，その対応を学ぶことで安心につながる。医師から臨床試験の説明を受けることで，その適応条件を詳しく知ることができる。当事者と医療関係者の双方からフィードバックをめざして紙や電子媒体だけでなく，顔の見える交流会などの企画を充実させたいと考えている。

2. 情報の共有とデータベース化

　2015 年 1 月「難病の患者に対する医療等に関する法律」が施行され難病医療費助成制度が大きく変わった。将来，患者登録がデータベース化されて治療効果などの研究に利用されることを期待している。一方で受診にまで至らないケースもあるため，当会の会員数がすなわち治験やアンケートに協力できる患者数ではないことも知っていただきたい。

3. 医療・福祉サービスの提示

　発症者の告知時にも遺伝カウンセリングを受けてもらいたい。経済的にも時間的にも困難だと承知のうえだが，特に患者と配偶者と子ども達は立場が異なるため，別々にカウンセリングを受けることが好ましい。また通院が困難な場合でも保健師に家庭訪問を受けたり，同行受診を依頼できるので選択肢の 1 つとして紹介していただきたい。病気を受容できないケースでは当会でも根気強く対応しており，当事者が社会から孤立しないように各種団体とも協力している。

おわりに

　近い将来，新たな臨床試験が計画されたときにも協力できる患者会でありたいと思っている。そのために必要なことは当事者からも医療関係者からも信頼されることであり，双方の架け橋となるべく今後も努力してゆきたい。

謝辞
今回の掲載において貴重なご意見をくださいました東京大学医科学研究所　武藤香織先生には心より御礼申し上げます。

用語解説

1. **at-risk 者**：発病の可能性をもちながら，現時点では症状を呈していない人。
2. **医療関係者**：医師，看護師，薬剤師，理学療法士，作業療法士，言語療法士，臨床心理士，遺伝カウンセラー，ソーシャルワーカーなど様々な職種を含む。
3. **当事者**：ここでは患者とその家族および血縁者をさす。

4. **ハンチントン病統一評価尺度（Unified Huntington's Disease Rating Scale：UHDRS）**：ハンチントン病の病状を客観的に測定する尺度として，米国のハンチントン病研究グループによって 1996 年に開発された。

神経内科医による診察および患者や家族からの聞き取りにより，全体で 7 パート 83 項目を点数化して病状を客観的に評価する。

参考文献

1) 近づきたい、命への共感　織井優佳（コラム・私の見方），朝日新聞東京朝刊 4 面，1997.09.29.
2) 難病ハンチントン病、国内初の患者向け組織誕生，朝日新聞大阪朝刊 25 面，2000.03.26.
3) アリス・ウェクスラー 著（武藤香織，額賀淑郎 訳）：ウェクスラー家の選択　遺伝子診断と向き合った家族，新潮社，2003.

参考ホームページ

・日本ハンチントン病ネットワーク
　http://www.jhdn.org

・IHA
　http://www.huntington-assoc.com

・HDBuzz
　http://en.hdbuzz.net

> **三原寛子**
> 日本ハンチントン病ネットワーク（JHDN）

第4章 倫理的・法的・社会的問題

3．難病支援制度

渡辺保裕・原田孝弘・佐々木貴史・中島健二

難病は疾患自体が希少で，治療法が十分に確立されていない。神経難病患者は医療保険制度または後期高齢者医療制度の他に「難病法」，「介護保険法」，「障害者総合支援法」に関わる社会保障制度・サービスを利用する機会が多い。在宅，施設，入院での生活を送る際に，それ以外にも種々の医療・福祉制度を利用することが可能である。難病の医療・福祉関係者には，これらの支援制度を熟知し，職種間で協力しあうことが望まれる。本稿では遺伝相談，就労支援，災害支援を含めて難病支援制度を概説する。

Ⅰ．難病の定義

指定難病（旧 特定疾患）は，難病のうち患者数が本邦において人口の0.1％程度以下であること，客観的な診断基準またはそれに準ずるものが確立していることの要件の満たし，患者の置かれている状況からみて良質かつ適切な医療の確保を図る必要性の高い疾患とされる。2015年7月1日時点で306疾患が医療費助成の対象である。

Ⅱ．難病患者に関わる法制度

医療保険制度および後期高齢者医療制度に加えて，神経難病患者が利用する社会保障制度に関わる主要な法律は「難病法」，「介護保険法」，「障害者総合支援法」の3つである（**表❶**）。ここでは難病患者が利用する機会の比較的多いであろう他の制度を含めて概説する。小児，精神，内臓器疾患に関連する難病に関しては本総説の範囲外とする。また都道府県によって制度の導入と実施に差違がみられる場合がある。

1．難病法

「難病の患者に対する医療等に関する法律」（難病法）は2014（平成26）年に成立し，難病医療についての医療費助成，調査研究の推進，療養生活環境整備事業の実施を骨子とする。

医療費助成は疾患ごとに定められた重症度を満たすか，指定難病の治療を目的として過去に一定額以上の医療費負担が発生した患者が対象となる。患者負担は3割から2割に軽減し，所得に応じた負担限度額が設定される。高度の医療が長期的に継続する患者，人工呼吸器など持続的に常時生命維持装置を装着し日常生活が著しく制限される患者には負担のさらなる軽減装置が講じられる。重度の障害（身体障害者手帳1，2級該当者）は都道府県などが行う医療費助成制度を利用できる場合がある。

医療供給体制として三次医療圏に新・難病医療拠点病院（総合型）を1ヵ所以上と新・難病医療拠点病院（領域型）が適切数指定される。地域医療の推進や入院・療養施設の確保のために，難病医療地域基幹病院が二次医療圏に1ヵ所程度指定

■ Key Words

指定難病，特定疾患，医療保険，後期高齢者医療制度，難病法，介護保険，障害者総合支援法，就労支援，災害医療

表❶　年齢別の医療と介護・福祉支援制度

	医療			介護・福祉	
	医療保険制度[*1]	後期高齢者医療制度[*1]	難病医療費助成制度	介護保険制度[*3]	障害者総合支援法[*3]
40 歳未満	○		○		○
40 歳以上,65 歳未満	○		○	○	○
65 歳以上,75 歳未満	○	○[*2]	○	○	○
75 歳以上		○	○	○	○

*1　医療保険制度および後期高齢者医療制度の加入者は,医療費が一定額以上となった場合に高額療養費の手続きをとることで限度額との差額分が給付される。

*2　65 歳以上,75 歳未満で一定以上の身体障害もしくは精神障害が認められる場合,後期高齢者医療制度に加入することができる。

*3　介護保険制度と障害者総合支援法で重複しているサービスを利用する場合は,介護保険を優先して使用する。ただし,患者が生活保護受給者の場合は生活保護法の他法優先の原則により,障害者総合支援法が優先となる。

される。身近な地域においては,かかりつけ医などを含むように指定難病医療機関が広く指定される。難病医療拠点病院（総合型）は難病医療コーディネーターを配置するとともに,難病医療地域基幹病院や地域の医師などに対する研修を実施する。各都道府県は療養生活環境整備事業として難病相談支援センター事業,特定疾患医療従事者研修事業などを行う。

全国的には国立高度専門医療研究センター,難病研究班,それぞれの分野の学会などが連携して「難病医療支援ネットワーク」を形成し,診断の補助や治療に関する情報提供,希少な疾患に関する問い合わせなどに対応する。

難病患者一時入院事業は,在宅療養している難病患者が介護者の理由などにより在宅での生活が困難になった場合に,都道府県の指定する病院に一時的に入院する制度である。対象は重症難病患者に限定されていたが,27 年度より重症ではない難病患者も申請が可能となった。1 回の入院期間および年間に申請が可能な入院期間の合計は各都道府県で異なる。

2. 介護保険法

65 歳以上の神経難病患者全員が介護保険を利用可能であり,40 歳以上で特定の疾病に該当する場合も利用可能である。神経難病では筋萎縮性側索硬化症（ALS）,進行性核上性麻痺,大脳皮質基底核変性症,パーキンソン病,多系統萎縮症などが該当する。

訪問介護事業所（ヘルパーステーション）および訪問看護ステーション,デイサービス,通所リハビリテーション,福祉用具の給付やレンタル,ショートステイ,家屋の改修の一部の援助,小規模多機能型施設（デイサービスやショートステイ,デイサービスのスタッフによる訪問介護など,1 つの事業所が包括的にサービス提供を行うことが特徴で,費用負担は出来高でなく包括である。高頻度のデイサービス利用や事情に応じた宿泊を利用したい場合に有効な施設である）,認知症高齢者グループホーム（認知症高齢者のための共同生活施設）,特定施設（要介護高齢者も含めた高齢者のための生活施設）,介護老人保健施設（要介護高齢者が在宅復帰をめざすリハビリテーション施設）,介護療養型医療施設（医学的管理を必要とする要介護高齢者の長期療養施設）,介護老人福祉施設（要介護高齢者のための生活施設）などのサービスがある。

3. 障害者総合支援法

身体障害,精神障害,知的障害の人々を障害の種類にかかわらず総合的に支援する目的で整備された。2013 年 4 月の「障害者の日常生活及び社

会生活を総合的に支援するための法律」（障害者総合支援法）の成立により，対象として身体障害者手帳を持たない難病患者も障害福祉サービスの利用が可能になった。本法では，特定の疾病名に該当すれば障害福祉サービスを利用するための「障害支援区分」の認定を受けることが可能であり，指定難病における「重症度分類等」は適用されない。

補装具（上下肢装具，車いす，電動車いす，重度障害者用意思伝達装置，歩行器など）の支給は更生相談所の判定が必要な場合と市町村で決定できるものがある。日常生活用具（ベッド，吸引器，ネブライザー，酸素飽和度測定器など）は市町村の判断で支給される。その他，ヘルパー（居宅介護），就労支援，グループホーム，療養介護事業などの施設入所支援，タイムケア事業，移動支援，地域移行支援などのサービスがある。原則として本法律よりも介護保険の利用が優先される。制度のすり合わせが困難な場合は医療ソーシャルワーカーと行政が十分に連携することが重要である。

4. 高額療養費制度

1ヵ月以内に同一の医療機関で支払った総医療費のうち，既定の自己負担限度額を超過した額が後日還付される制度である。後期高齢者医療制度にも医療保険制度にも同様な制度がある。上限額は年齢や収入によって段階が設定されている。

5. 身体障害者福祉法

身体障害者手帳は1級から6級の障害に交付され，等級によって受けられるサービスの内容が異なる。経済的支援，税金の減免，交通や住居に関する補助などが受けられる。

6. 生活保護

最低生活水準を守る（生存権を守る）法律であるので，受給対象と認められるには様々な条件がある。

7. 公的年金（障害年金）

障害年金は難病などの疾患を発病し，自覚症状などで医療機関で診療を受けた日（初診日）から1年6ヵ月経つと申請できる。厚生年金の加入者は，1級・2級と認定されると障害基礎年金と障害厚生年金が受給できる（共済年金の場合は障害基礎年金と障害共済年金）。障害者が65歳になった場合は，障害厚生年金と老齢厚生年金のどちらか高額なほうを選択する。

8. 日常生活自立支援事業

認知症，精神障害などで判断能力が低下した場合の支援，福祉サービスの利用手続きや金銭管理の代行などを行う。

9. 成年後見人（法定後見，任意後見）

判断能力の不十分な場合に本人を保護するために，本人のために法律行為を行う（後見），また法律行為を助ける（補佐，補助）。財産管理，療養上の手続きなどを行うが，実際の看護・介護を行うことは課せられていない。医療上の同意を代行する権限もない。

Ⅲ．地域，福祉，医療における難病支援

1. 難病相談支援センターと保健所による支援体制

難病相談支援センターは各都道府県に，難病患者などの療養上および日常生活での不安の解消を図るなど，きめ細やかな相談や支援を行うため設置されている。医療相談，医療講演会，患者交流会，ボランティア養成，就労支援などを行っている。

一方，地域の保健福祉事務所（保健所）には「難病対策地域協議会」が設置される。難病患者からの相談や福祉・就労・医療など地域における難病患者への適切な支援を図る。活動を支援するために専門性の高い保健師（難病保健医療専門員）を育成する。

その他に，病院の医療ソーシャルワーカー，市役所・区役所などの自治体窓口，介護支援専門員（介護保険のケアマネージャー），地域包括支援センター，相談支援専門員（障害者総合支援法による福祉サービスのケアマネージャー），社会福祉協議会，その他が患者のサポートに当たる。

2. 患者会とピアサポート

難病患者やその家族・遺族などによって運営される患者会は，「自分の病気を正しく知る」，「患者・家族が励まし合い，助け合う」，「病気であっても希望をもって生きられる社会をめざす」とい

う3つの役割を果たしている。活動の内容は難病患者とその関係者の支援にとどまらず，社会に対する啓発活動，行政への政策提言，難治性疾患研究克服事業への研究協力など多岐にわたる。

ピアサポートとは「同じような立場の者同士による支え合い」を意味する。有効な治療法が少ない神経難病においては，研究者と患者の新たなパートナーシップ構築強化が求められる中，治療との誤解（therapeutic misconception）の回避のみならず，研究デザインに「患者の専門知」を活かすとの志向が共有されつつある。

3. 遺伝性疾患に対する遺伝相談

神経難病のうち遺伝性がある疾患に関しては，本人の疾患の状態のみならず子孫への遺伝の可能性，結婚などに対しての悩みを抱えていることがあり，専門的な情報の提供と心理的な支援が必要となる。このような社会的ニーズのなか認定遺伝カウンセラー制度が発足している。心理的・社会的サポートを通して当事者の自律的な意思決定を支援する。

4. 就労支援

障害者手帳を所持している難病患者（6級以上，7級の障害が2つ以上重複する場合も含む）は障害者雇用義務制度の対象であり，雇用主向けの経済的インセンティブがある。新規就労だけではなく，中途障害者の職場復帰や就労継続にも活用できる。障害者雇用促進法に基づく法定障害者雇用率は，常用労働者数に対して一般の民間企業は2.0％であり，国・地方公共団体・特殊法人などは2.3％である。企業による障害者の新規雇用や，中途に障害者となった場合の雇用継続にあたって必要な費用については，障害者雇用納付金制度に基づく審査を経て一部が支給される。

全国のハローワークでは，一般の職業紹介窓口以外に継続的な支援を受けられる障害者窓口（専門援助窓口）がある。難病患者は障害者手帳の有無にかかわらず登録することができる。難病法の成立により難病患者からの就労相談を専任で行う「難病患者就職サポーター」の各都道府県での配置も決まっている。障害者手帳のない難病患者を雇用する企業に対しては，雇用管理に対する助成

金制度「発達障害者・難治性疾患患者雇用開発助成金」が設けられており，事業主は一定期間助成金を受けることができる。職場実習や最長3ヵ月のトライアル雇用制度を活用して，実際に難病患者が試験的に働く機会によって企業側の理解を促進する支援や障害者就業・生活支援センターも利用できる。

種々の支援制度をもっても一般企業では雇用が困難な最重症度障害者に対しては，福祉就労の制度が利用できる。具体的な就労施設として雇用契約があり最低賃金が適用される事業所と，雇用契約のない訓練や社会参加の場としての事業所がある。また，福祉的就労から一般就業をめざす就労移行支援事業所もある。

5. 在宅での介護サービス

サービスの内容については，介護保険法の項で詳述した。介護保険対象分の費用総額の1割を自己負担する（高額所得者に関しては最大2割までの自己負担がある）。

6. 在宅でのリハビリテーション

神経難病患者においては，在宅でのリハビリテーションの希望，ニーズは非常に高い。さらに重症神経難病患者では，早期からの専門職介入が求められる。身体機能維持目的のみでなく，住環境整備のために訪問リハビリテーションの利用も推奨される。介護保険では申請から利用までに1ヵ月程度のタイムラグが生じることもあり，医療保険による訪問リハビリテーションの利用も検討する。この場合の選択肢としては訪問看護ステーションのサービスによる訪問リハビリテーションのほか，リハビリテーション病院からの訪問リハビリテーションなどがある。

7. 医療保険での在宅医療

訪問看護ステーションは，ALSなどの重症の難病で厚生労働大臣が定める疾病に対する訪問看護は，人工呼吸器の装着患者，末期がん患者とともに医療保険で賄われる。それらの難病患者には1日2回ないし3回までの訪問看護が可能で（難病等複数訪問可算），訪問看護も3ヵ所までの訪問看護ステーションへの依頼が可能である。

8. レスパイトケアとレスパイト入院

　レスパイトケアとは要介護者を在宅でケアしている家族の精神的・肉体的疲労を軽減するため，短期的に要介護者のケアを受けるサービスである。介護保険法の中で短期入所生活介護や短期入所療養介護という形態で給付が規定されている。レスパイト入院とは医療度が高く，介護施設などでは対応困難な神経難病患者などのレスパイトケアを入院で行うものと考えられる。厚生労働省と自治体を通じて在宅難病患者一時入院事業（前述）として，医療機関に一時的に入院を依託する事業が進められている。

9. 難病患者の災害医療

　改正災害対策基本法に規定される避難行動要支援者とは，安全な場所に避難するなどの災害発生時の一連の行動に支援を要する人々をいう。一般的には高齢者，障害者，外国人，乳幼児，妊婦などが挙げられるが，一部の難病患者も含まれる。災害対策基本法の改正により，避難行動要支援名簿の作成は市町村に義務づけられ，市町村長は必要な難病患者の個人情報を都道府県に求めることができる。作成された要支援者名簿は，関係者（民生委員，社会福祉協議会，自主防災組織や自治会，福祉事業者など）に提供され，個別計画の作成が委嘱されている。

　ADL の不良な難病患者には避難移動の支援が必要である。さらに抗パーキンソン病薬，抗てんかん薬などの中断によって症状の悪化が予想される場合，電源を必要とする医療器機（人工呼吸器など）を使用している場合など，患者の居住環境や家族背景，疾患の特性に配慮した支援プランの策定が望まれる。症状の進行に合わせて災害対策プランは定期的に見直す必要がある。災害の規模や被災地の医療状況によっては，患者を他の地域の医療機関に広域搬送しなければならない場合も予想される。

Ⅳ. 今後の難病支援制度の求められるもの

　難病患者が利用できる支援体制は多様であり，患者自身にとっては時にわかりづらい。都道府県によって施策が不均一である。個々の患者へのきめの細かい助言・サポート体制が望まれる。

　難病患者が最も希求することは有効な治療法の開発であろう。現在の医療・福祉支援のうえに，将来の治験・治療開発を視野に入れたネットワークの策定が期待される。

渡辺保裕

1992 年	鳥取大学医学部医学科卒業
1997 年	同大学院医学系研究科修了 松江赤十字病院神経内科
2000 年	鳥取大学医学部附属病院脳神経内科医員
2001 年	同助手
2010 年	鳥取大学医学部医学科脳神経医科学講座脳神経内科学分野講師

第4章　倫理的・法的・社会的問題

4．遺伝性神経難病の研究に関する倫理的諸問題

武藤香織

　本稿では，精神・神経遺伝医学研究の適切な実施に必要な倫理的諸問題について解説する。本邦における2つの研究倫理指針について紹介したうえで，研究を実施するうえでの原則，倫理審査委員会の役割，治療と研究との誤解，インフォームドコンセント（アセント）の意義，遺伝情報の返却，個人情報保護法改正などについて解説する。

はじめに

　人を対象とした精神・神経疾患の遺伝医学研究を適切に進めるためには，研究対象者が適切に保護される環境で研究を実施する必要がある。研究対象者の保護を実現するためには，関連する法令・指針を遵守するのみならず，それらにまだ十分表現されていない研究倫理面への配慮も欠かせない。本稿では，まず法令・指針が求める内容を概括的に述べ，特に留意すべき配慮事項について言及することとしたい。

Ⅰ．日本の法令・指針

　日本では，製造販売の承認を得るために実施する臨床試験を「治験」と呼び，「医薬品，医療機器等の品質，有効性及び安全性の確保等に関する法律」のもとで管理されている。他方，治験以外の人を対象とした臨床試験および試料・情報を用いる観察研究・疫学研究などは，文部科学省・厚生労働省「人を対象とする医学系研究に関する倫理指針」（以下「医学系指針」）の対象となる。同指針では，対象となる研究の定義を，「人（試料・情報を含む。）を対象として，傷病の成因（健康

に関する様々な事象の頻度及び分布並びにそれらに影響を与える要因を含む。）及び病態の理解並びに傷病の予防方法並びに医療における診断方法及び治療方法の改善又は有効性の検証を通じて，国民の健康の保持増進又は患者の傷病からの回復若しくは生活の質の向上に資する知識を得ることを目的として実施される活動」と定めている。

　他方，ヒトゲノム・遺伝子解析を含む研究のうち，一般に購入可能な細胞のみを用いる研究以外は，従前から文部科学省・厚生労働省・経済産業省「ヒトゲノム・遺伝子解析研究に関する倫理指針」（以下「ゲノム指針」）を遵守して実施されることとなっている。だが，医学系指針の施行後は，ゲノム指針に規定されていない事項（例えば，侵襲を伴う研究における健康被害に対する補償，介入を伴う研究に関する公開データベースへの登録など）については，医学系指針の規定を適用することとなっている[1]。

　法令・指針ごとに遵守すべき事項は異なっているが，本稿では研究者が検討しなければならない事項を一般論として整理することを念頭に置き，主として「人を対象とした医学系研究に関する倫理指針」および「ヒトゲノム・遺伝子解析研究に

■ **Key Words**
人を対象とする医学系研究に関する倫理指針，ヒトゲノム・遺伝子解析研究に関する倫理指針，治療と研究との誤解，検査・診断との誤解，インフォームドアセント，個人情報保護法

● 第4章　倫理的・法的・社会的問題 ●●●

関する倫理指針」を対象とする研究について論じることとする。

Ⅱ．研究を実施するうえでの原則

　ゲノム指針では，①人間の尊厳の尊重，②事前の十分な説明と自由意思による同意（インフォームド・コンセント），③個人情報の保護の徹底，④人類の知的基盤，健康及び福祉に貢献する社会的に有益な研究の実施，⑤個人の人権の保障の科学的又は社会的利益に対する優先，⑥本指針に基づく研究計画の作成及び遵守並びに独立の立場に立った倫理審査委員会による事前の審査及び承認による研究の適正の確保，⑦研究の実施状況の第三者による実地調査及び研究結果の公表を通じた研究の透明性の確保，⑧ヒトゲノム・遺伝子解析研究に関する啓発活動等による国民及び社会の理解の増進並びに研究内容を踏まえて行う国民との対話，の8つを原則としている。

　なかでも，「①人間の尊厳の尊重」については，1997年に第27回ユネスコ総会で採択された「ヒトゲノムと人権に関する宣言」を踏まえて設けられた原則である[*]。20世紀前半に日本を含めた多くの国々が国家的な優生政策を採っていた反省を踏まえ，同宣言ではヒトゲノムを「人類社会のすべての構成員の根元的な単一性並びにこれら構成員の固有の尊厳及び多様性の認識の基礎となる。象徴的な意味において，ヒトゲノムは，人類の遺産である（第1条）」と位置づけ，さらに「(a)何人も，その遺伝的特徴の如何を問わず，その尊厳と人権を尊重される権利を有する。(b)その尊厳ゆえに，個人をその遺伝的特徴に還元してはならず，また，その独自性及び多様性を尊重しなければならない（第2条）」とする理念を設けていることを多くの研究者に知ってほしいと考える[2]。

　他方，医学系指針は，日本における臨床研究の

基本となる指針として位置づけられており，基本方針として，①社会的及び学術的な意義を有する研究の実施，②研究分野の特性に応じた科学的合理性の確保，③研究対象者への負担並びに予測されるリスク及び利益の総合的評価，④独立かつ公正な立場に立った倫理審査委員会による審査，⑤事前の十分な説明及び研究対象者の自由意思による同意，⑥社会的に弱い立場にある者への特別な配慮，⑦個人情報等の保護，⑧研究の質及び透明性の確保，の8つを掲げている。

　このなかでも，「③研究対象者への負担並びに予測されるリスク及び利益の総合的評価」は，これまでの指針では明記されてこなかった研究対象者保護の原則である。「侵襲」や「負担」，「リスク」について整理されている。「侵襲」は，「侵襲あり」，「軽微な侵襲」，「侵襲なし」の3種類に分けられる。「負担」には，侵襲以外にも労力および時間，経済的出費なども含まれる。また，「リスク」とは，研究の実施に伴って，実際に生じるか否かが不確定な危害の可能性であり，身体的・精神的な危害のほか，研究対象者に対する経済的・社会的な危害も想定されなければならない。

　なおゲノム指針は，個人遺伝情報を取り扱ううえでの特有の規定は多いが，研究を進めるうえでの基本方針や研究デザインに応じた対応など，研究対象者保護における根幹となる規定がない。そのため，ゲノム指針にはない項目，例えば研究の信頼性確保の措置，被験者に生じた健康被害の補償などに関しては，医学系指針を参照する必要がある。

Ⅲ．研究を開始する前に：倫理審査委員会

　いずれの法令・指針によらず，研究者が研究計画を立案すること，そして研究を開始する前に倫理審査委員会で審査を受け，承認を得る必要があ

---

[*] 2001年に施行されたゲノム指針の初版には，次のような記載がある。「本指針は，国際連合教育科学文化機関（ユネスコ）の「ヒトゲノムと人権に関する世界宣言」等を踏まえて策定された「ヒトゲノム研究に関する基本原則（平成12年6月14日科学技術会議生命倫理委員会取りまとめ）に示された原則に基づき，ま

た「遺伝子解析研究に付随する倫理問題等に対応するための指針（平成12年4月28日厚生科学審議会先端医療技術評価部会取りまとめ）を参考としつつ，ヒトゲノム・遺伝子解析研究一般に適用されるべき倫理指針として，文部科学省，厚生労働省及び経済産業省において共同で作成し，社会に提示するものである」。

ることは共通している。世界医師会「ヘルシンキ宣言」には，1975年から研究計画を独立した立場から審査する委員会の必要性が加わっているが，日本では1990年代より研究機関ごとに設置が進み，研究者は所属する研究機関に設置された倫理審査委員会で研究計画の審査を受け，研究機関の長の承認を得たうえで研究を開始するという手続きが浸透してきた。これは米国の施設内審査方式，すなわちIRB（institutional review board）による審査方式を導入しているためで，欧州などでは地域に設置された倫理審査委員会で承認を得る方法もとられている。ただし，倫理審査委員会の数が増えすぎていること，個々の委員会の審査の質にばらつきがあること，同一の研究計画に対して個々の委員会で審査を受けていると多施設共同研究や国際共同研究では大きな遅れをとることから，現在，倫理審査システムの改革が進んでいる。

　日本の倫理審査委員会には，研究開始前の審査だけでなく，インフォームドコンセント取得の免除や研究利用の同意が得られていない試料・情報の利用に関する許可など判断が難しい事項の審査，さらに研究開始後にも計画変更の審査を行ったり，研究を中止すべき事態に至った場合の決定をしたりと研究全般への関与が求められている。研究者は，倫理審査委員会への相談・報告，変更申請について常に注意を払って研究を遂行すべきである。

Ⅳ．研究としてのインフォームドコンセントを得ること

　ゲノム指針では，研究対象者が研究目的に関連した疾患名や薬剤応答性に関する情報を既に得ていることを前提にインフォームドコンセントを行うことを求めている。研究のインフォームドコンセントが疾患の告知を兼ねることがないよう留意すべきである。

　診療とは異なり，研究のインフォームドコンセントで明確に伝えなければならないことは，その内容が診断や治療ではなく，将来の医療のために行うということである。患者が研究に参加する

ことで自分の最善の利益が促進されると考えてしまうことを「治療と研究との誤解」（therapeutic misconception）という[3][4]。「治療と研究との誤解」とは，臨床試験の被験者が，また臨床試験でない場合，例えば患者から試料・情報を採取して解析するという観察研究においても，「検査・診断との誤解」（testing/diagnostic misconception）が生じやすいことに留意すべきである。

　研究に関する多くの説明文書には，これから実施しようとする内容は，治療上の利益があるとは限らないこと，安全性や有効性が確認されていないために健康上の不利益が生じるおそれがあることなどが述べられているが，治療と研究の誤解が生じないようにするためには，説明の担当者を替えることも有用である。「ヘルシンキ宣言」第27条では，「医師は，被験者候補が医師に依存した関係にあるかまたは同意を強要されているおそれがあるかについて特別な注意を払わなければならない。そのような状況下では，インフォームドコンセントはこうした関係とは完全に独立したふさわしい有資格者によって求められなければならない」と定めており，可能であれば診療に直接携わらない立場の者がインフォームドコンセントを担当することが望ましい。

　また，医学系指針，ゲノム指針ともに，16歳以上には研究参加に同意する能力を認めている。医学系指針では，インフォームドアセントの実施に関する努力義務も記載されている。つまり，16歳未満の者や同意能力の疑わしい成人などにも，対象者の状況に応じてわかりやすく研究の実施を伝え，賛同や納得を得ることが求められている。

Ⅴ．個人の遺伝情報の開示について

　ゲノム指針では研究責任者に対して，「個々の提供者の遺伝情報が明らかとなるヒトゲノム・遺伝子解析研究に関して，提供者が自らの遺伝情報の開示を希望している場合には，原則として開示しなければならない」と定めている。また，遺伝情報の開示に関しては，未成年者が16歳未満の場合には，その代諾者の意向を確認し，これを尊重しなければならない。

ただし，遺伝情報を提供することにより，提供者もしくは第三者の生命，身体，財産その他の権利利益を害するおそれ，または当該研究を行う機関の研究業務の適正な実施に著しい支障を及ぼすおそれがあり，かつ開示しないことについて提供者のインフォームドコンセントを受けている場合には，その全部または一部を開示しないことができるほか，開示しない場合には当該提供者に遺伝情報を開示しない理由を説明しなければならないことになっている。具体的には，「当該遺伝情報がその人の健康状態等を評価するための情報としての精度や確実性が十分でなく，開示することにより提供者や血縁者に精神的負担を与えたり誤解を招くおそれがある場合」や，「当該研究を行う機関において，情報としての精度や確実性が十分でないものも含めて遺伝情報の全てを開示することにより，研究の実施に著しい支障を及ぼすおそれがある場合」などが挙げられている。

他方，網羅的なゲノム解析の研究が増加するなか，二次的あるいは偶発的に研究対象者の健康管理に役立つ情報が得られる可能性がある。ゲノム指針では，あらかじめ対応策を検討し，説明文書に盛り込むことを求めているが，具体的には科学的な妥当性，精度や確実性のほか，同意取得から結果が出るまでの時間の長さ，現時点の研究対象者や血縁者にとってどのような意義があるかなどを考慮したうえで方針を決定すべきである。なお，血縁者にとって有益な情報ながら，研究対象者本人の意向に反して研究者が伝えることは認められていないので留意されたい。

Ⅵ．個人情報保護法改正による影響

平成27（2015）年9月に個人情報の保護に関する法律（以下，個人情報保護法）が改正され，さらに行政機関の保有する個人情報の保護に関する法律（以下，行政機関個人情報保護法），独立行政法人等の保有する個人情報の保護に関する法律（以下，独立行政法人個人情報保護法）も改正された。

改正された個人情報保護法では，新たに「個人識別符号」というカテゴリーの情報が保護の対象

となり，個人識別符号には「DNAを構成する塩基の配列」が含まれることが明示される（法律施行令改正案）。個人識別符号は，個人情報としての保護が必要であり，利用目的を特定した同意を取得する必要がある。加えて，変更前の利用目的との関連性を有すると合理的に認められる範囲を超えた変更はできない。

また，通常の個人情報よりも高い保護を要する情報として，「要配慮個人情報」というカテゴリーも新設された。要配慮個人情報とは，「本人の人種，信条，社会的身分，病歴，犯罪の経歴，犯罪により害を被った事実その他本人に対する不当な差別，偏見その他の不利益が生じないようにその取扱いに特に配慮を要するものとして政令で定める記述等が含まれる個人情報」（第2条第1項の次に追記予定）と定められている。「病歴」のほか，法律施行令改正案では，身体障害，知的障害，精神障害（発達障害を含む）その他の障害の事実のほか，医療従事者によって行われた健康診断その他の検査の結果，それらに基づく指導または診療もしくは調剤が行われたことなどが含まれる予定である。

法改正を受けて現在，ゲノム指針，医学系指針の改正作業が進んでいる。主に，「個人情報」の概念について，その対象範囲が幅広くなることが特徴である。また，「連結可能／不可能匿名化」によって「個人情報化／非個人情報化」するという考え方は認められなくなり，「匿名化」は安全管理措置の1つとしての位置づけに過ぎなくなる。こうした変化に伴い，いわゆる「連結不可能なゲノムのデータ」についても「個人情報」としての取り扱いが求められるようになるだろう。

しかしながら，本人からの同意取得の原則が厳密に医学研究に及ぶと，医学研究が立ち行かなくなる可能性があるが，これも法律によって例外的に認められる場合が異なる。例えば，私立大学など個人情報保護法の適用を受ける学術研究機関で学術研究を行う場合は，そもそも法の適用を受けない（第66条第1項）。また法の適用を受ける場合でも，第三者提供に関する同意取得の例外として，「公衆衛生の向上又は児童の健全な育成の推

進のために特に必要がある場合であって，本人の同意を得ることが困難であるとき」が適用される（第16条第3項）。他方，国立大学法人など，独立行政法人個人情報保護法の適用を受ける機関では，目的外の利用や提供の制限に関して「相当な理由のあるとき」が認められている（第9条）。今後，これらの例外を勘案した倫理指針の改正が行われ，その妥当性については倫理審査委員会が判断をすることになると予想される。

なお，ゲノム解析研究は国内外の様々な機関との共同研究が基本であり，データの授受が不可欠である。そのため，研究者の所属機関が個人情報に関するどの法律・条令の対象となり，その法律・条例ではどのような例外を認めているかについて，よく知っておく必要があるほか，研究対象者には国境を越えた多目的利用について説明し，同意を得る必要がある。

参考文献

1) 人を対象とする医学系研究に関する倫理指針ガイダンス，24-25，平成27年2月9日（平成27年3月31日一部改訂）.
2) 武藤香織：医学・生命科学の研究倫理ハンドブック

（神里彩子，武藤香織 編），58-68，東京大学出版会，2015.
3) Appelbaum PS, Loren HR, et al : Int J Law Psychiatry 5, 319-329, 1982.
4) 丸　祐一：医学のあゆみ 246, 535-538, 2013.

武藤香織
1993年	慶應義塾大学文学部卒業
1995年	同大学院社会学研究科修了（社会学修士）
1998年	東京大学医学系研究科国際保健学専攻博士課程単位取得満期退学
2002年	博士（保健学）取得 財団法人医療科学研究所研究員，米国ブラウン大学研究員，信州大学医学部保健学科講師を経て
2007年	東京大学医科学研究所准教授
2009年	同研究倫理支援室室長（兼務）
2013年	同公共政策研究分野教授

第4章　倫理的・法的・社会的問題

5．社会とともに進めるゲノム医学研究のあり方
－ゲノムデータの共有と研究への患者参加を中心に

加藤和人

変化の激しいゲノム医学研究を，社会の中で信頼を得て発展させていくためには，様々な点に対する配慮が必要である。政府倫理指針を遵守し，適切な手続きに基づいて研究を進めることに加えて，国際的なデータ共有の動向や患者参加型の研究の仕組みづくりなど，これまであまり注目されていない活動に目を向けることも必要になる。本稿では，ゲノム医学の今後の発展に必要となる新しい動きを紹介する。

はじめに

ゲノム解析技術が飛躍的に進歩し，患者を含む個人のゲノム（パーソナルゲノム）の解読が短時間に安価でできるようになった。それに伴いゲノム医学研究がより大規模に行えるようになるとともに，難病やがんなどの領域を中心に医療への実装も進みはじめている。

政府の政策についても，ゲノム解析技術を医療に生かす方向が強調されるようになっている。2015 年 4 月に発足した日本医療研究開発機構（AMED）は，それまでの省庁縦割りの政策を転換して，医学・医療に関係する研究費を一元的に管理し，効率よい研究と開発を進めようとしている[1]。その中で，ゲノム研究・医療は 1 つの柱になっている。2016 年度には，ゲノム医療分野における新しいプロジェクトが AMED で開始されようとしている。1 つは，生活習慣病などを含む多くの人々が罹患する疾患を対象とする「ゲノム医療実現プラットフォーム事業」であり，もう 1

つはゲノム情報のデータベース構築をめざす「臨床ゲノム情報統合データベース整備事業」である。その他，遺伝子検査をどのように医療の現場に拡げていくかという課題についての検討も行われている。

これらの日本の動きは，同様の動きを示している欧米に対して少し遅れたと言えなくはないものの，概ね時期を同じくして起こってきているものである。英国では，がんと難病を対象に総計 10 万人の患者から得た試料を用いて全ゲノム解析を行う Genomics England という国家プロジェクトが進行中であり[2]，米国では，オバマ大統領のリーダーシップのもと，Precision Medicine Initiative（PMI）というプロジェクトが動きはじめている[3]。オーストラリアでは，2016 年，国中の拠点をネットワーク化してゲノム医療を進めることをめざす Australian Genomics Health Alliance（AGHA）という大規模プロジェクトが始動した[4]。その他，フランスやカナダなどでも同様の動きが始まっている。

■ Key Words

ゲノム解析，ゲノム医療，ゲノムデータベース，データ共有，GA4GH，倫理，規制，患者参加，研究ガバナンス

こうして世界各国で並行して起こっている動きを広く見渡してみると，日本でも諸外国と同様にゲノム情報をもとにした医療が広がることが期待されると同時に，日本ではまだ十分に話題になっていない領域が見えてくる。それらは，①国際的なゲノムデータの共有，②患者参加型の活動の拡がりである。前者はグローバル化した「社会」の中で関係する人々が共同してゲノム研究・医療を進める話であり，後者は「社会」の中でゲノム医療に最も関係する患者たちと一緒になって研究・医療を進める話である。本稿では，今後のゲノム研究と医療の発展のために重要になる，これら2つの領域について取り上げる。

Ⅰ．ゲノムデータの共有 – GA4GH を中心に

1990 年代から始まったヒトゲノム計画の頃から，ゲノムデータは人類全体にとって重要なものであり，特定の企業や個別の研究プロジェクトが所有するものではないという考え方が提案され，研究コミュニティの中で認識されてきた。有名な考えの1つは，ヒトゲノム計画において，解析後 24 時間以内にデータを公開すると決めた「バミューダ原則」であり[5)6)]，もう1つは，1997 年ユネスコが公表した「ヒトゲノムと人権に関する世界宣言」である[7)]。後者は，ヒトゲノムは人類の遺産であり人類全体で継承していくべきものであること，遺伝情報により人々が差別されてはならないことなど，社会全体で共有すべき理念を宣言したものであった。

しかしながら 2000 年代以降，個人のゲノムが次々と解読されるようになり，疾患ゲノム研究で詳しい臨床情報が利用されるようになると，単なる公的データとしてヒトゲノム情報を共有したり，インターネット上に公開したりすることができなくなった。その結果，研究機関や研究プロジェクトごとにゲノムデータは閉じた形でもたれるようになってきた。多くの個人や患者のゲノム情報を集めて解析することで効果的な解析ができるにも関わらず，それに逆行することが起こっている。こうした状況に危機感を感じたゲノム研究

分野の世界的リーダーたちが，世界規模でのデータ共有を進めるための仕組みづくりを行おうと考え，2013 年に立ち上げたのが，Global Alliance for Genomics and Health（GA4GH）である[8)]。

2012 年からのインフォーマルな検討に続き，2013 年 1 月ニューヨークに約 50 名の専門家が集まり，具体的に必要な活動内容を検討し，6 月には White paper が公表された。その後，Steering Committee（SC）や Working Group（WG）が形成され，2014 年 4 月にはロンドンのウェルカムトラスト本部で第 1 回全体会議が開催された。2015 年には，第 2 回（ライデン），第 3 回（サンディエゴ），2016 年には第 4 回全体会議がバンクーバーで開催された（第 3，4 回は米国人類遺伝学会年会のプレ会議）。参加メンバーも急速に増加し，2016 年 9 月現在，40 ヵ国，400 以上の研究機関，企業，研究資金配分機関，患者団体などが参加している。日本からは，2016 年に AMED や東北メディカルメガバンクもメンバーとなり，総計 14 の研究機関・企業が参加している。

GA4GH には，欧米，アジア，アフリカの 10 数名のメンバーから構成される SC（筆者はその一人）および 4 つの WG がおかれている。Clinical WG と Data WG はそれぞれ，臨床情報とゲノムデータの共有のための標準化されたフォーマットづくりやゲノムデータ図示のための仕組みづくりなどを進めてきた。臨床情報をいかに国や研究機関を超えて共有するかはたいへん難しく，簡単には進まない。GA4GH では，HPO（human phenotype ontology）というフォーマットづくりを進めるグループと連携し，標準的フォーマットが世界中で使われることをめざして活動してきた。HPO については，日本語をはじめとする英語以外のバージョンづくりも進められている。

Regulatory & Ethics WG（REWG）と Security WG は，データ共有を行う際に必要な規制と倫理面での留意点や，データ保護や利用の際のセキュリティに関する検討をし，必要な対応について提案を行っている。REWG の重要な成果の1つは，データ共有を行う際の倫理面・規制面での重要なコンセプトをまとめた「Framework for Responsible Sharing of Genomic and Health-Related Data（ゲノム及び健康関連データの責任ある共有に関する枠組み）」の作成である（日本語を含む 10 以上の言語に訳されている）[9]。その前文においては，以下のように書かれている。

「本枠組みは，ヒトゲノム及び健康関連データを，責任をもって共有する際の指針を提供する。対象とするデータには，個人の健康データに加え，健康状態を予測できるようなデータも含まれる。特に本枠組みは，1948 年の世界人権宣言第 27 条を重視し，拠りどころとしている。同条は，世界中のすべての人が「科学の進歩とその恩恵にあずかる権利」を有していること，さらには「（ある人が著者として作成した）科学的な産物から生ずる精神的及び物質的利益を保護される権利」を保証している」（一部筆者による省略と補足）

世界中の人が科学研究から恩恵を受ける権利を有するという理念から出発し，「個人，家族，コミュニティを尊重すること」，「研究と科学的知識獲得を推進すること」，「健康の促進，利益を公正に分配すること」などの根本原則を示している。一見概念的な内容に見えるが，実際に実行に移すためには多くの具体的な仕組みと配慮が必要になり，世界各地で行われるゲノムデータの共有活動に対するガイダンスとなることが期待されている。

日本での医学研究では，こうした高いレベルの理念を掲げてから活動を進めることは多くない。けれども，今後はこのような理念の理解を土台にして，ゲノムデータの共有が進むことが望まれる。

Ⅱ．GA4GH の具体的なデータ共有プロジェクト

GA4GH の発足当時は，具体的な活動内容がわかりやすいとは言えなかった。世界で 1 つのデータベースを作成してデータを吸い上げるイメージをもつ人もいた。実際はそのようなことはなく，世界各地で行われるデータがお互いに互換（共有）可能なフォーマットで蓄積され，共有するための仕組みを作っている。何よりも重要な（しかし，日本では理解されにくい）のは，GA4GH はゲノムデータ共有に関心をもつ人たちが集ま

る「フォーラム」となっており，関連の情報を交換し，新しいアイデアを試す「場」になっていることである（同時に，米国やカナダのプロジェクト，そしてオーストラリアの AGHA も GA4GH のツールを使いはじめている）。基本的にメンバーはボランティアで参加しているので，日本からも参加者が増えることを筆者は期待している。

さて，GA4GH は自分たちで大きなデータベースを作るのではない。けれども，何らかの具体的データ共有プロジェクトを動かして，ツールの有効性を示すべきという意見は発足当初からあり，ロンドンの全体会議でいくつかのプロジェクトが提案された。ここでは 2 つ紹介する。

1 つは，乳がん・卵巣がんの発症にかかわる BRCA1/2 遺伝子の共有をめざす「BRCA Challenge」である [10]。2013 年の春に，米国の女優アンジェリーナ・ジョリーが乳がんにかかりやすい遺伝子をもつことをニューヨークタイムズで公表し，話題になった。そのジョリーが変異をもつ遺伝子が BRCA である。2 つの遺伝子には多くの変異があり，臨床的意義づけが十分になされているとは言えない。そこで，世界中の変異データを集めたデータベースを構築し，臨床の評価にも使えるようにすることが計画された。世界には，米国の ClinVar，欧州の LOVD ほか，いくつかのバリアントデータベースがすでに存在し，また ENIGMA という BRCA 遺伝子のバリアントの解釈と意義づけを行っている国際ネットワークが存在した。BRCA Challenge では，それらキープレイヤーに参加を求め，データの蓄積と解釈を 1 つの場でできる仕組みを作ることにした。REWG は，データ取得の際のインフォームドコンセントについて検討を行った。計画から約 2 年半，2016 年秋には，一万以上のバリアントを含むデータベースが公開される予定である。日本からもこのような世界的データベースの構築・運用にデータを提供して参加し，日本における遺伝子検査と解釈に役立てようという動きが起こることが期待される。

もう 1 つのプロジェクトは，希少疾患のケースを 1 つだけもつ研究者が，同じケースをもつ

研究者とつながることを支援する仕組みである Matchmaker Exchange である[11]。2010 年代に入り，世界各地で疾患の遺伝子変異を集めたデータベースが作られはじめた。その数は 10 以上になる一方で，お互いの情報のやり取りは簡単ではない。1 つの理由は収集するデータの種類が異なることだ。臨床（表現型）の情報を主として集めるデータベースもあれば，遺伝子のバリアントの情報を中心に集めているものもある。結果として，疾患のケースが 1 つの場合，他のデータベースに同じ疾患のケースがあってもわからない。そこで複数のデータベースをつなぎ，マッチングさせる活動が始まった。データベース間をつなぐ最初の API は，2015 年秋に正式に運用が始まり，3 つのデータベース，GeneMatcher（米国），PhenomeCentral（カナダ），DECIPHER（英国）がつながった。現在はさらに検索できるデータベースを増やす努力と，患者主体の入力システムの構築がめざされている。冒頭で述べた日本における疾患ゲノムデータベース構築のためのプロジェクトとして，臨床ゲノム統合データベース構築事業がある。データベース構築が進んだ先には，Matchmaker Exchange のネットワークに参加できることを期待したい。

Ⅲ．患者主体のデータ収集

ゲノム研究がその対象を広げ，多くの患者が研究に関わるようになったことと，ICT 技術が進歩し，誰でもがスマートフォンなどの情報通信機器を手にするようになったことの結果として，今医学研究は大きく変わろうとしている。患者自身が自らのデータを主としてインターネットを介してデータベースにアップロードすることで，医学研究やその他の目的のためにデータを集めるという動きである。

こうした動きは 2010 年代に入り，医学研究全般で欧米を中心に本格的に見られるようになってきた。例えば PatientsLikeMe という活動は，患者自身が登録しデータ入力を行うことで患者が自らと同じ病気の人たちとコミュニティを作ることができ，研究者が患者に関するデータを集めたり

介入研究を行ったりすることができる[12]。2015 年の論文では，てんかんの患者がインターネットを介した情報提供によって効果的な病気のマネージメントができるという研究結果が報告されている[13]。さらに最近の動きとして注目されるのは，米国の PMI が 100 万人を最終目標とするゲノムコホートの参加者の相当な部分を患者からの直接参加とデータ入力で募集する計画を立てていることである（2016 年 2 月の報道リリース）[14]。GA4GH の BRCA Challenge においては，乳がん・卵巣がんの患者が遺伝子検査の結果を自らデータベースに入力するためのアプリを作成中である（2016 年バンクーバーでの全体会議での発表）。

患者主体のデータ入力を用いたプロジェクトは，遺伝性の疾患や希少疾患の分野においても始まっている。米国を中心とする遺伝性疾患の患者団体の世界ネットワーク Genetic Alliance は，患者の親として出発し，今や PMI にも患者団体の立場からアドバイスする Sharon Terry 氏が率いる組織である。その Genetic Alliance が立ち上げた Platform for Engaging Everyone Responsibly（PEER）では，患者が様々なデータを入力すると同時に，どのような範囲のデータを誰に使わせるかについて細かく設定をすることができるようになっており，10 以上の患者グループが利用している[15]。

同様のシステムは，英国でも希少疾患の患者データを集めるのに使われはじめている。オックスフォード大学の整形外科医であり研究者である Kassim Javaid 氏らが，法学者の Jane Kaye 教授たちと共同で立ち上げ運用しているのが RUDY というインターネットサイトである[16]。患者は登録すると骨折の履歴や QOL，痛み，眠りといった健康上の情報をアンケート形式で入力するようになっている。研究者はそれを用いて新しい治療法を開発するための研究を行う。特徴的なのは，研究チームと患者たちが頻繁にミーティングを行い，患者からのサイト構築や運営に関する質問を聞いたり，研究の成果などについて共有したりする機会を設けていることである。

筆者らの研究グループは，オックスフォード大

学の研究者たちと共同で RUDY の日本語版を作成中であり，日本の難病患者を対象にシステムの運用を計画している（ゲノム情報の収集は現時点では行わない）。準備的な研究として，筋強直性ジストロフィーの患者を対象に ICT 技術の利用に関する意識調査を行ったところ，予想以上に多くの患者が ICT 技術の利用を身近に感じており，医師・研究者とのやり取りに興味をもっていることが明らかになった[17]。社会的・文化的背景が欧米とは異なる日本において，こうした活動がどのように広まっていくかは未知の点が多い。また，現在稼働しているシステムは必ずしもゲノム情報を収集してはいない。けれども，ICT 技術自体の広がりは大変なものであり，医学・医療の分野においても患者参加型の活動がもつポテンシャルは十分に大きいと筆者たちは考えている。

おわりに

ゲノム医学研究が社会の中で信頼とサポートを得て発展していくためには，様々な点に配慮することが必要である。ここでは取り上げなかった政府の倫理指針の理解などを通して，適切なインフォームドコンセントやゲノムデータ保護といった点にも留意する必要がある[18]。そのうえで，本稿で述べたような未来への発展に向けた活動についても，是非，日本の研究現場での取り組みが進むことを期待したい。

謝辞
本稿の内容の一部は，文部科学省科学研究費・挑戦的萌芽研究（15K15167）の助成によるものです。

参考文献

1) 日本医療研究開発機構
   http://www.amed.go.jp/
2) Genomics England
   https://www.genomicsengland.co.uk/
3) Precision Medicine Initiative
   https://www.nih.gov/precision-medicine-initiative-cohort-program
4) Australian Genomics Health Alliance
   https://www.australiangenomics.org.au/
5) 高橋貴哲, 加藤和人：医学のあゆみ 225, 891-894, 2008.
6) ジョン・サルストン，ジョージナ・フェリー：ヒトゲノムのゆくえ, 秀和システム, 2003.
7) 位田隆一：法学論叢 146 (5-6), 45-65, 2000.
8) Page AA, et al：Science 352, 1278-1280, 2016.
9) Knoppers BM：HUGO J 8:3, 2014. DOI: 10.1186/s11568-014-0003-1
10) BRCA Challenge
    http://brcaexchange.org/
11) Philippakis A, et al：Hum Mutat 36, 915-921, 2015.
12) PatientsLikeMe
    https://www.patientslikeme.com/
13) Hixson JD, et al：Neurology 85, 129-136, 2015.
14) The White House
    https://www.whitehouse.gov/the-press-office/2016/02/25/fact-sheet-obama-administration-announces-key-actions-accelerate
15) Lambertson KF, et al：Hum Mutat 36, 965-973, 2015.
16) RUDY
    https://research.ndorms.ox.ac.uk/rudy/
17) Coathup V, et al：BMC Med Ethics 17, 51, 2016.
18) 加藤和人, 山本奈津子：実験医学 34, 2670-2671, 2016.

加藤和人

1984 年	京都大学理学部卒業
1989 年	同大学院理学研究科博士後期課程修了。理学博士。
	ケンブリッジ大学研究員，京都大学人文科学研究所准教授，同大学院生命科学研究科生命文化学分野准教授（兼任）などを経て，
2012 年	大阪大学大学院医学系研究科・医の倫理と公共政策学分野教授
2013 年〜	GA4GH の Steering committee のメンバー

索　引

キーワード INDEX

記号

[¹¹C]PBB3 ································ 84

数字

1分子実時間シーケンサー ·········· 51
¹⁸F-FDG-PET イメージング ········ 82

ギリシャ語

α シヌクレイン ····················· 132

英語

●A
ALD（副腎白質ジストロフィー）
 ··································· 222
ALS ································· 149
anticipatory guidance ············ 238
ApoE4 ······························ 118
APP ································· 120
at-risk 者 ·························· 277

●B
BWA ·································· 54

●C
CADD ································· 56
CAG リピート病 ···················· 140
CD58 ································ 147
Charcot-Marie-Tooth 病 ··········· 155
CHCHD2 ····························· 130
ChR2 ································· 75
CNV ···························· 28, 259
collapsing method ················· 41
common disease-common variant
 （CDCV）仮説 ············· 145, 193
common disease-multiple rare variant
 （CDRV）仮説 ·············· 25, 194
COQ2 遺伝子 ························ 133
CRISPR/Cas9 ······················· 63
CTG リピート ······················ 250
CYP2C9 ····························· 205
CYP4F2 ····························· 207

●D
de novo 変異 ······················ 259
DM1/DM2 ···························· 250
DMPK 遺伝子 ························ 250
DNA のメチル化 ····················· 88
DRB1*04:05 ························· 145
Duchenne 型筋ジストロフィー ····· 230

●E
epigenetic signature ·············· 90
ES 細胞（胚性幹細胞）··············· 68

●F
FISH 法 ···························· 160
FM-index ··························· 54
FTDP-17-MAPT ······················ 84
FUS/TLS ···························· 150

●G
GA4GH ······························ 293
GABA ······························ 180
GATK ······························· 54
GBA 遺伝子 ························· 135
GWAS ························ 39, 52, 204

●H
HapMap ······························ 53
HLA-A*02:01 ······················· 145
HLA-A*31:01 ······················· 204
HLA-B*44 ··························· 145
HLA-DRB1*15:01 ···················· 145

●I
IL2R ······························ 146
IL7R ······························ 146
imputation 法 ······················ 39
iPS 細胞（人工多能性幹細胞）
 ·························· 31, 68, 173

●J
JaCALS ······························ 99

●K
K⁺ チャネル ························ 178

●L
Lander-Green アルゴリズム ········· 51
Lewy 小体 ·························· 126

●M
MBD5 ······························ 185
MELAS ························· 172, 247
MERRF ······························ 172
missing heritability ·········· 25, 146
missing heritability の解決 ········· 40
multidisciplinary approach ········ 240

●N
Na⁺ チャネル ······················ 176
NpHR ································· 75

●O
off-target effect ·················· 62

●P
parental bias ····················· 237
parkin ····························· 126
PET イメージング ··················· 80
phyloP ······························ 55
PiB ································· 81
PINK1 ······························ 126
POLG ······························· 185
PolyPhen2 ·························· 55
POS 遺伝カウンセリング記録 ······· 225
PROVEAN ···························· 55
PSEN1 ······························ 121
PSEN2 ······························ 121

●R
Remudy ····························· 273
RNA シークエンス ·················· 166
RNF213 ····························· 115

●S
Samtools ··························· 54
SCA ································ 140
secondary findings ················ 49
sequencing-by-synthesis 法 ········ 45
SHANK3 ····························· 185
SMRT（single molecule, real-time）
 技術 ····························· 47
SNP ································ 256
SOD1 ······························ 149
STR 伸張 ···························· 56
survivor's guilt ·················· 234

●T
TALEN ······························ 63
TDP-43 ····························· 150
trans-ethnic GWAS ·················· 42
TREAT-NMD ·························· 273

●V
VKORC1 ····························· 205

●X
X 染色体不活化 ······················ 88

●Z
zero-mode waveguide ················ 47
zinc finger nuclease（ZFN）········· 62

キーワード INDEX

日本語

●あ
赤色ぼろ線維 ……………………… 243
アミロイド ……………………………… 81
アルツハイマー病 ………… 72, 77, 118
アレル特異的 DNA メチル化 …… 58

●い
閾値効果 …………………………… 172
一塩基多型 ………………… 112, 145
遺伝因論 …………………………… 255
遺伝カウンセリング 35, 216, 222, 230
遺伝カウンセリング担当者 …… 260
遺伝学 ………………………………… 22
遺伝学的検査 ……………………… 36
遺伝学的検査に関するガイドライン
………………………………………… 230
遺伝環境相互作用 ……………… 257
遺伝形式 ……………………………… 34
遺伝子 ……………………… 112, 125
遺伝子改変マーモセット …… 95
遺伝子診断 ………………… 113, 141
遺伝子多型 …………………………… 99
遺伝子パネル ……………………… 165
遺伝子変異 ………………………… 120
遺伝子編集 …………………………… 69
遺伝性運動感覚性ニューロパチー
………………………………………… 155
遺伝性運動性ニューロパチー … 155
遺伝性感覚性自律神経性
　ニューロパチー …………… 155
遺伝性感覚性ニューロパチー … 155
遺伝性筋疾患 ……………………… 164
遺伝性疾患 ………………… 112, 279
遺伝性神経疾患 …………………… 22
遺伝的異質性 ……………… 28, 165
遺伝と環境 ………………………… 211
医薬品開発 ………………………… 105
医療関係者 ………………………… 277
医療保険 …………………………… 282
インフォームドアセント …… 289

●う
うつ ………………………………… 211
運動ニューロン …………………… 149

●え
エキソーム …………………………… 54
エクソーム …………………………… 39
エクソーム解析 …… 48, 161, 184
エクソームシークエンス …… 165
エクソンスキップ ………………… 107
エネルギー産生 …………………… 169

●え（続き）
エピゲノム …………………………… 89
エピジェネティクス ……… 87, 190, 211

●お
オートファジー …………………… 126
オリーブ橋小脳萎縮症 ………… 132
オリゴデンドログリア細胞質内
　封入体 …………………………… 132

●か
介護保険 …………………………… 283
カウンセリング理論（ロジャース）
………………………………………… 219
核移植 ……………………………… 249
家系図 ………………………………… 34
化合物スクリーニング …………… 73
家族研究 …………………………… 188
家族性 ……………………………… 149
家族内集積性 …………………… 133
家族歴 ……………………………… 257
カルシウム ………………………… 184
カルバマゼピン …………………… 204
環境因論 …………………………… 255
環境エピゲノム変化の遺伝 …… 87
環境要因 …………………………… 190
患者会 ……………………………… 277
患者参加 …………………………… 292
患者登録 …………………………… 272
関連解析 ……………………………… 52

●き
希少疾患 ………………… 149, 272
規制 ………………………………… 293
基礎データの収集 ……………… 218
球脊髄性筋萎縮症 ……………… 233
共有環境 …………………………… 209
筋萎縮性側索硬化症（ALS）
……………………………… 71, 98, 149
筋強直性ジストロフィー ……… 231

●く
クライアント ……………………… 142
クリニカルシークエンシング …… 48

●け
ゲノム遺伝子 ……………………… 99
ゲノム医療 ………………………… 292
ゲノムインプリンティング …… 88
ゲノム解析 ………………………… 292
ゲノムコピー数変異 ……………… 28
ゲノムコホート研究 ……………… 31
ゲノム重複 …………………………… 56
ゲノムデータベース …………… 295
ゲノム編集 …………………………… 61

●け（続き）
ゲノムマーカー …………………… 51
ゲノムワイド関連解析 …………… 25
ゲノムワイド関連研究 ………… 183
研究ガバナンス …………………… 292
検査・診断との誤解 …………… 289

●こ
好塩基性封入体 ………………… 151
後期高齢者医療制度 …………… 282
高次脳機能 …………………………… 92
抗精神病薬 ………………………… 192
構造変異 ……………………………… 56
構造方程式モデリング ………… 210
行動遺伝学 ………………………… 208
行動変容 …………………………… 217
広汎性発達障害（PDD）………… 198
個人情報保護法 ………………… 290
骨格筋生検 ………………………… 243
孤発性神経疾患 …………………… 24
コモンマーモセット（マーモセット）
………………………………………… 93

●さ
災害医療 …………………………… 286
再発危険度（再発リスク）……… 35
サンガーシークエンス ………… 165

●し
次々世代シーケンサー …………… 46
次世代シーケンサー
………… 23, 36, 45, 130, 160, 175
自然経過 …………………………… 121
疾患関連遺伝子 ………………… 121
疾患モデル …………………………… 69
実験動物 ……………………………… 94
指定難病 …………………………… 282
シナプス …………………………… 180
シヌクレイノパチー ……………… 132
自閉症 ………………………… 76, 198
自閉症スペクトラム ……………… 72
自閉症スペクトラム障害（ASD）
………………………………………… 198
自閉スペクトラム症 ……………… 28
シャイ・ドレーガー症候群 …… 132
就労支援 …………………………… 285
主治医・患者関係 ……………… 220
出生前診断 ………………… 230, 253
腫瘍関連遺伝子 ………………… 179
主要組織適合遺伝子複合体（MHC）
………………………………………… 145
障害者総合支援法 ……………… 283
自律的な決断 …………………… 219
新型出生前診断（NIPT：non-invasive
　prenatal genetic testing）……… 49

キーワード INDEX

神経回路 ……… 92
神経線維腫症（NF2）……… 225
神経発達障害 ……… 198
神経変性疾患 ……… 98
人工多能性幹細胞 ……… 31
浸透率 ……… 237
心理社会的支援 ……… 230

●せ

生殖補助医療 ……… 248
精神均衡理論（カプラン）……… 217
精神疾患 ……… 211
精神・疾患モデル ……… 94
精神・神経疾患 ……… 93
生物学的基盤 ……… 257
脊髄小脳変性症 ……… 138, 233
脊髄性筋萎縮症 ……… 72, 231
前駆期（prodromal 期）……… 240
全ゲノム解析 ……… 184
全ゲノム解読 ……… 54
全ゲノム関連解析（GWAS）
……… 143, 188, 194, 204
線条体黒質変性症 ……… 132
先進医療 B ……… 106
先天型 ……… 251
先天代謝異常症 ……… 22
専門性 ……… 264

●そ

躁うつ病 ……… 183
早期発症型アルツハイマー病 ……… 224
双極性障害 ……… 28, 183
双生児研究 ……… 188
相同組換え修復（HDR）……… 62
創薬研究 ……… 73

●た

ターゲットリシークエンス ……… 160, 165
第 2 世代 DNA シーケンサー ……… 51
第 3 世代 DNA シーケンサー ……… 51
多遺伝性疾患 ……… 39
多因子疾患 ……… 35, 198
タウ PET イメージング ……… 82
タウ遺伝子変異 ……… 84
多系統萎縮症 ……… 139
多発性硬化症 ……… 143
単一遺伝子疾患 ……… 33

●ち

治験 ……… 106
知能 ……… 211
チャネルロドプシン ……… 78
中間型アレル ……… 237
中間表現型仮説 ……… 194

超並列シークエンサー
　（次世代シークエンサー）……… 36
治療と研究との誤解 ……… 289

●て

データ共有 ……… 293
デノボ CNV ……… 184
デュシェンヌ型筋ジストロフィー
……… 107
てんかん ……… 175
てんかん原性 ……… 181
てんかん性脳症 ……… 175
電子伝達系酵素複合体 ……… 169
電話調査 ……… 100

●と

統合失調症 ……… 28, 72, 192, 211
当事者 ……… 278
到達目標 ……… 265
特定疾患 ……… 282
トランスジェニックマーモセット
……… 95

●な

難病法 ……… 282

●に

日本遺伝カウンセリング学会 ……… 260
日本語版ハンチントン病統一
　評価尺度（UHDRS）……… 279
日本人類遺伝学会 ……… 260
妊娠とくすり ……… 194
認知症 ……… 118
認定遺伝カウンセラー ……… 217, 260
認定遺伝カウンセラー制度委員会
……… 261
認定遺伝カウンセラー認定試験 ……… 260
認定遺伝カウンセラー養成課程 ……… 260

●ね

ネットワーク ……… 180

●の

脳画像診断 ……… 80
脳血管障害 ……… 112
脳卒中 ……… 112
脳動脈瘤 ……… 115
脳マップ ……… 92

●は

パーキンソン病 ……… 71, 76, 125
パーソナリティ ……… 209
白内障 ……… 251
パスウェイ解析 ……… 189

発症前遺伝子診断 ……… 224, 236
発症前診断 ……… 230, 251
発症前保因者診断 ……… 142
パニック症 ……… 187
パニック発作 ……… 187
ハンチントン病 ……… 72, 233, 236, 277

●ひ

光遺伝学 ……… 75
非共有環境 ……… 209
非コード領域内リピート病 ……… 140
ヒストン修飾 ……… 88
非相同末端結合（NHEJ）……… 62
ヒトゲノム・遺伝子解析研究に
　関する倫理指針 ……… 287
ヒト白血球抗原（HLA）……… 145
人を対象とする医学系研究に
　関する倫理指針 ……… 287
表現型 ……… 118
表現型異質性 ……… 166
表現促進現象 ……… 237, 251
標準カリキュラム ……… 265
病態 ……… 120
標的遺伝子ノックアウト霊長類 ……… 96

●ふ

ファーマコゲノミクス（PGx）……… 203
不安 ……… 76
不一致一卵性 ……… 212
福山型筋ジストロフィー ……… 231
不整脈 ……… 252
舞踏病 ……… 237
プラダー・ウィリー症候群 ……… 89

●へ

ヘテロプラスミー ……… 172, 247

●ほ

包括的医療 ……… 220
包括的な援助 ……… 222
母系遺伝 ……… 245
ホモプラスミー ……… 172, 247
ポリグルタミン病 ……… 237

●ま

マイクロアレイ法 ……… 160
マイトファジー ……… 126
慢性進行性外眼筋麻痺 ……… 172

●み

ミオトニー ……… 252
ミトコンドリア ……… 126
ミトコンドリア DNA ……… 169, 242
ミトコンドリア病 ……… 169

キーワード INDEX

●め
メタ GWAS ……………………… 39
メタ解析 ………………………… 189
メチル化 ………………………… 190

●も
モデル動物 ……………………… 31
もやもや病 ……………………… 115

●や
薬事戦略相談 …………………… 107
薬疹 ……………………………… 204

●ゆ
有害な変異 ……………………… 54
優生学 …………………………… 216

●よ
予後因子 ………………………… 102

●り
リー脳症 ………………………… 247
リスク予測因子 ………………… 257
良性（可逆性）呼吸鎖酵素欠損症
………………………………… 173
臨床遺伝学 ……………………… 34
臨床遺伝学的検査 ……………… 255
臨床遺伝専門医 ………………… 217
臨床開発 ………………………… 272
臨床研究コーディネーター（CRC）
………………………………… 100
臨床試験 ………………… 105, 278
臨床診断 ………………………… 138

倫理 ……………………………… 293
倫理的法的社会的問題 ………… 36

●れ
霊長類 ………………………… 31, 94
レーベル遺伝性視神経萎縮症 …… 173
レジストリ ………………… 98, 273
連鎖解析 ………………… 22, 51
連鎖不平衡（LD ブロック）……… 53

●わ
ワルファリン …………………… 205

トランスレーショナルリサーチを支援する

遺伝子医学 MOOK
Gene & Medicine

15号
最新RNAと疾患
今,注目のリボソームから
疾患・創薬応用研究までRNAマシナリーに迫る

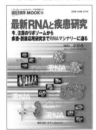

編 集： 中村義一
（東京大学医科学研究所教授）
定 価： 本体 5,143円＋税
型・頁： B5判、220頁

14号
次世代創薬テクノロジー
実践：インシリコ創薬の最前線

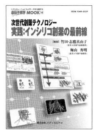

編 集： 竹田-志鷹真由子
（北里大学薬学部准教授）
梅山秀明
（北里大学薬学部教授）
定 価： 本体 5,143円＋税
型・頁： B5判、228頁

13号
患者までとどいている 再生誘導治療
バイオマテリアル,生体シグナル因子,細胞
を利用した患者のための再生医療の実際

編 集： 田畑泰彦
（京都大学再生医科学研究所教授）
定 価： 本体 5,333円＋税
型・頁： B5判、316頁

12号
創薬研究者必見！
最新トランスポーター研究2009

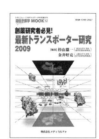

編 集： 杉山雄一
（東京大学大学院薬学系研究科教授）
金井好克
（大阪大学大学院医学系研究科教授）
定 価： 本体 5,333円＋税
型・頁： B5判、276頁

11号
臨床糖鎖バイオマーカーの開発
－糖鎖機能の解明とその応用

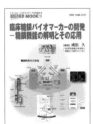

編 集： 成松 久
（産業技術総合研究所
糖鎖医工学研究センター長）
定 価： 本体 5,333円＋税
型・頁： B5判、316頁

10号
DNAチップ/マイクロアレイ臨床応用の実際
－基礎,最新技術,臨床・創薬研究応用への実際から
今後の展開・問題点まで－

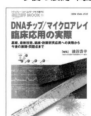

編 集： 油谷浩幸
（東京大学先端科学技術研究センター教授）
定 価： 本体 5,810円＋税
型・頁： B5判、408頁

お求めは医学書販売店、大学生協もしくは弊社購読係まで

発行／直接のご注文は

株式会社 メディカルドゥ

〒550-0004
大阪市西区靱本町 1-6-6　大阪華東ビル 5F
TEL.06-6441-2231　FAX.06-6441-3227
E-mail　home@medicaldo.co.jp
URL　http://www.medicaldo.co.jp

トランスレーショナルリサーチを支援する

遺伝子医学 MOOK
Gene & Medicine

21号
**最新ペプチド合成技術と
その創薬研究への応用**

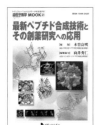

編　集：木曽良明
　　　　（長浜バイオ大学客員教授）
編集協力：向井秀仁
　　　　（長浜バイオ大学准教授）
定　価：本体 5,333円＋税
型・頁：B5判、316頁

20号
**ナノバイオ技術と
最新創薬応用研究**

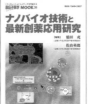

編　集：橋田　充
　　　　（京都大学大学院薬学研究科教授）
　　　　佐治英郎
　　　　（京都大学大学院薬学研究科教授）
定　価：本体 5,143円＋税
型・頁：B5判、228頁

19号
**トランスポートソーム
生体膜輸送機構の全体像に迫る**
基礎, 臨床, 創薬応用研究の最新成果

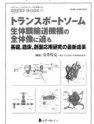

編　集：金井好克
　　　　（大阪大学大学院医学系研究科教授）
定　価：本体 5,333円＋税
型・頁：B5判、280頁

18号
**創薬研究への
分子イメージング応用**

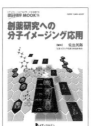

編　集：佐治英郎
　　　　（京都大学大学院薬学研究科教授）
定　価：本体 5,143円＋税
型・頁：B5判、228頁

17号
**事例に学ぶ。
実践、臨床応用研究の進め方**

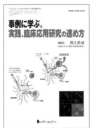

編　集：川上浩司
　　　　（京都大学大学院医学研究科教授）
定　価：本体 5,143円＋税
型・頁：B5判、212頁

16号
**メタボロミクス：その解析技術
と臨床・創薬応用研究の最前線**

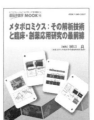

編　集：田口　良
　　　　（東京大学大学院医学系研究科特任教授）
定　価：本体 5,238円＋税
型・頁：B5判、252頁

お求めは医学書販売店、大学生協もしくは弊社購読係まで

発行／直接のご注文は

 株式会社 メディカルドゥ

〒550-0004
大阪市西区靱本町 1-6-6　大阪華東ビル 5F
TEL.06-6441-2231　FAX.06-6441-3227
E-mail　home@medicaldo.co.jp
URL　http://www.medicaldo.co.jp

トランスレーショナルリサーチを支援する

遺伝子医学 MOOK
Gene & Medicine

27号
iPS細胞を用いた難病研究
- 臨床病態解明と創薬に向けた研究の最新知見

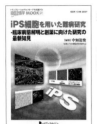

編 集：中畑龍俊
（京都大学iPS細胞研究所副所長、臨床応用研究部門特定拠点教授）

定 価：本体 5,200円＋税
型・頁：B5判、228頁

26号
脳内環境 -
維持機構と破綻がもたらす疾患研究

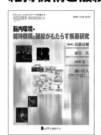

編 集：高橋良輔
（京都大学大学院医学研究科教授）

漆谷 真
（京都大学大学院医学研究科准教授）

山中宏二
（名古屋大学環境医学研究所教授）

樋口真人
（放射線医学総合研究所分子イメージング研究センターチームリーダー）

定 価：本体 5,200円＋税
型・頁：B5判、228頁

25号
エピジェネティクスと病気

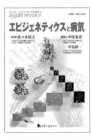

監 修：佐々木裕之
（九州大学生体防御医学研究所教授）

編 集：中尾光善
（熊本大学発生医学研究所教授）

中島欽一
（九州大学大学院医学研究院教授）

定 価：本体 5,333円＋税
型・頁：B5判、288頁

24号
最新生理活性脂質研究
- 実験手法，基礎的知識とその応用 -

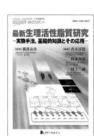

監 修：横溝岳彦
（順天堂大学大学院医学研究科教授）

編 集：青木淳賢
（東北大学大学院薬学研究科教授）

杉本幸彦
（熊本大学大学院生命科学研究部教授）

村上 誠
（東京都医学総合研究所プロジェクトリーダー）

定 価：本体 5,333円＋税
型・頁：B5判、312頁

23号
臨床・創薬利用が見えてきた
microRNA

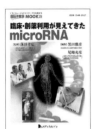

監 修：落谷孝広
（国立がん研究センター研究所分野長）

編 集：黒田雅彦
（東京医科大学主任教授）

尾崎充彦
（鳥取大学医学部生命科学科准教授）

定 価：本体 5,238円＋税
型・頁：B5判、236頁

22号
最新疾患モデルと病態解明，創薬応用研究，
細胞医薬創製研究の最前線
最新疾患モデル動物，ヒト化マウス，モデル細胞，ES・iPS細胞を利用した病態解明から創薬まで

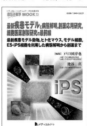

編 集：戸口田淳也
（京都大学iPS細胞研究所教授
京都大学再生医科学研究所教授）

池谷 真
（京都大学iPS細胞研究所准教授）

定 価：本体 5,333円＋税
型・頁：B5判、276頁

お求めは医学書販売店、大学生協もしくは弊社購読係まで

発行／直接のご注文は

 株式会社 メディカルドゥ

〒550-0004
大阪市西区靱本町 1-6-6　大阪華東ビル 5F
TEL.06-6441-2231　FAX.06-6441-3227
E-mail　home@medicaldo.co.jp
URL　http://www.medicaldo.co.jp

トランスレーショナルリサーチを支援する

遺伝子医学 MOOK
Gene & Medicine

30号 今，着実に実り始めた遺伝子治療
- 最新研究と今後の展開

編 集：金田安史（大阪大学大学院医学系研究科教授／日本遺伝子細胞治療学会理事長）

定 価：本体 5,350 円＋税
型・頁：B5判、308頁

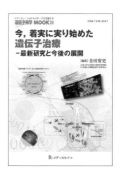

29号 オミックスで加速する
がんバイオマーカー研究の最新動向
リスク評価，早期診断，治療効果・予後予測を可能にする
新しいバイオマーカー

監 修：今井浩三（東京大学医科学研究所・前病院長）
編 集：山田哲司（国立がん研究センター研究所主任分野長）
　　　　金井弥栄（慶應義塾大学医学部教授／国立がん研究センター研究所分野長）

定 価：本体 5,350 円＋税
型・頁：B5判、284頁

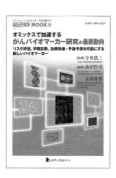

28号 ますます臨床利用が進む遺伝子検査
- その現状と今後の展開そして課題 -

編 集：野村文夫（千葉大学医学部附属病院
　　　　　　　　マススペクトロメトリー検査診断学寄付研究部門客員教授）

定 価：本体 5,350 円＋税
型・頁：B5判、268頁

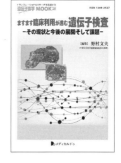

お求めは医学書販売店、大学生協もしくは弊社購読係まで

発行／直接のご注文は

株式会社 メディカルドゥ

〒550-0004
大阪市西区靱本町 1-6-6　大阪華東ビル 5F
TEL.06-6441-2231　FAX.06-6441-3227
E-mail　home@medicaldo.co.jp
URL　http://www.medicaldo.co.jp

■ 編集者プロフィール

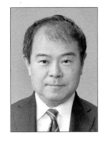

戸田達史（とだ　たつし）

神戸大学大学院医学研究科神経内科学／分子脳科学 教授

<経歴>

1985 年	東京大学医学部医学科卒業 同病院内科研修医	1996 年	東京大学医科学研究所ヒトゲノム解析センター助教授
1987 年	同医学部脳研神経内科医員 国立国際医療センター神経内科 国立療養所下志津神経内科などで勤務	2000 年 2009 年	大阪大学大学院医学系研究科臨床遺伝学教授 神戸大学大学院医学研究科神経内科学／分子脳科学教授
1989 年	東京大学医学部脳研神経内科医員		
1994 年	同大学院医学系研究科人類遺伝学助手		

<賞>

1999 年	第 32 回日本人類遺伝学会・学会賞	2008 年	朝日賞
2001 年	第 2 回長寿科学振興財団・財団会長賞	2009 年	文部科学大臣表彰
2002 年	第 1 回日本神経学会・学会賞	2012 年	時実利彦記念賞

<主な学会活動>
日本神経学会（理事），日本人類遺伝学会（理事長補佐），日本筋学会（理事），日本神経治療学会（評議員），日本小児神経学会（評議員），日本内科学会（評議員），全国遺伝子医療部門連絡会議（理事），American Neurological Association（Corresponding Fellow），日本学術会議連携会員，Journal of Human Genetics 編集委員，Internal Medicine 編集委員

<専門分野>
神経内科学，人類遺伝学

遺伝子医学 MOOK 別冊
シリーズ：最新遺伝医学研究と遺伝カウンセリング
シリーズ 2
最新精神・神経遺伝医学研究と遺伝カウンセリング

定　価：本体 6,300 円＋税
2017 年 4 月 30 日　第 1 版第 1 刷発行

編　集　戸田達史
発行人　大上　均
発行所　株式会社 メディカル ドゥ

〒550-0004　大阪市西区靱本町 1-6-6 大阪華東ビル
TEL. 06-6441-2231/FAX. 06-6441-3227
E-mail：home@medicaldo.co.jp
URL：http://www.medicaldo.co.jp
振替口座　00990-2-104175
印　刷　モリモト印刷株式会社
©MEDICAL DO CO., LTD. 2016　Printed in Japan

・本書の複製権・上映権・譲渡権・公衆送信権（送信可能化権を含む）は株式会社メディカルドゥが保有します。
・JCOPY ＜（社）出版者著作権管理機構 委託出版物＞
　本書の無断複写は著作権法上での例外を除き禁じられています。複写される場合は、そのつど事前に、（社）出版者著作権管理機構（電話 03-3513-6969、FAX 03-3513-6979、e-mail: info@jcopy.or.jp）の許諾を得てください。

ISBN978-4-944157-65-5